国家卫生健康委员会"十四五"规划教材

全国中医药高职高专教育教材

供中药学、中药制药等专业用

中药炮制技术

第 5 版

U0207931

主　编　刘　波　李卫先

副主编　王晓阁　迟　栋　孙立艳

编　者　（按姓氏笔画排序）

马光宇（保山中医药高等专科学校）　　　邱　佳（遵义医药高等专科学校）

王云峰（渭南职业技术学院）　　　　　　何平平（江西中医药高等专科学校）

王议忆（湖南中医药高等专科学校）　　　佘　丹（广东江门中医药职业学院）

王晓阁（安徽中医药高等专科学校）　　　沈　伟（山东中医药高等专科学校）

刘　波（山东中医药高等专科学校）　　　宋　磊（山东中医药高等专科学校）

孙立艳（天津生物工程职业技术学院）　　迟　栋（南阳医学高等专科学校）

李卫先（湖南中医药高等专科学校）　　　袁万瑞（山东药品食品职业学院）

李科伟（四川中医药高等专科学校）　　　黄丽芸（赣南卫生健康职业学院）

人民卫生出版社

·北　京·

图书在版编目（CIP）数据

中药炮制技术 / 刘波, 李卫先主编. —5 版. —北京: 人民卫生出版社, 2023.8
ISBN 978-7-117-34931-4

Ⅰ. ①中… Ⅱ. ①刘…②李… Ⅲ. ①中药炮制学—高等学校—教材 Ⅳ. ①R283

中国国家版本馆 CIP 数据核字（2023）第 157307 号

| 人卫智网 | www.ipmph.com | 医学教育、学术、考试、健康，购书智慧智能综合服务平台 |
| 人卫官网 | www.pmph.com | 人卫官方资讯发布平台 |

中药炮制技术
Zhongyao Paozhi Jishu

第 5 版

主　　编：刘　波　李卫先
出版发行：人民卫生出版社（中继线 010-59780011）
地　　址：北京市朝阳区潘家园南里 19 号
邮　　编：100021
E - mail：pmph @ pmph.com
购书热线：010-59787592　010-59787584　010-65264830
印　　刷：北京铭成印刷有限公司
经　　销：新华书店
开　　本：850×1168　1/16　印张：25
字　　数：705 千字
版　　次：2005 年 6 月第 1 版　　2023 年 8 月第 5 版
印　　次：2023 年 10 月第 1 次印刷
标准书号：ISBN 978-7-117-34931-4
定　　价：79.00 元

打击盗版举报电话：010-59787491　E-mail：WQ @ pmph.com
质量问题联系电话：010-59787234　E-mail：zhiliang @ pmph.com
数字融合服务电话：4001118166　E-mail：zengzhi @ pmph.com

《中药炮制技术》
数字增值服务编委会

主　编　刘　波　梁丽丽

副主编　李卫先　王晓阁　迟　栋　孙立艳

编　者（按姓氏笔画排序）

马光宇（保山中医药高等专科学校）

王云峰（渭南职业技术学院）

王议忆（湖南中医药高等专科学校）

王晓阁（安徽中医药高等专科学校）

刘　波（山东中医药高等专科学校）

孙立艳（天津生物工程职业技术学院）

李卫先（湖南中医药高等专科学校）

李科伟（四川中医药高等专科学校）

邱　佳（遵义医药高等专科学校）

何平平（江西中医药高等专科学校）

佘　丹（广东江门中医药职业学院）

沈　伟（山东中医药高等专科学校）

宋　磊（山东中医药高等专科学校）

迟　栋（南阳医学高等专科学校）

袁万瑞（山东药品食品职业学院）

黄丽芸（赣南卫生健康职业学院）

梁丽丽（山东中医药高等专科学校）

修订说明

为了做好新一轮中医药职业教育教材建设工作，贯彻落实党的二十大精神和《中医药发展战略规划纲要（2016—2030年）》《教育部 国家卫生健康委 国家中医药管理局关于深化医教协同进一步推动中医药教育改革与高质量发展的实施意见》《教育部等八部门关于加快构建高校思想政治工作体系的意见》《职业教育提质培优行动计划（2020—2023年）》《职业院校教材管理办法》的要求，适应当前我国中医药职业教育教学改革发展的形势与中医药健康服务技术技能人才培养的需要，人民卫生出版社在教育部、国家卫生健康委员会、国家中医药管理局的领导下，组织和规划了第五轮全国中医药高职高专教育教材、国家卫生健康委员会"十四五"规划教材的编写和修订工作。

为做好第五轮教材的出版工作，我们成立了第五届全国中医药高职高专教育教材建设指导委员会和各专业教材评审委员会，以指导和组织教材的编写与评审工作；按照公开、公平、公正的原则，在全国1 800余位专家和学者申报的基础上，经中医药高职高专教育教材建设指导委员会审定批准，聘任了教材主编、副主编和编委；确立了本轮教材的指导思想和编写要求，全面修订全国中医药高职高专教育第四轮规划教材，即中医学、中药学、针灸推拿、护理、医疗美容技术、康复治疗技术6个专业共89种教材。

党的二十大报告指出，统筹职业教育、高等教育、继续教育协同创新，推进职普融通、产教融合、科教融汇，优化职业教育类型定位，再次明确了职业教育的发展方向。在二十大精神指引下，我们明确了教材修订编写的指导思想和基本原则，并及时推出了本轮教材。

第五轮全国中医药高职高专教育教材具有以下特色：

1. 立德树人，课程思政 教材以习近平新时代中国特色社会主义思想为引领，坚守"为党育人、为国育才"的初心和使命，培根铸魂、启智增慧，深化"三全育人"综合改革，落实"五育并举"的要求，充分发挥思想政治理论课立德树人的关键作用。根据不同专业人才培养特点和专业能力素质要求，科学合理地设计思政教育内容。教材中有机融入中医药文化元素和思想政治教育元素，形成专业课教学与思政理论教育、课程思政与专业思政紧密结合的教材建设格局。

2. 传承创新，突出特色 教材建设遵循中医药发展规律，传承精华，守正创新。本套教材是在中西医结合、中西药并用抗击新型冠状病毒感染疫情取得决定性胜利的时候，党的二十大报告指出促进中医药传承创新发展要求的背景下启动编写的，所以本套教材充分体现了中医药特色，将中医药领域成熟的新理论、新知识、新技术、新成果根据需要吸收到教材中来，在传承的基础上发展，在守正的基础上创新。

3. 目标明确，注重三基 教材的深度和广度符合各专业培养目标的要求和特定学制、特定对象、特定层次的培养目标，力求体现"专科特色、技能特点、时代特征"，强调各教材编写大纲一定要符合高职高专相关专业的培养目标与要求,注重基本理论、基本知识和基本技能的培养和全面素质的提高。

4.能力为先,需求为本　教材编写以学生为中心,一方面提高学生的岗位适应能力,培养发展型、复合型、创新型技术技能人才;另一方面,培养支撑学生发展、适应时代需求的认知能力、合作能力、创新能力和职业能力,使学生得到全面、可持续发展。同时,以职业技能的培养为根本,满足岗位需要、学教需要、社会需要。

5.规划科学,详略得当　全套教材严格界定职业教育教材与本科教育教材、毕业后教育教材的知识范畴,严格把握教材内容的深度、广度和侧重点,既体现职业性,又体现其高等教育性,突出应用型、技能型教育内容。基础课教材内容服务于专业课教材,以"必需、够用"为原则,强调基本技能的培养;专业课教材紧密围绕专业培养目标的需要进行选材。

6.强调实用,避免脱节　教材贯彻现代职业教育理念,体现"以就业为导向,以能力为本位,以职业素养为核心"的职业教育理念。突出技能培养,提倡"做中学、学中做"的"理实一体化"思想,突出应用型、技能型教育内容。避免理论与实际脱节、教育与实践脱节、人才培养与社会需求脱节的倾向。

7.针对岗位,学考结合　本套教材编写按照职业教育培养目标,将国家职业技能的相关标准和要求融入教材中,充分考虑学生考取相关职业资格证书、岗位证书的需要。与职业岗位证书相关的教材,其内容和实训项目的选取涵盖相关的考试内容,做到学考结合、教考融合,体现了职业教育的特点。

8.纸数融合,坚持创新　新版教材进一步丰富了纸质教材和数字增值服务融合的教材服务体系。书中设有自主学习二维码,通过扫码,学生可对本套教材的数字增值服务内容进行自主学习,实现与教学要求匹配、与岗位需求对接、与执业考试接轨,打造优质、生动、立体的学习内容。教材编写充分体现与时代融合、与现代科技融合、与西医学融合的特色和理念,适度增加新进展、新技术、新方法,充分培养学生的探索精神、创新精神、人文素养;同时,将移动互联、网络增值、慕课、翻转课堂等新的教学理念、教学技术和学习方式融入教材建设之中,开发多媒体教材、数字教材等新媒体形式教材。

人民卫生出版社成立70年来,构建了中国特色的教材建设机制和模式,其规范的出版流程,成熟的出版经验和优良传统在本轮修订中得到了很好的传承。我们在中医药高职高专教育教材建设指导委员会和各专业教材评审委员会指导下,通过召开调研会议、论证会议、主编人会议、编写会议、审定稿会议等,确保了教材的科学性、先进性和适用性。参编本套教材的1 000余位专家来自全国50余所院校,希望在大家的共同努力下,本套教材能够担当全面推进中医药高职高专教育教材建设,切实服务于提升中医药教育质量、服务于中医药卫生人才培养的使命。谨此,向有关单位和个人表示衷心的感谢!为了保持教材内容的先进性,在本版教材使用过程中,我们力争做到教材纸质版内容不断勘误,数字内容与时俱进,实时更新。希望各院校在教材使用中及时提出宝贵意见或建议,以便不断修订和完善,为下一轮教材的修订工作奠定坚实的基础。

人民卫生出版社有限公司

2023年4月

前　言

　　为贯彻落实党的二十大报告强调的"促进中医药传承创新发展",推动中医药高职高专教育高质量发展,培养高素质技术技能人才,我们依据高等职业教育专科中药学专业教学标准、中药学和中药制药专业人才培养方案和中药炮制技术教学大纲,编写了《中药炮制技术》(第5版)教材。供全国高等职业院校中药学、中药制药等专业使用,也可作为中药炮制工国家职业技能鉴定和执业中药师资格考试的参考用书。

　　本教材自2005年第1版至2018年第4版出版以来,在全国广泛使用,受到广大师生的一致好评。随着中药炮制技术的创新发展和《中华人民共和国药典》(简称《中国药典》)2020年版的颁布实施,有必要对教材进行新一轮修订。人民卫生出版社从全国范围内遴选了优秀的编者,对前四版的编写和使用情况做了充分调研,保留了原有的优点和特色,同时将思政元素、《中国药典》新增内容、炮制技术保密管理、炮制研究新成果纳入本教材,使教材的思想性、科学性、创新性、启发性和先进性更加突出。

　　全书分为上、下两篇。上篇为基本知识与技能,分4章叙述了中药炮制的基本理论、基本知识和基本技能。下篇为炮制技术部分,分11章系统介绍了276种中药的处方用名、来源、炮制方法、性状、炮制作用、炮制研究、贮藏等内容。书后附有实训指导、主要参考书目、药名索引、教学大纲等,便于读者学习或查阅。

　　本版教材有四大特色:一是编写体例上,将传统炮制技术与现代新技术有机衔接,知识技能突出重点,技术技巧突出特色;二是编写内容上,主要收载《中国药典》2020年版一部及四部的药材和饮片、成方及单味制剂中的处方品种和炮制方法,并用"*"号标注,以利于学习时把握重点;也从国家和各省级中药炮制规范中选取代表性饮片品种和炮制方法,但不标"*"号以示与药典区别;三是技术传承上,编录了与教材配套的炮制操作技术音像教材(另行出版),选取了部分视频操作植入本版教材,以随文二维码的形式呈现,通过扫码即可观看;四是数字资源上,与纸质教材相融合,扫描二维码可学习每章的教学课件、思维导图及重点难点、知识测试等内容。

　　本教材修订过程中,我们得到了人民卫生出版社、各参编单位和全国兄弟院校的大力支持和帮助,查阅了国家有关法律法规及饮片质量标准,参考了古今许多文献资料,在此一并表示衷心的感谢。

　　为了打造精品教材,编写组老师精诚配合,对文稿句句推敲,反复审校。但由于业务水平所限,书中可能存在不足之处,敬请专家和读者提出宝贵意见,以便进一步修订和完善。

《中药炮制技术》编委会

2023年4月

目　录

上篇　基本知识与技能

下篇　炮　制　技　术

上篇　基本知识与技能

PPT 课件

第一章 绪 论

知识导览及
重点难点

　　中药炮制是以中医药理论为指导,根据临床辨证施治用药的需要和药物自身性质,以及调剂和制剂的不同要求,制备中药饮片的一门独特的制药技术。炮制是我国中医药学特有的制药术语,古代还有炮炙、修事、修治等称谓。从历代有关资料来看,虽然名称不同,但所叙述的内容都是一致的,且应用最多的是炮制、炮炙两词。"炮炙"古代最早是指用火加工处理药物的方法。随着社会的发展和医药知识的积累,中药加工技术远远超出了火制的范畴,"炮炙"二字已不能确切反映和概括中药加工处理的全貌,于是就出现了上述多种称谓。但为了保留原意,又能涵盖中药的各种加工技术,现代多用"炮制"一词。其中,"炮"代表与火有关的加工处理技术,"制"则代表更广泛的各种加工处理方法。而"炮炙"一词现今也经常用到,但其含义已发生改变,一般指除净制、切制以外的其他炮制方法。

　　中药炮制研究的对象是中药饮片,与中药材、中成药都是中药行业的重要研究领域,彼此之间联系紧密。为了更好地相互衔接,下面对中药饮片及其相关概念作一介绍。

　　中药,系指在中医药理论指导下,用于预防、医疗和保健的天然药物及其制品的总称,包括中药材、中药饮片和中成药。《中华人民共和国中医药法》规定:"本法所称中医药,是包括汉族和少数民族医药在内的我国各民族医药的统称,是反映中华民族对生命、健康和疾病的认识,具有悠久历史传统和独特理论及技术方法的医药学体系。"由此可知,中药不单纯指汉族使用的传统药物,而是泛指包括少数民族在内的整个中华民族使用的传统药物。

　　中药材,简称药材,系指药用植物、动物或矿物等的药用部位,采集后经过产地初加工制成的原料药材。道地药材是我国优质中药材的代名词,《中华人民共和国中医药法》将其定义为:"道地中药材,是指经过中医临床长期应用优选出来的,产在特定地域,与其他地区所产同种中药材相比,品质和疗效更好,且质量稳定,具有较高知名度的中药材。"中药材属于商品药材,可以在城乡集贸市场出售(国家另有规定的品种除外),但不能直接用于临床,仅是制备中药饮片的原料。

　　中药饮片,简称饮片,系指药材经过炮制后可直接用于中医临床或制剂生产使用的药品。药材凡经净制、切制或炮炙等处理后均称为饮片。饮片既是临床处方药品,又是制备中药配方颗粒和中成药的原料。

　　中药配方颗粒,简称配方颗粒,系指由单味中药饮片经水提、分离、浓缩、干燥、制粒而成的颗粒,在中医药理论指导下,按照中医临床处方调配后,供患者冲服使用。中药配方颗粒是中药饮片的加工品,是对传统饮片的补充而不是替代,其质量监管纳入中药饮片的管理范畴,这一定位凸显了中药饮片的主体性。

中成药,是中药成方制剂的简称,系指在中医药理论指导下,以中药饮片为原料,按规定的处方和标准制成具有一定规格的剂型,可直接用于防治疾病的制剂。制备中成药及制剂使用的饮片规格,应符合相应制剂品种实际工艺的要求。

中药材、中药饮片、中成药是中药行业的三大支柱。从以上叙述可知,中药材必须炮制成中药饮片,才能用于临床和制备中成药,这是中医临床用药的一大特点,也是中医药学的一大特色。中药的疗效不是中药材的疗效,而是中药饮片的疗效,中药饮片处于三大支柱的中心位置。

学习中药炮制,就是为了传承创新和发展这一国家级非物质文化遗产。其任务:一是遵循中医药理论体系,继承中药传统炮制理论、技术和文化;二是熟练运用现代炮制技术和设备,进行中药饮片生产、质量控制和贮藏保管;三是应用现代科学技术探讨炮制原理,改进炮制工艺和设备,完善饮片质量标准,提高饮片的质量,确保中医临床用药安全、有效,使中药炮制技术不断创新和发展。

思政元素

做中医药传承创新发展的践行者

中医药是中华民族的瑰宝,几千年来为人类的繁衍生息和健康做出了巨大贡献。党和国家把发展中医药上升为国家战略,党的二十大报告提出"促进中医药传承创新发展",为中医药发展指明了方向。作为新时代的有志青年,要担负起这一历史责任和神圣使命,守正创新,把中医药事业和中药炮制技术保护好、传承好、发展好。

思政点拨:要树立正确的历史观、国家观、民族观和价值观,为中医药振兴、为国家富强而读书,争做中国特色社会主义事业的合格建设者和可靠接班人。

第一节 中药炮制的起源与发展概况

一、中药炮制的起源

中药炮制是随着中药的发现和应用而产生的,其历史可追溯到原始社会。"药食同源""神农尝百草,始有医药"形象地概括了人们在寻找食物的过程中,逐渐发现和使用中药这一实践过程。人们采集的中药往往带有泥沙杂质或形体较大,治病时为了便于服用,就像处理食物一样对其进行洗净、打碎、擘成小块、锉为粗末等简单加工,这便是中药炮制的萌芽。

火的出现对人类发展和社会进步有着十分重要的意义,也大大促进了中药炮制的发展。野火(天然火)远在古人类诞生以前就存在于地球上了,可是早期的人类不会使用火,长期过着"巢栖穴窜"的原始生活。随着历史的向前发展,人类发明了击石取火、钻木取火等人工取火方法。于是,人们把猎获的食物,利用其自身毛皮或用树皮等物包起来放在火里烧(称"炮"),或用物架起来置于火上烤(称"炙"),制成熟食后再食用,使饮食方式由"茹毛饮血"逐渐转变为"炮生为熟"。随着生活经验及用药知识的不断丰富,火又被用于加工处理药物,使一些中药有了生熟之分,并且生熟会有不同的功能。这样,洗涤和打碎等简单加工,再加上用火处理药物的方法,就形成了中药炮制的雏形。

酒的发明与应用,在我国历史久远。原始社会的旧石器时期,人类主要通过采摘果实、狩猎、捕捞而获取食物,在长期的生活实践中,发现了野果的天然发酵,于是就发明了果实酿酒。新石器时期,农业生产逐步形成,人类依靠自身的劳动和智慧耕种黍稷等谷物,从而又发明了谷物酿酒。人们在饮酒的过程中，发现酒具有温中散寒、活血通络、行气止痛的功能，于是逐渐用酒治病或制成药酒治病。特别是后来把酒作为辅料来炮制中药，从而产生了辅料制法，使中药炮制的内容更加充实。

陶器在新石器时期就已经出现，它是以黏土或陶土为原料，捏制（后发展到轮制）成形后烧制而成的。起初主要作为一种生活器具，用于烹饪饮食、盛酒储物，或作为礼器乐器。后来逐渐发展成为炮制中药的必要工具，用于中药蒸、煮或煅制（陶制煅药罐）等，丰富和拓展了中药炮制的内容。

二、中药炮制的发展概况

中药炮制的发展，大体经历了炮制技术的起始与形成时期、炮制理论形成时期、炮制品种和技术的扩大应用时期、振兴发展等四个时期。

（一）炮制技术的起始与形成时期（春秋战国至宋代）

中药炮制历史悠久，没有出现文字前，仅以口耳相传向后延续，有了文字记载后，药物的简单炮制被零散地记载于古代中医药文献中。

1.汉代以前 随着中药的发现和应用，而产生了中药炮制方法。但方法过于简单，个别药物的简单炮制被零散地记载于古代文献中。

《五十二病方》约成书于春秋战国时期，是我国迄今为止发现的最古老的医方书，也是记载中药炮制最早的医药文献。该书是一部帛书，出土时残缺不全，经整理后现存283个方和247种药物中，有净制、切制、水制、火制、水火共制等炮制方法，也有用醋、酒等辅料炮制药物的内容。不仅有炮、炙、燔、煅、细切、熬、渍、削、刌、剡等炮制术语，也有操作过程的简单记述。如"取商牢（陆）渍醯（醋）中""止血出者，燔发"等。

《黄帝内经》约为战国至秦汉时期的著作，是我国现存最早的中医学经典，分《素问》和《灵枢》两部分。《灵枢·邪客》中记载对"邪气之客人"用"半夏汤"治疗："其汤方……取其清五升煮之，炊以苇薪火，沸置秫米一升，治半夏五合，徐炊，令竭为一升半，去其滓，饮汁一小杯……"文中的"治半夏"指炮制过的半夏，可见当时就注意到有毒药物的炮制了。《素问·缪刺论》记载了煅制血余炭："鬄其左角之发方一寸，燔治……"《灵枢·寿夭刚柔》记载："蜀椒一升，干姜一斤，桂心一斤……皆㕮咀。"文中的"㕮咀"指用口咬断、咬碎或捣碎药材，即切制饮片之意。

2.汉代 中药炮制技术已开始由净制、切制向药性处理方面发展，炮制目的和原则已初步确立，炮制理论也开始引起注意，体现了依法炮制与辨证施治的关系。此时出现了许多炮制方法和炮制品，但方法比较简单，且多在处方药物的"脚注"处列出。

《神农本草经》约成书于东汉时期，是我国第一部本草学专著，载药365种。书中提出的中药理论、配伍原则、七情和合，在其后几千年用药实践中发挥了巨大作用。书的序录中论述了药物应用时的炮制原则。如在药用部位选择方面："药有……根茎花实，草石骨肉。"产地采收加工、改变药性及炮制去毒方面："药有酸咸甘苦辛五味，又有寒热温凉四气，及有毒无毒，阴干暴干，采造时月，生熟，土地所出，真伪陈新，并各有法""若有毒宜制，可用相畏相杀者；不尔，勿合用也"。书中有矿物药炮制的记述，如"丹砂……能化为汞"等，也有具体炮制方法的记载，如"露蜂房……火熬之良""桑螵蛸……采蒸之""贝子……烧用之良"等。说明此时已经初步有了炮制技术和炮制原则。

《伤寒杂病论》由东汉张仲景所著，后世整理分为《伤寒论》和《金匮要略》（亦称《金匮玉函经》）两部分。其中，《金匮玉函经·证治总例》中提到"有须烧炼炮炙，生熟有定"，明确指出了药物生熟具有不同的功能。《金匮玉函经·方药炮制》中记载了不同药物的片型："生姜皆薄切之""厚朴即斜削如脯法"；阐明了饮片粒度与药效的关系："凡㕮咀药，欲如大豆，粗则药力不尽"。《伤寒论》强调了有毒药物的炮制，如附子要"炮，去皮，破八片"；药物的炮制方法则在方中以脚注的形式标明，如麻黄汤方：麻黄三两（去节）、桂枝二两（去皮）、甘草一两（炙）、杏仁七十个（去皮尖）。

3. 两晋、南北朝时期 对药物的性能、炮制又有了许多新的认识，并创立了一些新的炮制方法。特别是炮制专著的出现，标志着中药炮制从中医药学中单列出来了。

《肘后备急方》由东晋葛洪所著。其不仅为临床医学做出了重要贡献，而且记载了 80 多种中药的炮制方法。在"治卒中诸药毒救解方"中提出了许多药物中毒的解救方法：如中巴豆毒用黄连、小豆藿汁、大豆汁可解之；中雄黄毒以防己汁解之；中芫花毒以防风、甘草、桂并解之；中半夏毒以生姜汁、干姜并解之；中附子、乌头毒以大豆、远志汁并解之等。

《本草经集注》由南北朝时期梁代陶弘景所著，是我国第二部本草学专著，载药 730 种。书中对中药的产地、采用、炮制以及具体临床应用等均有较多补充和说明。在序言"合药分剂料理法则"中，首次将炮制技术做了简单分类和归纳："凡汤酒膏中用诸石，皆细捣之如粟米""凡汤中用完物皆擘破"。对中药由㕮咀捣碎与切成饮片做了比较："旧法皆云㕮咀者，谓称毕捣之如大豆，……药有易碎难碎，多末少末，秤两则不复均，今皆细切之，较略令如咀者，差得无末，而粒片调合，于药力同出，无生熟也"。

《雷公炮炙论》由南北朝刘宋时期雷敩所著，是我国第一部炮制专著，以此书为标志，中药炮制学成为了中医药学中的一门学科。但该书早已佚失，从《雷公炮炙论》序"分为上中下三卷，有三百件名"可知，载药 300 种。此书以"炮炙"作书名，正文用"修事""修治"等。书中阐述的炮制方法较详细完备，除沿用前人的方法外，还增加了许多新方法，并广泛应用辅料炮制药物。如水飞、煅法、米泔水浸、黄精自然汁浸等。且许多炮制方法具有一定的科学性。如莨菪、吴茱萸等含生物碱成分的中药，用醋处理以增大其在水中的溶解度；茵陈等有效成分为挥发油的中药，要"勿令犯火"，以防受热挥发；白芍、知母等含鞣质的中药，要用竹刀刮去皮，"勿令犯铁"等等。对后世中药炮制的发展有较大的影响，至今仍有指导意义。

4. 唐代 炮制品种日益增多，炮制方法日趋成熟，炮制的重要性得到了普遍重视，并首次将炮制作为国家法定内容加以收载。

《备急千金要方》由唐代孙思邈所著。在"合和第七"中阐明了炮制的重要性："凡草有根、茎、枝、叶……诸虫有毛翅……有须烧炼炮炙，生熟有定，一如后法。顺方者福，逆之者殃。或须皮去肉，或去皮须肉，或须根茎，或须花实。依方炼治，极令净洁。"并记载了中药由依方中的脚注临时炮制，逐渐发展为提前炮制："诸经方用药，所有熬炼节度，皆脚注之。今方则不然，于此篇具条之……凡药治择熬炮讫，然后称之以充用，不得生称……凡汤中用丹砂、雄黄者，熟末如粉，临服纳汤中，搅令调和服之。"

《新修本草》是唐朝政府组织苏敬等人编撰、国家颁布的第一部药典，也是世界最早的药典，载药 850 种。该书把炮制内容列为法定内容，对保证和提高药品质量具有重要的意义。书中除了有煨、煅、燔、炒、蒸、煮法外，还收载了发芽法、发酵法、朴硝提净法等，并首次明确指出应以米酒、米醋作为炮制辅料。在炮制新方法上，增加了钟乳石水飞法、蒸曝制熟地黄法、松脂精制法、麸炒法、童便制、酒淬法、纸炒法、醋煅淬法、黑豆蒸法、面煨法、湿纸煨法、米泔浸法、米炒法、石灰炒法，等等。

5. 宋代 炮制方法日臻完善，炮制品种更加丰富，炮制目的也多样化了，现代沿用的炮制方法，大多在宋代就已应用或与之近似。

《经史证类备急本草》（简称《证类本草》）由宋代唐慎微编撰的一部本草学专著，载药 1 558 种。其广泛辑录了宋代以前大量本草学、医学书籍中丰富的炮制内容。其中，佚失的炮制专著《雷公炮炙论》的大多内容在该书中以"雷公云"存留，并得以在后世流传。书中每味药后附有炮制方法，为后世制药行业提供了较丰富的炮制资料，后世的某些炮制著作便是参考本书的炮制资料编辑而成的。

《太平圣惠方》是宋代王怀隐等编撰的一部大型医方书。其把炮制称为"修制"，强调："凡合和汤药，务在精专，甄别新陈，辨明州土，修制合度，分两无差，用得其宜，病无不愈。"

《太平惠民和剂局方》是宋朝政府组织陈师文等人编撰、国家颁布的第一部中成药规范。其对中药炮制十分重视，指出"是以医者必须殷勤注意，再四留心，不得委以他人，令其修合"，强调"凡有修合，依法炮制"，并特设"论炮炙三品药石类例"，专章规定了185种药物的炮制方法和要求，并对一些药物的炮制作用做了解释，成为国家法定制药技术标准的组成部分，充分体现了中药炮制与中药制剂的密切关系。现代应用的许多方法，特别是制备成药时方中药物的炮制方法，很多都与该书所列的方法相类似。

总之，春秋战国至宋代，中药炮制的发展主要取得了两方面的成就：一是从最早个别药物的简单处理，发展形成了较系统的炮制通则；二是炮制方法、品种初具规模，并在文献中出现了专门论述炮制内容的章节和炮制专著。这一时期，虽然阐述了某些药物的炮制理论，但零散而不系统。

（二）炮制理论的形成时期（金元至明代）

此时期，医药学家在炮制技术逐渐成熟的基础上，结合中药的临床应用，阐述了炮制目的和作用，归纳提出了中药炮制理论，这些炮制理论对后世炮制影响很大。

1. 金元时期　医药学家特别重视中药炮制前后的功用变化以及辅料炮制的作用，并开始注重对炮制作用进行总结。

《珍珠囊》由金代张元素所著。书中对四气、五味、升降、浮沉和补泻等药性理论做了全面阐述，对炮制作用也有论述：白芍"酒浸行经，止中部腹痛"，"木香行肝气，火煨用，可实大肠"。

《汤液本草》由元代王好古所著。在"用药酒洗曝干"篇中，对酒制药物的理论进行了概括："黄芩、黄连、黄檗、知母，病在头面及手梢皮肤者，须用酒炒之，借酒力以上腾也。咽之下、脐之上，须酒洗之。在下生用。"

《十药神书》由元代葛可久所著。首次提出了"大抵血热则行，血冷则凝，见黑则止"的炭药止血理论。书中收载了十个治疗虚劳吐血的经验方，其中有名的"十灰散"，由10味中药烧灰存性而成，是治疗呕血、吐血、咯血、嗽血的首选方。

2. 明代　医药学家经过进一步系统整理，归纳形成了传统炮制理论，这些理论至今仍对中药炮制有指导意义。

《本草发挥》由明代徐彦纯所著。书中对炮制作用有较多论述，如提出了童便制去毒和盐制的目的："用附子、乌头者当以童便浸之，以杀其毒，且可助下行之力，入盐尤捷也""心虚则盐炒之""以盐炒补心肺"等。

《本草蒙筌》由明代陈嘉谟所著。其在"制造资水火"中阐述了严格控制炮制品质的重要性："凡药制造，贵在适中，不及则功效难求，太过则气味反失。"并首次系统归纳了"酒制升提，姜制发散"等炮制辅料作用的理论（详见本章第二节），该理论对中药炮制的发展影响巨大。

《医学入门》是明代李梴编著的一部综合性医学全书。书中有炮制理论的论述："芫花本利水，无醋不能通""诸石火煅红，入醋能为末""凡药入肺蜜制，入脾姜制，入肾用盐，入肝用醋，入心用童便；凡药用火炮、汤泡、煨炒者去其毒也。"

《本草纲目》是明代李时珍撰写的一部在世界颇具影响的本草学巨著，载药1 892种。该书把炮制方法专列一项，称为"修治"，记载修治内容的药物有330种。其中，既有前人对炮制的论述，又介绍了当时的炮制经验，介绍其本人炮制经验或见解有144条。从《证类本草》等书籍转载《雷公炮炙论》的内容在该书中以"敩曰"存留，书中的多数炮制方法至今仍为饮片生产所沿用。

《炮炙大法》由明代缪希雍（字仲淳）所著，是我国第二部炮制专著，载药439种。该书简要叙述了各药的出处、采集时间、优劣鉴别、炮制辅料、炮制方法及贮存。在书的卷首将前人和当时繁多的炮制方法归纳为炮、爁、煿、炙、煨、炒、煅、炼、制、度、飞、伏、镑、摋、晒、曝、露共十七类，即著名的"雷公炮炙十七法"。

总之，金元至明代，炮制技术有了较大的进步。更重要的是，在前人零散解释炮制作用的基础上，通过系统归纳和概括，逐步形成了较为系统的炮制理论，是中药炮制理论的形成时期。

（三）炮制品种和技术的扩大应用时期（清代）

此时期，医药学家在总结历代炮制理论和方法的基础上，增加了炮制品种，对炮制理论也有补充，并有炮制专著论述炮制方法和作用。

《本草述》由清代刘若金所著。书中收载有关炮制的药物 300 多种，其内容丰富，不仅记述了药物的炮制方法和作用，还载有关于炮制目的和理论的解释。该书经杨时泰修改删节后的《本草述钩元》，使得原著的意旨更为明确易解。如黄芪"治痈疽生用，治肺气虚蜜炙用，治下虚盐水或蒸或炒用"等。

《修事指南》是清代张叡（字仲岩）编撰的炮制专著，载药 232 种。该书用"修事"作为书名，书中内容则用"炮制"。书中较为系统地叙述了各种炮制方法，强调了炮制的重要性："炮制不明，药性不确，则汤方无准而病症无验也。"并在明代陈嘉谟炮制理论的基础上，增加了一些新理论，如："吴萸汁制抑苦寒而扶胃气，猪胆汁制泻胆火而达木郁，牛胆汁制去燥烈而清润"，"煅者去坚性，煨者去燥性，炙者取中和之性，炒者取芳香之性"。

《本草纲目拾遗》是清代赵学敏编撰的本草学专著，载药 921 种，其中较《本草纲目》新增 716 种，是新增中药最多的本草之一。书中记载了当时很多炮制方法，还特别记载了相当数量的炭药，并在张仲景"烧灰存性"的基础上明确提出了"炒炭存性"的要求。对某些中药的炮制也提出了自己不同的看法，例如他不同意半夏长期浸泡："今药肆所售仙半夏，惟将半夏浸泡，尽去其汁味，然后以甘草浸晒，入口淡而微甘，全失本性……是无异食半夏渣滓，何益之有？"

总之，清代的中药炮制品种有所增加，炮制专著对炮制方法做了归纳并提出了新的炮制理论，炭药的炮制和应用也得到了发展，是炮制品种和技术的扩大应用时期。

 知识链接

民国时期的中医药

民国时期（公元 1912 年—公元 1949 年），是中医药发展史上特殊的时期。此时传入我国的西方医学得到了相当规模的发展，学术界有人怀疑中医药学的科学性，称中医为"旧医"，国民政府通过了《废止旧医以扫除医事卫生之障碍案》《请明令废止旧医学校案》等提案。面对不利形势，社会有识之士与中医药界人士同心协力，通过创办国医学校以培养中医药人才，成立医药学会以捍卫中医药学术，撰著中医药著作以阐明中医药学精义，使中医药在困难中砥砺前行。

辑本《雷公炮炙论》是由张骥于此时期整理而成的。共一册，分三卷收载药物 181 种，另有附卷记载 87 种。该书以《雷公炮炙药性赋解》和《修事指南》为底本，并加载了其他古本草书中有关炮制经验，虽然不是研究《雷公炮炙论》的最佳版本，但也不失为一部有实用价值和学术价值的炮制著作。

（四）炮制振兴与发展时期（现代）

中华人民共和国成立后，党和国家十分重视中医药的发展。毛泽东提出"祖国医药学是一个伟大的宝库，应当努力发掘，加以提高。"国务院《中医药发展战略规划纲要（2016—2030 年）》把发展中医药上升为国家战略。习近平提出"着力推动中医药振兴发展，坚持中西医并重，实现中医药健康养生文化的创造性转化、创新性发展。"为中医药事业和中药炮制的传承发展指明了方向。

1．传承整理方面 国家把"中药炮制技术"列为第一批《国家级非物质文化遗产名录》，并提出"保护为主、抢救第一、合理利用、传承发展"工作方针。《中医药创新发展规划纲要（2006—2020 年）》把"开展中药饮片传统炮制经验继承及炮制工艺与设备现代化研究"作为优先研究领域之一。2015—2022 年，国家中医药管理局在全国遴选了 74 个中药炮制技术传承基地，开展以技术传承、理论传承、文化传承、人才传承、开发利用为主要目标的建设。国务院办公厅印发的《"十四五"中医药发展规划》中提出:"制定实施全国中药饮片炮制规范,继续推进中药炮制技术传承基地建设,探索将具有独特炮制方法的中药饮片纳入中药品种保护范围。"

广大中医药工作者在建国初期就把具有悠久历史的炮制经验进行了初步整理并编书出版。其中,《中药炮制经验集成》是系统查阅了历代有关炮制资料、搜集了全国 28 个大中城市的炮制材料编辑而成的;《历代中药炮制资料辑要》和《历代中药炮制法汇典》辑录了汉代至清代间 167 部中医药文献中的炮制技术和理论,是收集资料最为丰富的炮制专著。以后又出版了《中药饮片炮制述要》《中药临床生用与制用》《中药饮片切制工艺学》等许多专著以及《中药炮制操作技术》等音像教材,有力促进了中药炮制的传承发展。

2. 法律法规方面　1984 年全国人民代表大会通过的《中华人民共和国药品管理法》和 2016 年通过的《中华人民共和国中医药法》均有与炮制相关的法律条文。国家药品监督管理局制定了《药品生产质量管理规范》《中药饮片 GMP 补充规定》《中药饮片生产企业质量管理办法(试行)》等法规和部门规章,对中药炮制的传承创新发展起到了很好的保障作用。

3. 质量标准方面　《中华人民共和国药典》(简称《中国药典》)作为国家监督药品质量的法定技术标准,从 1963 年版(第二版)开始在一部收载中药炮制的内容,"附录"列有"炮制通则",至 2020 年版(第十一版)国家药品标准不断健全和完善。2023 年《国家中药饮片炮制规范》分两批公布了部分饮片(61 个品种)质量标准,加上《全国中药炮制规范》《中药饮片质量通则》和各省级《中药饮片炮制规范》,形成了国家和地方饮片质量标准体系,确保了饮片质量的全面提升。

4. 人才培养方面　国家重视中药炮制人才的培养。一是重视普通教育和职业教育,建国初期我国相继成立了高等或中等中医药院校,进入新世纪又成立了中医药高等专科学校和职业院校,开设的中药学及相关专业,均把中药炮制列为专业核心课程之一,培养了一大批中药炮制技术人才。二是重视高级炮制科技人员的培养,全国高等中医药院校、科研院所培养的研究生现已成为教学和科研的骨干力量,甚至成长为创新型领军人才。三是重视师承教育,使炮制技术和实践经验得以承传,特别是从 1990 年国家恢复以培养名医为目标的高级师承至今,师承教育已全面融入院校教育、毕业后教育和继续教育,培养的炮制优秀骨干人才在中药炮制学科领域发挥着越来越重要的作用。

5. 科研方面　国家科研主管部门和生产主管部门,把中药炮制研究列为国家攻关项目,对饮片生产的关键技术和饮片质量进行研究,对关键设备进行研制,取得了较显著的科研成果,基本实现了炮制工艺规范化、饮片质量标准化、生产设备现代化。2007 年,科技部、卫生部、国家中医药管理局等 16 部委联合发布的《中医药创新发展规划纲要(2006—2020 年)》把"建立中药材、中药饮片、提取物及制剂的质量标准"作为战略目标之一,把"开展炮制工艺与设备现代化研究""研究建立中药材种质、品种、质量、种植、采集、加工、饮片炮制、提取等技术标准与技术规范"作为优先研究领域之一。同时国家重视科技成果的转化,《"十四五"中医药发展规划》指出:"建设一批中医药科技成果孵化转化基地""鼓励高等院校、科研院所、医疗机构建立专业化技术转移机构,在成果转化收益分配、团队组建等方面赋予科研单位和科研人员更大自主权"。

6. 生产方面　国家重视饮片生产过程和饮片质量管理,要求中药饮片生产企业必须在符合 GMP 的条件下生产。《中药饮片 GMP 补充规定》对饮片生产管理和质量控制的全过程做了规定。《中药饮片生产过程质量标准通则(试行)》对挑选整理、水处理、切制、粉碎、干燥、炮炙等每一道炮制加工工序均有详细的规定。这对统一和规范饮片生产工艺、保证饮片质量具有十分重要的意义。

总之,在党和国家高度重视和大力扶持中医药事业发展的大好形势下,广大中医药工作者深入开展科学研究,探究炮制机制,改进炮制工艺和设备,制定完善饮片质量标准,使中药炮制得到了前所未有的发展。

第二节　传统制药原则和炮制理论

中药炮制技术是基于中医药理论为指导而发展起来的。在此基础上,历代中医药学家将炮制方法与中药的自然属性以及临床疗效相结合,总结形成了传统制药原则和炮制理论。

一、传统制药原则

明代徐大椿(灵胎)在《医学源流论·制药论》中提出:"凡物气厚力大者,无有不偏,偏则有利必有害,欲取其利,而去其害,则用法以制之,则药性之偏者醇矣。其制之意各有不同,或以相反为制,或以相资为制,或以相恶为制,或以相畏为制,或以相喜为制。而制法又复不同,或制其形,或制其性,或制其味,或制其质,此皆巧于用药之法也。"被称为传统制药原则,现介绍如下:

(一)制药原则

1. 相反为制　系指用药性或作用相对立的辅料(或药物)来炮制,以制约主药的偏性或改变药性。相当于中药配伍的"相反"。如用辛热的吴茱萸炮制苦寒的黄连,可制约其大寒之性。用咸寒的盐水炮制温燥的益智仁,可缓其温燥之性。用辛热升提的酒炮制苦寒沉降的大黄,能够缓其苦寒之性,使药性由降转为升提。用苦寒的胆汁炮制辛温的天南星,药性发生改变,生成性味苦凉的胆南星,用于清热化痰。

2. 相资为制　系指用药性或作用相似的辅料或用某种方法来炮制,以增强主药的疗效。相当于中药配伍的"相须""相使"。如食盐水性味咸寒,知母、黄柏性味苦寒,二者经盐水炮制后均可增强滋阴降火作用。酒与仙茅药性均辛热,酒炙仙茅可增强温肾助阳作用。蜂蜜与黄芪均具有补中益气作用,蜜炙黄芪可增强补中益气作用。用炒黄法炮制种子类药物有利于有效成分煎出而提高疗效,用炒炭法能增强止血药的止血作用。

3. 相恶为制　系指用某种辅料或某种方法来炮制,以减弱主药的副作用。中药配伍中,相恶是指两种药物合用会降低或丧失功效,属于"配伍禁忌"。但在炮制中可以被良性利用,即当中药的某种功能太过或某种功能不需要时,可用相恶的办法炮制,使太过者趋于平和,使临床不需要的功能得以消除或缓和。如枳实破气作用过强,可用麸炒的方法使缓和。苍术之燥性,非治病之需,可用麸炒或米泔水制法消除或缓和。

4. 相畏为制　亦称相杀为制,系指某些辅料(或药物)或某种方法来炮制,以制约主药的毒性。相当于中药配伍的"相畏""相杀"。如生姜、白矾、石灰、甘草等能杀半夏毒,童便杀马钱子毒等。用清蒸法或清水煮法炮制可杀川乌、草乌毒,制霜法可降低巴豆的毒性等。

5. 相喜为制　系指利用某种辅料(或药物)来炮制,以改善主药的形、色、气、味,使患者乐于接受,便于服用。如阿胶棕色至黑褐色,质硬而脆,经蛤粉烫后,鼓起呈球形,表面棕黄色或灰白色,质酥易碎,黏腻性降低,利于煎煮和服用。僵蚕麸炒后,色变黄且腥气减弱,减轻患者服药时的心理负担。

(二)具体制法

1. 制其形　系指通过炮制,改变药物的外观形态或分开药用部位。"形",指形状、部位。中药因形态各异,或体积较大,不利于配方和煎药。所以在配方前都要通过切片或碾、捣等方法制成饮片或颗粒,煎熬时才能达到"药力共出"的目的,如白术、大黄等。有的中药不同药用部位功效各异,需分开分别入药,如麻黄、莲子等。

2. 制其性　系指通过炮制,改变药物的性能。如炒麦芽、炒焦神曲等,可增加药物的香气,以达启脾开胃作用。麸炒僵蚕、炒黄九香虫等,可除药物的腥臭气,以利服用。麸炒白术、炒焦槟榔等，可抑制药物过偏之性，以免伤正气。酒制大黄、胆汁制南星、炒莱菔子等，可改变药物寒、热、温、凉或升、降、浮、沉的性质，以满足临床辨证施治用药的要求。

3. 制其味　系指通过炮制，调整药物的酸、苦、甘、辛、咸五味，或矫正不良气味。根据临床用药要求，用不同的方法炮制，特别是用辅料炮制，能改变中药固有的味，使某些味得以增强或减弱，达到"制其太过，扶其不足"的目的，如炒焦山楂、蜜炙百合、醋炙五灵脂等。

4. 制其质　系指通过炮制，改变或缓和中药的性质或质地。如半夏、南星等具辛辣味的有毒药物，多以蒸、煮等法炮制以缓其毒性和烈性，使其既能发挥治疗作用，又不至于产生中毒。生地黄制成熟地黄后，药性改变，功能由清热凉血变为滋阴补血。如种子类药物炒至鼓起，矿物类药物煅或淬至酥松，龟甲、鳖甲砂烫醋淬至酥脆等，均利于粉碎和煎出有效成分。

二、传统炮制理论

中药炮制理论是以中医的阴阳五行和脏腑经络、中药的药性和配伍等理论为指导，根据炮制品在临床治病过程中表现出的作用特点，通过归纳中药炮制的目的、炮制辅料的作用、炮制品的功能与临床治疗疾病之间的内在规律，经凝练提升而形成的。这里仅就生熟异用理论、炭药止血理论、辅料作用理论做一介绍。

（一）生熟异用理论

生熟异用理论，亦称生熟异治理论，是指药物经炮炙后生品变为熟品，生、熟药物的性味归经发生变化，其功能主治也发生相应的改变，从而达到不同的临床治疗效果。

"饮片入药，生熟异治"是中医药用药的特色和优势。其中，生品指仅经过净制或切制后制得的饮片，熟品指经过加热等炮制后制得的饮片。药物生熟炮制，在我国第一部药学专著《神农本草经》中就有记载："药有……有毒无毒，阴干暴干，采造时月，生熟，土地所出，真伪陈新，并各有法。"而其临床应用，早在《五十二病方》就有记载，汉代《金匮玉函经》首次明确提出"有须烧炼炮炙，生熟有定"，开创了中药炮制生熟异用学说的先导。其后，经过医药学家几千年的临床实践，使这一理论更加充实。下面举例说明生熟饮片在临床中的应用：

有些中药生品偏于泄泻，而熟品长于补益，简称生泻熟补。例如，何首乌生品苦泄性平，具有解毒，消痈，截疟，润肠通便的功能；黑豆汁蒸后的制首乌味甘厚，性温，滑肠致泻的作用减弱，而增强了补肝肾，益精血，乌须发，强筋骨，化浊降脂的功能。因此，临床治疗疮痈、肠燥便秘患者须用生首乌，治疗肝肾两虚的患者要用制首乌，若肝肾两虚用生首乌，非但不能补，反而会因泻下导致更虚，绝非疾病所宜。

有些中药生品药性峻烈，而熟品作用和缓，简称生峻熟缓。例如，大黄生品苦寒沉降，泻下作用峻烈，具有攻积导滞，泻火解毒的功能，用于实热积滞便秘等症；酒大黄可明显缓和泻下作用，长于清上焦血分热毒，用于血热妄行之吐血、衄血、目赤咽肿，齿龈肿痛等症；经过长时间酒蒸酒炖制得的熟大黄泻下作用更缓，腹痛、恶心、呕吐等副作用消失，长于泻火解毒，用于火毒疮疡，妇女瘀血经闭、产后瘀阻腹痛等证。

有些中药生品升散作用强，而熟品沉降力胜，简称生升熟降；有些中药生品偏于降，熟品转为升，简称生降熟升。例如，莱菔子属气厚味薄的药物，生品味辛甘性平，能升能散，有涌吐风痰的作用；炒莱菔子性降，药性缓和，长于降气化痰，消食除胀，用于痰壅气逆，喘咳痰多，食少腹胀者。再如，黄柏属味厚气薄的药物，生品苦燥，性寒而沉降，长于清热燥湿，解毒疗疮；酒炙黄柏能借酒的升腾之力，引药上行，清上焦之热，用于热壅上焦诸证。

有些中药生品有毒，而熟品毒性减弱，简称生毒熟减。例如，生川乌有大毒，多外用治疗风寒湿痹，关节疼痛，心腹冷痛，寒疝腹痛，阴疽肿毒及麻醉止痛；经清水煮或蒸后的川乌（即制川乌）毒性降低，可供内服，用于风寒湿痹，关节疼痛，心腹冷痛，寒疝腹痛及麻醉止痛。

总之，药物生熟异用理论蕴藏着宽泛且丰富的内涵，临床应用相当普遍，上述例子仅代表了其中的某些方面。实际上，凡是中药经炮炙后药性和功能发生变化，均属于生熟异用的范畴。

（二）炭药止血理论

元代葛可久在《十药神书》中提出了"血见黑则止"的炭药止血理论："大抵血热则行，血冷则凝，见黑则止。"明代王肯堂在《证治准绳》中做了解释："夫血者，心之色也，血见黑则止者，由肾水能止心火，故也。"

著名的"十灰散"是治疗虚劳吐血的首选方，由大蓟、小蓟等10味中药烧灰存性而成，临床应用效果为这一理论提供了有力证据。对于大多数中药来说，生品有止血作用，制炭后增强止血作用；或生品无止血作用，制炭后会产生止血作用。如大蓟、地榆、茜草等生品有止血作用，炒炭后均能增强止血作用增强；血余、棕榈、干姜、乌梅、荆芥等生品无止血作用，制炭后都能产生止血作用。

当然，每一事物都有其特殊性，炭药止血理论也是如此，不是所有的中药制炭后都有止血作用。如灯心草长于清心火，利水通淋；灯心炭专外用于清热敛疮，而无止血作用。蜂房有小毒，具有攻毒杀虫，祛风止痛的功能，多作外用；蜂房炭毒性降低，疗效增强，可内服，也无止血作用。

（三）辅料作用理论

中药炮制辅料在炮制过程中大多数会与药物产生协同作用，从而对药物的临床作用产生影响。明代陈嘉谟在《本草蒙筌》中首次系统归纳了炮制辅料的作用，被称为陈嘉谟传统炮制理论："酒制升提，姜制发散。入盐走肾脏，仍使软坚；用醋注肝经，且资住痛。童便制，除劣性降下；米泔制，去燥性和中。乳制滋润回枯，助生阴血；蜜制甘缓难化，增益元阳。陈壁土制，窃真气骤补中焦；麦麸皮制，抑酷性勿伤上膈。乌豆汤、甘草汤渍曝，并解毒致令平和；羊酥油、猪脂油涂烧，咸渗骨容易脆断。"这一理论至今仍对中药炮制影响巨大。

另外，古代医药学家也对个别辅料炮制的作用或目的做了概述：

元代王好古对药物酒制作用概括为："黄芩、黄连、黄檗、知母，病在头面及手梢皮肤者，须用酒炒之，借酒力以上腾也。咽之下、脐之上，须酒洗之。在下生用。"

明代徐彦纯提出了童便制和盐制的目的："用附子、乌头者当以童便浸之，以杀其毒，且可助下行之力，入盐尤捷也""心虚则盐炒之""以盐炒补心肺"等。

明代李梴对辅料炮制作用归纳为："芫花本利水，无醋不能通""诸石火煅红，入醋能为末""凡药入肺蜜制，入脾姜制，入肾用盐，入肝用醋，入心用童便；凡药用火炮、汤泡、煨炒者去其毒也"。

清代张睿又对辅料炮制理论做了补充："吴萸汁制抑苦寒而扶胃气，猪胆汁制泻胆火而达木郁，牛胆汁制去燥烈而清润……矾汤制去辛烈而安胃"等。

总之，传统中药炮制理论是古代医药学家智慧的结晶，较难确切地予以解释。目前，现代医药科技工作者以中医药理论为指导，运用临床医学、化学、药理学、毒理学等多学科来探讨中药炮制前后的变化，阐释中药炮制的机制，科学解释传统炮制理论，使中药炮制不断传承创新和发展。

第三节　中药炮制的法律依据及质量标准

一、中药炮制的法律依据

我国中药饮片的监督管理，现已形成了以《中华人民共和国药品管理法》和《中华人民共和国中医药法》为核心，包含《药品生产质量管理规范》《中药饮片 GMP 补充规定》《中药饮片生产企业质量管理办法（试行）》等许多行政法规和部门规章在内的监管体系。由于中药炮制相关的法规较多，本节只介绍中药炮制所依据的法律。

（一）《中华人民共和国药品管理法》

《中华人民共和国药品管理法》（简称《药品管理法》），是由全国人民代表大会常务委员会于1984年审议通过的一部综合性药品管理法律，自1985年7月1日起施行。现在施行2019年第二次修订的《药品管理法》。

第四十四条第二款："中药饮片应当按照国家药品标准炮制；国家药品标准没有规定的，应当按照省、自治区、直辖市人民政府药品监督管理部门制定的炮制规范炮制。省、自治区、直辖市人民政府药品监督管理部门制定的炮制规范应当报国务院药品监督管理部门备案。不符合国家药品标准或者不按照省、自治区、直辖市人民政府药品监督管理部门制定的炮制规范炮制的，不得出厂、销售。"

第一百一十七条第二款："生产、销售的中药饮片不符合药品标准，尚不影响安全性、有效性的，责令限期改正，给予警告；可以处十万元以上五十万元以下的罚款。"

（二）《中华人民共和国中医药法》

《中华人民共和国中医药法》（简称《中医药法》）是由全国人民代表大会常务委员会于2016年审议通过的一部中医药类法律，自2017年7月1日起施行。

第二十七条："国家保护中药饮片传统炮制技术和工艺，支持应用传统工艺炮制中药饮片，鼓励运用现代科学技术开展中药饮片炮制技术研究。"

第二十八条："对市场上没有供应的中药饮片，医疗机构可以根据本医疗机构医师处方的需要，在本医疗机构内炮制、使用。医疗机构应当遵守中药饮片炮制的有关规定，对其炮制的中药饮片的质量负责，保证药品安全。医疗机构炮制中药饮片，应当向所在地设区的市级人民政府药品监督管理部门备案。根据临床用药需要，医疗机构可以凭本医疗机构医师的处方对中药饮片进行再加工。"

第五十六条："违反本法规定，举办中医诊所、炮制中药饮片、委托配制中药制剂应当备案而未备案，或者备案时提供虚假材料的，由中医药主管部门和药品监督管理部门按照各自职责分工责令改正，没收违法所得，并处三万元以下罚款，向社会公告相关信息；拒不改正的，责令停止执业活动或者责令停止炮制中药饮片、委托配制中药制剂活动，其直接责任人员五年内不得从事中医药相关活动。"

二、中药饮片的质量标准

由于中药饮片的特殊性，我国饮片质量标准既有国家标准，又有地方标准。其中，国家药品标准包括《中华人民共和国药典》（2020年版）、《国家中药饮片炮制规范》《全国中药炮制规范》《中药饮片质量通则》。国家药品标准没有收载的品种和项目，应执行地方标准，即省级《中药饮片炮制规范》。

（一）国家药品标准

1.《中华人民共和国药典》（简称《中国药典》） 是由国家药品监督管理局组织国家药典委员会制定和颁布实施的，是国家药品标准的核心。《中国药典》一经颁布实施，其所载同品种或相关内容的上版药典标准或原国家药品标准即停止使用。

《中国药典》2020年版一部共收载药材和饮片615种。其中，23种饮片标准单列，450种饮片标准与药材标准并列，中间用"饮片"隔开，142种药材未列饮片项，其药材名就是饮片名，该药材标准即是其饮片标准。饮片标准收载项目有来源、炮制、鉴别、检查、浸出物、含量测定、性味与归经、功能与主治、用法与用量、贮藏等。

《中国药典》单列的饮片品种（23 个）

炒瓜蒌子、焦栀子、焦槟榔、炮姜、大蓟炭、荆芥炭、荆芥穗炭、绵马贯众炭、炙甘草、炙黄芪、炙红芪、煅石膏、熟地黄、制何首乌、制川乌、制草乌、制天南星、清半夏、姜半夏、法半夏、巴豆霜、千金子霜、茯苓皮。

2.**《国家中药饮片炮制规范》（简称《国家炮制规范》）**　是由国家药品监督管理局组织国家药典委员会制定并颁布实施的，属于中药饮片的国家药品标准。

《国家炮制规范》的具体饮片品种自 2023 年开始陆续颁布、分批实施。规定：自颁布之日起，设置 12 个月的实施过渡期；从实施之日起，生产国家标准收载的中药饮片品种应当符合《中国药典》和《国家炮制规范》的要求。2023 年 1 月和 3 月分别颁布了第一批包括女贞子、槐花等 22 个品种、第二批包括白芍、炒白芍等 39 个品种的国家炮制规范，每个品种主要由来源、炮制、性状、贮藏四项内容组成，质量控制的其他要求，则执行《中国药典》相同品种的相应规定。

3.**《全国中药炮制规范》**　是由卫生部药政管理局于 1988 年颁布的，亦称部颁标准。本规范由凡例、品种正文、附录、索引四部分内容组成，精选了全国各省、自治区、直辖市现行实用的炮制品，共收载常用中药 554 种及其不同的饮片规格。炮制方法包括净制、切制、炮炙三大工序，主要收载各地现行常用的各种饮片最适宜的炮制工艺以及相适应的质量要求，每一炮制品力求统一工艺。现阶段对于《中国药典》《国家炮制规范》没有规定的饮片标准，本规范作为过渡性标准仍然有效。

4.**《中药饮片质量通则》**　是由国家中医药管理局于 1994 年颁布的，亦称局颁标准。本标准是在《中国药典》和《全国中药炮制规范》的基础上制定的，属于饮片企业生产质量管理的范畴。包括两部分：一是《中药饮片生产过程质量标准通则（试行）》，对企业生产过程中的挑选整理、水处理、切制、粉碎、干燥、炮炙等每一道加工工序制定了质量要求、质量指标和检查方法；二是《中药饮片质量标准通则（试行）》，对企业生产中药饮片的性状、片型、水分、药屑杂质、包装等制定了质量标准。

（二）地方药品标准

《中华人民共和国标准化法》（2017 年修订）规定："地方标准由省、自治区、直辖市人民政府标准化行政主管部门制定。"中药饮片地方药品标准是指省级中药饮片炮制规范。

我国中药饮片品种繁多，饮片规格不一，各地用药习惯和炮制方法不统一，要把全部饮片质量标准纳入国家标准化、规范化管理，需要分阶段、分品种逐步实施。因此，对于国家药品标准没有收载的饮片品种，各省（自治区、直辖市）制定了适用本地区使用的饮片质量标准，即省级中药饮片炮制规范，但其必须报国务院药品监督管理部门备案。

针对按地方标准生产的中药饮片，是否可以跨省销售使用的问题，国家药监局综合司 2023 年 1 月《关于加强省级中药饮片炮制规范监督实施有关事项的公告（征求意见稿）》做了规定：国家药品标准没有规定的饮片，生产企业应当按照本省的炮制规范炮制。如果临床需求，饮片生产企业在向使用地的省级药品监督管理部门备案后，可以凭处方在跨省的医疗机构内销售使用，但零售药店等其他药品经营企业不得销售。

此外，虽然《中华人民共和国标准化法》规定"国家鼓励社会团体、企业制定高于推荐性标准相关技术要求的团体标准、企业标准"，但二者均不属于法定质量标准。中药饮片的《企业标准》只能在企业内部适用，《团体标准》只能在依法成立的学会、协会、商会、联合会和产业技术联盟等社会团体自愿采用。

三、中药炮制技术的保密管理

中药炮制技术是我国独有的制药技术,是中华民族最具自主知识产权价值的宝贵财富。我国一直把中药饮片炮制技术列入保密技术范畴。但由于历史原因,人们对知识产权保护意识和国家传统技术保密意识不强,使某些中药炮制核心秘密有被境外窃取的危险。为此,国家通过行政保护、商业秘密保护、专利保护、商标保护等,以加强对中药炮制技术这一国家级非物质文化遗产的保护,确保中药饮片产业自主健康发展,以此提升在国际上的竞争力。

(一)中药炮制技术秘密的管理

《中华人民共和国保守国家秘密法》(简称《国家秘密法》)把国家秘密的密级分为绝密、机密、秘密三级。《国家科学技术秘密持有单位管理办法》(2018 年印发)规定:"绝密级国家科学技术秘密原则上不得对外提供,确需提供的,应当经中央国家机关有关主管部门同意后,报国家科学技术行政管理部门批准;机密级国家科学技术秘密对外提供应当报中央国家机关有关主管部门批准;秘密级国家科学技术秘密对外提供应当报中央国家机关有关主管部门或者省、自治区、直辖市人民政府有关主管部门批准。"

中药炮制技术属于科学技术范畴。国家《科学技术保密规定》(2015 年修订)规定:"国家科学技术行政管理部门管理全国的科学技术保密工作。""国家保密行政管理部门依法对全国的科学技术保密工作进行指导、监督和检查。"

(二)中药炮制技术秘密的相关规定

中药饮片炮制技术虽然在《中国药典》《全国中药炮制规范》以及教科书中均有记载,但都是简要的叙述,其重要环节和技术参数仍然具有保密价值。国家和有关部门对中药饮片炮制技术保密做了规定:

1. 中医药行业国家秘密的规定　1990 年国家中医药管理局根据《国家秘密法》制定了《中医药行业国家秘密及其密级具体范围的规定》,包括绝密级 2 项、机密级 8 项、秘密级 14 项,要求凡涉及中医药秘密的事项均应按本法规执行。

(1)绝密级事项共 2 项:①列为国家重点保护的中药制剂的配方、生产工艺技术;②稀有贵细中药材人工合成品的配方、工艺技术。

(2)机密级事项共 8 项,其中与炮制技术相关的有 3 项:①传统中成药的特殊生产工艺和中药饮片炮制的关键技术(含中成药前处理的炮制技术);②国家级和部级中医药重点科学技术研究项目的关键技术;③中医药师、士国家级和省级考试启用前的试题、参考答案和评分标准。

(3)秘密级事项共 14 项,其中与炮制技术相关的有 2 项:①获国家和省部级科技成果奖励的中医药项目中的关键技术或药物配方;②全国中药产品质量数据库资料。

2. 禁止出口炮制技术的规定　商务部、科技部联合发布的《中国禁止出口限制出口技术目录》(2008 年第 12 号令、2020 年第 38 号公告)均把"中药饮片炮制技术"以及与炮制相关的"中药材资源及生产技术"列入禁止出口范围。其中,禁止出口中药饮片炮制技术的控制要点有 2 项,共 42 个品种:

(1)毒性中药的炮制工艺和产地加工技术(25 种):制川乌、制草乌、制南星、胆南星、制白附子、清半夏、法半夏、姜半夏、制关白附、制附子、制商陆、制马钱子、煨肉豆蔻、制芫花、制蟾酥、制藤黄、制甘遂、制狼毒、巴豆霜、制斑蝥、制青娘子、飞雄黄、飞朱砂、制金大戟、千金子霜。

(2)常用大宗中药炮制工艺和产地加工技术(17 种):熟大黄、熟地黄、制何首乌、制香附、鹿茸、紫河车、六神曲、建神曲、炮山甲、制肉苁蓉、制黄精、制山茱萸、制女贞子、红参、厚朴、阿胶、龙血竭。

3. 禁止外商投资中药饮片产业的规定　国务院办公厅发布的《外商投资产业指导目录》把中

药饮片产业列为禁止外商投资产业目录。2002 年的目录中有"传统中药饮片炮制技术的应用及中成药秘方产品的生产"和"列入国家保护资源的中药材加工（麝香、甘草、麻黄草等）"。2017 年最新目录中有"中药饮片的蒸、炒、炙、煅等炮制技术的应用及中成药保密处方产品的生产"和"国家保护的原产于我国的野生动、植物资源开发"。

第四节　中药炮制的研究

中药炮制是我国独特的制药技术，有悠久的历史和丰富的内涵。但由于受历史条件及科学技术水平的限制，对传统炮制理论缺乏科学的阐释；对炮制工艺缺乏规范的技术指标。因此，我们要运用现代科学技术与手段进行深入研究，弄清原始炮制意图，阐明减毒增效的炮制原理，揭示炮制理论的科学内涵，改进炮制工艺和方法，规范炮制用辅料，研制饮片生产设备，制定饮片质量标准，从而实现饮片质量稳定、可控，保证临床用药安全、有效。

一、研究的内容

根据国家有关中医药传承发展的文件精神，结合中药炮制学科和饮片产业发展的需要，归纳炮制研究方向和内容主要包括炮制文献研究、炮制理论及原理研究、炮制方法及工艺规范化研究、饮片质量评价及其标准研究、炮制设备研究、饮片临床应用研究等。

（一）炮制文献研究与经验总结

中药炮制大多散存于历代中医药文献中，因此，对古今文献中的炮制资料进行整理、对在长期实践中积累的炮制经验进行总结，是开展炮制研究必不可少的一项基础工作。

通过系统整理历史文献，总结前人的炮制经验和临床体会，可以搞清各类炮制方法及每味中药的炮制历史源流、原始意图和演变过程；通过查阅现代文献资料，了解相关研究进展，可以为现代炮制研究的正确选题，提供有针对性的史料线索和可靠的古今炮制依据；通过调查各地的炮制方法和炮制经验，了解饮片生产、流通、经营、临床应用、教学科研以及国家有关法规执行情况等，总结以往的成功做法和取得成效，找准存在的问题，提出解决问题的思路和方法。同时，为计划中设立的研究课题找准切入点，提出创新点，确立研究的目标和研究的中心内容，并依据科学合理的实验设计开展科学研究，最终达到传承和创新的目的。

另外，随着计算机技术和大数据的广泛应用，全面加强历史文献、现代研究资料、饮片生产、临床应用等信息的搜集整理，形成中药炮制资料数据库，以此促进大数据在炮制传承创新的应用。

（二）炮制理论和炮制原理的研究

中药炮制是以中医药理论为指导的，在漫长的炮制实践中，结合饮片的临床应用，逐渐总结出了炮制自己独特的理论，如"酒制升提"等辅料作用理论、"血见黑则止"炭药止血理论等，至今仍指导着饮片生产和临床用药。但古人的这些理论大多散载于历代中医药文献中，且太概括、太抽象，甚至有的理论归纳的不够全面，如中药酒制后并非都具升提作用（如酒熟地黄、酒当归等），炭药也并非都用于止血（如灯心炭、蜂房炭等）。因此，有必要通过科学研究结合临床疗效观察，阐明这些炮制理论的本质和规律性，从而提出更加科学的炮制新理论，以此指导原炮制方法的改进和新炮制方法的创立。

炮制原理系指药物炮制的科学依据和药物炮制的作用。炮制原理研究是研究的核心和关键所在，其目的是探讨中药在一定炮制工艺条件下，因炮制而产生的物理和化学变化，这些变化导致毒理和药理作用的改变，这些改变所产生的临床意义，从而阐释炮制减毒、增效、缓性或产生新药效的机制。只有明确了炮制原理，才能充实和完善炮制理论，并对炮制方法做出科学的评价，进而更好地改进和规范炮制工艺，制定科学合理的质量标准。例如，实验证明川乌、草乌的减毒原理是：在清蒸或清水煮的过程中，剧毒的双酯型生物碱水解，生成毒性较小的单酯型生物碱乃至毒性更小的醇胺型生物碱，新生成的成分毒性低且保留了原生理活性。根据此炮制原理，研究得出川草乌的最佳炮制工艺是：清水浸泡至透，再清蒸 6～8 小时或清水煮 4～6 小时，至口尝微有麻舌感时，取出，切片，干燥。

（三）饮片药效物质基础研究

中药物质基础系指中药发挥临床作用的化学成分。有些中药的有效成分已经明确，但由于受科学技术条件的限制，许多中药发挥药效的化学成分至今还不甚明了。中药经炮制后，由于炮制品种、炮制方法和所用辅料不同，以及炮制过程中加热温度、时间的不同，必然会使中药炮制前后化学成分的性质或含量发生变化，药理作用、临床疗效也会发生相应的改变。因此，结合临床疗效、药理和毒理研究炮制前后中药物质基础的变化等，不仅有助于阐明炮制理论和炮制机制，而且可以作为评价炮制方法和工艺的定性和定量指标，为炮制方法的研制和炮制工艺的改进提供参考依据，以此促进中药炮制的科学化和规范化，也有助于开展中药复方药效物质基础和作用机制的研究，从而促进中药现代化和国际化。

（四）炮制工艺规范化研究

炮制工艺规范化研究的内容应包括：中药材的来源及其规格质量，药材的净制、软化、切制、粉碎、干燥和炮炙等炮制工艺。

炮制工艺研究，首先应确保原料药材的道地性和品种质量的可追溯性，确保实验数据的准确性和科学性。实验设计时，应重视化学、药理学、毒理学、微生物学等测试指标和方法的选择，还要重视炮制设备的选用和配套，找出评价工艺和质量可控的综合技术和含量指标。研究炮制方法及工艺时，多采用正交设计法、均匀设计法或析因设计法。通过对最佳炮制工艺筛选、工艺技术参数的优化、中试生产及其样品稳定性考察，提供准确、可信的科研数据。对科研数据进行数理统计，确定规范化的炮制工艺技术参数，使最佳炮制工艺才具备先进性、合理性和实用性。

需要强调的是，中药的疗效是经过几千年临床实践验证的，是中药中多个功能组分的整体作用表现，是多成分、多靶点协同作用的结果。因此，研究炮制工艺所选择的评价指标，不能仅以单一成分为对象，也不是多种成分的简单叠加，而是将传统质量要求、现代成分指标和临床疗效结合进行综合评价，以确保研究符合中医药理论和临床应用实际。若选用的化学成分指标不能真正体现饮片质量的好坏，筛选出的炮制方法或工艺条件就会存在缺陷。

（五）饮片片型改革的研究

《中国药典》规定的饮片类型有片、段、丝、块，对不宜切制的饮片则要求粉碎成一定规格的颗粒，这略显饮片类型的不足。因此，在保证中医临床疗效的基础上，有必要针对传统饮片类型的不足之处,开展饮片片型改革研究,研制药效针对性强、方便服用、起效快速、长效高效的新型饮片,并制定其饮片规格的质量标准及检测方法,达到提质、增效的目的。例如,中药配方颗粒就是对传统中药饮片的补充,是由单味中药饮片经水提、浓缩、干燥、制粒而成,在中医药理论指导下,经中医临床处方调配后,供患者冲服使用。

(六)炮制辅料的研究

辅料炮制是极具炮制特色的一类方法。炮制辅料的研究是指对炮制辅料的品种、规格、制备工艺、质量标准、用法、用量、辅料的作用、辅料炮制的原理和理论,以及辅料制饮片的临床疗效等进行深入探讨,科学制定各种炮制辅料的质量标准,确保辅料制饮片的质量。

炮制辅料分液体辅料和固体辅料两大类,有些辅料如酒、醋、盐、姜、蜜、稻米、豆腐等,既是常见的药品,又是保健食品或调味品,甚至是日常食品。在食品行业中,它们的性质、应用、作用等都有清晰的描述,质量安全有国家标准作保障。但作为炮制用辅料,现今对其炮制作用大多仍停留在传统功效的认识,对其品种和质量多用经验的方法来鉴别,对其研究显得比较滞后。因而有必要对辅料品种、规格、制备工艺及药用质量标准等进行系统的研究,制定统一的辅料质量标准。

(七)饮片质量标准的研究

饮片质量标准化研究,是指在传统经验认定饮片质量的基础上,运用科技手段进行研究,建立健全饮片的性状、鉴别、检查、浸出物、有效成分、有毒成分等定性、定量指标和检测方法,着力研究"毒性""生熟异用"等中药饮片有别于中药材的关键质量指标,使中药饮片达到多指标、数据化,从而健全和完善饮片质量标准体系。这也是构建中药产业全链条优质产品标准体系的重要环节。

传统的饮片质量标准称为"成品性状",以饮片的形态、质地、色泽、气味等作为质量判断指标,采用眼看、口尝、鼻闻、手试等方法对饮片质量的优劣进行检测。由于原料药材本身的质量、辅料的质量和用量、饮片的炮制方法以及依靠感官判断质量的操作人员的个体差异不同,导致即使是同一产地的中药、用同一种方法炮制得到的饮片,其质量也很难保持一致,更难保证不同产地、不同批次制备的饮片质量稳定、可控。因此,为保证临床用药安全有效,当务之急是将客观性的含量指标与感观性的经验性指标相结合,用现代科学技术进行饮片多成分含量控制指标及其标准研究,建立全国统一的饮片质量标准。

(八)饮片生产设备的研制

中药饮片生产传统主要依靠手工操作或用简单的设备加工,生产规模小,劳动强度大,个体差异也会导致饮片质量难以控制,现已不适应饮片企业大批量生产的需要。开展炮制设备的研究,有助于实现饮片的自动化、规模化及规范化生产,减轻劳动强度,保证饮片质量的稳定。新中国成立以来,人们在炮制机械设备研制方面做了大量的科研工作,研制了许多适合批量生产的炮制设备,如筛药机、风选机、洗药机、润药机、切药机、炒药机、煅药炉、蒸药箱、粉碎机、干燥机、包装机等。但这些设备大多以单机为主,前后工序之间联动化程度不够,电子程控化还有待进一步开发。因此,应加快研制与炮制工艺相适应、前后工序相衔接,自动化、微机程控化生产功能与在线检测功能相配套的新型设备。这对于提高中药饮片生产能力和产品质量,提高企业经济效益具有重要的现实意义。

(九)饮片包装仓储的研究

中药饮片的包装和仓储是保证饮片质量的重要环节。针对饮片品种繁多、性质复杂、包装和贮存技术要求高的特点,应多学科高新技术联合,加强饮片的包装材料、包装方法、包装规格、包装稳定性等方面的研究,使饮片包装符合药品质量要求,且方便贮存、运输和临床医疗使用;加强饮片仓储的贮存条件(如温湿度、避光)、贮存时长,仓储区空气的洁净度、仓储区外界因素(如雨、雪天气)等方面对饮片质量影响的研究,从而提供更加科学实用的现代化仓储保管新技术。

二、研究的方法

中药炮制研究要运用现代科学技术,从炮制文献研究入手,应用化学、药理学、毒理学、微生物学、分子生物学、数理统计学等进行多学科、多指标的系统研究,结合中试实验验证、模拟临床用药验证或直接中医临床验证,确保研究结果的科学性、可行性和实用性。

(一)应以中医药理论为指导开展研究

中药炮制是依据中医药理论,为适应中医临床辨证施治用药的需要而发展起来的一门制药技术。中药本身含有多种化学成分,其临床疗效可能是几种化学成分的综合作用,绝不是用单体成分就能解释清楚的。例如,黄连和黄柏均含有小檗碱,但黄连酒炙能引药上行,缓和苦寒之性,善清头目之火;黄柏盐炙可缓和苦燥之性,专注入肾,增强滋阴降火、清虚热的作用。由此可见,仅从单一成分或某一化学成分实验结果来评价炮制作用是不科学的。再如,麦芽、神曲等消食药,炒焦能增加消食作用是经过几千年临床验证的,如果仅从所含酶类成分变化是无法解释清楚的,甚至会得出否定的结论。因为具消食作用的淀粉酶、蛋白酶等经炒制或入煎剂,受热而被破坏,不能增强消食作用。但我们结合药理实验模型研究发现,中药炒至焦香后,产生一定的苦味,轻微的苦味能对舌尖味觉神经及胃肠黏膜产生一种缓和的刺激作用,通过反射功能可纠正部分胃肠衰弱现象,以改善消化功能。因此,炮制研究必须以中医临床疗效为依据,设计适宜的成分指标和药理实验模型,绝不能轻率地以一种化学成分单体或药理指标来研究和评价中药炮制的作用。

(二)应用文献学研究的方法

文献学研究要从古至今纵向综合分析。研究中药炮制,要先查阅古代的《雷公炮炙论》《炮炙大法》《修事指南》三部炮制专著,然后查阅《神农本草经》《本草经集注》《新修本草》《证类本草》《太平惠民和剂局方》《本草蒙筌》《本草纲目》等记述炮制内容较多的本草书籍,再查阅《外台秘要》《太平圣惠方》《普济方》《医宗金鉴》等古代汤头方书等,以此尽可能地多收集与炮制研究相关的古代文献资料。现代的研究文献涉及多种学科且内容繁杂,要从中找出对进行炮制实验研究有用的文献,只有搞清古今炮制历史沿革才能搞清炮制意图,从而有目的地开展炮制研究。

文献学研究要尽可能地查到第一手资料,因为这是最原始、最真实的资料。例如,如果仅以新中国成立后编辑的《历代中药炮制资料辑要》或《历代中药炮制法汇典》代替第一手文献资料就不够严谨。对原著已佚失的古籍文献,要以最早、最详细引用其内容的书籍为准。如《雷公炮炙论》已佚失,考证其内容应以《证类本草》中的"雷公云"为准,而不用《本草纲目》中的"敩曰",因为《本草纲目》不仅取材于《证类本草》,而且还进行了化裁,可能与原著原文离得更远。另外,要详尽地保留查阅的所有资料,对于一些相关性不大的资料,在炮制原理尚未搞清之前,也不要提前舍弃或遗弃,因为保留这些资料有助于拓展炮制研究的思路和研究方法。

对文献资料进行整理分析后要撰写成文献综述。综述是对一定时期内该学科领域或专题的研究成果和进展,进行系统、全面叙述和评论的一种文体形式。在确定了选题后,在全面搜集相关选题所涉及研究领域文献资料的基础上,对该研究领域的研究现状(包括主要学术观点、前人研究成果和研究水平、争论焦点、存在的问题及可能的原因等)进行归纳整理、分析鉴别,并提出自己的见解和研究思路。

(三)应用现状调查研究的方法

要开展炮制研究,首先要了解该项目的炮制现状。在查阅各地中药饮片炮制规范和全国性的《中药炮制经验集成》《全国中药炮制规范》的基础上,运用信函、电讯、网络和深入实地考察等手段,对饮片炮制现状进行调查研究。一方面调查了解当前炮制科研进度情况,另一方面了解饮片生产、经营和管理、临床应用等方面的现实状况及其存在的主要问题,然后对此进行综合分析,写出书面调查报告。报告要求总结现行中药炮制经验,饮片生产和应用情况,同时应指出现存的问题,提出个人见解,从中寻求选题范围和研究内容。

(四)应用化学的方法

中药的疗效是由其所含的药效物质基础共同作用的结果。中药经炮制后,所含化学成分的结构、性质和含量会产生不同程度的改变,药理作用、临床疗效也会发生相应的变化。可见,研究中药炮制前后化学成分组成和含量的变化是中药炮制研究的核心。研究结果不但能为阐明炮制原理提供依据,而且能指导炮制工艺的设计和改进,也是制定质量标准的依据。

(五)应用实验药理学和毒理学的方法

采用现代实验药理学和毒理学方法研究中药炮制作用,已成为当前和今后中药饮片炮制研究主要途径之一。由于中医药的实验药理学尚未完全建立健全起来,因此中药炮制研究的药理实验应尽量选用适合中医证候模型的方法和指标来进行,也可以选用公认、成熟、经典的实验药理指标和方法,深入研究中药炮制前后药理或毒理作用的变化,尤其需要对炮制工艺、辅料、片型等改革后的中药饮片进行毒理学和药效学验证,以保证饮片临床用药安全和有效。

(六)应用临床疗效观察的方法

中药炮制是为中医临床辨证施治服务的,目的也是保证临床用药安全有效。经化学、药理学等方法研究的结果,最终必须接受临床疗效的检验和验证。因此,研究中药炮制绝不能离开临床疗效。由于临床研究影响因素复杂,不可能用临床疗效指标作为炮制方法优选的手段,而往往是在各项研究指标比较成熟的条件下,以临床疗效观察作为最后验证的手段。

(七)应用多学科结合的方法

中药炮制是一门内容丰富、涉及面比较广的综合性学科,因此必须借助其他相关学科的新技术、新成就,应用计算机科学、文献学、化学、药理学、免疫学、微生物学、生物化学、物理学和临床医学等多学科相结合来进行综合性、系统性研究,这种研究方法已成为现代炮制研究的有效途径和重要方法。综合运用光谱、色谱、质谱等技术,对炮制后化学成分和药理、毒理等多指标进行综合分析研究,得出科学精准的研究结论,并推广应用。在饮片安全性控制方面,要有效控制外源性污染物的影响,并有效控制内源性有毒成分对中药安全性产生的影响。在饮片有效性控制方面,要强化标准的专属性和整体性,进行指纹图谱和多成分含量测定研究并建立标准,重点开展了基于中医临床疗效的生物评价和测定方法研究,提升中药饮片有效性的控制方法。

(刘 波)

? **复习思考题**

1. 解释:中药炮制、炮炙、中药饮片。
2. 简述中药炮制的起源和发展概况。
3. 说出我国古代三部炮制专著的作者、成书年代和意义。
4. 举例说明传统制药原则。
5. 说出中药炮制遵循的法律依据和质量标准。

ER 1-3
扫一扫,测一测

第二章　中药炮制的目的及对药物的影响

第一节　中药炮制的目的

我国有中药材品种 12 800 余种,中药饮片 1 200 余种,如此众多的药材和饮片品种,其炮制方法是多样的,炮制目的也是多方面的。往往一种炮制方法对不同的饮片有多种炮制目的,或者同一药物由于炮制方法不同,可以产生多方面的作用,这些目的和作用虽有主次之分,但彼此之间又有紧密的联系。中药炮制可以概括为九个方面的目的。

一、使药物达到规定的药用净度标准

中药材大多来源于自然界,在采收、运输、贮藏保管过程中,常混有泥沙杂质、霉败品、非药用部位或疗效不同的药用部位;在切制、炮炙过程中,常产生碎屑或残存辅料,这些情况都不利于保证用药剂量的准确。因此,炮制的第一道工序就是对中药进行净制处理,使其达到规定的药用净度标准。如黄柏应除去外部粗皮和内部木质部、巴戟天应除去木心等非药用部位;麻黄茎与根作用不同应分开分别药用;麸炒后应除去焦麦麸、砂烫后应筛去河砂等残存的辅料等,以保证饮片洁净和配方剂量的准确。

二、降低或消除药物的毒性或副作用

降低毒性是中药炮制的主要目的之一。《中国药典》将毒性分为"有大毒""有毒""有小毒"三种类型,共收载有毒中药品种 83 种;国务院发布的《医疗用毒性药品管理办法》收载毒性中药品种 28 种。这些中药虽有较好的疗效,但因有毒性,临床用药不安全,而通过炮制可降低毒性。如生川乌含乌头碱等双酯型乌头碱,有大毒,经蒸煮法炮制后,生成毒性小的乌头次碱和毒性更小的乌头原碱,而达到降低毒性目的。蕲蛇有毒,其毒性为蕲蛇头中含有的出血性毒素和神经性毒素,可用净制法剪去头部而去毒。这里需要强调的是,有大毒的中药饮片,生品一般不内服,炮制降毒后入丸散剂内服。

炮制还可除去或降低药物的副作用。如柏子仁等种子类中药富含脂肪油,往往具有滑肠致泻的副作用,可通过炒法或制霜法除去部分脂肪油,减缓患者的腹泻症状。厚朴生品辛辣峻烈,

对咽喉有刺激性，姜炙后则可消除其副作用。大黄生用泻下作用峻烈，易伤胃气，酒蒸后泻下作用缓和，能减轻腹痛等副作用。

知识链接

毒性中药品种

（1）《中国药典》2020年版收载的毒性中药（83种）

有大毒中药（10种）：川乌、草乌、马钱子（含制马钱子）、马钱子粉、巴豆、巴豆霜、斑蝥（含米斑蝥）、天仙子、红粉、闹羊花。

有毒中药（42种）：三颗针、干漆、土荆皮、山豆根、千金子、千金子霜、制川乌、制草乌、天南星、制天南星、木鳖子、甘遂、仙茅、白附子、白果、白屈菜、半夏、朱砂、华山参、全蝎、芫花、苍耳子、两头尖、附子、苦楝皮、金钱白花蛇、京大戟、牵牛子、轻粉、香加皮、洋金花、臭灵丹草、狼毒、常山、商陆、硫黄、雄黄、蓖麻子、蜈蚣、罂粟壳、蕲蛇、蟾酥。

有小毒中药（31种）：丁公藤、九里香、土鳖虫、大皂角、川楝子、小叶莲、飞扬草、水蛭、艾叶、北豆根、地枫皮、红大戟、两面针、吴茱萸、苦木、苦杏仁、金铁锁、草乌叶、南鹤虱、鸦胆子、重楼、急性子、蛇床子、猪牙皂、绵马贯众、绵马贯众炭、紫萁贯众、蒺藜、榼藤子、鹤虱、翼首草。

（2）国务院发布的《医疗用毒性药品管理办法》规定的毒性中药管理品种（28种）：砒石（红砒、白砒）、砒霜、水银、生马钱子、生川乌、生草乌、生白附子、生附子、生半夏、生南星、生巴豆、斑蝥、青娘虫、红娘虫、生甘遂、生狼毒、生藤黄、生千金子、生天仙子、闹羊花、雪上一枝蒿、红升丹、白降丹、蟾酥、洋金花、红粉、轻粉、雄黄。

三、增强药物的疗效

增强疗效是中药炮制的主要目的之一。中药除了通过处方配伍提高疗效外，炮制是达到这一目的的另一有效途径和手段。如种子类药物炒黄后，种皮爆裂，有效成分易于煎出，使药效增强。矿物类药物火煅后质变酥脆，易于粉碎和煎出成分而提高疗效。健脾消食类药物炒焦后产生焦香气味，增强消食健脾胃作用。止血类药物炒炭后，增强收敛止血作用。加固体辅料或液体辅料炒法，所用辅料大多能与药物产生协同作用而增强疗效。如麸炒能增强健脾胃作用，土炒增强补脾止泻作用，醋炙能增强疏肝止痛作用，蜜炙能增强润肺止咳作用等。

四、改变或缓和药物的性能

药物过偏之性能，会带来一定的副作用。如大寒伤阳，大热伤阴，过酸损齿伤筋，过苦伤胃耗液，过甘生湿助满，过辛损津耗气，过咸助痰湿等。为了适应不同病情和患者体质的需要，除了通过配伍的方法调节外，还可通过炮制来改变药性或缓和药物的过偏之性。如天南星性味辛温，功能燥湿化痰，经胆汁炮制后药性转为苦凉，功能变为清热化痰。生地黄味甘苦，性寒，能清热凉血，蒸后的熟地黄味甘，性微温，具滋阴补血的功能。麻黄生品辛温发散，发汗力过强，对体虚患者易造成伤阴亡阳，蜜炙后辛散作用缓和，发汗作用减弱，止咳平喘作用增强。

五、增强或改变药物的作用部位和趋向

中医对疾病的部位通常以经络、脏腑来归纳，对药物作用趋向以升降浮沉来表示。

　　炮制能增强药物对某部位的作用。药物大多有数个归经，对多个脏腑病变有一定的治疗作用。但根据临床辨证施治用药的需要，为使药物对某一脏腑的病变起主要的治疗作用，就要通过炮制，特别是辅料炮制来达到这一目的。如小茴香入肝、肾、脾、胃经，能散寒止痛，理气和胃，盐炙后引药入肾，专行下焦，暖肾散寒，疗疝止痛。香附归肝、脾、三焦经，上行胸膈，外达肌表，用于肝郁气滞，胸胁胀痛，脾胃气滞，脘腹痞闷，胀满疼痛等症；醋香附专入肝经，增强疏肝止痛作用。

　　炮制能改变药物的作用部位和趋向。如黄连生品性味苦寒，善清心火，酒炙后能引药上行，清上焦头目之火。黄柏生品性寒而沉降，酒炙后借酒升腾之力，引药上行，转降为升，清上焦湿热。知母能升能降，生品偏于升，长于泻肺胃之火，盐炙后偏于降，专于入肾，能增强滋阴降火的作用。

六、便于调剂和制剂

　　药物切制成一定规格的饮片，便于调剂时称量和制剂时粉碎、煎煮。如白芍、槟榔等质地致密坚实的药物切成薄片，大黄、白术等块大坚硬的药物切成厚片，黄柏、厚朴等皮类药物切制成丝，益母草、薄荷等全草类药物切成段，自然铜、磁石等矿物类药物火煅醋淬后粉碎成粗粉等，均便于配方时的称量，利于制剂时的粉碎和煎煮。

七、矫臭矫味，利于服用

　　动物类药物均有一定的腥臭味，某些植物类或矿物类药物也会有特殊的味道，常使患者难以口服或服后出现恶心、呕吐等不良反应。炮制可矫其腥臭味，以便于服用。如九香虫、土鳖虫用炒黄法，僵蚕用麸炒法，鳖甲、龟甲用砂烫醋淬法，乌梢蛇、蕲蛇用酒炙法，乳香、没药用醋炙法，人中白用水漂和日晒夜露法等，都能达到矫臭矫味的目的。

八、利于贮藏，保存药效

　　药物在加工炮制过程中都经过干燥处理，使其含水量降低，并能杀死霉菌，避免霉烂变质，有利于贮存。某些药物如桑螵蛸，蒸后还可杀死虫卵，防止孵化，达到利于贮存的目的。有效成分为苷类的药物，如黄芩、苦杏仁、芥子、槐花等，经加热处理能破坏酶，避免有效成分被酶解损失，以达到保存药效的目的。

九、制造新药，扩大中药品种

　　中药经炮制后可产生新的药物，扩大药物的应用范围。如人头发不入药，但煅制成血余炭后，则为止血散瘀之良药。棕榈一般不入药，煅制成的棕榈炭具有收涩止血的功能。六神曲是由面粉、苦杏仁、赤小豆等六种药料发酵制得的，具有健脾和胃，消食调中的功能。大麦经发芽制成麦芽，具有消食、疏肝的作用。

　　某些药物又可通过炮制使一药多用。如黑豆生品具滋补肝肾、养血祛风、解毒的功能；经干馏制成的黑豆馏油，具有止痒、收敛的功能；经发酵制成的淡豆豉，具有解表、除烦的功能；经发芽制成的大豆黄卷，具有清热利湿、发汗解表的功能。

第二节　炮制对中药药性的影响

中药有其固有的性能，包括四气五味、升降浮沉、归经、有毒无毒等。中医临床遣方用药时，可能通过配伍，利用不同中药的药性，补偏救弊，调整机体阴阳气血的偏盛偏衰，恢复生理平衡，从而达到治疗疾病的目的；也可通过炮制加工，来调整或改变药性，增其功效，降其毒性，纠其偏性，以满足临床辨证施治的用药要求。

一、炮制对四气五味的影响

四气五味是中药的基本性能。四气包括寒、热、温、凉，五味有酸、苦、甘、辛、咸之不同。性味是每味药物所固有的，且各有所偏，中医就是借助药物的偏性来治疗机体阴阳偏胜偏衰的病变。炮制能对药物的性味产生影响，从而调整其治疗作用。

炮制对药物性味的影响大致有三种情况。一是通过炮制，纠正药物过偏之性。如性味苦寒的黄连，经辛温的姜汁制后，其苦寒之性得以缓和以免伤中，即所谓以热制寒，属于传统的相反为制，简称"反制"。二是通过炮制，使药物的性味增强。如黄连经性味苦寒的胆汁制后，其苦寒之性增强，即所谓"寒者益寒"；性味辛热的仙茅，经辛热的酒制后，增强其温肾壮阳的作用，即所谓"热者益热"，属于传统的相资为制，亦称"从制"。三是通过炮制，改变药物性味，扩大药物的用途。如天南星辛温，善于燥湿化痰，祛风止痉；加胆汁制成的胆南星，则性味转为苦凉，具有清热化痰、息风定惊的功能。

二、炮制对升降浮沉的影响

升降浮沉是指药物作用于机体上下表里的趋向。升降浮沉与性味有着密切的关系。《本草备要》云："气厚味薄者浮而升，味厚气薄者沉而降，气味俱厚者能浮能沉，气味俱薄者可升可降。"一般而言，性温热、味辛甘的药物，属阳，作用升浮；性寒凉、味酸苦咸的药物，属阴，作用沉降。

药物经炮制后，由于性味的变化，可以改变其作用趋向，尤其对具有双向性能的药物更明显。李时珍在《本草纲目》中指出："升者引之以咸寒，则沉而直达下焦；沉者引之以酒，则浮而上至巅顶。"药物大凡生升熟降。辅料的影响更明显，通常酒制升提，醋制收敛，盐制下行。如黄柏性味苦寒，主降；酒制后作用向上，主升，清上焦湿热。砂仁性味辛温，作用升浮，具有行气开胃、化湿醒脾的功能；盐制后，作用沉降，下行温肾散寒，理气安胎。莱菔子能升能降，生品以升为主，用于涌吐风痰；炒后以降为主，长于降气化痰，消食除胀。

三、炮制对归经的影响

药物的作用部位常以归经来表示。归经系指药物有选择性地对某些脏腑或经络表现出明显的作用，而对其他脏腑或经络的作用不明显或无作用，也指药物治疗疾病的适应范围。中药炮制特别是辅料炮制药物，很多是以归经理论作指导的，如醋制入肝经、盐制入肾经、蜜制入肺经等。

炮制可引药入经，也可改变归经。如益智仁性味辛温，归脾、肾经，具有温脾止泻、摄唾涎、暖肾、固精缩尿的功能；盐炙后引药入肾，专行下焦，长于固精缩尿。生地黄味甘、苦，性寒，归心、肝经，能清热凉血；炮制后的熟地黄味甘性温，主入肾经，能滋阴补血，益精填髓。

四、炮制对毒性的影响

炮制可消除或降低药物毒性,从而保证临床用药的安全。炮制去毒常用的方法有净制、浸漂、炒黄、米炒、砂烫、醋制、蒸制、煮制、制霜、水飞等。这些方法既可单独运用,也可几种方法联合运用。如蕲蛇剪去头,半夏用白矾水浸泡,苍耳子炒黄,斑蝥米炒,马钱子砂烫,芫花、狼毒醋制,川乌、草乌蒸或煮,硫黄、藤黄豆腐制,吴茱萸甘草水煮,巴豆去油制霜,朱砂、雄黄水飞等,均可达到降低毒性的目的。

炮制有毒药物时,一定要注意去毒与保存药效并重,并且应根据药物的性质和毒性表现,选用恰当的炮制方法,才能收到良好的效果。

第三节　炮制对中药临床疗效的影响

中药炮制是中医长期临床用药经验的总结,炮制方法的确定应以临床需求为主要依据。炮制工艺是否合理,方法是否恰当,直接影响药物临床疗效的发挥。

一、净制对中药疗效的影响

净制是中药炮制的第一道工序。净制方法虽然比较简单,但对药效的影响很大。由于原药材中常混有一些杂质或非药用部位,或各个部位作用不同,若一并入药会影响药用剂量的准确,从而降低疗效,甚至会造成医疗事故。因此,中药在用于临床以前,需经过净制处理。如巴戟天的木心为非药用部位,且占的比例较大,若不除去则用药剂量不准,降低疗效;麻黄茎具发汗作用,而麻黄根具止汗作用,二者作用也不同,必须将茎与根分开,分别药用。有的饮片中还可能混有外形相似的其他有毒药物,如八角茴香中混入莽草,贝母中混入光菇子,天花粉中混入王瓜根等,这些异物若不拣出,轻则中毒,重则造成死亡。

二、切制对中药疗效的影响

饮片切制是中药炮制的第二道工序。包括软化、切制、干燥三大步骤。饮片切制的主要目的是为了提高有效成分的煎出率,且利于进一步炮炙,利于调配和制剂。

1. 软化　中药材切制前需经过软化处理。但软化时,控制水处理的时间和吸水量很关键,若浸泡时间过长,吸水量过多,则药材中的成分大量流失,降低疗效。如槟榔软化时,若长时间浸泡,则槟榔碱损失严重。若用蒸、煮法软化药材,还应控制温度和时间,以免有效成分被破坏。如黄芩用清蒸或清水煮法软化,若蒸制或煮制时间太长,黄芩苷会被水解或分解,使清热燥湿、泻火解毒的作用降低。

2. 切制　饮片都有具体规格要求,中药材切制(或粉碎)时,若方中的饮片厚薄、长短、粒度与要求相差太大,在煎煮过程中就会出现易溶、难溶、先溶、后溶等问题,煎出液将会取气失味或取味失气,达不到气味俱存的目的,从而影响了药物疗效的发挥。如调和营卫的桂枝汤,方中桂枝和白芍为主药,桂枝以气胜,白芍以味胜,二者药用时均应切成薄片并经过适当时间的煎煮,才可达到气味共存的目的。如果白芍切成厚片,则药物煎煮时间不好控制:煎煮时间短,虽能全桂枝之气(味),却失白芍之味;煎煮时间长,虽能取白芍之味,却失桂枝之气,不利于临床疗效的发挥。

3. 干燥　饮片干燥也很重要,切制后的饮片含水量高,若不及时干燥,或干燥方法不得当,就会造成有效成分损失,甚或造成变色、走味、发霉变质等现象,不堪药用。如传统对切制的槟榔片要求用阴干法干燥,如果暴晒不仅使槟榔碱受热挥发损失,还会使其所含的鞣质缩合成鞣酐(又称鞣红),使饮片变红,影响其内在质量。

三、炮炙对中药疗效的影响

炮炙是中药炮制的重要手段。根据加辅料与否,分单纯加热炮制和辅料加热炮制两大类。

(一)单纯加热炮制对中药疗效的影响

单纯加热炮制,指药物不加辅料直接加热炮制,是中药炮制最常用的方法。包括干热法炮制和湿热法炮制。

1. 干热法炮制　指主要用火加热,是中药炮制最重要的手段之一,包括清炒法、煅法、煨法、烘焙法、干馏法等。其中以炒制和煅制应用最广泛。

药物炒制的方法简便,但能很好地提高药物疗效、抑制偏性、减少毒副作用,并可从多种途径改变药效。例如,果实种子类药物炒后形体鼓起,有利于有效成分的煎出而提高疗效;苦寒药物炒后苦寒之性缓和,免伤脾阳,如炒栀子;温燥药或作用较猛的药物炒后可缓和烈性,如炒牵牛子、焦苍术;有毒的药物炒后可降低毒性,如炒苍耳子、炒白果;有异味的药物炒后可矫臭矫味,利于服用,如炒九香虫等;荆芥生用发汗解表,炒炭则能止血。三子养亲汤是临床用于化痰祛湿的一个常用方剂,组方的三子(紫苏子、白芥子、莱菔子)均用炒黄品,其中,紫苏子炒后辛散之性减弱,而温肺降气作用增强,其降气化痰、温肺平喘之功明显;白芥子炒后缓和辛散耗气的作用,增强温肺化痰的功效,并可杀酶保苷,保存有效成分芥子苷;莱菔子炒后由升转降,功效由涌吐风痰而变为降气化痰,消食除胀。由此可见,中药采用干热法处理,能从不同途径调整药效,满足临床不同的用药要求。

煅制是干热炮制的另一重要方法。药物经煅制后,可使质地坚硬的矿物类和动物甲壳类药物变得酥脆,利于煎煮和粉碎,从而增加药物疗效。如白矾煅后收湿敛疮、止血化腐作用增强。有的也会发生作用的改变。石膏生品具有清热泻火、除烦止渴的功能,煅石膏产生收湿、生肌、敛疮、止血的功能;人的头发通常不入药,煅炭后则为有效的止血药。

此外,煨法、干馏等法对药物疗效也有明显影响。药物煨制后药效常有明显的变化,如木香生品行气止痛作用明显,而煨木香则专于实肠止泻。干馏法可制造新药,如以淡竹为原料,经火烤灼制备的竹沥,对痰热咳嗽有良效。

2. 湿热法炮制　湿热炮制既要用火加热,又要用水传热,是水火共制的一类炮制方法,如蒸法、煮法、燀法、提净法、复制法等。

湿热炮制加热温度比较恒定(一般为100℃),易控制,因此加热时间和用水量才是影响药物疗效的主要因素。若上述条件掌握不好,会造成药物炮制程度的"不及"或"太过",而影响疗效。程度不及,达不到熟用的目的;程度太过,则会降低疗效或丧失疗效,正如陈嘉谟所言:"凡药制造,贵在适中,不及则功效难求,太过则气味反失。"如蒸制何首乌时,若时间太短,服后仍可出现便溏或腹泻,甚至有轻微的腹痛症状;苦杏仁燀制时间过短和水量过少则达不到杀酶的目的,不利于苦杏仁苷的保存,时间过长苦杏仁苷又易溶于水或被水解,降低止咳平喘作用。

(二)辅料加热炮制对中药疗效的影响

辅料加热炮制,指药物与固体或液体辅料一同加热炮制,是中药炮制很常用的方法。辅料加热炮制实际是辅料与加热的综合作用,所以对药物的影响比较复杂。炮制常用辅料分固体辅料和液体辅料,从对药物的影响来看,液体辅料比固体辅料影响的范围更广泛。中药加入辅料用不同方法炮制,可借助辅料发挥协同、调节作用,使固有性能有所损益,以尽量符合临床治疗的要求。例如,酒黄连既可缓和苦寒之性,免伤脾胃,又能引药上行,清上焦之火;醋制乳香能使其活血药作用缓和而持久,提高活血止痛疗效;盐制补骨脂能增强补肾作用;姜制半夏能增强化痰止呕作用;蜜制紫菀能增强止咳药的止咳平喘作用,蜜制黄芪能增强补中益气作用;麸炒苍术能缓和其辛燥之性,增强健脾胃作用;土炒白术能增强健脾止泻作用。

总之,中药炮制与临床疗效有着密切的关系。药物通过不同的方法和不同的辅料炮制后,可以从不同途径,以不同方式,趋利避害,从而提高疗效、降低毒副作用。

第四节　炮制对中药调剂和制剂的影响

利于调剂和制剂是中药炮制的目的之一。中药材必须经过炮制加工制成饮片,才能用于临床配方和制剂生产。不同的处方会对饮片的炮制有特殊要求,而不同的剂型也会对饮片有不同的炮制要求。由此可见,炮制对保证调剂、制剂的质量有着重要的意义。

一、炮制对中药调剂的影响

中药调剂是指按照医师处方,在医院药房或药店的调剂室专为某一患者配制中药饮片或中成药,并注明用法及用量的调配操作技术。这里所说的中药调剂,是针对调配汤剂处方的中药饮片而言,饮片只有达到规定的质量标准,才能有利于调配时称量和汤剂的煎煮,避免造成"病准、方对、药不灵"的弊端。

1. 保证配方的质量和剂量的准确　药材中常残留一些杂质、霉变品、虫蛀品、非药用部位或疗效不同的药用部分,通过净选加工,使药材符合药用净度和纯度标准,从而保证了配方饮片的质量和处方剂量的准确。

2. 便于称量和复核　有的药材形体大或质地坚硬,不利于称量和汤剂的煎煮。炮制加工成一定规格的饮片或粉碎成一定粒度的粉末,可使其形体变小,便于配方调配时的称量和分剂量。另外,某些饮片经切制后,有特有或固定的片型,有的能显露出其特有的内部组织结构特征,便于调配与复核时对饮片的识别和鉴别,避免差错事故的发生。

3. 利于汤剂的制备　药材经炮制后,制成一定规格的饮片或粗末,使其比表面积增大,煎煮时,有利于溶媒渗入药材组织细胞内,能加速饮片中有效成分的浸出,从而提高汤剂的质量,利于药物疗效的发挥。

4. 满足临方用药的需求　处方是根据辨证结果,在具体治则治法指导下选用的方药。由于病证不同,需要特殊炮制品,或者医师对处方药物有特殊的炮制要求,调剂人员可按照医嘱临时炮制,及时调配,以满足临床治疗疾病的需要。

二、炮制对中药制剂的影响

中药制剂是根据规定的处方,以饮片为原料,制成具有一定规格,可以直接用于防病、治病的药品。其剂型有丸、散、膏、丹、片、胶囊、注射剂等,不同的处方或不同的剂型,均会对饮片有不同的炮制要求。《中国药典》规定:"制剂中使用的饮片规格,应符合相应制剂品种实际工艺的要求。"

1. 为制剂提供处方规定的饮片规格

(1)饮片需根据处方要求"依法炮制",确保制剂的疗效。如制备全鹿丸时方中的杜仲必须用盐杜仲,制备首乌冲剂时方中的何首乌必须用黑豆汁蒸(或煮)后的制首乌,制备十全大补丸时方中的地黄应为熟地黄而不能用生地黄代替。

（2）饮片规格要符合剂型的要求。如中药丸剂、散剂主要以粉末入药，如果没有特殊要求，粉末多以细粉入药；若散剂用于特殊部位，如眼科用药，则要求用极细粉。特别是有毒中药，多以丸散入药，如果炮制不当或粉碎过筛不当，不仅疗效欠佳，而且能引起中毒，因此要制定严格的质量标准进行控制，以保证其制剂安全、有效。

（3）饮片规格要符合制剂工艺的要求。如用煎煮法提出，应根据药物的性质采用适合制剂工艺的饮片规格；用渗漉法提出，应粉碎成粗颗粒等。中药制剂在选择饮片时，需综合考虑，既保证临床效果，又能方便生产，提高效益。

2. 使制剂用饮片符合药用净度标准 净制可保证制剂处方中饮片的品质及入药部位的准确性，确保中药制剂的疗效和药品质量。如皮壳、绒毛、果核、粗皮、木心等，往往作用很弱或无作用，若不除去则会影响剂量，降低疗效。

3. 利于制剂时的粉碎和煎煮 制剂处方中的中药，均以饮片形式配方，并要求有一定的形状、大小和规格。饮片切制时，必须按饮片制备程序炮制加工，这样既能最大限度地保存有效成分，又利于粉碎，有益于服后吸收，便于发挥疗效。有的饮片太厚太大，会影响有效成分的溶出，或给粉碎带来困难；有的饮片太小太碎，煎煮时容易成糊状，影响有效成分的煎出，或给煎液过滤带来困难。又如质地坚硬（或坚韧）的矿物类、动物甲壳类药物，经煅烧或砂烫等方法炮制后，质地变得酥脆；果实种子类药物炒后鼓起、爆裂，质地变得酥松，均有利于制备时的粉碎和煎煮。

总之，应根据中药调剂和制剂处方的不同要求规范炮制工艺，决不能轻率简化甚至改变炮制工艺，务求理法方药一致，才能确保用药安全有效。

第五节　炮制对中药化学成分的影响

中药所含的有效成分是其发挥临床作用的物质基础。药物经炮制后，能使其化学成分发生不同程度的变化，这种变化可能是量变，煎煮时有的成分被溶解出来使成分含量增加，有的成分被分解破坏使成分含量减少；也可能是质变，加热炮制后有的药物可能产生新成分。因此，研究中药炮制前后化学成分的变化，对探讨中药炮制作用和炮制原理具有重要意义。但由于某些中药的有效成分还不甚明了，因而不能全面、系统地论述这一问题，仅就下列几个方面予以简要叙述。

一、炮制对含生物碱类药物的影响

生物碱是一类存在于生物体内的含氮有机化合物，大多有明显的生物活性，通常有类似碱的性质。游离生物碱一般不溶或难溶于水，溶于乙醇、三氯甲烷等有机溶剂；生物碱盐一般能溶于水和乙醇等极性有机溶剂，难溶于极性小的有机溶剂。常用酒、醋等作为炮制辅料。

净制：能提高药物的纯净度。如黄柏中的小檗碱存在于皮中，净制后，除去残存的外部粗皮和内部的木质部，能提高药用剂量的准确性；麻黄茎与根所含的生物碱成分不同，作用也不同，需分开，分别药用，以提高药用部位的净度。

水制：易使水溶性生物碱流失。因此用水处理时，要尽量减少与水的接触时间。含水溶性生物碱的药物有黄连、黄柏、槟榔、苦参、广豆根、麻黄等。

加热炮制：能使某些生物碱被水解、分解或挥发。如毒性大的乌头碱经蒸、煮法炮制后水解生成毒性小的乌头次碱和乌头原碱；士的宁经高温砂烫能生成异士的宁及氮氧化合物而降低毒性；小檗碱受热过高易被破坏，因此炮制黄连、黄柏时温度不可过高，时间不可过长；槟榔碱遇热易挥发散失，干燥时，不宜暴晒；石榴皮、龙胆、山豆根等药物中所含生物碱遇热活性降低，而所含生物碱又是有效成分，因此以生用为宜。

酒制：有利于生物碱的煎出。酒的主要成分是乙醇，是一种良好的极性有机溶剂，既能溶解游离生物碱又能溶解生物碱盐。所以药物经酒制后，能提高生物碱的溶出率，从而提高疗效。如酒黄连中小檗碱的溶出率较生品显著提高。

醋制：能与生物碱生成盐，利于煎出。如延胡索中含有延胡索乙素等游离生物碱，是具有止痛、镇静作用的成分，但难溶于水，醋炙后能与醋酸结合生成醋酸盐，在水中溶出量增大，从而增强止痛效果。

二、炮制对含苷类药物的影响

苷系指糖或糖的衍生物与非糖化合物通过苷键结合而成的有机化合物，在自然界中分布极广，大多有一定的生物活性。苷一般易溶于水或乙醇，有的也溶于三氯甲烷和乙酸乙酯，而难溶于乙醚和苯。

水制：易使苷类成分流失。由于苷类成分易溶于水，故药物用常水软化处理时尽量采用"少泡多润"的方法。如大黄、甘草、秦皮、桔梗、知母等。

加热炮制：利于苷类成分的保存。含苷类成分的药物往往含有相应的分解酶，用炒、蒸、煮、焯、烘或暴晒等方法处理，能破坏或抑制酶的活性，使苷类有效成分不被酶解，保存药效。

酒制：可提高药物中苷类成分的溶解度，而增强疗效。如黄芩经酒制后，水煎液中黄芩苷的含量较生品水煎液的含量增高。

含苷类的药物除医疗上有专门要求外，炮制时一般少用或不用醋处理。因苷类成分在酸性条件下易被水解，不但减少了苷类成分的含量，也增加了成分的复杂性。在生产过程中，有机酸会被水或醇溶出，使水呈酸性而促进苷的水解，应加以注意。

三、炮制对含挥发油类药物的影响

挥发油又称芳香油、精油，是一类存在于植物体内具有挥发性的油状液体，大多数具有显著的生物活性和芳香气味。挥发油可随水蒸气蒸馏，大多数比重比水轻，在水中溶解度极小，在70%以上的乙醇中能全溶，易溶于多种有机溶剂及脂肪油中。

水制：能使挥发油随水流失或发酵变质。含挥发油的药物，用水软化时，宜用淋法或"抢水洗"，以免药材长时间浸泡，挥发油溢出水面，随水流失。也不要带水堆积久放，以防发酵变质，色泽变暗，影响质量。但厚朴、鸢尾等所含挥发油在植物体内以结合状态存在，需堆积"发汗"后香气才能逸出。

加热炮制：易使挥发油挥发散失，或产生新的成分。若挥发油具有治疗作用，则应尽量避免加热处理，干燥时宜阴干或于60℃以下烘干，以免挥发油含量减少而影响疗效，如茵陈、薄荷等。若挥发油具有毒性或刺激性，则应通过加热处理使其挥发散失，以降低或缓和毒性或刺激性，如乳香、没药、肉豆蔻、苍术等。

含挥发油的药物经加热炮制后，有的也发生了质的变化，如颜色加深，折光率增大；有的产生新的成分；有的还可改变药理作用。如荆芥炒炭后，能产生9种生荆芥油中所没有的挥发性成分，并且具有止血作用。肉豆蔻经煨制后，其挥发油抑制家兔离体肠管收缩的作用增强，从而起到涩肠止泻的作用。

四、炮制对含鞣质类药物的影响

鞣质是一类广泛存在于植物体中，分子较大、结构复杂的多元酚类化合物，具有一定的生物活性，在医疗上常作为收敛剂，具有收敛止血、止泻、抗菌、保护黏膜等作用，有时也用作生物碱及重金属中毒的解毒剂。鞣质易溶于水，尤其易溶于热水中。

水制：易使鞣质类成分流失。如地榆、虎杖、石榴皮等药物，用水软化处理时，要尽量缩短与水的接触时间，以免所含鞣质随水流失。

加热炮制：一般对鞣质影响不大，但温度过高易被破坏。如地榆、槐花等炒炭时，若温度适宜，鞣质的含量会有所增加，但若温度过高，则鞣质的含量反而降低，甚至全部被破坏。鞣质为强还原剂，在空气中易被氧化，生成鞣红，因此干燥时不宜暴晒或长时间晒制。如槟榔、白芍切片后暴晒会泛红，即是因此造成的。鞣质在碱性溶液中更易被氧化，炮制过程中要特别注意。

含鞣质的药物不要与铁接触，以免发生反应生成黑绿色的鞣质铁盐。切制时宜用竹刀、铜刀切，洗涤时在非铁质容器中洗，煎煮时用砂锅等，以免鞣质与铁发生反应。

五、炮制对含有机酸类药物的影响

有机酸是分子中含有羧基的一类酸性有机化合物，对人体营养及生理活动都有重要作用。有机酸在植物体内除少数以游离状态存在外，一般以与金属离子或生物碱结合成盐的形式存在。低分子的有机酸大多易溶于水或乙醇，难溶于其他有机溶剂；高级脂肪酸及芳香酸较易溶于有机溶剂而难溶于水。

水制：易使有机酸流失。若有机酸是有效成分，水处理时应少泡多润，以免成分损失；若有机酸是有毒成分，则应长时间浸泡，以使其溶于水而除去。如白花酢浆草、酢浆草，所含草酸盐有毒，应用水处理将其除去。

加热炮制：可使有机酸被破坏。如山楂中含有大量有机酸，炒焦后，有机酸被破坏一部分，从而减少了对胃肠道的刺激。有的药物经加热后，有机酸会发生质的变化。如咖啡经炒后，绿原酸被破坏，生成咖啡酸和奎宁酸。大多数有机酸是有效成分，应尽量避免加热处理，或加热处理时应控制好火候。

有些有机酸能与生物碱生成盐，有利于药效的发挥。

六、炮制对含油脂类药物的影响

油脂主要指高级脂肪酸甘油酯类，大多存在于植物的种子中，通常具有润肠通便或致泻等作用，有的作用峻烈，有一定的毒性。油脂不溶于水，易溶于石油醚、苯、三氯甲烷、丙酮和热乙醇中。

加热炮制：能降低油脂的含量。含油脂的种子类药物，不宜久炒或炒制温度过高，以免失效。如酸枣仁久炒或温度过高，则油枯而失效。

去油制霜：可使油脂含量减少，以降低药物毒性或滑肠致泻的副作用。如巴豆、千金子、木鳖子去油制霜能降低其毒性，缓和泻下作用；柏子仁、瓜蒌子等去油制霜后，能消除或降低滑肠致泻的副作用。

七、炮制对含树脂类药物的影响

树脂是从自然界动植物分泌物所得的无定形有机物质，是一类复杂的混合物，常与挥发油、树胶、有机酸等混合存在，大多有一定的生物活性。树脂一般不溶于水，而溶于乙醇等有机溶媒中。

加热炮制：能破坏树脂类成分。如牵牛子经炒制后，其部分树脂被破坏，泻下作用缓和。但有的树脂类药物,若加热处理不当反而会影响疗效。如乳香、没药中的树脂如果炒制时温度过高,能使树脂发生"质变",影响疗效的发挥。

醋制:能提高药物的疗效。如乳香、没药经醋炙后,活血止痛作用增强。

豆腐制:能降低树脂类药物的毒性。如藤黄中的有毒成分藤黄酸,是一种酸性树脂,而豆腐为一种碱性的凝固蛋白质,豆腐蒸或煮藤黄,能溶解部分藤黄酸,而达到降低毒性的目的。

八、炮制对含蛋白质、氨基酸类药物的影响

蛋白质是由氨基酸以肽键形式相互结合而形成的链状高分子化合物,大多数可溶于水,生成胶体溶液。氨基酸是含有氨基和羧基的有机化合物,是组成蛋白质的基本单位,溶于水,许多氨基酸是人体生命活动不可缺少的。

水制:易使蛋白质、氨基酸类成分随水流失。若需要浸泡宜采用少泡多润法。但苍耳子的毒性成分为毒蛋白质,经水浸泡后能溶于水,而降低毒性。

加热炮制:易使蛋白质凝固变性或产生新的物质。若蛋白质是毒性成分,可通过加热处理,使毒性蛋白质变性而降低或消除毒性,如巴豆、白扁豆、蓖麻子、苍耳子等。所有的酶都是蛋白质,加热炮制能使酶失活,从而保存苷类有效成分。若蛋白质、氨基酸是有效成分,则尽量不加热,如雷丸、天花粉、蜂毒、蛇毒、蜂王浆等以生用为宜。有些蛋白质受热后,能产生新的物质,起到某些治疗作用。如鸡蛋黄、黑大豆等经干馏处理,能生成含氮的吡啶类、卟啉类衍生物,产生清热解毒等作用。

氨基酸还能在少量水分存在的条件下与单糖发生作用,生成具有特异香味的杂环化合物。如缬氨酸和糖能产生香味可口的微褐色类黑素;亮氨酸和糖类能产生强烈的面包香味。所以麦芽、稻芽等炒后变香而具健脾消食作用。

蛋白质能和鞣酸、重金属盐等产生沉淀,一般不宜和鞣质类药物一起加工炮制。酸碱度对蛋白质和氨基酸的稳定性、活性影响很大,加工炮制时也应根据药物性质妥善处理。

九、炮制对含糖类药物的影响

糖是植物中常见的一类化合物,其存在形式一般为单糖、低聚糖、多糖、苷类等,有一定的生物活性。单糖、低聚糖易溶于水,在热水中溶解度更大;多糖难溶于水,但能被水解成低聚糖、单糖;糖与苷元组成苷,水解后生成还原糖。

水制:能使糖类成分流失。在炮制含糖类的药物时,要尽量少用水处理,必须用水泡时要少泡多润,尤其要注意药物与水的共同加热处理。

加热炮制:能使还原糖的含量增加。如何首乌经黑豆汁蒸制后,其总糖、还原糖的含量增加,补益作用增强。地黄清蒸或酒蒸后制成的熟地黄,其还原糖的含量较生地黄增加2倍以上。

十、炮制对含无机盐类药物的影响

无机成分大量存在于矿物和甲壳类药物中,植物类中药的无机成分多与有机酸结合成盐存在。在各类药物中,还普遍存在某些微量元素,如铜、铬、锰、铁、锌、碘、氟等,有十分重要的生物活性。

水制:易使无机盐类成分流失。如夏枯草中含有大量钾盐,若长时间水处理,其成分会大量流失,从而大大降低其降血压、利尿作用。朱砂水飞后,不仅使其纯净细腻,还可除去其所含的可溶性汞盐和游离汞等有毒成分。

　　加热炮制：能改变药物的理化性质。如矿物类药物采用明煅或煅淬法炮制，不仅质酥易于粉碎和煎出有效成分，还可改变其化学成分。如石膏、白矾等含结晶水的矿物，经煅制后失去结晶水而改变药效；炉甘石生品主要成分为碳酸锌（$ZnCO_3$），煅后变为氧化锌（ZnO），具有收湿敛疮的功能。但矿物药中的朱砂、雄黄应忌火煅，以免生成游离汞或砒霜等剧毒成分。

　　总之，中药经过各种不同的方法炮制后，其理化性质发生了不同的变化，其中有些已被人们所了解，但绝大多数有待人们去探索。这就要求我们必须以中医药理论为指导，应用现代科学技术进行研究，通过炮制对药物理化性质的影响来解析中药炮制机制，使传统的中药炮制技术在新的历史条件下得到更好的发展。

（李卫先）

? 复习思考题

　　1. 举例说明中药炮制的目的。
　　2. 举例说明炮制对中药药性的影响。
　　3. 简述炮制方法对药物临床疗效的影响。
　　4. 简述炮制对中药化学成分的影响。

ER-2-3

扫一扫，测一测

第三章　中药炮制的分类及辅料

学习目标

1. 掌握中药炮制的分类方法,中药炮制辅料的含义。
2. 熟悉中药炮制常用辅料及制药时的作用。
3. 了解中药炮制分类的主要内容。
4. 会对麦麸、灶心土、河砂等固体辅料进行净制处理。
5. 能规范制备食盐水、姜汁、炼蜜、羊脂油、黑豆汁、甘草汁等液体辅料。

第一节　中药炮制方法的分类

中药炮制方法是在漫长的医疗实践中形成的,其大部分散见于历代本草及医学著作中。人们为了简便、系统地掌握和运用如此繁多的炮制方法,就出现了中药炮制的分类。梁代陶弘景是我国药学史上第一位总结炮制方法的医药家,他在《本草经集注·序》"合药分剂料理法则"中,把炮制方法与药用部位结合起来进行记述:"凡汤酒膏中用诸石,皆细捣之如粟米……凡汤中用完物,皆擘破……用细核物亦打碎……诸齿骨并炙捣碎之……凡用桂、厚朴、杜仲、秦皮、木兰辈,皆削去上虚软甲错,取里有味者秤之。"但从叙述来看,这种分类方法还是比较粗略的,只能说是炮制方法分类的开端。

中药炮制的分类方法主要有雷公炮炙十七法、三类分类法、五类分类法、药用部位来源分类法、药典分类法、工艺与辅料相结合分类法等。

一、雷公炮炙十七法

明代缪希雍所著《炮炙大法》是我国历史上的第二部炮制专著。该书不仅对明代及以前的炮制方法进行了归纳,特别是在卷首对当时繁多的炮制方法进行了分类:"按雷公炮炙法有十七:曰炮、曰爁、曰煿、曰炙、曰煨、曰炒、曰煅、曰炼、曰制、曰度、曰飞、曰伏、曰镑、曰摋、曰曬、曰曝、曰露是也,用者宜如法,各尽其宜。"但书中没有对此十七法作解释。虽然民国张骥辑本《雷公炮炙论》的序录中有"雷公炮炙论十七法集释",但不太全面。本教材结合古代的引述或解释以及现代实际应用,作一叙述。

1. 炮　古代指将药物埋在灰火中,"炮"到焦黑,或用武火炒至焦黑。现代,炮属于烫法,是以高温砂烫至发"炮"(发泡)鼓起。如《中国药典》收载的炮姜、炮附片和传统的炮山甲等均是经砂烫法炮制的。

2. 爁　系指对药物进行焚烧、烘烤之意。如《太平惠民和剂局方》云:"骨碎补,爁去毛。"

3. 煿　系指以火烧物,使之干燥爆裂(有爆裂的响声)。用于硬壳果实类药物的炮制,现在应用较少。

4. 炙　有几种释义。《五十二病方》中的"炙蚕卵"及"炙梓叶",是将药物置于近火处烤黄;

张仲景用的“炙阿胶”同炒法；《太平惠民和剂局方》中“炒香”与“炙香”无区别；《雷公炮炙论》中的“炙淫羊藿”指用羊脂油与淫羊藿拌炒。现代，炙法是指药物加液体辅料拌润后，用文火炒干；或将药物先炒至一定程度，再加入液体辅料，继续以文火炒干。是中药炮制最常用的方法之一。

5. 煨　是将药物用湿面或湿纸包裹，埋在尚有余烬的灰火中缓慢令熟的意思。现在放入加热的滑石粉中缓慢令熟，是在原方法基础上的发展，如煨肉豆蔻、煨诃子等。还有隔纸加热烘煨、麦麸皮煨制的方法，如煨木香、煨葛根等。

6. 炒　《五十二病方》中就有“熘盐令黄”的记载。“炒”在汉代以前多称“熬”法，二者均是将药物放容器内置于火上加热，使之达到适中的程度，只是使用的工具有所不同而已。雷敩时代已有麸炒、米炒、酥炒等加辅料炒法，宋代记述的炒法更多。现代一般包括清炒法、加辅料（固体辅料）炒法，是中药炮制最常见的方法之一。

7. 煅　是将药物置无烟炉火上高温加热一类的方法，多用于矿物类及贝壳类药物的炮制。如“烧”云母、“炼”钟乳石等，实际上都是煅。有些药物煅后需趁热投入液体辅料中，使其骤然冷却，以利于粉碎和增强疗效，称煅淬。

8. 炼　是药物在火上长时间、慢慢地烧炼。如炼丹，是将药物置密闭容器内用文武火烧炼。而炼蜜，是将蜂蜜置非铁质容器内文火加热熬制。

9. 制　制约之意。是将中药加入辅料（或者是另一中药）一同炮制，以制其偏性，使之就范的泛称。通过制，能改变或缓和药性，如姜制厚朴能制约其刺激咽喉的副作用，酒制大黄能制约其苦寒之性等。

10. 度　一种意思是指度量中药的大小、长短、厚薄。《五十二病方》中某些药物是以长度来计量的，如“黄柃（芩）长三寸”。随着历史的发展，后来逐步改用重量来计量。另一种意思是指炮制的程度、限度。如“淫羊藿，炙待脂尽为度”。

11. 飞　古代“飞丹炼石”是指炼丹过程中的升华过程。后来主要指“研飞”或“水飞”，是将药物先研细，再利用粗细粉末在水中悬浮性不同的特点，制备极细粉的方法。如水飞朱砂、水飞雄黄等。

12. 伏　一种意思是指“伏火”。古代道家炼丹调低炉火的温度称伏火，后来指药物按一定程序于火中处理，在适宜温度下，经过一定时间达到规定程度。如伏龙肝是“砌灶时纳猪肝一具入土中，久则与土合而为一”，此土因炊饭时经柴草长久烧制，内部呈红褐色，含氧化物较多，呈弱碱性，已非一般黄土。另一种意思是指药材加工处理的时间要求。如《雷公炮炙论》炮制自然铜要“甘草汤煮一伏时”“火煅两伏时”，《本草纲目》炮制赭石要“用细茶脚汤煮一伏时”。有研究认为，此处的“一伏时”与宋代《圣济总录》的“一复时”同音通假，有周而复始之意，一伏时、一复时等于十二个时辰，即二十四小时。

13. 镑　是利用镑刀（一种多刃的刀具）将坚韧的木质或角质类药物刮削成极薄片。如镑檀香、镑羚羊角、镑水牛角、镑玳瑁等。

14. 㩧　打击之意。“侧手击”使药物破碎。

15. 㬀　即晒。指在日光下晒干。

16. 曝　即暴晒。在强烈日光下晒。

17. 露　即“日晒夜露”。指药物不加遮盖，于日间晒、夜间露，达到除去腥臭味或毒性的目的。如露乌贼骨、露胆南星等。

由于历史的变迁，十七法的内涵现在很难准确表达，但上述解释已可窥见中药炮制的大概。随着中医药的发展，炮制方法不断增多，十七法远不能涵盖所有的炮制方法，但至今仍有一定的影响，尤其对学习中药炮制和查阅古代文献有一定的帮助。

二、三类分类法

三类分类法是明代陈嘉谟在《本草蒙筌》中提出的："火制四，有煅、有炮、有炙、有炒之不同；水制三，或渍、或泡、或洗之弗等；水火共制者，若蒸、若煮而有二焉，余外制虽多端，总不离此二者。"它是以火制、水制、水火共制三类炮制方法为纲，统领各种中药的炮制，包含了中药炮制的主要内容，是中药炮制分类的一大进步。但该分类法叙述过于简略，并且尚不能包括中药炮制的全部内容。

三、五类分类法

五类分类法是近代提出的分类方法。由于陈嘉谟的三类分类法不能包括中药炮制的全部内容，后来广大医药工作者在三类分类法的基础上提出了五类分类法：修治、水制、火制、水火共制、其他制法。这种分类法基本概括了所有的炮制方法，不但能比较系统、全面地反映中药炮制工艺，而且能有效地指导生产实践，许多论著采用此分类方法。

四、药用部位来源分类法

古代，我国第一部炮制专著《雷公炮炙论》按上、中、下三品分类，各种炮制方法散列于各药之后，但无规律可循。第二部炮制专著《炮炙大法》在卷首归纳了"雷公炮炙十七法"，但书中则按药物自然属性如金、石、土、草、谷、木、果、禽、兽等分类。第三部炮制专著《修事指南》内容多录自《本草纲目》"修治"项下内容，按药物自然属性分述各药的炮制方法。三者的分类均局限于本草学范畴。

现今，《全国中药炮制规范》以及部分省级中药饮片炮制规范（有的省级炮制规范按笔画或首拼音字母编排）是以药用部位来源进行分类的。一般包括根及根茎类，果实种子类，全草类，叶类，花类，皮类，藤木类，动物类，矿物类，树脂类，加工类，菌藻及其他类等，每种药物项下再分述各种炮制方法。该分类法的优点是便于查阅具体药物，但体现不出炮制工艺的系统性。

五、《中国药典》分类法

《中国药典》四部"炮制通则"依据中药炮制工艺的先后顺序，将炮制方法分为净制、切制、炮炙、其他四类，每一类又进行了细分，体现了炮制工艺的系统性。

净制细分为挑选、筛选、风选、水选，以及剪、切、刮、削、剔除、酶法、剥离、挤压、燀、刷、擦、火燎、烫、撞、碾串等方法。

切制细分为喷淋、抢水洗、浸泡、润、漂、蒸、煮等软化方法，以及切制和干燥方法。

炮炙内容庞杂，包括炒（清炒、麸炒、砂烫、蛤粉烫、滑石粉烫）、炙（酒炙、醋炙、盐炙、姜炙、蜜炙、油炙）、制炭（炒炭、煅炭）、煅（明煅、煅淬）、蒸、煮、炖、煨等方法。

其他包括燀、制霜、水飞、发芽、发酵等。

这种分类方法对条文式的法规、通则等较适用，但由于"炮炙"部分包含范围太广，显得前后不相对称。

六、工艺与辅料相结合分类法

中药炮制类教科书一般采用工艺与辅料相结合的分类方法。该分类法既体现了《中国药典》"炮制通则"精神，按净制、切制、炮炙等炮制工艺的先后顺序编排，又把药典中内容庞杂的"炮炙"一项条分缕析，以工艺为纲、辅料为目，"纲举目张"使分类更加条理清晰。

工艺为纲，指以炮制工艺为主线，分为清炒法、加辅料炒法、炙法、煅法、蒸煮焯法、复制法、发酵发芽法、制霜法、其他制法等。

辅料为目，指以炮制辅料作辅线，如在加辅料炒工艺中，按固体辅料不同又分为麸炒、米炒、土炒、砂炒（烫）、蛤粉炒（烫）、滑石粉炒（烫）；在炙法工艺中，按液体辅料不同又分为酒炙、醋炙、盐炙、姜炙、蜜炙、油炙等。

这种分类方法既能体现整个炮制工艺程序的系统性、条理性，又便于叙述辅料对药物所起的作用，是炮制共性与个性的融合，在叙述和学习上感到概念清晰，查阅方便，便于掌握。

第二节　中药炮制常用辅料

中药炮制的辅料是指炮制过程中对药物具有辅助作用的附加物料。它具有与主药起协同作用而增强疗效，或降低毒性，或赋色，或矫味，或影响主药的理化性质，或起到主药的中间传热体等作用。

中药炮制常用的辅料一般分为固体辅料和液体辅料两大类。一般来说，炮制时以固体状态存在的辅料称为固体辅料，炮制时以液体状态存在的辅料称为液体辅料。

一、固　体　辅　料

1. 麦麸　为禾本科植物小麦的种皮，呈褐黄色，以片大、无细麸和面粉者为佳。主含淀粉、蛋白质、维生素等。

麦麸味甘、淡，性平，具有和中益脾的功能。药物经麦麸制后，能缓和燥性，增强健脾和中作用，或增强涩肠止泻作用，并能矫臭矫味、赋色。

常用麦麸制的药物有薏苡仁、白术、苍术、枳壳、枳实、僵蚕、肉豆蔻、诃子、葛根等。

2. 稻米　为禾本科植物稻的种仁，炮制多选用大米或糯米。主含淀粉、蛋白质、脂肪、矿物质，尚含少量 B 族维生素、多种有机酸类及糖类。

稻米味甘，性平，具有补中益气、健脾和胃、除烦止渴、止泻痢的功能。药物经稻米制后，能降低刺激性和毒性，或增强补中益气的功能。

常用米制的药物有斑蝥、红娘子、党参等。

3. 土　中药炮制常用灶心土，又称伏龙肝。也可用黄土、赤石脂等。灶心土为土灶灶底中心的黄土经柴草长时间熏烧而成，外部呈焦土状，内部呈红褐色，有烟熏气味。主含硅酸盐、钙盐及多种碱性氧化物。

灶心土味辛，性温，具有温中燥湿、止血、止呕、涩肠止泻的功能。药物经土制后，能缓和燥性，增强补脾安胃、收涩止泻等作用。

常用土炒的药物有白术、山药、当归、白芍等。

4. 河砂　为经筛选、洗净泥土、除去杂质后的中等粒度的河砂。

炮制用河砂主要作为中间传热体，取其温度高、传热快、受热均匀的特点。质地坚硬的药物经砂烫后变得松脆,利于粉碎和煎出有效成分;高温砂烫还可降低药物的毒性,并易于除去非药用部分。

常用砂烫炒的药物有马钱子、骨碎补、狗脊、龟甲、鳖甲等。

5. 蛤粉　为帘蛤科动物文蛤、青蛤的贝壳,经煅制粉碎后的灰白色粉末。主含氧化钙、碳酸钙等。

蛤粉味苦、咸,性寒,具有清热化痰、软坚散结、制酸止痛的功能。药物经蛤粉制后,能除去腥味,增强清肺化痰作用,并可作为中间传热体,使药物受热均匀,质地变酥脆,利于粉碎。

常用蛤粉烫炒的药物有阿胶、鹿角胶、黄明胶等。

6. 滑石粉　为硅酸盐类矿物滑石经精选、净化、粉碎、干燥而制得的细粉。呈白色或类白色,微细,无砂性,手摸有滑腻感,气微,味淡。主要成分为含水硅酸镁$[Mg_3(Si_4O_{10})(OH)_2]$。

滑石粉味甘、淡,性寒,具有利尿通淋、清热解暑、祛湿敛疮的功能。炮制用滑石粉作为中间传热体,使药物受热均匀,形体鼓起,质变酥松,还能降低毒性,矫臭矫味。

常用滑石粉烫炒的药物有刺猬皮、鱼鳔胶、水蛭等。

7. 豆腐　为豆科植物大豆的种子经粉碎加工而成的乳白色固体。主含蛋白质、维生素、淀粉等。

豆腐味甘,性凉,具有益气和中、生津润燥、清热解毒的功能。豆腐具有较强的沉淀与吸附作用。药物经豆腐制后,能降低毒性,除去污物。

常用豆腐制的药物有藤黄、硫黄、珍珠(花珠)、玛瑙等。

8. 朱砂　为硫化物类矿物辰砂。主含硫化汞(HgS)。炮制用朱砂粉,是朱砂经水飞而成的朱红色极细粉末。其含硫化汞不得少于98.0%。

朱砂味甘,性微寒,有毒,具有清心镇惊、安神、解毒的功能。药物经朱砂制后,能起协同作用,增强疗效。

常用朱砂拌制的药物有茯苓、麦冬、灯心草等。

9. 青黛　为爵床科植物马蓝 *Baphicacanthus cusia*(Nees)Bremek.、蓼科植物蓼蓝 *Polygonum tinctorium* Ait. 或十字花科植物菘蓝 *Isatis indigotica* Fort. 的叶或茎叶经加工制得的干燥粉末、团块或颗粒。

青黛味咸,性寒,归肝经,具有清热解毒、凉血消斑、泻火定惊的功能。药物经青黛制后,起协同作用,增强疗效。

常用青黛拌制的药物有灯心草等。

二、液体辅料

1. 酒　习称黄酒,古代有酿、盎、醇、醾、酎、醴、醅、醨、酲、清酒、米酒、无灰酒等称谓。

酒传统分黄酒和白酒。黄酒是以米、麦、黍等用曲酿制而成的,为橙黄色至深褐色透明液体,气味醇香特异,含乙醇15%~20%,相对密度0.98,尚含有糖类、酸类、酯类、氨基酸、矿物质等成分。白酒为米、麦、黍、高粱等用曲酿制后经蒸馏而成的,为无色澄明液体,气味醇香特异,有较强的刺激性,含乙醇50%~70%,相对密度0.82~0.92,尚含有酸类、酯类、醛类等成分。

除另有规定外,炮制用酒一般为黄酒,浸提药物一般用白酒。

酒味甘、辛,性大热,具有宣行药势、活血通络、祛风散寒、矫臭矫味的功能。药物经酒制后,能缓和苦寒之性,引药上行,增强活血通络的功能,并能矫臭矫味。同时酒中含有乙醇,是一种良好的溶媒,有助于有效成分的溶出而提高疗效。

常用酒制的药物有黄连、大黄、白芍、当归、川芎、牛膝、续断、乌梢蛇、蕲蛇、黄芩、熟地黄、山茱萸、女贞子、黄精等。

2. 醋　习称米醋,古称酢、醯、苦酒。

醋分米醋和化学醋。米醋是以米、麦、高粱、麦麸或酒糟等酿制而成。一般为淡黄棕色至棕色澄明液体,有特异的醋酸气味。主要成分为乙酸,占4%～6%,尚含有维生素、琥珀酸、草酸、山梨糖、灰分等。化学醋是化学原料合成的,主含乙酸,纯乙酸在16.6℃以下时能结成冰状的固体,所以称冰酸醋。

炮制用醋为食用醋,习称米醋,传统认为存放时间越长越好,又称"陈醋"。清代赵学敏在《本草纲目拾遗》中说"药中用之,当取二三年醋良"。化学醋不能食用,也不能作为醋制的辅料。

醋味酸、苦,性温,具有散瘀止痛、理气、止血、行水消肿、解毒、矫味矫臭的功能。药物经醋制后,能引药入肝经,入血分,增强散瘀止痛、疏肝行气解郁的功能,并能解毒,矫臭矫味。同时醋具有酸性,能与药物中所含的游离生物碱等成分结合成盐,增大溶解度而易于煎出有效成分。

常用醋制的药物有延胡索、香附、柴胡、青皮、三棱、莪术、乳香、没药、芫花、甘遂、大戟、五味子、鳖甲、龟甲、自然铜、磁石、赭石、紫石英等。

3. 食盐水　系食盐加入适量水溶解、过滤而得到的澄明液体。主含氯化钠($NaCl$),尚含少量的氯化镁($MgCl_2$)、硫酸钙($CaSO_4$)等物质。

食盐味咸,性寒,具有强筋骨、软坚散结、清热、凉血、解毒、防腐的功能。药物经盐水制后,能引药入肾,引火下行,增强补肝肾、治疝、利尿、泻相火的功能,并能缓和药物辛燥之性。

常用食盐水制的药物有杜仲、巴戟天、砂仁、黄柏、知母、车前子、泽泻、小茴香、橘核、荔枝核等。

4. 姜汁　系生姜经捣碎取汁,或由生姜或干姜加入适量水煎煮去渣而得的黄白色液体,有香气,具辛辣味。主含挥发油、姜辣素(姜烯酮、姜酮、姜萜酮混合物),尚含多种氨基酸、淀粉及树脂状物。

生姜味辛,性温,具有发表散寒、温中止呕、化痰止咳、解鱼蟹毒的功能。药物经姜汁制后,能增强温中化痰止呕的功能,缓和寒性和刺激性,降低毒性。

常用姜汁制的药物有厚朴、草果、竹茹、黄连、栀子、半夏、天南星、白附子等。

5. 蜂蜜　系蜜蜂采集花粉酿制而成。为半透明、有光泽、浓稠的液体,色淡黄、气芳香、味极甜。主含果糖、葡萄糖,两者约占蜂蜜的70%,不含有淀粉及糊精,水分不超过25%。尚含少量蔗糖、麦芽糖、矿物质、蜡质、含氧化合物、酶类、氨基酸、维生素及微量元素等物质。

一般枣花蜜、山白蜜、荔枝蜜等质量为佳,荞麦蜜色深、有异臭,质较差。采自石楠科植物或杜鹃花、乌头花、夹竹桃花、光柄山月桂花、山海棠花、雷公藤花等有毒植物花粉酿制的蜜有毒,不宜作为炮制辅料。

炮制用蜜是经过炼制的蜂蜜,即将蜂蜜加入适量水煮沸,滤过,去沫及杂质后,再加热浓缩而成。一般用中蜜。

蜂蜜味甘,性平,具有补中益气、润肺止咳、润肠通便、缓急止痛、解毒、矫味的功能。药物经蜜制后,能增强补中益气、润肺止咳的功能,并能解毒、缓和药性、矫臭矫味。

常用蜜制的药物有黄芪、甘草、麻黄、枇杷叶、款冬花、紫菀、马兜铃、百部、白前等。

6. 羊脂油　为牛科动物山羊或绵羊的脂肪经熬制而成,以尾油为佳。主要成分为油脂,含饱和脂肪酸和不饱和脂肪酸。

羊脂油味甘,性热,具有温散寒邪、补肾助阳、润燥、解毒的功能。药物经羊脂油制后,能增强补虚助阳的功能。

常用羊脂油制的药物有淫羊藿。

7. 麻油　为胡麻科植物脂麻的干燥成熟种子经压榨而得的油脂。主含亚油酸甘油脂、芝麻素等。

麻油味甘,性微寒,具有清热、润燥、生肌的功能。常用作油炸或涂酥烘烤的辅料,因沸点较高,炮制后能使质地坚硬的药物质变酥脆,或使有毒的药物毒性降低。

传统用麻油制的药物有马钱子、地龙、蛤蚧、穿山甲等。

8. 酥油　为从牛奶、羊奶中熬炼提出的脂肪,藏族人称酥油。主含脂肪油。

酥油具有御寒、润肠、健脾、润肺、止咳的功能。药物经酥油涂酥烘烤后,质地酥脆,有利于粉碎和煎煮。

传统用酥油炮制的药物主要有动物类特别是骨甲类药物,如蛤蚧、虎骨、豹骨、穿山甲、鳖甲等。

9. 白矾水　为白矾的水溶液。为硫酸盐类矿物明矾石经加工提炼而成的结晶体。主要成分为含水硫酸铝钾[$KAl(SO_4)_2·12H_2O$]。

白矾味酸、涩,性寒,外用解毒杀虫、燥湿止痒,内服止血止泻、祛风痰,另有防腐作用。与药物共制后,可防止腐烂,降低毒性,增强疗效。

常用白矾制的药物有半夏、天南星、白附子等。

10. 黑豆汁　为黑大豆经水煎煮去渣而得的黑色混悬液体。主含蛋白质、脂肪、淀粉、维生素、色素等。

黑豆味甘,性平,具有滋补肝肾、活血、利水、祛风、解毒的功能。药物经黑豆汁制后,能增强疗效,降低毒性或副作用。

常用黑豆汁制的药物有何首乌、川乌、草乌、附子等。

11. 甘草汁　为甘草饮片经水煎煮去渣而得的黄棕色至深棕色液体。主含甘草甜素(又称甘草酸或甘草皂苷)、甘草苷、还原糖、淀粉及胶类物质等。

甘草味甘,性平,具有补脾益气、清热解毒、祛痰止咳、缓急止痛的功能。药物经甘草汁制后能缓和药性,降低毒性。

常用甘草汁制的药物有远志、巴戟天、吴茱萸、半夏、乌头、附子等。

12. 胆汁　系牛、猪、羊的新鲜胆汁,为绿褐色、微透明的液体,略有黏性,有特异腥臭气,传统认为牛胆汁为佳。主含胆酸钠、胆色素、黏蛋白、脂类及无机盐类等。

胆汁味苦,性大寒,具有清肝明目、利胆通肠、解毒消肿、润燥的功能。药物经胆汁制后,能降低毒性,缓和燥性,增强疗效。

常用胆汁制的药物有黄连、天南星等。

13. 吴茱萸汁　为吴茱萸饮片经水煎煮去渣而得的液体。主含吴茱萸碱、吴茱萸次碱等成分。

吴茱萸味辛、苦,性热;有小毒。具有散寒止痛、降逆止呕、助阳止泻的功能。药物经吴茱萸汁制后能缓和苦寒之性,增强疗效。

吴茱萸常用作制备萸黄连的辅料。

14. 萝卜汁　为新鲜萝卜加水煎煮而成的。含大量水分,尚含粗纤维、蛋白质、维生素等成分。

萝卜味甘,性温,具有消导降气、利尿的功能。与药物共制后,能缓和药性,增强疗效。

萝卜多用作提净芒硝的辅料。

15. 鳖血　为活鳖取血后,加适量酒或水调剂而成的。含有铁质、蛋白质等成分。

鳖血味甘,性温,具有滋阴清热,活血通络的功能。与药物共制后,能缓和药性,增强治疗虚劳潮热、阴虚低热的功能。

鳖血多用作制备鳖血柴胡的辅料。

16. 山羊血　为山羊宰杀后取出的新鲜血液。

山羊血味咸,性热,具有活血、散瘀、通络、解毒的功能。与药物共制后,能缓和药物的燥性和烈性,降低药物的毒性和副作用。

山羊血多用作煮制藤黄的辅料。

17. 米泔水　为淘米时第二次滤出的灰白色混浊液体。含少量淀粉及维生素。因易酸败发酵，应临用时收集。大量生产也有用 2kg 大米粉加 100 水，充分搅拌代替米泔水用。

米泔水味甘，性凉，具有益气、除烦、止渴、解毒、清热凉血、利小便的功能。常用来浸泡含油脂较多的药物，以除去部分油质，降低药物辛燥之性，增强补脾和中的功能。

常用米泔水制的药物有苍术、白术等。

18. 童便　为健康人的小便。传统多取自健康儿童的小便，故称童便。采集时，去掉头尾，取中间干净的部分作炮制辅料用。

童便味咸，性寒。具有滋阴降火、止血消瘀、杀虫解毒的功能。与药物制后，能引药下行，降低毒性或烈性。

传统用童便制的中药很多，如马钱子、牵牛子、槟榔、苍术、黄连、大黄、川乌、草乌、苦杏仁等。现在应用较少。

19. 石灰水　将生石灰加入适量冷水，待剧烈反应冷却后，经过滤制得的白色混悬水溶液。主含氢氧化钙[$Ca(OH)_2$]。

石灰水常与甘草水共同作为炮制法半夏的辅料。

20. 清水　为天然水经净化处理所得的水，又称饮用水，在“饮片切制”一章中称常水。其质量应符合中华人民共和国国家标准《生活饮用水卫生标准》(GB 5749-2022)。

清水常用作洗漂、喷淋、浸泡、渍润等洗涤和软化用水，蒸、煮、燀、提净、水飞等法以及制备液体辅料（如姜汁、盐水、甘草水、黑豆汁、米泔水）时的用水等。

（王云峰）

复习思考题

1. 中药炮制的分类方法有哪些？
2. 中药炮制辅料的含义是什么？
3. 解释：炮、爁、煿、摋、𦢊、曝、露、酎、酢、醯。
4. 说出陈嘉谟三类分类法的具体内容。
5. 简述中药炮制常用辅料炮制药物时的作用。

扫一扫，测一测

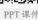

第四章　中药饮片的质量要求及贮藏保管

学习目标

1. 掌握中药饮片的质量要求、贮藏保管方法。
2. 熟悉贮藏中的变异现象和造成变异的自然因素。
3. 了解贮藏保管的注意事项。
4. 能根据饮片的性质、自然因素等情况设计出合理的贮藏保管方法。
5. 能对贮藏保管中出现的变异现象找出原因并提出整改措施。

中药饮片的质量直接关系到临床用药的安全性和有效性。若饮片炮制不当，达不到规定的饮片质量标准；若贮藏保管不当，饮片会出现变异现象，同样会降低饮片的质量，从而影响临床疗效的发挥。现今，随着现代科学技术的不断发展，饮片质量评价已从源头（中药材）控制其安全性研究入手，将保障炮制加工、贮藏保管过程中饮片物质基础的相对稳定作为研究重点，不断建立和完善以化学成分和药理作用为指标的整体质量控制体系，确保饮片质量安全、可控。

第一节　中药饮片的质量要求

中药饮片的质量自古以来就备受重视。从传统经验鉴别发展到现代检测技术的应用，从饮片的形状、净度、色泽、气味等外观质量鉴别，到水分、灰分、有毒成分、有害残留物、浸出物、有效成分或有关成分等内在质量检测，饮片质量标准及其控制方法越来越趋于科学化、规范化和标准化。

国家药品质量标准从饮片的性状、鉴别、检查、浸出物测定、含量测定等全方位对饮片质量做了规定。

一、性　状

性状系指饮片的形状、大小、色泽、表面、质地、断面及气味等特征。主要通过眼看（较细小的可借助于放大镜或体视显微镜）、手摸、鼻闻、口尝等人的感官来观察，是饮片质量最主要的外观质量检测指标。

（一）形状

形状系指饮片的外形。观察时，供试品一般不需预处理，但如果观察很皱缩的全草、叶或花类时，可先浸湿使其软化，展平后再观察；观察果实种子类时，如有必要可浸软后取下果皮或种皮，观察其内部特征。

药材切制成饮片后应有一定的形状，其片型应符合国家药品标准；国家药品标准没有收载的品种，应符合本省级的中药饮片炮制规范等地方药品标准的片型要求。《中国药典》收载的饮片类型有片、丝、段、块等 4 种，虽然直片、斜片也有应用，但大多是为了达到商业目的而切成的饮片，所以二者不在《中国药典》收载之列。

（二）大小

大小系指饮片的规格，用饮片的长短、粗细、厚薄、粒度等来表示。药材切制成饮片后，不仅要有一定的形状，还应有一定的厚度或长度；粉碎后要有一定的粒度。

《中国药典》"炮制通则"（通则 0213）规定了极薄片、薄片、厚片、细丝、宽丝、短段、长段、块等 8 种饮片规格，其大小（厚度）规定为：片类，极薄片 0.5mm 以下、薄片 1～2mm、厚片 2～4mm；段类，短段 5～10mm、长段 10～15mm；块类，为 8～12mm 的方块；丝类，细丝 2～3mm、宽丝 5～10mm。

"药材和饮片检定通则"（通则 0212）规定了饮片大小的测定方法：按药材和饮片取样法（通则 0211）从不同部位取样，用毫米刻度尺测量。对于细小的果实种子类，可将每 10 粒种子紧密排成一行，测量后求其平均值。

《中药饮片质量标准通则（试行）》对"异形片"的含义做了规定：凡不符合标准饮片规格范围的饮片、斜长片、破碎片、斧头片、连刀片等不合格饮片，均称为异形片。并规定：极薄片不得超过标准厚度 0.5mm；薄片、厚片、丝、块不得超过标准厚度 1mm；段不得超过标准厚度 2mm，超过了上述厚度范围的饮片均为异形片。异形片含量计算方法为：取样 100g（叶类取 50g），拣出异形片，称重计算。要求总的异形片不得超过 10%。

对于不宜切制或医疗上有特殊要求的中药，应粉碎或碾碎成为具有一定粒度的颗粒或粉末，且应粉粒均匀，无杂质。颗粒或粉末的分等应符合《中国药典》"凡例"中计量的要求。

（三）色泽

色泽系指在日光下观察饮片的颜色及光泽度。饮片的色泽是其质量的重要标志，如玄参要黑、茜草要红、黄连要黄。描述饮片颜色时，若饮片为复合色调，应以后一种色调为主，如炒麦芽应炒至棕黄色，即以黄色为主；若饮片具有两种不同的颜色，一般应将常见或质量好的颜色写在前面，中间用"或"连接，如制何首乌呈棕褐色（常见）或黑色（偶见）；若颜色变化在一定范围内时，可将两种颜色用"至"连接，如大黄片表面黄棕色至淡红棕色。

饮片均有固有的色泽，若炮制加工或贮藏保管不当，饮片色泽会发生变异，不仅影响饮片的外观质量，也是其内在质量变化的标志之一。如黄芩用冷水软化切片后会变绿、干燥时暴晒饮片易变红，均说明其内在成分已发生变化，质量已严重下降。《中国药典》和《全国中药炮制规范》对每一饮片品种的固有色泽做了详细描述。《中药饮片质量标准通则（试行）》则对炮炙后产生的生片、糊片等色泽不符合规定的饮片限量做了规定：炒焦品不得超过 3%，炒炭品含生片和完全炭化者不得超过 5%，其余均不得超过 2% 等。

（四）表面

表面系指在日光下观察饮片表面的光滑、粗糙、皮孔、皱纹、附属物等外观特征。观察时往往很容易看到的是饮片表面的颜色，因此《中国药典》"药材和饮片检定通则"把"色泽"并在"表面"中一起叙述。

《中药饮片质量标准通则（试行）》规定：切制后的饮片应厚薄均匀、整齐，表面光洁、片面无污染、无整体，无连刀片和斧头片。观察时，供试品一般不作预处理，直接观察即可，要求饮片的表面特征应符合规定。如大黄片要求切制成不规则类圆形厚片或块，片面淡红棕色或黄棕色，较平坦，（根茎）有明显散在或排列成环的星点，有的中心稍松软或有空隙。党参为类圆形厚片，其外表皮黄色至黄棕色，有时可见根头部有多数疣状突起的茎痕和芽，切面木部有裂隙或放射状纹理。

（五）质地

质地系指用手折断饮片时人的感官感觉到的特征，一般用折断时的难易等程度表示。如坚硬（或坚韧）、疏松（或松泡）、粉性、油润、致密、黏性、角质等术语加以描述。饮片应具有其特定的质地，如熟大黄坚硬，黄芪坚韧，莲房疏松，南沙参松泡，何首乌粉性，制首乌角质，醋五味子油润,自然铜致密等。大多饮片经炮炙后质地会比生品稍显疏松,但有的变化很明显,如种子类药物炒后鼓起疏松,骨碎补砂烫后体膨大鼓起、质轻、疏松。若饮片质地与规定不符,可判定饮片为劣质品,甚或有伪品之嫌。

(六)断面

断面系指饮片的切断面和折断面。日光下观察饮片断面的特征,可以鉴定饮片的质量。如果供试品不易观察到纹理,可以削平后再行观察。

观察切断面,主要观察饮片切面的颜色和光泽度,以及皮部与木部的比例,维管束的排列方式,射线的分布,油点的有无等特征。大多数中药是横切成饮片,因此观察横切面很有代表意义。观察横切面有很多经验鉴别术语,如甘草的菊花心,防己的车轮纹,苍术的油点或朱砂点,大黄的星点,何首乌的云锦花纹,黄芪的金井玉栏等。

观察折断面,主要观察饮片断面的颜色和光泽度,以及断面是否平坦,是否显纤维性、颗粒性或裂片状,是否可层层剥离,断面有无胶丝等,以此判定饮片的品质。如杜仲生品易折断,断面有细密、银白色、富弹性的橡胶丝相连;盐杜仲更易折断,断面橡胶丝减小、弹性较差。

(七)气味

气味系指饮片的嗅感与味感。嗅感可直接嗅闻,或在折断、破碎或搓揉时嗅闻,必要时可用热水湿润后再嗅。味感可取少量直接口尝,或加热水浸泡后尝浸出液。但有毒饮片如果需要尝味时,应注意防止中毒。

饮片均有固有的气味,如檀香有清香气,阿魏有浊臭气,桂枝有辛辣味等,是鉴别饮片质量的重要依据。饮片虽然经过了净制、切制或炮炙处理,但仍应具有原来的气味,且原气味不应变淡、散失,更不应该带有异味。如果炮制加工或贮藏保管不当,饮片的气味会发生变异,说明其内在质量发生了变化。

当然,如果用辅料加热炮制,饮片除具有原药的气味外,还应具有辅料的气味,是二者的混合气味。另外,如果腥臭等气味属于不良气味,不利于服用,就需通过加热炮制予以矫正。

二、鉴　别

鉴别系指检验饮片真实性的方法。包括经验鉴别、显微鉴别、理化鉴别、聚合酶链式反应鉴别等方法。由于饮片成分复杂,部分饮片炮制后又失去了药材的原有性状,给鉴别增加了难度。因此应根据炮制前后的成分变化,选择薄层色谱鉴别、特征图谱鉴别、DNA分子鉴定等专属性方法进行鉴别。

(一)经验鉴别

经验鉴别系利用简便易行的传统方法观察饮片颜色的变化、浮沉情况以及爆鸣、色焰等特征,以鉴别饮片真伪的方法。如《中国药典》一部规定:蒲黄应为黄色粉末,体轻,放水中则飘浮水面,手捻有滑腻感,易附着手指上,气微,味淡。海金沙为棕黄色或浅棕黄色粉末状,体轻,手捻有光滑感,置手中易由指缝滑落,取其少量撒于火上,即发出轻微爆鸣及明亮的火焰。

(二)显微鉴别

显微鉴别系利用显微镜对饮片的切片、粉末、解离组织或表面进行观察,并根据组织、细胞或内含物等特征进行相应鉴别,以鉴别饮片的真伪和纯度的方法。包括组织鉴别和粉末鉴别,鉴别时按照《中国药典》"显微鉴别法"(通则2001)项下的方法制片观察。

(三)理化鉴别

理化鉴别系利用化学或物理的方法,对药材和饮片中所含某些化学成分进行的鉴别试验,可以鉴定饮片的真伪或纯度。包括一般鉴别、色谱及光谱鉴别。

1. 荧光法鉴别　系利用中药中的某些化学成分在紫外光下能产生一定颜色荧光,或经酸、碱处理后能产生荧光的性质进行鉴别的方法。操作时，置紫外光灯下约 10cm 处，用 365nm 波长观察所产生的荧光。如果用 254～265nm 波长观察，应加以说明。

2．微量升华法鉴别　系利用中药中所含的化学成分在一定温度下能够升华的性质，获得升华物，再在显微镜下观察升华物的形状、颜色，或加某种化学试剂观察其化学反应，或在紫外光灯下观察其荧光，或测定其熔点等。

3．色谱和光谱鉴别　系利用薄层色谱法、高效液相色谱法、气相色谱法等色谱法，或用紫外 - 可见分光光度法、红外分光光度法等光谱法，以鉴定饮片的真伪、纯度或质量的方法。各种具体操作方法详见《中国药典》四部。其中，薄层色谱法几乎适用于所有动植物类的鉴定，具有展开时间短、分离效果好、灵敏度高、显色方便、重现性好等特点，是检查饮片真实性最有效、最简便实用的方法之一。

（四）聚合酶链反应鉴别

聚合酶链反应鉴别是通过比较饮片的 DNA（脱氧核糖核酸）差异，来鉴别饮片所属生物物种的一种核酸检测方法。本法是以供试品的基因序列为模板，设计一对特异引物进行聚合酶链反应（polymerase chain reaction，PCR），通过比较供试品组和对照组 PCR 产物的数量和大小，进行结果判定。DNA 分子作为遗传信息的直接载体，不受外界因素和生物体发育阶段及组织差异的影响，同一个体的每一体细胞均含有相同的遗传信息，因此用 DNA 分子特征作为遗传标记进行品种鉴定特异、准确而可靠。

三、检　　查

检查系指对药材和饮片的纯净程度、可溶性物质、有害或有毒物质进行的限量检查。包括净度（杂质）、水分、灰分、毒性成分、农药残留、重金属及有害元素、黄曲霉毒素、二氧化硫残留等。

（一）净度

净度系指饮片中所含杂质及非药用部位的限度。饮片药用时，要达到规定的净度标准，以保证调配剂量的准确。饮片中不应夹带泥沙、灰屑等杂质，无霉烂品、虫蛀品，非药用部位如壳、核、芦头、栓皮、头、足、翅等均不得带入。

《中国药典》四部规定，饮片所含药屑杂质限量通常不得过 3%。一部则对 69 种药材或饮片所含杂质及非药用部位做了限量规定，限量从 1%～15% 不等。《中药饮片质量标准通则（试行）》对饮片净制后所含杂质、炮炙后所含的药屑和杂质、炮炙后所含的生片和糊片的限量分别做了规定（详见本教材第五章第四节"净制药材和饮片的质量规定"）。

（二）水分

水分是控制饮片质量的一项基本指标。饮片含水量控制在适宜的范围内，不仅可以防止虫蛀、霉变、变色、走味、风化、潮解溶化、有效成分水解或酶解等，而且可保证配方剂量的准确。

《中国药典》四部"水分测定法"（通则 0832）适用于药材或饮片有三种：①不含或少含挥发性成分的饮片，用烘干法；②含有挥发性成分的贵重药材，用减压干燥法；③含有挥发性成分的一般饮片，用甲苯法。并规定饮片水分通常不得过 13%。一部则对单味药材和饮片的含水量做了规定，含量从 5%～19% 不等。其中，大多在 7%～13% 之间，少数品种如人工牛黄、牛胆粉等不得过 5.0%，干姜不得过 19.0%。

（三）灰分

灰分系指药物在高温下灼烧、灰化，所剩残留物的重量，也称总灰分。将干净而无任何杂质的饮片高温灼烧所得之灰分，称生理灰分。在生理灰分中加入稀盐酸滤过，将残渣再灼烧所得之灰分，称酸不溶性灰分。总灰分和酸不溶性灰分是控制饮片质量的基本指标。《中国药典》一部"药材和饮片"对大多数饮片规定了灰分或酸不溶性灰分的含量限度；四部则规定了"灰分测定法"（通则 2302），包括总灰分测定法、酸不溶性灰分测定法。

同一饮片质量稳定时，其灰分应在一定范围内。如果测得的灰分超过《中国药典》规定的正常值，说明无机盐杂质含量多，原因可能是掺杂或有外源性杂质，饮片净度不符合要求；灰分低于规定的正常值，应考虑饮片的质量问题，可能是伪品或劣质品。值得注意的是，加辅料炒法如土炒、砂烫、蛤粉烫、滑石粉烫等，如果无机辅料去除不干净，会造成灰分含量不符合规定。因此可以通过反复测试和比较，客观地制定各类饮片的灰分限量，以此规范炮制工艺和控制饮片质量。

（四）毒性成分

某些中药有一定的毒性，应用不当易引起毒性反应，这主要是由于所含的毒性成分引起的。有些中药的有毒成分也是其有效成分，且往往是毒性越强，其药理活性也越强。炮制一方面能降低饮片中有毒成分含量，另一方面还可将毒性成分转化为无毒成分甚至是有效成分，从而达到临床安全有效的目的。

国务院为加强医疗用毒性药品的管理，防止中毒或死亡事故的发生，1988 年根据《药品管理法》制定了《医疗用毒性药品管理办法》，其规定：医疗用毒性药品，系指毒性剧烈，治疗剂量与中毒剂量相近，使用不当会致人中毒或死亡的药品。并在附件中列出了 28 种毒性中药管理品种。《中国药典》把毒性中药分为有大毒、有毒、有小毒三类，共 83 种。其中，有大毒 10 种，有毒 42 种，有小毒 31 种（详见本教材第二章第一节）。

《中国药典》2020 年版收载的 10 种有大毒中药品种中，有 9 种药材或饮片规定了毒性成分及其含量指标（注：有大毒的闹羊花未作规定），见表 4-1。

表 4-1　有大毒中药品种的毒性成分及含量指标

品名	毒性成分及其含量指标
生川乌	乌头碱、次乌头原碱及新乌头原碱的总量应为 0.050%～0.17%
生草乌	乌头碱、次乌头原碱及新乌头原碱的总量应为 0.15%～0.75%
生马钱子及制马钱子	生品及烫制品均为：士的宁应为 1.20%～2.20%，马钱子碱不得少于 0.80%
马钱子粉	士的宁应为 0.78%～0.82%，马钱子碱不得少于 0.50%
天仙子	东莨菪碱和莨菪碱的总量不得少于 0.080%
生巴豆	脂肪油不得少于 22.0%，巴豆苷不得少于 0.80%
巴豆霜	脂肪油应为 18.0%～20.0%
红粉	氧化汞不得少于 99.0%
生斑蝥及米斑蝥	生品含斑蝥素不得少于 0.35%；米炒品含斑蝥素应为 0.25%～0.65%

（五）有害残留物

有害残留物包括残留农药、重金属及有害元素、生物毒素等。制备中药饮片的原药材大多源于自然生长的植物、动物和矿物，存在有害残留物质或污染物质的概率较高，是影响饮片质量和临床用药安全的重要因素。《中国药典》以毒理学等相关数据为基础，以有害残留物的毒性程度作为限量控制考虑的首要因素，结合残留物的暴露情况和人类日常膳食摄入情况，进行综合分析评估，从而制定了有害残留物限量。

1. 残留农药　主要指中药材在种植过程中，因使用杀虫剂或因种植环境等因素而残存的有机氯类、有机磷类和拟除虫菊酯类农药有害物质。《中国药典》2020 年版一部规定人参、红参、甘草、西洋参、黄芪共 5 味药材和饮片需进行有机氯等农药残留量的检查，并规定了限量指标。例如，人参含农药残留限量规定为：五氯硝基苯不得过 0.1mg/kg，六氯苯不得过 0.1mg/kg，七氯不得过 0.05mg/kg，氯丹不得过 0.lmg/kg。

2．重金属及有害元素　主要指铅(Pb)、镉(Cd)、砷(As)、汞(Hg)、铜(Cu)、银(Ag)、铋(Bi)、锑(Ti)、锡(Sn)等。《中国药典》2020 年版一部规定了人参、珍珠、山楂、丹参、海藻等 30 味中药有害元素限量标准。例如，人参含重金属及有害元素限量为：铅不得过 5mg/kg，镉不得过 1mg/kg，砷不得过 2mg/kg，汞不得过 0.2mg/kg，铜不得过 20mg/kg。珍珠含重金属及有害元素限量为：铅不得过 5mg/kg，镉不得过 0.3mg/kg，砷不得过 2mg/kg，汞不得过 0.2mg/kg，铜不得过 20mg/kg。

3．生物毒素　某些饮片在贮存过程中，因受污染或霉变，易产生对人体有毒的黄曲霉毒素、赭曲霉毒素等生物毒素。一般来说，动物类、种子类、油性成分多的饮片，如土鳖虫、麦芽、柏子仁等，应注意黄曲霉毒素的检测；与粮谷类有类似基质的饮片，如淡豆豉、薏苡仁、白扁豆等，应注意赭曲霉毒素的检测。

《中国药典》四部"真菌毒素测定法"(通则 2351)规定了"黄曲霉毒素测定法"和"赭曲霉毒素 A 测定法"。一部要求对 24 种易受污染的药材和饮片进行黄曲霉毒素检查，并规定了统一的限度标准：每 1 000g 供试品含黄曲霉毒素 B_1 不得过 5μg，含黄曲霉毒素 G_2、黄曲霉毒素 G_1、黄曲霉毒素 B_2 和黄曲霉毒素 B_1 的总量不得过 10μg。

知识链接

黄曲霉毒素与赭曲霉毒素

(1) 黄曲霉毒素(aflatoxin, AF)是由真菌黄曲霉和寄生曲霉产生的一类真菌代谢产物，分为 B 族(B_1、B_2)和 G 族(G_1、G_2)两类。主要存在于天然污染的食品或中药中，且以黄曲霉毒素 B_1 最为多见，毒性和致癌性也最强。对人及动物肝脏组织有破坏作用，严重可致肝癌甚至死亡。世界卫生组织(WHO)癌症研究机构将其划定为 Ⅰ 类致癌物(指对人确有致癌性)。

《中国药典》2020 年版规定进行黄曲霉毒素检查的 24 种药材和饮片：九香虫、土鳖虫、大枣、马钱子、水蛭、地龙、肉豆蔻、全蝎、决明子、麦芽、远志、陈皮、使君子、胖大海、莲子、桃仁、蜈蚣、蜂房、槟榔、酸枣仁、僵蚕、薏苡仁、延胡索、柏子仁。

(2) 赭曲霉毒素(ochratoxin)是由曲霉属和青霉属真菌产生的一组有毒代谢产物，包括赭曲霉毒素 A、B、C、D。存在于污染的粮食、花生、豆类、柠檬类水果、腌制火腿等中，以赭曲霉毒素 A 最为多见，毒性也是该系列毒素中最强的。表现为慢性毒性，主要是对肝脏和肾脏毒性，有一定的致癌、致畸和致突变作用。世界卫生组织(WHO)国际癌症研究机构将其划定为 ⅡB 类致癌物(指对人致癌证据有限，对动物致癌证据充分)。

《中国药典》2020 年版没有规定对具体药材和饮片做赭曲霉毒素检查。

(六)二氧化硫残留量

部分中药材在产地初加工过程中，为了达到漂白增白、防虫防蛀、防霉防腐、保持干燥等目的，传统有用硫黄熏蒸的习惯。硫黄熏蒸在食品行业中有使用，在中药行业中适量且规范使用也是可以的。但如果滥用或过度使用，会使药品质量受到一定的影响。因此，国家禁止单纯为了外观漂白而用硫黄熏蒸。

硫黄熏蒸燃烧产生二氧化硫，被人体吸入会对眼及呼吸道黏膜有强烈的刺激作用，大量吸入可引起肺部和咽喉水肿、声带痉挛甚或窒息。二氧化硫遇水会产生亚硫酸盐，被世界卫生组织列为Ⅲ类致癌物(对人类致癌性尚未归类)。过量摄入会影响对钙的吸收，还能引起头疼，剧烈腹泻，肾脏障碍等症状。

《中国药典》一部规定必须对传统用硫黄熏蒸的 10 种药材、14 种饮片进行"二氧化硫残留量"检查，并规定了限度标准：除了山药片不得过 10mg/kg，其余药材及饮片均不得过 400mg/kg。四部收载二氧化硫残留量检查方法有酸碱滴定法、气相色谱法、离子色谱法三种。并且为了防止对药材滥用或者过度使用硫黄熏蒸，四部对所有药材及饮片（矿物类除外）二氧化硫残留量做了限量规定：不得过 150mg/kg。

> ### 知识链接
>
> **《中国药典》一部规定检测二氧化硫残留量的药材及饮片品种**
> （注：括号内为检测的品种）
>
> 　　山药（毛山药、光山药、山药片），天冬（天冬、天冬片），天花粉（天花粉、天花粉片），天麻（天麻、天麻片），牛膝（牛膝、牛膝段），白及（白及、白及片），白术（白术、白术片、麸炒白术），白芍（白芍、白芍片、炒白芍、酒白芍），党参（党参、党参片、米炒党参），粉葛（粉葛、粉葛片及块）。

（七）卫生学检查

中药材在采集、加工、贮运过程中会受到杂菌的污染，制成饮片后也可能造成细菌的严重污染。为了保证其质量，也对某些饮片作必要的卫生学检查，主要对可能含有的致病菌、大肠埃希菌、沙门菌、细菌总数、霉菌总数及活螨等进行检查。

（八）包装检查

药品包装应当适合药品质量的要求，且方便贮存、运输和医疗应用。包装检查是检查包装是否完好无损、标签是否符合规定、饮片是否有虫蛀、霉变、变色、走油等变异现象。

四、浸　出　物

浸出物系指用水或其他适宜的溶媒对饮片中可溶性物质进行浸提，所得的干膏重量。饮片中加入溶媒，经过浸润、渗透-解吸、溶解-扩散、置换等过程，其中的大部分化学成分（包括有效成分）被提取出来，因此检测浸出物含量是评价饮片质量的一项重要指标。尤其对于有效成分或指标成分尚不完全清楚，或有效成分尚无精确定量方法，或所测成分含量低于万分之一的中药饮片，测定其浸出物含量作为饮片质量控制指标，更具有重要的意义。

《中国药典》2020 年版一部大幅增加了浸出物含量的数量，在收载的 615 个中药品种中，规定浸出物最低限量项有 604 个（含药材、饮片生品及炮炙品）。且每一个品种根据其性质规定了浸出溶媒的种类，其中，大多用水和乙醇浸提，少数用甲醇浸提（三七、防己、刺五加、银柴胡）和石油醚浸提（瓜蒌子）。四部"浸出物测定法"（通则 2201）有三种：①水溶性浸出物测定法，包括冷浸法和热浸法；②醇溶性浸出物测定法，包括冷浸法和热浸法，所用溶媒为不同浓度的乙醇；③挥发性醚浸出物测定法，用回流提取法，所用溶媒为乙醚。

五、含　量　测　定

含量测定是控制药材和饮片质量最可靠、最准确的方法。在《中国药典》2020 年版一部在收载的 615 个中药品种中，规定有效成分或有关成分含量测定项多达 755 个（含药材、饮片生品及炮制品），且均规定了成分限量指标，可见含量测定对控制药品质量的重要性。

随着科学技术的不断发展，许多中药的有效成分已经明确，对于这类饮片可以直接建立含量测定方法，若含多种有效成分，则应建立多个指标检测方法。但有些中药的有效成分尚不明确，或虽已明确但尚无科学的含测方法，这就需要通过测定有关成分（指标成分、类别成分、有效部位)含量来控制其质量。其中,对于指标成分或类别成分已明确者,应测其指标成分或类别成分以保证质量;对于尚无法建立有效成分含量测定,或虽已建立含量测定,但所测成分含量很低(低于万分之一)或与功能主治相关性差的饮片,应测定有效部位(总有效组分,如总黄酮、总生物碱、总皂苷、总鞣质等)含量;对于含挥发性成分的饮片可测定其挥发油含量。从而形成比较完善的化学成分整体监控体系。

第二节　中药饮片的贮藏保管

贮藏保管是一门综合性科学,是一项比较复杂和技术性强的工作。对于中药饮片而言,贮藏保管是中药炮制加工的一个重要环节,其核心是保持饮片的固有品质,减少贮品的损耗。良好的贮存条件、合理的保管方法是保证饮片质量的重要手段。

一、贮藏保管方法

贮藏保管方法是人们在长期的生产实践中丰富和发展起来的。从古至今,贮藏保管方法大体可分为传统贮藏养护、化学药剂养护、现代贮藏养护三大类。

(一)传统贮藏养护技术

传统贮藏保管方法具有经济、有效、简便易行等优点,是最基本的贮藏方法,迄今仍被广泛应用。

1. 清洁养护法　系指保持饮片处于良好的卫生环境。主要内容包括对药材及其饮片、仓库及其周围环境保持清洁卫生以及必要的消毒工作,以此杜绝害虫来源,控制传播途径,消除、恶化其生长繁殖条件,及时彻底杀灭发现的害虫,实行全面、系统的防治,有效地保证中药不被蛀蚀。清洁养护是一切防治工作的基础,也是贯彻"以防为主,防治并举"保管方针的重要措施之一。

2. 防湿养护法　系指利用通风、吸湿、暴晒或烘烤等方法来改变库房的小气候,起到抑制霉菌和害虫活动的作用。常用的方法如下:

(1)通风:是利用空气自然流动或机械产生的风,把库房内潮湿的空气置换出来,但又不使外部潮湿空气进入库房内,以此来控制和调节库内的温度和湿度。

(2)吸湿:是利用自然吸湿物或空气去湿机,来降低库内空气的水分,以保持仓库凉爽而干燥的环境。传统常用的吸湿物有生石灰、木炭、草木灰等,现在发展到用氯化钙、硅胶等以吸潮。

(3)暴晒:即用日光晒,是利用太阳热能和紫外线杀灭害虫,在生产实践中应用甚广。

(4)烘烤:即加热烘烤,是利用较高温度杀灭虫卵及其害虫的方法。此方法尤其适用于入库前或雨季前后饮片的干燥。

3. 密封和密闭贮存法　系指将药材和饮片与外界(空气、温度、湿气、光线、微生物、害虫等)隔离,尽量减少外界因素对药物影响的贮存方法。

(1)密闭贮存:此法并不能完全隔绝空气,适用于不易发霉和泛油的一般性药物。药房的货存量少或贮存时间较短,多采用缸、坛、罐、瓶、箱、柜、铁桶等容器贮存,与木炭、生石灰等吸湿剂相结合的贮存效果更好。

(2)密封贮存:此法需要完全与外界环境隔离,贮存前必须严格检查药材和饮片是否干燥,含水量不能超过安全标准,并检查确实无虫蛀、霉变迹象,否则达不到密封贮存的目的。密封的形式有整库密封、堆垛密封、小件密封、包装袋真空密封等。现今,量少者或细料及贵重饮片,如冬虫夏草、鹿茸、猴枣、熊胆、牛黄、人参等,常用密封性能好、抗压和抗拉力强的聚乙烯塑料薄膜袋真空密封;量大者多用能承受压差变化的钢筋混凝土密封库、密封小室等密封贮存。

4. 对抗同贮法　系采用两种或两种以上的中药同贮,或采用一些有特殊气味的物品与中药同贮,而达到防虫、防霉目的的贮存方法。

(1) 药物同贮:此法仅适用于少数药物的贮存。如花椒可分别与蕲蛇、白花蛇、蛤蚧、全蝎、海马等同贮;丹皮可分别与泽泻、山药、白术、天花粉、冬虫夏草等同贮;细辛可分别与人参、全蝎、海马等同贮;大蒜可分别与土鳖虫、蕲蛇、白花蛇等同贮;三七与樟脑同贮;柏子仁与滑石、明矾同贮;冰片与灯心草同贮;硼砂与绿豆同贮;胶类药物与滑石粉或米糠同贮;荜澄茄、丁香与人参、党参、三七等同贮,均能达到防止虫蛀、霉变或泛油的目的。

(2) 特殊气味物品同贮:主要用的是白酒或药用乙醇,因二者是良好的杀菌剂。多数中药都适用此法,但该法的关键是密封不透气,否则达不到对抗同贮的目的。对于易虫蛀、霉变或泛油的药材和饮片,如动物、昆虫类的白花蛇、乌梢蛇、地龙、蛤蚧、土鳖虫、九香虫等,含油脂类的柏子仁、郁李仁、杏仁、桃仁、核桃仁、酸枣仁等,含糖类的党参、熟地黄、枸杞子、龙眼肉、黄精、黄芪、大枣等,贵重中药冬虫夏草、鹿茸、三七、人参等,含挥发油类的当归、川芎等,均可采用喷洒少量95%药用乙醇或50%左右的白酒,密封同贮,以达到防蛀、防霉、防止泛油的效果。

知识链接

含不同成分或辅料炮制饮片的养护方法

(1) 含淀粉多的饮片:切成饮片后要及时干燥,置通风、干燥、凉处,防虫蛀、防潮。如山药、葛根、黄芪等。

(2) 含挥发油多的饮片:切成饮片后易散失香气或泛油,应置阴凉干燥处。如薄荷、当归、川芎等。

(3) 含糖分或黏液质多的饮片:炮制后极易变软发黏,易被污染,应置通风干燥处。如熟地黄、天冬、党参等。

(4) 含油分多的种子类饮片:炒后香气增加,应于缸、罐中封闭贮藏。如紫苏子、柏子仁、莱菔子等。

(5) 某些含结晶水矿物类饮片:容易失去结晶水而风化,应贮于密封的缸罐内,置阴凉处。如硼砂、芒硝等。

(6) 酒或醋炙饮片:应置密闭容器中,置阴凉处。如当归、常山、大黄、芫花、大戟、香附等。

(7) 盐炙饮片:易受潮变软,应置密闭容器内,置通风干燥处。如泽泻、知母、车前子等。

(8) 蜜炙饮片:炮制后易受潮变软或粘连成团且易被污染,应贮于缸罐内,尽量密闭,置通风干燥处。如款冬花、甘草、枇杷叶等。

(二) 化学药剂养护技术

化学药剂养护是20世纪发展起来的一门新技术,是利用化学药剂经加热熏蒸或分解挥发所产生的气体来杀虫防霉的一类养护方法。所用化学药剂主要有硫黄、氯化苦、磷化铝等。药剂成本低,对设施要求简单,但毒性大、易发生爆炸、有的有毒成分易残留,会对人体健康造成危害或污染环境,现已较少应用。

1. 硫黄熏蒸法　是用硫黄燃烧后产生的二氧化硫来熏蒸杀虫的方法。二氧化硫对人体有毒性,应注意劳动保护。熏蒸采用熏箱或熏房密封熏蒸,中药不要堆得太紧,以堆成通风垛为宜。硫黄燃烧后应密封3～4天,然后通风散毒1～2天。二氧化硫遇水生成亚硫酸盐易残留在药材和饮片中,且亚硫酸盐具有漂白作用,易使中药变色,因此熏蒸的中药应尽量干燥,对易变色中药,如大黄、甘草、枸杞子等不宜用硫黄熏蒸,国家也禁止单纯为了外观漂白而用硫黄熏蒸。

2. 磷化铝熏蒸法　磷化铝药剂是由磷化铝、氨基甲酸铵及赋形剂等混合压成的片剂,吸收潮湿空气中的水分生成磷化氢气体来熏蒸杀虫。磷化氢气体有剧毒，易引起爆炸燃烧，操作时应特别注意。熏蒸采用塑料帐幕密封货垛，或全仓密封后再熏蒸杀虫。磷化铝熏蒸效果的关键是密封时间，一般库温20℃以上时需密闭3天。熏蒸结束后，要通风散毒，先开启下风口，后开启上风口，通风散毒时间应不少于3天。

3．氯化苦熏蒸法　氯化苦化学名为三氯硝基甲烷，是一种无色或略带黄色的液体，在20℃以上能逐渐挥发具有较强的杀虫力。氯化苦不燃烧、不爆炸，但对人体毒性很大，空气中氯化苦浓度达 0.2g/m^3 时，7分钟就能使人致死，因此应严防中毒。熏蒸采用特制的橡胶帐幕或聚乙烯塑料薄膜，将货垛苫盖密封，然后采用喷雾法或蒸发法，进行全仓密闭熏蒸或帐幕密闭熏蒸。氯化苦蒸气比空气重，所以使用时要把氯化苦放在高处。熏蒸结束，排毒散气应先开库房或帐幕下边风口，再开上风口，通风不能少于4天。

（三）现代贮藏养护技术

传统贮藏方法和化学药剂熏蒸虽然能解决一定的问题，但远不能适应现代化生产的需要。近年来，随着科学技术的不断发展，一些物理的、化学的方法在药材和饮片贮藏保管中得到应用，使贮藏手段进一步科学化、合理化。

1．气调养护技术　系将药材或饮片置密封环境中，采用降氧、充氮气或充二氧化碳气体的方法，人为地造成低氧或高浓度二氧化碳状态，达到杀虫防虫、防霉、防止药物变异等目的。该法所有的氮气和二氧化碳，可以用专用机械产生，或用钢瓶中盛装的该气体，主要有密封塑料帐和密封库等方法。密封塑料帐采用先抽后充的方法，密封库采用先充后抽的方法。该法不仅能防止害虫及霉菌的生长，还能有效杀灭仓虫，保持饮片的色泽、品质等，且易管理、费用低，不污染环境，劳动强度小，是一种较理想的贮藏保管方法，尤其在贮存贵重和易受虫害的药材和饮片，更具实际应用价值。

微生物生长繁殖需要氧气，因此在缺氧状态下，就会窒息死亡。日常情况下，空气中各种气体的比例为氮气占78%、氧气占21%、二氧化碳占0.03%、稀有气体和杂质占0.97%。当环境中氧气浓度在8%以下或二氧化碳浓度在20%以上时，微生物呼吸受到抑制，能有效防止仓虫的生长；氧气浓度在2%以下或二氧化碳浓度在35%以上、温度25～28℃、15天以上能有效杀灭幼虫、蛹和成虫。

2．气幕防潮技术　气幕又称气帘或气闸，是安装在仓库房门上，配合自动门以防止库内冷空气排出库外、库外热空气侵入库内，从而达到防潮的目的。

气幕装置包括气幕、自动门两部分。当自动门开启时，机械会产生气流从一条狭长缝隙中吹出形成气幕（气帘），从而阻止或减轻库房外热空气或潮湿的空气进入库内对饮片产生影响。自动门关闭时，气幕即停止工作。但此装置无吸湿功能，必要时需配合除湿机使用。

3．干燥技术　有远红外辐射干燥技术、微波干燥技术等。详见"第六章　第三节　饮片的干燥"项下。

4．气体灭菌技术　主要指环氧乙烷防霉技术和混合气体防霉技术。

（1）环氧乙烷防霉技术：其原理是环氧乙烷能与细菌蛋白分子中氨基、羟基、酚基或巯基上的活泼氢原子起加成反应，生成羟乙基衍生物，使细菌代谢受阻，从而产生不可逆的杀灭作用。其特点是有较强的扩散性和穿透力，对各种细菌、霉菌及昆虫、虫卵均有十分理想的杀灭作用。目前已广泛用于医疗材料及某些药物的消毒灭菌。但环氧乙烷是一种低沸点（13～14℃）的有机溶剂，有易燃、易爆的危险，使用时要特别注意。

（2）混合气体防霉技术：针对环氧乙烷杀虫效果好，但易燃易爆是其缺点。改用混合气体灭菌，即由环氧乙烷与氟利昂按国际通用配方混合而成的，对各种细菌、霉菌及昆虫、虫卵均有十分理想的杀灭作用，且具有安全、操作简便、灭菌效果可靠等优点。

5．低温冷藏技术　系利用空调、冷藏柜和电冰箱等机械制冷设备产生冷气降温，使药物在低温状态下贮藏，以抑制害虫、霉菌的生长繁殖，达到安全养护的目的。该法能防蛀、防霉，同时又不影响饮片质量，特别对于一些贵重或受热易变质的饮片，是一种理想的养护技术。应当注意的是，低温贮藏的温度多控制在2～10℃，温度过低则会冻伤破坏中药细胞壁结构及蛋白质等成分，且低温冷藏前须保证饮片包装严密，以防吸潮或失水干枯。

6. 蒸汽加热技术　系利用水蒸气杀灭药材及饮片中所含的霉菌、杂菌及害虫的方法，具有方法简单、价廉、成分损失小等特点。有低高温长时灭菌、亚高温短时灭菌、超高温瞬间灭菌三种方法。其中，低高温长时间灭菌是一种常用的方法。而超高温瞬间灭菌是将需灭菌物迅速加热到150℃，经2～4秒瞬间即可完成灭菌，由于灭菌温度高、时间短，这样加热杀灭微生物的速度比药物成分发生反应的速度来得快，因此药效损失甚微。

7. 中药挥发油熏蒸技术　系利用某些中药挥发油挥发以熏蒸药材或饮片，从而达到抑菌和灭菌的目的。其特点是能迅速破坏霉菌的结构，使霉菌孢子脱落、分解，从而达到杀灭霉菌或抑制其繁殖的目的，且对中药表面色泽、气味均无明显改变。多数中药丁香、荜澄茄、肉桂、白芷、花椒、山苍子、山胡椒、高良姜等的挥发油具有一定的抑菌和灭菌效果，其中以荜澄茄、丁香挥发油的效果最佳。

8. 无菌包装技术　先将药材或饮片灭菌，然后放进一个霉菌无法生长的环境中，可避免其再次受到污染。在常温条件下，即使无任何防腐剂或冷冻设施，也可保证药材或饮片在规定的时间内不会发生霉变。

9. ^{60}Co-γ射线辐射　放射性核素^{60}Co产生的γ射线有很强的穿透力和杀菌能力，可杀灭微生物和芽孢灭菌效率高，是一种较理想的灭菌方法。但此法不能在一般的仓库中进行，需有专门的辐射场所和设施，投资大，且对操作人员存在一定的潜在危险性，要求有配套的防护措施。

二、贮藏中的变异现象

饮片贮藏保管不当，会发生多种变异现象，影响饮片的质量，从而影响临床用药的安全与有效。研究贮藏保管过程中可能发生的变异现象及其原因，对探索和制定科学合理的贮藏方法有着十分重要的意义。

1. 虫蛀　系指药材或饮片被仓虫蛀蚀，出现空洞、破碎或粉末，并被仓虫的排泄物污染的变质现象。虫蛀是饮片贮藏过程中最严重的变异现象之一。含淀粉、糖类、脂肪、蛋白质等成分的饮片最易被虫蛀，一般易在饮片重叠空隙处或裂痕处以及碎屑中发生。被虫蛀的药物，因已受虫体及其排泄物的污染，且内部组织遭到破坏，重量减轻；另一方面由于害虫在生活过程中能分泌出水分和热量，促使药物发热、发霉、变色、变味，致使药物失去部分或大部分有效成分，严重影响饮片的质量，不堪药用。

2. 发霉　系指药材或饮片因干燥不够或受潮后，其表面或内部寄生的霉菌在适宜温度条件下滋生繁殖，在中药表面布满菌丝的变质现象。中药贮存的两大问题，一个是霉变，另一个是虫蛀，其中霉变危害更大。饮片霉变时先出现许多白色毛状、线状、网状物或斑点，继而萌发黄色或绿色的菌丝，这些菌逐渐分泌一种酵素，溶蚀药材和饮片组织，使很多有机物分解，不仅使药材和饮片腐烂变质，而且有效成分也会遭到破坏，以致不能药用。

3. 变色　系指饮片的天然色泽发生了变化。颜色的变化既影响饮片的外观质量，又可造成饮片内在质量的下降。若贮存保管不当，会导致某些饮片的颜色由浅变深（由白色变为黄色），如白芷、泽泻、天花粉、山药等；或由深变浅，如黄芪、黄柏等；或由鲜艳变暗淡，如金银花、菊花、红花、腊梅花等花类药物以及大青叶、荷叶、人参叶等叶类药物。

4. 气味散失　亦称走味，系指饮片受外界因素的影响，或贮存日久导致其固有气味变淡薄或散失的现象，也是饮片质量受到严重影响的标志。气味散失多发生于含挥发油类成分的饮片，如薄荷、荆芥、细辛、香薷、白芷、冰片等。由于贮存环境差，库内闷热，或贮存日久，芳香性成分渐渐挥发散失，致使有效成分不同程度地减少。

5.泛油　亦称走油，系指饮片中所含挥发油、油脂、糖类等成分，因受热或受潮而在其表面出现油状物质，或返软、发黏、颜色变浑，发出油败气味的现象。泛油是一种酸败变质现象，影响疗效，甚至可产生不良反应。含油质多的药物，常因受热温度过高使其内部油质溢出表面，造成泛油现象。如苦杏仁、桃仁、柏子仁、当归、炒酸枣仁等。含糖分多的药物，常因受潮造成返软、发黏，出现泛油现象。如枸杞子、天冬、麦冬、玉竹、牛膝、黄精、熟地黄等。

6.风化　系指某些含结晶水的矿物类药物与干燥空气长时间接触，逐渐脱水而成为粉末状态的现象。风化了的药物由于失去了结晶水，成分结构发生了改变，其质量和药性也随之改变。如芒硝、硼砂、胆矾、绿矾等。

7.潮解溶化　系指固体药物吸收潮湿空气中的水分，并在湿热气候影响下，其外部慢慢溶化成液体状态的现象。如咸秋石、硇砂、青盐、芒硝等。

8.粘连　系指某些熔点比较低的固体树脂类药物及胶类药物，受热或受潮后粘结成块的现象。如乳香、没药、阿魏、芦荟、儿茶、阿胶、鹿角胶、黄明胶等。

9.挥发　系指某些含挥发油的药物，因受空气和温度的影响及贮存日久，使挥发油散失，失去油润，产生干枯或破裂的现象。如肉桂、沉香、厚朴等。

10.腐烂　系指某些新鲜药物因受温度和空气中微生物的影响，引起发热，使微生物繁殖和活动加快，出现腐烂的现象。如鲜生地黄、鲜生姜、鲜芦根、鲜石斛、鲜白茅根、鲜菖蒲等。

11.自燃　亦称冲烧，系指质地轻薄松散的植物类药材如红花、艾叶、甘松等，以及种子类药物如柏子仁等，由于本身干燥不适度，或在包装码垛前吸潮，在紧实状态中细胞代谢产生的热量不能散发，当温度积聚到67℃以上时，热量便能从垛中心一下冲出垛外，轻者起烟，重者起火。

三、造成变异的因素

中药饮片在贮藏过程中会发生多种变异现象，究其原因主要有四方面的因素：一是饮片本身的性质（内部因素）；二是自然因素；三是生物因素；四是人为因素。其中，最主要是由自然因素和生物因素引起的。造成饮片质量变异的自然因素和生物因素，主要有以下几个方面：

1.空气　空气中的氧和臭氧是氧化剂，对药物的变异起着重要的作用，能使某些药物中的挥发油、脂肪油、糖类等成分氧化、酸败、分解，引起泛油；能使花类药物变色，气味散失；也能氧化矿物类药物，如使灵磁石变为呆磁石。

药材经炮制加工制成饮片，改变了原药材的形状，使饮片与空气的接触面积较原药材大，更容易发生泛油、虫蛀、霉变、变色等变异现象。因此，饮片一般不宜久贮，贮存时应包装存放，尽量避免与空气接触。

2.温度　中药中的成分一般在15～20℃的常温条件下是比较稳定的，随着温度的升高，其物理、化学和生物的变化均可加速。贮藏保管时，若温度过高，将促使药材和饮片的水分蒸发，其含水量和重量下降，同时加速了氧化、水解等化学反应，造成变色、气味散失、挥发、泛油、粘连、干枯等变异现象；若温度过低，某些新鲜的药物如鲜石斛、鲜芦根等，或某些含水量较多的药物，也会受到有害的影响。

3.湿度　湿度是影响饮片变异的一个十分重要的因素。它不仅可引起药物的物理、化学性质变化，而且能影响微生物的繁殖及害虫的生长。霉菌体细胞含水量为70%～80%，因此，当饮片的含水量超过15%或空气相对湿度超过70%时，霉菌很容易生长繁殖，并且水分越高，代谢越强，生长繁殖也越快。因此，一般要求饮片的绝对含水量控制在7%～13%，贮存时空气的相对湿度控制在60%～70%。若相对湿度超过70%，饮片会吸收空气中的水分而使其含水量增加，导致发霉、潮解溶化、粘连、腐烂等现象的发生；若相对湿度低于60%，饮片的含水量又易逐渐下降，出现风化、干裂等现象。

4.日光　日光的直接或间接照射会导致饮片变色、气味散失、挥发、风化、泛油，从而影响饮片的质量。如红花等花类药物，经日光长时间照射，不仅色泽渐渐变暗，而且变脆，引起散瓣；薄荷等芳香挥发性成分的药物，常经日光照射，不仅使药物变色，而且使挥发油散失，质量降低。

5.霉菌　霉菌细胞新陈代谢主要是在水的作用下，依靠霉菌分泌在其细胞壁外的酶，将外界的淀粉、蛋白质、纤维素等转化成能溶解于水的小分子化合物，从而被霉菌体细胞吸收。霉菌的生长繁殖深受环境因素的影响，一般而言，室温在20~35℃，相对湿度在75%以上，其极易生长繁殖，从而溶蚀药物组织，使之发霉、腐烂变质而失效。含营养物质的饮片，尤其易受霉菌污染而腐烂变质，如淡豆豉、瓜蒌、肉苁蓉等。

6.虫害　一般温度在18~35℃，饮片的含水量在13%以上，空气的相对湿度在70%以上，最适宜害虫的生长繁殖。若饮片的含水量超过13%，尤其是含蛋白质、淀粉、油脂、糖类的饮片最易被虫蛀，如蕲蛇、泽泻、党参、芡实、莲子等。所以饮片入库贮存，一定要充分干燥，且须密闭或密封保管。

7.鼠害　在贮存保管过程中，仓鼠可盗食、污染药物，传播病毒和致病菌，破坏包装和建筑物，历来是中药贮存时防治的对象之一。现代库房专门设置防鼠门栏，能起到较好的防治效果。

四、贮藏保管应注意的问题

1.贮存方法要适宜　饮片的贮存方法，对保证饮片质量关系重大。因此，应根据不同饮片的特性，选用合适的方法贮存，并尽量应用现代贮存保管新技术。

2.贮存时要勤检查　饮片贮存前，除验准品名、规格、数量外，还要对饮片的性状、片型、杂质及水分含量等进行检查，若不符合规定，必须进行处理，以确保饮片的质量。饮片贮存期间，要随时注意季节的变化，要勤检查，特别是在炎热、多雨季节更应注意，一旦发现有变异现象发生，应及时处理。

3.严格控制保存期限　大多数饮片不要长期贮存，否则会造成有效成分损失，导致疗效降低。虽然少数饮片如六神曲、陈皮、半夏、枳壳、麻黄、狼毒、吴茱萸等，传统上强调以陈久者良，但绝大多数饮片会因长期贮存而出现泛油、变色、气味散失、风化、挥发等变异现象，从而造成不必要的损失。为了保证饮片质量，应遵循"先进先出"的原则。

（王晓阁）

？ 复习思考题

1.《中国药典》对中药饮片的质量做了哪些规定？

2.常用的传统贮藏保管方法有哪些？

3.什么是对抗同贮法？主要包括哪些内容？

4.气调养护技术的原理是什么？

5.简述贮藏中的变异现象。

扫一扫，测一测

下篇 炮制技术

第五章 净选加工

学习目标

1. 掌握净选加工的方法、净制设备的性能和工作原理、净药材的质量要求。
2. 熟悉净选加工的目的。
3. 了解净选加工中某些药物的炮制研究。
4. 能按照净药材的质量要求,进行常用中药的净选处理。

净选加工亦称净制,是中药炮制的第一道工序。系指中药材在软化切制前,或饮片在炮炙、调剂和制剂前,均应选取规定的药用部位,区分疗效不同的药用部位,除去杂质及虫蛀霉变品,将饮片分档或进行简单加工的一类炮制方法。

净选加工的目的:

1. 除去杂质 药材和饮片中残存非药用部位,或混有不同来源的药物,或带有泥沙等杂质,既影响质量又可能产生毒副作用,需净制除去。如金银花中残存叶子,八角茴香中混入莽草,牡蛎中夹带泥沙,朱砂中混有铁屑等,均应除去。

2. 除去虫蛀及霉变品 药材和饮片因干燥不当,或贮存保管不当,会被虫蛀或发霉变质,严重影响其质量。《中药饮片质量标准通则(试行)》规定饮片应无虫蛀、霉变品。因此,若量很少不影响饮片质量应净制除去,量多者不得药用。

3. 区分疗效不同的药用部位 有些药材或饮片不同的药用部位,作用各异,需分开分别药用。如麻黄茎与麻黄根、莲子肉与莲子心、花椒果皮与种子作用不同,需分开分别药用。

4. 大小分档 为了使药材在软化切制过程中或饮片在炮炙过程中的程度均匀一致,应按大小、粗细、厚薄进行分类。如大黄、白术等。

5. 简单加工 质地坚硬的矿物、动物甲壳类药物、形体小的植物类药物须碾捣成颗粒,质地松软的药物须揉搓成团或搓碎,不仅能除去杂质,而且便于调配和制剂,使其充分发挥疗效。如磁石、鳖甲、雷丸、桑叶、竹茹等。

净选加工包括清除杂质、分离和清除非药用部位以及其他加工。在实际操作中它们往往是相互联系、相互渗透的,有的在清除杂质的同时也除去了非药用部位。

第一节 清除杂质

清除杂质是中药炮制最基础的工作,包括挑选、筛选、风选、水选、磁选等方法。

一、挑选

挑选是除去混在药材或饮片中的杂质、虫蛀品、霉变品等,或分开不同药用部位,或按长短、粗细和厚薄进行分档的一类方法。

（一）操作方法

1.挑拣法 系利用药物与杂质的大小或色泽不同，挑拣除去或分离的方法。量多者，将药材或饮片摊在拣选工作台上进行挑拣；量少者，置于药匾、盆等盛药器具内进行挑拣。

（1）除去杂质：枸杞子等最易生霉、泛油、变色，药用前要把不符合质量要求的果实以及残留的果梗用手挑拣除去，以保证饮片质量。金银花的药用部位是干燥花蕾或带有少量初开的花，须拣去残存的枝梗、叶子和开败的花。丹参软化切片前要将混入的杂草挑拣除去，将残茎、须根等手掰或剪切除去。乳香、没药、桑螵蛸等，采集时易残存少量非药用的树皮，要用手掰除去。

挑选法操作

（2）分离不同药用部位：麻黄茎具发汗作用，根具止汗作用，作用不同。采集麻黄时会混有少量根，二者形状和色泽均不同，可挑拣分开，分别药用。

（3）大小分档：白术、大黄等大小不等，为了使药材软化时，便于控制浸泡和闷润的程度，确保饮片质量，须将其按大小、粗细进行挑拣分类，分别软化处理。

2.颠法 颠法是利用药物与杂质在药匾或簸箕中颠簸时产生的摩擦力不同，以除去杂质的方法。

（1）药匾颠法：多用于球形果皮与杂质的分离。如花椒果皮中带有细小的果柄较多，用手挑拣费工费时，可采用颠法除去。

操作方法与技巧：将待净制的花椒置于药匾的一端，两手握住药匾的外沿，两手间的距离约为药匾边缘周长的二分之一或三分之一。将药匾向上倾斜30°左右的角度（以果皮将要向下滚动为度），两手同时向药匾的斜上方有节奏地用力颠簸，在颠簸中，球形的花椒果皮向下滚动，并逐渐与果柄分离，粗糙的果柄留在药匾的斜上方。除去果柄，即可得到纯净的花椒果皮。

颠法操作

（2）簸箕颠法：多用于球形果实与杂质的分离：莱菔子等细小且呈类圆形果实种子类药材，常残存少量泥土及灰屑等杂质，挑拣不易除去，可用颠法除去。

操作方法与技巧：将药物置簸箕内，簸舌倾斜朝下，两手同时向簸箕的斜上方有节奏地上下颠簸，卵圆或椭圆形的莱菔子向下滚动，泥土及灰屑留在簸箕顶部。

（二）质量要求

经挑选后的药材和饮片，必须大小粗细分档，无虫蛀、霉变、走油泛黑，无杂质。质量应符合《中国药典》《中药饮片质量标准通则（试行）》规定的药用净度标准（详见本章第四节，下同）。

二、筛 选

筛选是利用药物自身的体积大小不同，选用不同规格的筛或罗，将其分档；或者利用药物与杂质的体积大小不同，除去杂质的一类方法。

（一）操作方法

1.手工筛选 筛选用的药筛主要有竹筛、铁丝筛、铜筛、罗、标准筛等。

（1）竹筛：竹筛是传统最常用的筛药器具，用竹条及藤皮编织而成，形如深盘，直径60～65cm，高约5cm，筛底用宽3mm左右的藤皮，编织成大小不等的筛孔。传统竹筛常分六种型号：

一号竹筛，又称菊花筛。孔眼内径为16～20mm，如筛菊花、桑叶等用。

二号竹筛，又称玄胡筛。孔眼内径为10mm，如筛延胡索、浙贝母等用。

三号竹筛，又称大中眼筛。孔眼内径为7mm，如筛半夏等用。

四号竹筛，又称小中眼筛。孔眼内径为5mm，如筛香附米等用。

五号竹筛，又称大紧眼筛。孔眼内径为3mm，如筛薏苡仁、牵牛子等用。

六号竹筛，又称小紧眼筛。孔眼内径为2mm，如筛牛蒡子等用。

操作方法与技巧：将待净选药材或饮片置于适宜孔径的竹筛内，两手握住筛的外沿，两手之间的距离约为药筛边缘周长的五分之二。有两种持筛手法：一种是两手掌紧握药筛的外沿，手掌虎口卡在药筛上沿；另一种是两手像端热饭碗状，大拇指卡住药筛上沿，其余四个手指扣住药筛底部，手掌成钳形，虎口不与竹筛接触。操作时，两手手腕沿同一个方向做曲轴式运动，药材或饮片在筛内呈波浪式跳动和滑动，即可将杂质除去，或将药物大小分档。

竹筛的使用

实际上，商品药物中所含的杂质不可能太多、太大，所以孔径较大的一至四号筛多用于药材或饮片的分档，而五至六号筛多用于除去非药用的干瘪种子或泥土、灰屑等杂质。

（2）铁丝筛：铁丝筛是用铁丝、钢丝等编织而成的，耐热且不燃烧。多在加辅料炒法中应用，用于筛去炮炙后残存的固体辅料。如焦麦麸、焦米、土粉等。

操作方法与技巧：将待净制的饮片置于铁丝筛中，两手握住筛的外沿（与竹筛的持法相同），两手手腕成曲轴式运动或左右晃动，灰屑及辅料透过筛孔而被除去。

（3）罗：罗是用绢或细铜丝、细钢丝等作底制成的。常分两种型号：

一号罗，孔眼内径为1mm。如筛选葶苈子、荆芥等用。

二号罗，孔眼内径为0.5mm。如筛选槐花、麦麸等用。

罗的使用

操作方法与技巧：一种方法，是将适宜孔径的罗放在罗框（罗架）上，取待净制的药材或饮片置于罗内，手握住罗的上沿，前后往复匀速推拉，药材或饮片在罗内上下和前后晃动，灰屑等细粉即被罗去；另一种方法，与上述铁丝筛的使用技巧相同。

知识链接

罗与筛的区别

（1）从材料区分，绢或细钢丝等作底者称罗，竹条及藤条编织者称筛。

（2）从筛孔区分，细孔者称罗，粗孔者称筛。

（3）从大小区分，直径较小者称罗，直径较大者称筛。

（4）从用途区分，罗常用于罗去尘土灰屑等杂质或分离粗细粉末，筛多用于除去砂土或药屑等杂质或药物大小分档。

（4）标准筛：《中国药典》等国家药品标准所用的药筛，称标准筛或药典筛。虽然其相当于传统意义上的罗，但其材质采用不锈钢丝编织网，选用国家标准的R40/3系列，精度高，主要用于对颗粒、粉类进行粒度结构精确分析。以1英寸（2.54cm）筛网长度上的孔数（简称目）作为各号筛的名称。如100目筛是指每英寸长度上有100个孔，能通过100目筛的粉末称为100目粉。目数越大，粉末越细。《中国药典》标准筛共分9个筛号：

一号筛，目号为10目筛，筛孔内径约为2 000μm。

二号筛，目号为24目筛，筛孔内径约为850μm。

三号筛，目号为50目筛，筛孔内径约为355μm。

四号筛，目号为65目筛，筛孔内径约为250μm。

五号筛，目号为80目筛，筛孔内径约为180μm。

六号筛，目号为100目筛，筛孔内径约为150μm。

七号筛，目号为120目筛，筛孔内径约为125μm。

八号筛，目号为150目筛，筛孔内径约为90μm。

九号筛，目号为200目筛，筛孔内径约为75μm。

任何方法粉碎的粉末，其粒度都是不均匀的，必须通过药筛才能得到粒度比较均匀的粉末。过筛的粉末包括所有能通过该药筛筛孔的全部粉粒，例如通过五号筛的粉末，不都是直径近于180μm的粉粒，而是包括比五号筛通过的粉末更细的能通过六号至九号，甚至更细的粉粒在内。纤维性药材粉碎后，有的粉粒呈长条状，直径小于筛孔，长度大于筛孔，过筛时也可能通过筛网。

标准筛的操作方法与技巧：把药筛按筛号从大到小、由上至下依次叠放成套，最底层为接受体，最上层为筛盖，要层层套紧、套密。把被检药物放于最上端的筛格里，盖上筛盖。可用手摇动过筛，也可与振筛机配合使用。每次试样可取 10～100g，每次筛分时间为 2～10 分钟。例如，《中国药典》规定蒲黄所含杂质的检查手法是：取蒲黄 10g，称定重量，置药典七号筛中，保持水平状态过筛，左右往返，边筛边轻叩 2 分钟。取不能通过七号筛的杂质，称定重量，计算，杂质不得过 10%。

2．机械筛选　目前大量药物的筛选主要用筛药机。如振荡式筛药机、箱式双层电动筛药机等。

（1）振荡式筛药机：该机（图 5-1）由筛子主体、玻璃纤维板弹簧、偏心轮、电机及底座组成。其结构简单，效率高且噪声小。筛选时，根据需要可更换不同孔径的筛网。

工作原理：在机器曲轴的带动下，筛箱做前后往复运动和上下跳动，筛箱内的药物也随之做上下和向前跳动，在运动中将药物中的泥沙杂质及灰屑筛去，或将药物大小分档。

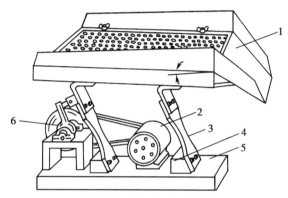

图 5-1　振荡式筛药机示意图

1. 筛子主体；2. 电动机；3. 玻璃纤维板弹簧；4. 斜度 78° 的实心刨铁；

5. 实心底座；6. 偏心轮（7.5mm）

（2）箱式双层电动筛药机：该机（图 5-2、图 5-3）主要结构与振荡式筛药机相似，不同的是筛分上下两层，上层筛孔较大，下层筛孔较小。整个药筛都密封在箱中，箱的上部有吸尘罩，避免了工作时的灰屑飞扬。此设备可根据不同的药材或饮片更换上下筛，适用范围广，既适用于籽粒药物的筛选，又适宜具有一定片型药物的筛选。

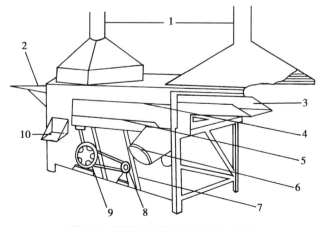

图 5-2　箱式双层电动筛药机示意图

1. 吸尘罩；2. 进料口；3. 上层筛出料口；4. 上层筛（粗筛）；5. 下层筛（细筛）；

6. 下层筛出料口；7. 弹簧板；8. 电机；9. 偏心轮；10. 杂质出口

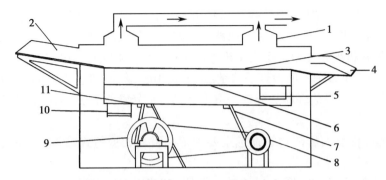

图 5-3　箱式双层电动筛药机内部结构示意图

1. 吸尘罩；2. 上料台；3. 上层筛（粗筛）；4. 上层筛出料口；5. 下层筛出料口；
6. 下层筛（细筛）；7. 弹簧板；8. 电机；9. 偏心轮；10. 杂质出口；11. 筛底

　　工作原理：待筛选的饮片经上料台进入上层筛中，筛选过程中，体积大、没有透过上层筛的药物从上层筛的出料口倾出，体积小、透过上层筛的药物及杂质又经下层筛筛选，药物从下层筛的出料口倾出。杂质和碎屑落入筛底，从杂质出口排出。

（二）质量要求

　　经筛选后的药材和饮片，应大小均匀，无灰屑等杂质。质量应符合《中国药典》《中药饮片质量标准通则（试行）》规定的药用净度标准。

三、风　选

　　风选是利用药物与杂质的轻重不同，借助簸箕或风机产生的风力，将药物与杂质分开的一类方法。

（一）操作方法

　　药物中若含有非药用的果柄、花梗、叶子、干瘪的果实或种子等，或含有砂石、灰屑等杂质，均可用风选法除去。少量药物的风选常使用簸箕等器具，大量药物的风选常采用风选机。

　　1. 簸箕风选　簸箕是最常用的传统风选器具之一。其规格大小不等，一般用柳条或荆条编织而成，表面粗糙不平，前段嵌有一较薄的柳木薄板（称簸舌）。借扬簸时产生的风力，轻者被簸扬出来，重者留在簸箕内。

　　操作方法与技巧：两手握住簸箕上沿的中间稍靠后位置，不簸时，可将簸箕的后部顶靠在小腹上，与两手形成三个支撑点。扬簸时，簸箕离开小腹，簸舌稍微上扬，两臂和手腕同时上下用力扇簸而产生风力，药物与杂质因轻重不同而分开。

　　2. 机械风选　目前大量药物的风选用风选机，风选机种类较多，下面主要介绍风筛机、滑栅吸式风选机和旋风分离吸式风选机。

　　（1）风筛机：该机（图 5-4、图 5-5）由筛选和风选两部分组成。筛选部分结构同双层箱式筛药机，风选部分由风扇、风箱等组成。两部分既可单独使用，又可联合使用，联合使用时由传送带相连。

　　工作原理：药物先经进药口被送入筛体，经筛选可除去尘土、砂石。筛选后的药物经传送带进入风选箱。由于药物与杂质的轻重不同，借助扇叶转动产生的风力，轻的被吹到风选箱远端，重的在近端落下，分别经不同的出口排出。如单独使用风选部分，药物从风箱进药口投入，即可将药物与杂质分开。根据药物质地不同，风选时的风力可由扇叶转速进行调节。

簸箕的使用

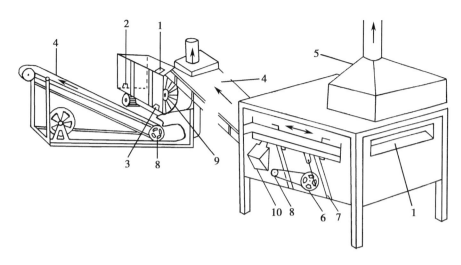

图 5-4 风筛机示意图

1. 进药口；2. 质轻药材或杂质出口；3. 质重药材或杂质出口；4. 传送带；5. 吸尘罩；
6. 偏心轮（7.5mm）；7. 钢板弹簧；8. 电机；9. 扇叶；10. 筛药机杂质出口

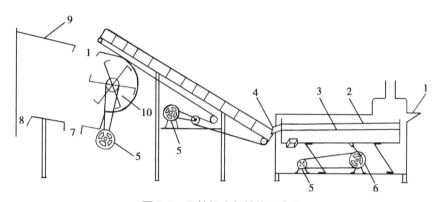

图 5-5 风筛机内部结构示意图

1. 进药口；2. 上层筛（粗筛）；3. 下层筛（细筛）；4. 出料口；5. 电机；6. 偏心轮（7.5mm）；
7. 质重药材或杂质出口；8. 质轻药材或杂质出口；9. 风选箱；10. 扇叶

（2）滑栅吸式风选机：该机（图 5-6）主要由升运带、滑板栅、风机等组成。

工作原理：待风选的药物经输料带进入上料口后，落入由多片倾斜滑板组成的滑板栅上，当药物经各滑板间隙下落时，药物中的杂质、尘土随各滑板间隙的气流被吸走，干净的药物沿滑板落入贮药器内。被气流吸走的杂质和灰尘进入气流清选筒中，由于筒的直径扩大，使气流的速度降低，稍重的杂质即沉降，从杂质出口排出，灰尘则被风机吸走，进入布袋内。滑板间隙气流（风力）的大小，可根据不同药物进行调节。

（3）旋风分离吸式风选机：主要由旋风分离器、沉降筒、风机等组成（图 5-7）。

工作原理：待风选药物通过离心力的作用，沿切线方向进入旋风分离器内，药物中的杂质、尘土等被旋风分离器中的气流吸走，干净的药物从分离器下部的出药口中流出。被吸走的杂质、尘土在挡板的作用下，落入沉降筒内，从杂质出口排出；更轻的灰尘则被风机吸走，进入布袋内。

（二）质量要求

经风选后的药物，应无轻飘或较重的杂质。质量应符合《中国药典》《中药饮片质量标准通则（试行）》规定的药用净度标准。

旋风分离吸式
风选机

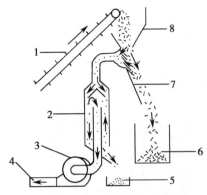

图 5-6　滑栅吸式风选机示意图

1. 上料输送带；2. 气流清选筒；3. 电机；4. 灰尘；
5. 杂质；6. 净药材；7. 滑板槽；8. 漏斗

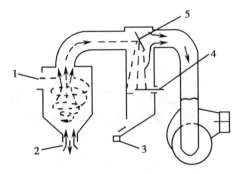

图 5-7　旋风分离吸式风选机示意图

1. 药材入口（切向）；2. 送风口和出药口；3. 杂质出口；
4. 插板；5. 挡板

四、水　选

水选是用清水洗涤或浸漂药材，以除去杂质的方法。有些药材常附着泥沙、苔藓，或富含盐分，或具有腥臭味，用挑选、筛选、风选均不易除去，需用清水洗漂，使其洁净。水选有洗、漂两种方法。

（一）操作方法

1. 洗法　是将药材置清水中洗涤干净的方法。某些药材层纹中常夹杂泥沙或附着苔藓等杂质，有的药材表面粘附有泥土、灰屑等杂质，须用洗法除去。有刷洗和搓洗两类方法。

（1）刷洗：先将药材置清水中浸湿，再用硬毛刷或铜丝刷逐一反复刷洗，刷去药材层纹中夹杂的泥沙及附着的苔藓等杂质后，再用清水冲洗干净，干燥后碾成粗粉，或煅至酥脆后碾成粗粉。如牡蛎、石决明等贝壳类药物。

（2）搓洗：先将药材置多量清水中浸软或浸湿，反复用手搓湿或用笊篱淘洗，以便除去表面附着的泥土和灰屑等杂质。如果泥土较多，要勤换水，直至水清、药材被洗干净，干燥。如菟丝子、大枣、乌梅、山茱萸等。

2. 漂法　漂法是将药物置多量清水或长流水中反复浸漂，以除去盐分、腥臭味或有毒成分的方法。如昆布、海藻、盐苁蓉、盐附子、紫河车、五谷虫、人中白等。

（1）多量水漂：将药材置水池或盆中，加多量清水满过药面，每日换水 2～3 次（春秋季 2 次，夏季 3 次），漂至口尝无咸味或嗅之无腥臭味为度。如紫河车的漂洗，先用清水洗去附着于表面的污血及杂质，再用铁针将胎盘上的血丝挑破，浸于清水中，经常换水使血管中的血液充分溶出，漂 2～3 天，至无红色血丝为度。

（2）长流水漂：将药材置于竹笼等适宜容器内，再置于清澈、自然流淌的河水中漂洗，至口尝无咸味或嗅之无腥臭味为度。如盐苁蓉、盐附子、人中白等。此法是古代运用的方法，现在一般不用。

（3）水漂除壳：酸枣仁产地去壳后，虽经筛、簸除去了大部分核壳，但仍会有少量破碎的壳无法除净，可用漂法除去。方法与技巧是：在较大的缸内加入多量清水，再将带碎壳的酸枣仁倒入，用木棒（或笊篱）在缸内沿同一方向连续搅动，使水成旋涡状旋转，枣仁即被旋起并浮于水面，及时用笊篱捞出，干燥，即得净枣仁。枣壳因浮力小而沉入缸底，被作为杂质除去。

药材水处理时，由于浸润过度致使吸水过多，造成水溶性成分流失的现象，称"伤水"。水选操作要在保证药材和饮片洁净的前提下，尽量缩短与水的接触时间，防止伤水。水选后的药材和饮片还要及时干燥，防止霉变。

ER-5-3

酸枣仁漂去壳

（二）质量要求

经水选的药物，不伤水，不霉变。杂质限量应符合《中国药典》《中药饮片质量标准通则（试行）》规定的药用净度标准。

五、磁　　选

磁选是用强磁性材料吸去混在药材或饮片中的磁性杂质的一类方法。药材在采收、储运、加工过程中可能混入铁屑、铁丝、铁钉等杂物，不仅影响饮片质量，还会在机械切制和粉碎时损坏设备。因此，磁选是应该注意的一个净制环节。

（一）操作方法

1. 手工磁选　手持磁铁吸去矿物类药物中所含的铁质杂质。例如，朱砂采挖时，带有铁质杂质，水飞时易使朱砂粉变黑，要用磁铁除去。方法是：取朱砂，碾成粉末，摊开，使铁质充分暴露，用磁铁吸净含铁杂质，再用水飞法制得极细粉，干燥，备用。

2. 机械磁选　铁质杂质不易被人眼辨识，大生产时多用磁选机除去。机械磁选自动化操作，铁质等磁性杂质自动分离，生产效率高。目前药用磁选机种类很多，下面介绍带式磁选机和棒式磁选机工作原理。

工作原理：带式磁选机，是将待净制的药物经振动匀料器送入带式磁选带上，药物因振动而被均匀摊开，并保持合理的给药厚度，药物在主动辊轴驱动下向磁性辊轴移动，混入的铁质等磁性杂质即被吸附截留，从杂质出口排出，非磁性的药物在翻滚中落下，从药物出料口进入贮药器内。棒式磁选机，是将待净制的药物经振动匀料器摊开后，直接落入多个磁棒间隔排列的磁选筒内，当药物经磁棒间隙下落时，铁质杂质被吸住，干净的药物落入底部贮药器内。

（二）质量要求

经磁选的药物，不应带有铁质等磁性杂物。

第二节　中药不同部位的分离或清除

中药材在采集过程中，常残存非药用部位或混有疗效不同的药用部位，药用前须除去或分开分别药用，从而保证饮片质量。

一、去 根 或 茎

（一）操作方法

1. 去根　系指药用部位为茎或根茎的药材，需除去残留的主根、支根、须根等非药用部位。

去残根的方法，应根据具体情况，灵活选用挑选、风选、剪、切、削、揉搓等方法。如卷柏的药用部位为干燥全草，药用前须剪去基部残留的棕色至棕褐色须根，使其达到药用净度标准。另外，石斛、荆芥、黄连、芦根、藕节、马齿苋、马鞭草、益母草、瞿麦等，均需除去残根。

2. 去茎　系指药用部位为根的药材，需除去残茎、叶基等非药用部位。

去残茎的方法，应根据具体情况，灵活选用挑选、风选、剪、切、揉搓等方法。如龙胆的药用部位为根和根茎，上端残留有非药用的茎基，其质脆易折断，用手掰或剪切即可除去。茜草的药用部位为根，要将顶端残留质较坚韧的根茎剪切除去。丹参的药用部位为根和根茎，要把带有茎基者挑拣出来，手掰或剪切除去。另外，威灵仙、白薇、续断、防风、秦艽、山豆根等，均需去除残茎。

3.茎与根的分离 系指中药的茎和根作用不同,需分开分别应用。如麻黄茎与麻黄根的分离,已在挑选法中介绍,这里不再赘述。

(二)质量要求

《中药饮片质量标准通则(试行)》规定,根及根茎类药物中所含的非药用部位和泥沙等杂质不得过2%。

二、去 枝 梗

(一)操作方法

去枝梗系指除去某些果实、花、叶类药物中非药用的枝梗,以使其纯净,用量准确。

去枝梗的方法,通常用挑选、筛选、风选、剪、切等方法。如五味子、花椒、连翘、小茴香、路路通、夏枯草、辛夷、密蒙花、旋覆花、款冬花、侧柏叶、钩藤、桑寄生、桑螵蛸等,均需除去枝梗。

(二)质量要求

《中药饮片质量标准通则(试行)》规定,花类、叶类药物所含非药用枝梗等杂质不得过2%;果实类、种子类药物所含非药用枝梗等杂质不得过3%。

三、去 皮 壳

去皮壳系指除去某些药材中的栓皮、表皮、种皮或果皮等非药用部位。

《修事指南》指出"去皮者免损气"。目前认为,去皮壳有两种目的:一是除去非药用部位,如药材的栓皮等;二是分离不同药用部位,如花椒壳与种子的分离等。

需去皮壳的药材大体有三大类:

树皮类:如厚朴、杜仲、肉桂、黄柏等。

根及根茎类:如知母、桔梗、南沙参、北沙参、黄芩、白芍等。

果实种子类:如草果、益智仁、使君子、鸦胆子、木鳖子、大风子、榧子、石莲子、白果、桃仁、苦杏仁、白扁豆、花椒等。

(一)操作方法

1.刮去皮 树皮类药物中所含的栓皮、苔藓及其他不洁之物,须用刀刮去。例如,厚朴的药用部位是其干皮(厚朴)、根皮(根朴)及枝皮(枝朴)。干皮常带有基本不含有效成分厚朴酚、和厚朴酚的栓皮,应除去,以保证药用剂量的准确。方法是:取厚朴,用刀斜着刮去栓皮,或水湿润后再刮,干燥,即得。再如,桔梗、知母、南沙参等药物的表皮干后皮紧贴于肉上,不易除去,应在产地趁鲜刮去皮,属于产地加工的范畴。

🌐 知识链接

桔梗可以不去皮

桔梗传统要求去"浮皮"后入药。研究表明,带皮桔梗与去皮桔梗的溶血指数相同,均无明显的毒性反应;带皮桔梗具有显著的祛痰作用,与去皮桔梗相似或略强;临床应用带皮桔梗也未见不良反应。因此,《中国药典》规定桔梗入药可以不去皮。

2.蒸或烫后去皮 某些根或根茎类、种子类药物,沸水煮或烫后容易去皮。例如,茯苓切制前应除去外皮。方法是:是取茯苓个,浸泡,洗净,润后稍蒸,及时削去外皮,切制成块或切厚片,晒干。再如,苦杏仁、桃仁、白扁豆等去皮,是置于沸水中略烫5~10分钟,再置冷水中短时间,

皮即易被剥去或搓去，干燥。

有的药材在产地趁鲜去皮

（1）北沙参去皮：取新鲜北沙参，除去茎叶和须根，将根洗净，稍晾。将锅内的水烧开，先将较细的根尖部放沸水中稍烫一会，再全部放入沸水中烫至皮易剥离时，立即用笊篱捞出，放凉，用手剥去表皮，或用瓷片等物轻轻刮去表皮，干燥后，即得北沙参药材。

（2）明党参去皮：取新鲜明党参，洗净，置沸水中煮至无白心，取出，刮去外皮，漂洗，干燥，即得明党参药材。

（3）白芍去皮：取新鲜白芍，置沸水中略煮，刮去外皮；或去皮后再煮，晒干，即得白芍药材。

3. 晒后撞去皮　黄芩的粗皮是非药用部位，应除去。方法是：取黄芩药材，先晒至半干（此时外部的粗皮翘起并已干燥），再连同适量的瓷片或石块一同装于长布袋或竹笼内，两人各持布袋或竹笼一端，来回冲撞，粗皮即被瓷片或石块撞去。将撞去皮且半干的药材，继续晒干，即得洁净的黄芩药材。

撞去皮

4. 炒后搓去壳　草果的果壳属非药用部位，且质硬，炒后才容易除去。方法是：取净草果，置于用中火加热的热锅内，炒至果皮鼓起，呈焦黄色且容易用手捏破时，取出，放凉，用搓皮板搓碎，再用竹筛筛除果皮，用簸箕扬簸去轻飘的隔膜及碎屑，即得净草果仁。

5. 砸去皮壳　某些果实、种子类药物，如巴豆、白果、使君子等，为了便于保存，防止泛油和误服中毒，应临用时砸去皮壳，取净仁用。

巴豆去皮壳取仁的方法与技巧：取干燥的巴豆果实，用搓皮板压碎，扬簸去果壳，得巴豆种子。再将巴豆种子放搓皮板上，适当用力把薄而脆的外种皮压碎，用镊子逐一镊取黄白色的巴豆种仁。或将巴豆种子倒入稠米汤中浸泡，再置日光下暴晒，使种皮裂开，用搓皮板轻轻搓去种皮，得到纯净的巴豆种仁。巴豆有大毒，操作时要戴上手套和口罩，结束时要用冷水洗手洗脸，用过的器具应洗刷干净，除去的果壳和种皮要妥善处理，以防中毒。

巴豆去皮壳

（二）质量要求

《中药饮片质量标准通则（试行）》规定，果实类、种子类药物含非药用皮壳等杂质不得过3%。巴豆等有大毒药物应按《医疗用毒性药品管理办法》管理。

四、去　毛

去毛系指某些药材的表面或内部常着生许多绒毛或毛状鳞片，或其饮片残存部分绒毛，服后能刺激咽喉引起咳嗽，或具有其他副作用，故须作为非药用部位除去。

（一）操作方法

1. 刷去毛　枇杷叶、石韦等叶的背面密生许多绒毛，历代文献均要求须刷去。古人认为"毛射人肺，令咳不已"。现代研究表明，枇杷叶的绒毛与叶的化学成分基本相同，绒毛不含有致咳或产生其他副作用的特异化学成分，绒毛引起咳嗽，是吸入后的刺激所致。

枇杷叶去毛的方法有二：①古代先用火将毛燎焦，再用布擦拭干净；②现代是将枇杷叶用清水洗净，捞出后，上盖湿物，润软，用铜丝刷逐片刷去叶背面的棕黄色绒毛，趁软切成宽丝，干燥，除净药屑。或用去毛机去毛。

2. 挖去毛　金樱子果实是由花托发育而成的假果，果实内部着生非药用的绒毛。

金樱子去毛

鹿茸去毛

　　金樱子去毛的方法有二：①产地加工去毛：将新鲜的金樱子用小刀纵剖成两瓣，趁鲜挖去毛、核，干燥，得金樱子肉；②炮制加工去毛：将干燥的金樱子，用温水洗净，略浸，润透，用小刀纵切两瓣，用小刀毛、核，干燥，得金樱子肉。操作时，要戴手套和口罩。如果干挖，绒毛飞扬，易刺激咽喉并触肉作痒。

　　3. 燎去毛　鹿茸表面密被茸毛、香附表面略隆起的环节上带有非药用的棕色毛状鳞片和须根，均属非药用部位，须用酒火燎去。

　　鹿茸去毛的方法：点燃酒精灯，将鹿茸在酒精灯火上轻轻燎烤，边燎边转动，待毛被燎焦后，再用瓷片或玻片等刀器刮净。操作时要注意，燎时不可将茸体燎焦燎裂，刮时不可将外皮刮破，以免影响饮片质量。

　　香附去毛的方法：将香附洗净泥土，晒至八成干，摊开，均匀洒上少许酒精，用火点燃，并不断翻动，至毛状鳞片和须根被火燎焦后，及时灭尽火星，筛簸去灰屑，晒干；或燎去毛后，洗净，置沸水中略煮或蒸透后，再晒干。

　　4. 烫去毛　骨碎补、狗脊等药材或饮片的表面着生非药用部位的鳞片或绒毛，多在产地用火燎去。产地未除净绒毛者，可用砂烫法将毛烫焦，再撞去毛。

　　骨碎补去毛的方法：取净砂置锅内，用武火加热至砂呈轻松滑利状态时，投入骨碎补，烫至形体膨大鼓起，鳞片也被烫焦时，取出，稍凉后，与瓷片或石块一同放入竹笼或布袋内，撞去毛。

　　（二）质量要求

　　《中药饮片质量标准通则（试行）》规定，未去净茸毛（或绒毛）的药材不得超过10%。

五、去　心

　　"心"，一般指根类药材的木质部或种子的胚芽。汉代《伤寒论》中就有麦冬、天冬去心的记载。清代《修事指南》中指出"去心者免烦"。目前认为，去心有两种目的：一是除去非药用部位，如巴戟天、牡丹皮、地骨皮、白鲜皮、五加皮等的木质心不入药用，须除去，以保证调配时剂量的准确；二是分离不同药用部位，如莲子心能清心火，莲子肉能补脾止泻，益肾涩精，养心安神，二者作用不同，须作为疗效不同的药用部位，分开分别药用。

　　（一）操作方法

　　1. 润软抽去心　主要是除去非药物的木心。一般是润软后捶破除去心，或加热蒸煮透后抽去心。如巴戟天去木心的方法是：①取净巴戟天，用清蒸法蒸透或用水润透后，锤破或用刀割开皮部，量多者放石碾上串破，除去非药用的木心，切段，干燥，即为巴戟肉；②用盐蒸法蒸透，趁热除去木心，切段，干燥，即为盐巴戟天；③用甘草汁煮透，趁热除去木心，切段，干燥，即为制巴戟天。

　　2. 剖开镊取心　用于莲子肉与心的分离。方法是：取净莲子，洗净，略浸，上盖湿物润软，用小刀沿中心纵向剖开，用镊子镊取略呈细圆柱形的绿色幼叶和黄白色胚根，称莲子心；外部两瓣乳白色的胚乳，称莲子肉，分别干燥。

　　3. 竹签插出心　用于莲子肉与心的分离。方法是：取净莲子，用水润软，用细铜筒或细竹筒，从莲子一端的中心位置纵向插入，从另一端贯穿而出，即可插出莲子心，及时干燥。莲子肉仍保持原椭圆形、中空，晒干或烘干。

莲子去心

　　（二）质量要求

　　药材和饮片应符合《中国药典》《中药饮片质量标准通则（试行）》规定的药用净度标准。

六、去　芦

　　芦又称芦头，系指药材残留的根头、根茎、残茎、叶基等非药用的部位。《修事指南》中指出：

"去芦者免吐"。现代认为,去芦的主要目的是除去非药用部位。

(一)操作方法

去芦的方法,一般在产地加工时除去,或洗净润软后切除,或用挑选法除去。操作时应根据具体情况,灵活运用。

通常须去芦的药材有桔梗、党参、南沙参、玄参、防风、川牛膝、草乌、续断、地榆、白术、白前、前胡、百部、柴胡、藁本、紫菀、秦艽、黄芪等。

知识链接

人参不去芦

人参传统指五加科植物人参的主根,其侧根和须根称人参须,根茎称人参芦。传统把人参和参须作为补气药,参芦作为涌吐剂,分别入药。现代研究认为,参芦与根所含成分相同,且人参皂苷的含量参芦高于根;参芦与根有相似的生物活性,且参芦无涌吐作用。因此,《中国药典》从2005年版开始规定人参不去芦,而是根和根茎一同作人参药用。

(二)质量要求

药材和饮片应符合《中国药典》《中药饮片质量标准通则(试行)》规定,药材中所含根头、根茎、残茎、叶基均不得过2%。

七、去　核

去核系指某些果实类药物,常用果肉而不用核或种子,其中有的核或种子属于非药用部位,或具有副作用,须除去。《修事指南》中指出"去核者免滑"。目前认为,去核有两种目的:一是除去非药用部位,如乌梅、山楂、诃子等;二是除去具有滑精副作用的核,如山茱萸等。

(一)操作方法

1. 砸破后去核 主要用于乌梅和诃子的去心操作:乌梅或诃子的核分量较重,且无治疗作用,故须除去。方法是:将乌梅或诃子置于温水中迅速洗涤干净,润至果肉柔软后,砸破果实,剥取果肉,干燥。质地柔软者,可直接砸破,剥取果实。

2. 筛去核 主要用于山楂的去核操作,《中国药典》要求只除去山楂饮片中脱落的果核即可。方法是:取山楂片,先用簸箕扬簸去轻飘杂质,再用药筛筛去脱落的核及果梗,即得净山楂饮片。南山楂以个入药,不去核。山楂去核能增强消食健胃,行气散瘀疗效;山楂核具治疝气功能。

3. 烘或烫后去核 主要用于山茱萸的去核操作:山茱萸多在产地趁鲜去核,即用文火烘或置于沸水中略烫,及时除去果核。商品山萸肉中所带的果核、果梗超过3%时也要去核。方法是:将带核的果实拣出,用清水喷淋,上盖湿物润软后,用手捏去或置搓皮板上搓去果核,干燥。山茱萸的果核分量较重,无治疗作用,且有滑精的副作用,故须除去。

(二)质量要求

《中药饮片质量标准通则(试行)》规定,药材和饮片中所含果核不得过3%。

八、去　瓤

某些果实类药物,须除去非药用的瓤。《修事指南》指出"去瓤者免胀"。目前认为,去瓤的主要目的是除去非药用部位。

（一）操作方法

枳壳通常用果肉而不用瓤，瓤无治疗作用，须除去。操作方法与技巧是：取原药材，从中部剖成两半，用小刀挖去内瓤，洗净，润软，向内对折成扁半圆形，用枳壳夹压扁，装入枳壳榨内压紧定形，3～4 天至表皮水分干燥，两边紧贴为度，横切成 2mm 厚的人字片，习称"凤眼片"，晒干或低温干燥。

（二）质量要求

药材和饮片应符合《中国药典》《中药饮片质量标准通则（试行）》规定的药用净度标准。

九、去头尾足翅

某些动物或昆虫类药物，所含的头尾或足翅是有毒部位或非药用部位，须除去。

（一）操作方法

1. 昆虫类除头足翅　如斑蝥、红娘子、青娘子等有毒的昆虫类药物，均须去头足翅。方法是用镊子将头足翅逐个除去。斑蝥有大毒，其所含的斑蝥素对皮肤黏膜有强烈的刺激性，故净选时，要戴口罩和手套，除掉的头足翅和用过的器具要妥善处理，以防中毒。

2. 蛇类除头和鳞片　如乌梢蛇、金钱白花蛇、蕲蛇等均须去头和鳞片。乌梢蛇酒炙前，要将头及鳞片除去，使其符合药用净度标准，现已很少除去尾部。蕲蛇为蝰科动物五步蛇的干燥体，其头有毒，药用时用剪刀剪去，鳞片用黄酒润透后，用刀刮净。

3. 蛤蚧除头足和鳞片　蛤蚧头足及鳞片是非药用部位，头足用剪刀剪去，鳞片用刀刮净。

（二）质量要求

《中药饮片质量标准通则（试行）》规定，动物类药物中所含的非药用部位不得过 3%。

十、去 残 肉

某些动物类药材须除去残肉及筋膜，其目的是使药物纯净。如龟甲、鳖甲、狗骨等。

（一）操作方法

1. 浸泡法　主要用于动物骨甲类药物筋膜、残肉的去除。如龟甲、鳖甲等用清水浸泡，不换水，夏季炎热天约需一个月，春秋季节时间还要长些，泡至皮肉筋膜烂透易与甲骨分离时，取出，剥落脱除，少部分不易除去者用刀剔去，只留骨质，用水充分洗净，日晒夜露至无臭味，干燥。

2. 蒸法　主要用于动物骨甲类药物筋膜、残肉的去除。如将龟甲、鳖甲置于蒸锅内，蒸 45 分钟，取出，放入热水中，立即用硬刷除去、用刀剔去皮肉，洗净，日晒夜露至无臭味，晒干。

3. 酶法　系利用胰蛋白酶和酵母菌，酶解除去动物类药材表面残存的筋膜、腐肉的方法，如鳖甲、龟甲等。现介绍胰脏净制法和酵母菌法。

（1）胰脏净制法：取新鲜或冰冻的猪胰脏，除去外层脂肪和结缔组织，称量后绞碎，用水少许搅匀，纱布过滤，取滤汁配制成约 0.5% 的溶液。用 Na_2CO_3 调 pH 8.0～8.4。水浴加热至 40℃时，加入鳖甲（或龟甲等），使其全部浸没。恒温 35～40℃，每隔 3 小时搅拌一次，经 12～16 小时，残皮和残肉能全部脱落，捞起，洗净，晒干，日晒夜露至无臭味，即得。

（2）酵母菌法：取龟甲 0.5kg，用冷水浸泡 2 天，弃去浸泡液，加卡氏罐酵母菌 300ml，加水淹过鳖甲（或龟甲等）1/6～1/3 体积，盖严。2 天后溶液上面起一层白沫，7 天后将龟甲捞出，用水冲洗 4～6 次，晒干，日晒夜露至无臭味，即得。

（二）质量要求

《中药饮片质量标准通则（试行）》规定，动物类药物中所含的附着物、腐肉和非药用部位不得过 2%。

第三节 其 他 加 工

一、碾 串

碾串系将待净制或待粉碎的药物置碾盘上碾压，或置于铁研船中串压，或置于捣筒中锤捣，以达到规定药用净度标准的方法。一般量多者用碾，量较多者用铁研船或大石臼，量少者用捣筒、小石臼或乳钵。

（一）操作方法

1. 碾压 所用器具为石碾或铁碾（图 5-8），主要由圆柱形碾砣（也称碾滚子）和承载碾砣的碾盘构成。碾砣由碾架（方木框）固定，并与中间的碾柱（转动轴）相连接。用于多量药物的碾碎或粉碎。

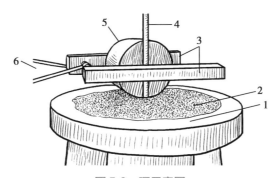

图 5-8 碾示意图

1. 碾盘；2. 待碾药物；3. 碾架（又称内夹）；4. 碾柱；

5. 碾砣（又称碾滚）；6. 推杆（拉杆）

操作方法与技巧：将待碾压的药物置于碾盘上，堆起高垄。人工（或电动）转动碾砣碾压，并不时犁铧、翻动被碾砣压平的药物，用笤帚将边沿的药物扫向中间成高垄，碾压至符合要求的程度时，及时扫下，经过筛、罗或扬簸，除去杂质，得到规定粒度的药物，不合格者再次碾压，直至达到规定程度。一般来说，要除去非药用部位或碾成颗粒状，药物要堆得厚一些；要碾成细粉或碎末，药物要铺得薄一些。

例如，苍耳子全体有非药用的钩刺，量多且难以除去，炒后放碾子上堆起高垄串去刺。益智的外皮是非药用部位，炒焦后串碎外皮，得益智仁。鹿角霜是鹿角熬胶后剩下的无胶质的角块，药用前要碾成粗粉或颗粒。碾捣多用于矿物类、贝壳类、化石类、根及根茎类、果实种子类药物粉碎。如磁石、石决明、龙骨、三七、川楝子等，均需碾碎后药用。

2. 串压 所用器具为铁研船，传统用生铁铸造。由船形的碾槽和圆铁饼形的碾盘（转轮）组成，碾槽内表面相对粗糙，有利于更快粉碎饮片。碾盘中间横穿一圆柱形的木制碾柱，供脚蹬用。铁研船有碾压和折切（切割）两种功能，研磨力强，专供粉碎量稍多的药物之用。

例如，制备巴豆霜，要将巴豆仁用铁研船碾细，再按传统方法或《中国药典》的淀粉稀释法制备。

3. 锤捣 所用器具为捣筒、石臼或乳钵等，用于药物的破碎或除去皮壳。其中，捣筒（又称冲筒）是用铜、生铁或不锈钢等材质制成的，容积较小，适用于处方中少量饮片的临时捣碎。石臼由石材雕琢而成，形状与捣筒相似，体积有大有小，作用与捣筒类似。乳钵是用陶瓷、玛瑙、玻璃等材质制成的，形如臼而小，适用于少量饮片的研细。

（二）质量要求

经碾捣后的饮片，应洁净无杂质，粒度应符合药物性质和临床用药的要求。

二、制　绒

制绒系指将净药材反复碾捣，除去碎屑及杂质，制成绒状或细纤维状饮片的方法。制绒的目的是使药物洁净，或缓和药性，或作为制药的原料。

（一）操作方法

1.大腹毛　大腹皮经碾压制成细纤维状或棕毛状，称大腹毛。传统也称大腹绒。目的是使药物洁净，并利于配方称量和煎出成分。有两种制备方法：

（1）成熟果皮制绒：春末至秋初采收成熟果实，煮后干燥，剥取果皮，打松，筛去外果皮及内果皮碎末，取中果皮纤维和内果皮，晒干，习称"大腹毛"。

（2）未熟果皮制绒：冬季至次春采收未成熟的果实，煮后干燥，纵剖两瓣，剥取果皮，习称"大腹皮"。将干燥、洁净的大腹皮放碾盘上，铺平，碾压至呈纤维绒状后，筛簸去灰屑及碎末，即得大腹毛。

2.艾绒　艾叶经串压而成棉花绒状，称艾绒。是制作艾炷、艾条等艾灸产品的原料。方法是：将干燥、除去枝梗的净艾叶，放铁研船内串压，或放石臼、捣筒中反复锤打，至呈棉花绒状，拣去叶脉和粗梗，筛去碎屑，即得艾绒。

3.麻黄绒　麻黄经碾压成纤维状，称麻黄绒。生麻黄发汗作用强，用于外感风寒表实证。制成麻黄绒后，可缓和辛散发汗作用。适用于老人、幼儿及体虚患者的风寒感冒。方法是：将净麻黄段放石碾碾压、铁研船内串压或放捣筒中锤捣，至呈纤维状时，取出，筛去药屑，除去杂质，即得呈松散、细纤维状的麻黄绒。

（二）质量要求

制绒后的饮片，应呈纤维状或棉花样的绒状，无灰屑碎末和杂质。

三、揉　搓

某些质地松软的皮类、叶类药材，须揉搓成团或成小碎片；某些果实类药物，须揉搓使果皮与种子分离，以达到除去非药用部位，或便于调剂和制剂的目的。如竹茹、谷精草、桑叶、荷叶等。

（一）操作方法

1.桑叶净制法　桑叶的叶片较大，需搓成碎片，以利于除去杂质，便于调时称量和汤剂的煎煮。

操作方法与技巧：取干燥的桑叶，置药匾或簸箕内，手戴较厚的硬质手套，用手揉搓成碎片，拣去叶柄等杂质，用传统的一号竹筛过筛，叶片大者再搓再筛，直至完全通过一号筛，即达到药用破碎度的要求。

2.齐竹茹制法　竹茹是竹子茎秆除去外皮（非药用部位）后，刮取的带绿色的干燥中间层。因其体轻松，质柔韧，有弹性，不易称量和煎煮，需揉搓成团。

操作方法与技巧：选取较粗的鲜嫩青竹，锯成适宜的长度，如果竹子过干可喷淋清水并盖上湿麻袋稍润。先轻刮除去竹外皮，再刮取稍带浅绿或黄绿色的中间层，即为竹茹，阴干。曲卷成环状，叠起如棉团、乱麻状的竹茹，称"散竹茹"；薄片状的竹茹捆扎成束，称"齐竹茹"。

3.花椒净制法　花椒的药用部位为果皮，能温中止痛，杀虫止痒；种子利水，平喘，二者作用不同，需分开分别药用。

操作方法与技巧：取成熟的花椒果实，除去果梗等杂质，晒干，果实裂开后，揉搓轻打，使果壳与种子分离,再结合筛、簸法,将二者分开。

(二)质量要求

经揉搓后的饮片,应洁净,不得带有非药用部位,体积或大小符合调配时称量和煎煮的要求。

第四节　净制药材和饮片的质量规定

净制药材和饮片的质量必须符合《中国药典》《全国中药炮制规范》和《中药饮片质量标准通则(试行)》等国家药品标准的规定。国家药品标准没有规定的,必须符合各省、自治区、直辖市制定的中药材标准和中药饮片炮制规范。

一、质 量 要 求

《中药饮片质量标准通则(试行)》规定,经净制后的药材和饮片必须大小粗细分档,无虫蛀、霉变、走油泛黑,无杂质。

《中国药典》2020年版规定,药材和饮片中混存的杂质系指下列三类物质:①来源与规定相同,但其性状或药用部位与规定不符;②来源与规定不同的物质;③无机杂质,如砂石、泥块、尘土等。

二、质 量 指 标

1.《中国药典》限量标准　《中国药典》2020年版一部对部分药材和饮片中所含的杂质限量做了规定:

(1)不得过1%:五味子、南五味子、原豆蔻(白豆蔻)、茼麻子。

(2)不得过2%:大蓟、小蓟、广藿香、瓦松、布渣叶、龙脷叶、老鹳草、合欢花、红花、印尼白蔻、连钱草、苦地丁、乳香珠、狼毒、银杏叶、商陆、锁阳、鹅不食草、蔓荆子、罂粟壳、槲寄生、薏苡仁。

(3)不得过2.5%:鸦胆子。

(4)不得过3%:三白草、山茱萸、女贞子、石韦、白蔹、地锦草、荜茇、巫山淫羊藿、淫羊藿、青翘(连翘)、薤蓑、黑芝麻、僵蚕。另外规定颠茄中直径超过1cm的颠茄茎不得过3%。

(5)不得过3.5%:飞扬草。

(6)不得过4%:丁香、小茴香、仙茅、白薇、沙棘。另外规定颠茄中颜色不正常(黄色、棕色或近黑色)的不得过4%。

(7)不得过5%:土鳖虫、升麻、北豆根、补骨脂、草乌、急性子、麻黄、黑种草子、酸枣仁。

(8)不得过6%:石榴皮、地龙、侧柏叶、番泻叶。

(9)不得过7%:吴茱萸。

(10)不得过8%:金钱草。

(11)不得过9%:老翘(连翘)。

(12)不得过10%:天然没药、原乳香、蒲黄(不能通过七号筛的)。

(13)不得过15%:胶质没药。

2.《中药饮片质量通则》限量标准　《中药饮片质量标准通则(试行)》对不同药用部位来源的净药材所含的杂质限量做了规定:

(1)不得过2%:根及根茎类、藤木类、叶类、花类、皮类、动物类、矿物类、菌藻类。所含的杂质一般指泥沙和非药用部位。而动物类药物指所含的附着物、腐肉和非药用部位,矿物类药物指所含的夹石和非药用部位等。

（2）不得过3%：果实类、种子类、全草类、树脂类。所含杂质指泥沙和非药用部位。

（3）不得过10%：需去毛、刺的药材，其未去净的茸毛和硬刺不得超过10%。

三、检 查 方 法

1.《中国药典》杂质检查法（通则2301）

（1）检查方法：取适量的供试品，摊开，用肉眼或借助放大镜（5～10倍）观察，将杂质拣出；如其中有可以筛分的杂质，则通过适当的筛，将杂质分出。将各类杂质分别称量，计算其在供试品中的含量（%）。

（2）附注：①药材或饮片中混存的杂质如与正品相似，难以从外观鉴别时，可称取适量，进行显微、化学或物理鉴别试验，证明其为杂质后，计入杂质重量中；②个体大的药材或饮片，必要时可破开，检查有无虫蛀、霉烂或变质情况；③杂质检查所用的供试品量，除另有规定外，按药典的药材和饮片取样法称取。

2.《中药饮片质量通则》杂质检查法　取样品100g，拣出杂质，细小的果实种子类和全草类品种过三号筛、其他类品种过二号筛筛出药屑，杂质与药屑合并，称重计算。

（迟　栋）

❓ 复习思考题

1. 解释：净选加工，分档，伤水。
2. 清除杂质的方法有哪些？各有什么特点？
3. 去皮壳、去毛的方法分别有哪些？举例说明。
4. 简述振荡式筛药机、风筛机的工作原理。
5.《中国药典》规定，桔梗可以不去皮，为什么？

FR-5-15

扫一扫，测一测

第六章 饮片切制

ER-6-1

PPT 课件

学习目标

1. 掌握饮片切制的目的、药材切制前的软化方法、饮片的类型及规格、饮片切制过程的质量标准。
2. 熟悉手工切制的方法及机械切制设备的原理。
3. 了解饮片的干燥方法、包装要点、影响饮片质量的因素。
4. 能根据药材的性质制定适宜的软化、切制工艺。
5. 会使用洗药机、切药机和干燥设备。

ER-6-2

知识导览及
重点难点

思政元素

传承切制技艺，弘扬工匠精神

切制是中药炮制的重要一环，传统最讲究"刀功"。一代又一代的老药工日复一日、年复一年的切制磨炼，形成了巧夺天工的切制技艺，各店号把最佳刀工尊称为"头刀"。"头刀"切出的药片"薄如纸，吹得起，断面齐，造型美"，简直就是精美的工艺品。"白芍飞上天""木通不见边""陈皮一条线""枳壳凤眼片""槟榔一百单八片"等切制饮片生动形象的比喻，就是老药工精湛技艺的写照。他们为提高药物疗效、确保中医药几千年来昌盛不衰做出了积极的贡献。

思政点拨：弘扬爱岗敬业、精益求精、开拓进取、追求革新的"大国工匠"精神。传承中医药，既要继承传统的炮制技艺，更要做好中医药文化的传承和创新。

饮片切制是中药炮制的第二道工序，系将净制后的药材切制成片、丝、块、段等饮片类型的方法，亦称切制饮片。

饮片切制历史悠久，早在《五十二病方》中就有"细切""削""刌""判"等早期饮片切制用语。《黄帝内经》中有"㕮咀"一词，说明饮片切制最早是用口咬断或咬碎、捣碎药材。梁代《本草经集注》记载："旧方皆㕮咀捣碎，今方皆细切之"，说明饮片切制在梁代就被广泛地用刀切代替了。明代《本草蒙筌》有"诸药锉时，须要得法，或微水渗……"则记述了药材先软化、再切制的工艺步骤。但"饮片"一词在古代书籍中出现较晚，南宋末年周密撰写的杂史类著作《武林旧事》中记载武林（今浙江杭州）有制售"熟药圆散，生药饮片"的作坊。而其在医药类著作中出现得更晚，目前掌握的文献资料是明代陶华《伤寒六书》的"制药法"中有"川大黄……锉成饮片，用酒拌均，燥干，以备后用"的叙述。明代以后，饮片一词在中医药中应用越来越多。

饮片切制现今主要包括干切、鲜切、润切等方法。大多数干燥的中药材切制前需进行软化润制处理，使其由硬变软，质地柔软适中，以利于切制。而少量性质特殊药材需要直接干切或鲜切。例如，鲜品入药的药材必须趁鲜切制，如鲜石斛、鲜芦根、鲜地黄等；少数质地坚硬、干燥后不易软化的药材也多趁鲜切制，如乌药、土茯苓、鸡血藤、草薢、白药子等；质地柔韧的药材也可不经软化直接干切,如丝瓜络、灯心草、通草、谷精草、鸡冠花等;软化对饮片药效影响较大的细辛、夏枯草等,也可净制后直接切片。此外,有的药材不宜切制,一般经净制或炮炙后破碎成颗粒状饮片供药用,本章也一并介绍。

饮片切制的目的

1. 利于煎出有效成分　饮片的厚薄或粉粒大小直接影响到临床疗效,一般按药材的质地不同而采取"质坚宜薄,质松宜厚"的切制原则,以利于煎出有效成分。

2. 利于炮炙　药材切成饮片后,大小适中,便于炮炙时控制火候,使其受热均匀,也利于与各种辅料均匀接触和吸收,提高炮炙效果。

3. 利于调配和制剂　药材切成饮片或粉成颗粒后,利于处方称量调配;制备液体制剂时,不仅能增强浸出效果,而且能避免煎煮时出现糊化、粘锅等现象,显示出饮片"细而不粉"的特色;制备固体制剂时,便于粉碎和混合均匀,使处方药物的比例相对稳定。

4. 利于鉴别　对性状相似的药材,切制成一定规格和形状的饮片,能显露出组织结构的特征,有利于鉴别,防止混淆。

5. 利于贮存　药材切成饮片后,含水量下降,减少了霉变、虫蛀等变异现象,并方便包装,有利于贮存。

第一节　药材切制前的软化处理

净制后达到药用净度标准的中药材称为"净药材",只有净药材方可用于切制饮片。

药材软化处理,要根据其种类、质地、内含物和季节等情况,灵活选用软化方法,并且软化时要严格控制水量、温度和时间。大多数药材可用常水软化处理,少数性质特殊的药材须用加热等方法软化。现今药材软化新技术已在生产实际中广泛运用。

一、药材的软化方法

(一)常水软化法

常水软化法系指用日常饮用水软化药材的方法,亦称冷水软化法。本法是药材切制前最常用的软化方法,主要包括淋法、洗法、泡法、漂法、润法等。

1. 淋法　亦称喷淋法,系指用清水喷淋或浇淋药材的方法。

(1) 操作方法:将净制、分档后的药材整齐堆放,均匀喷淋清水(一般2～4次,喷淋的次数根据药材质地和季节灵活掌握,并控制水量),待药材外部全渍湿后,上盖湿物(湿麻袋等),润至适合切制的程度。

ER-6-3

淋法操作
(益母草)

◉ 知识链接

藿香等药材产地趁鲜切片属于炮制范畴

近年来,有些药材如藿香、益母草、青蒿等在产地趁鲜切制成饮片。《药品生产质量管理规范(2010 年修订)》(中药饮片)规定:"产地趁鲜加工中药饮片,指在产地用鲜活中药材进行切制等加工中药饮片。不包括中药材的产地初加工。"上述藿香等药材是趁鲜切成饮片,而不是产地初加工,因而属于饮片切制范畴。

(2) 适用药材:适用于气味芳香、质地疏松的全草类、叶类、果皮类,以及有效成分易随水流失的药材。如益母草、薄荷、荆芥、佩兰、香薷、枇杷叶、陈皮、黄柏等。

（3）注意事项：淋法处理后的药材，不要带水堆积，以防色泽变暗或返热烂叶；每次软化的药材量以当日切完为度；切制后的饮片应及时干燥，以保证质量。

若因季节或质地等原因，用淋法不能软化的药材，可选用下面的洗法、泡法、润法等进行软化处理。

2. 洗法 亦称淘洗法、抢水洗法，系指用清水短时间洗涤药材的方法。

（1）操作方法：将药材投入多量清水中，快速洗涤并及时捞出。大多数药材洗一次即可。但若药材附着大量泥土等杂质，则须用水洗数遍，每次用水量不宜太多，至取一定量的样品，再置于清水中洗涤，水中无明显的沉积物为止。洗涤后的药材，还要结合润法润至适合切制的程度。

目前大生产多采用滚筒式洗药机（图6-1）洗涤药材。其特点是，利用导轮作用，噪声及振动很小；冲洗水用水泵循环，可反复使用，以节约用水。该机每小时可淋洗药材50～150kg。

ER-6-4

洗法操作（丹参）

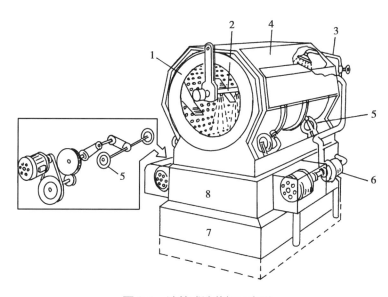

图6-1 滚筒式洗药机示意图

1. 滚筒；2. 冲洗管；3. 二次冲洗管；4. 防护罩；5. 导轮；6. 水泵；7. 水槽；8. 水箱

工作原理：将待洗涤的药材，从滚筒进口均匀地送入筒内，打开放水开关，筒内的水阀喷水进行淋洗，药材在滚筒带动下，不停地翻滚，在翻滚中被水反复喷淋和洗涤，并逐渐向滚筒出口方向滚动，当药材从出口滚出时，即被淋洗干净。洗涤后的药材，可经输送带直接送入润药机的浸润罐内进行滋润软化。

（2）适用药材：适用于质地松软、水分易渗入及有效成分易溶于水的药材。如丹参、五加皮、瓜蒌皮、白鲜皮、合欢皮、南沙参、石斛、瞿麦、防风、龙胆、北沙参、细辛、蒲公英、紫菀、地丁等。

（3）注意事项：洗法在保证药材洁净和易于切制的前提下，应快速洗涤，尽量缩短药材与水接触的时间，防止药材"伤水"和有效成分的流失。

3. 泡法 亦称浸泡法，系将药材用清水浸泡一定时间，使其吸入适量水分的方法。

（1）操作方法：先将药材洗净，再注入清水完全淹没药材，浸泡一定时间（视药材的质地、大小和季节、水温等灵活掌握），通常中间不得换水。一般浸泡至六七成透，捞出，放容器内，盖严，闷润至适合切制的程度。

某些药材在浸泡时，所含成分逐渐向水中扩散，致使浸泡液呈现一定色泽的现象，习称"下色"。对于易下色的药材，浸泡时，要求浸泡液变色至略呈药材色泽时，即应捞出，再用润法使之软化，以防止药材中的成分流失或造成"伤水"。

ER-6-5

泡法操作

（2）适用药材：适用于质地坚硬，水分较难渗入的药材。如白芍、萆薢、天花粉、木香、乌药、土茯苓、姜黄、三棱等。易下色的药材有白术、苍术、泽泻、射干、大黄、甘草等。

（3）注意事项：泡法要本着"少泡多润"的原则，即尽量减少在水中的浸泡时间，适当延长润制时间。既要使药材吸收一定量的水分促使其软化，又要防止药材"伤水"。

一般体积粗大、质地坚实者，浸泡的时间宜长些；体积细小，质地不太坚实者，浸泡的时间宜短些。春、冬季节气温较低，浸泡的时间宜长些；夏、秋季节气温较高，浸泡的时间宜短些。质轻遇水漂浮的药材如枳壳、青皮等，浸泡时要压以重物，使其完全浸入水中。

4.漂法　亦称漂洗法，系将药材用多量清水浸漂，并定时换水，多次漂洗的方法。

（1）操作方法：将药材放入多量的清水中，每日换水 2～3 次（一般春冬季每日 2 次，夏秋季每日 3 次，古代在河中用长流水漂制）。漂至毒性药材口尝微有麻舌感，含有盐分的药材口尝无咸味，动物类药材无腥臭味。如果药材漂洗后仍未软化，还要用润法润至适合切制的程度。

（2）适用药材：适用于毒性、富含盐分或有腥臭味的药材。如天南星、半夏、盐附子、盐苁蓉、昆布、海藻、紫河车、五谷虫等。

（3）注意事项：漂制时间应根据药材的质地、季节、水温等灵活掌握，漂后还要用润法使之软化。

5.润法　系指保持湿润的外部环境，使已渍湿药材的外部水分，徐徐渗入内部，使其柔软适宜切制的方法。润法与淋法、洗法、泡法、漂法等密切配合，广泛应用。

（1）操作方法：将淋、洗、泡、漂过的药材，置于适宜的容器内密闭，或堆积于润药台上以湿物遮盖或不遮盖，保持湿润状态，使药材外部的水分徐徐渗入到药材组织内部，以达到柔软适中，适合切制的程度。润法主要有下列几种方法：

浸润：亦称浸渍，系指用定量水或其他溶液浸渍药材，经常翻动，使水分缓缓渗入内部，以"药透水尽"为度。如酒浸黄连、木香，水浸郁金、枳壳、枳实等。

闷润：亦称伏润，系指质地致密且坚硬的药材，经水洗、泡或用其他辅料处理后，装缸（坛）等容器内，在基本密闭条件下进行闷润，使药材内外软硬一致，达到适合切制的程度。如郁金、川芎、白术、白芍、山药、三棱、槟榔等。

露润：亦称吸潮回润，系指药材不经水处理，直接摊放于湿润而垫有篾席的地上，使其自然吸潮回润，达到适合切制的程度。如当归、玄参、牛膝、干地黄等。

盖润：系指经过淋、洗处理的药材，用湿物（麻袋等）遮盖，使水分渗入内部，达到适合切制的程度。如益母草、丹参、板蓝根、桔梗、独活、茜草、秦艽等。

晾润：系指将抢水洗后的药材，置于阴凉通风处，摊开，不加遮盖，使部分水分渗入内部。若没被润软，要喷淋清水，继续滋润至适合切制的程度。如北沙参、茯苓皮等。

复润：系指有的药材一次难以润透，可闷润至发热或稍发黏时，取出，用清水洗涤，稍经晾晒后再行闷润，如此反复操作，直至药材润透，适合切制的程度。复润因中途淋水和晾晒，防止了药材发热霉变。如大黄、何首乌、乌药、常山、三棱、泽泻、川芎、白芷等。

（2）适用药材：适用于大多数需要软化处理的药材。润法常与淋、洗、泡、漂等软化方法配合使用。

（3）注意事项：润制方法和时间应视药材质地及季节而定。润制过程中要勤检查，若出现发热、发黏、变红、变味等现象，应立即用冷水冲洗，摊开晾晒后再适当闷润，否则影响饮片外观和内在质量。

润药得当，既能保证质量，又可减少有效成分损失，传统有"七分润工，三分切工"之说，可见润药工艺的重要程度。

砂润法

取一底部漏空的容器，先用 1% 的石灰水洗刷干净，装入 2/3 洗涤干净、中等粒度的河砂，用水饱和（至底部漏水孔有水滴出为度），将大小分档的净药材埋入湿砂内，每天淋水一次，保持河砂湿润，使砂中的水分逐渐渗入到药材组织内部，达到软化、适合切制的程度。该法设备简单，操作方便，且润制过程中药材不发霉、不伤水，能有效防止水溶性成分流失。有人从根及根茎类、藤木类、皮类、种子类中选取了 28 种药材进行含水量和砂润时间研究，结果杜仲润 1 天即可，半夏需润 15 天，槟榔需润 35 天。

砂润法

（二）其他软化法

有些药材不适宜用常水软化，可根据其自身性质，采用其他软化方法。

1. 湿热法软化 即蒸、煮法软化，系将净药材抢水洗涤或不洗，置于蒸制设备内蒸制或置于沸水中煮制一定时间，取出后再趁热继续润软的方法。

湿热法软化，水温可达 100℃，水分子穿透能力强，利于进入药材内部而达到软化或杀酶保苷的目的。如木瓜、红参、天麻等药材，质地坚硬，常水不易渗入，久泡又易损失药效，而用蒸法软化切片，既能加速软化，又利于保持片形美观，并能缩短干燥时间。再如黄芩等药材，常水虽能使软化，但苷类有效成分易被酶解，用蒸或煮法软化，既能杀酶保苷，又利于软化切片。

2. 干热法软化 系通过烘、煨等方法直接加热，使药材软化的方法。

有的药物不宜用水软化，可根据药物的性质，选用直接加热软化的方法。如阿胶烫炒前，要将整块阿胶置烘箱内或热锅台上，于 60℃烘软，趁热切制成立方块（称阿胶丁）后，再用蛤粉烫制。再如肉豆蔻等药材，用煨法煨熟后，既能除去部分油质，增强固肠止泻作用，又便于趁热切制成厚片。

3. 酒处理软化 系指用白酒或黄酒软化药材的方法。

某些动物类药材切制前，通常需用酒软化。若用水软化，易霉烂变质或难以软化。如鹿茸切片，要先燎去茸毛，刮净，以布带缠绕茸体，自锯口面小孔处，不断灌入热白酒至满，稍润或稍蒸，趁热横切成薄片，压平，干燥。再如蕲蛇、乌梢蛇等药材，一般是用黄酒润透后，切寸段，干燥。

（三）软化新技术

传统软化方法，劳动强度大，生产周期长，且操作不当容易损失药效，现仅适用于少量生产。大量生产中，采用软化新技术，不仅能缩短生产周期，减少损耗，还能提高饮片质量。

1. 减压冷浸法 系利用减压抽真空的方法，抽出药材组织间隙中的气体，再将水注入罐内至浸没药材，恢复常压后，水能迅速进入药材组织内部，从而提高软化效果。

DCS 型减压冷浸软化装置（图 6-2），是采用旋片式真空泵，经缓冲罐抽真空。罐盖的开启和移位采用液压传动，罐体由减速机低速传动，可正反旋转 360°，因而罐体可停于任何角度进出料，所有动作均由工作台上的电器开关控制，便于操作。

工作原理：将药材装入罐内，盖好罐盖，启动真空泵，抽出罐内及药材组织间隙中的气体，当真空表指针接近 -98.7kPa 时，注入清水浸没药材至一定时间，使药材快速吸入定量水分后，再恢复常压，放出多余水分，提盖，取出浸润好的药材。

2. 真空加温润药法 是将药材放入密封容器（不锈钢板制成）内，先减压抽真空，使药材组织内的空气尽量被抽出，在负压状态下，导入饱和蒸汽，利用蒸汽的热度、湿度和穿透力，迅速渗透到药材组织内部，以达到快速软化的目的。常用的有真空加温润药机和卧式减压快速润药机。

（1）真空加温润药机：该机（图 6-3）用三只润药筒（每只可装药材 150～200kg）做真空筒，筒内底部装有不锈钢多孔活板，可沥水和开合，三只润药筒安装成"品"字形，通过中心转动轴转

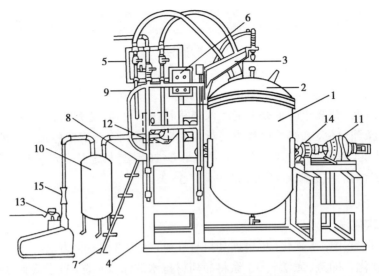

图6-2　DCS型减压冷浸软化装置示意图

1.罐体；2.罐盖；3.移位架；4.机架；5.管线架；6.开关箱；7.梯子；8.工作台；9.扶手架；
10.缓冲罐；11.减速机；12.液压动力站；13.真空泵；14.罐体定位螺栓；15.减震胶管

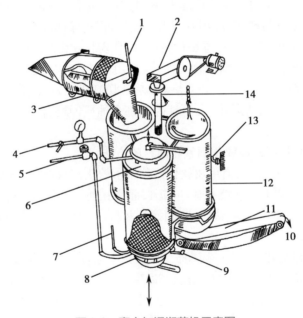

图6-3　真空加温润药机示意图

1.加水管；2.减速器；3.洗药机；4.通真空泵；5.蒸汽管；6.顶盖；7.水银温度计；8.底盖；
9.放水阀门；10.软化后的药材至切药机；11.输送带；12.保温筒；13.定位钉；14.转动轴

动，可轮流使用：一只接受洗药机正在洗涤的药材，中间一只把已装满洗好的药材加热润制，一只把加热润好的药材送到切药机上进行切制。

工作原理：待经洗药机洗净、自动投入润药筒内的药材沥尽水后，再密封上下两端筒盖，启动真空泵，当筒内真空度达到 −86.7kPa 时（质地坚硬细密的药材要达到真空度 −93.3kPa 以上），开始通入蒸汽，此时筒内真空度逐渐下降，温度逐步上升到预定范围（可自行调节，一般 60~80℃），此时真空泵自动关闭，关闭蒸汽，保温 15~20 分钟后（时间可根据药材性质灵活掌握）即达软化切制的程度，开启筒盖，取出药材，由输送带直接送到切药机上切片。从洗药→蒸润→切片整个工序，一般 40 分钟即可完成。

（2）卧式减压快速润药机：该机（图6-4）是用一只直径100cm，长200cm的铁筒制成，一端固封，一端是可以开、关的密封盖，横卧在两根槽钢上，筒内底部铺有多孔钢板，便于排水和通蒸汽，钢板上装有滚轴，便于药材进出，筒底部接蒸汽管，上部接真空管、并装有真空表和温度计。主要用于润制长条状或成捆的药材，如甘草、木通、夜交藤、忍冬藤、鸡血藤等。

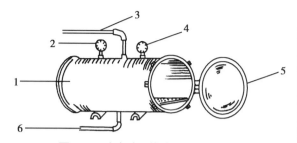

图6-4 卧式减压快速润药机示意图
1. 润药筒；2. 真空表；3. 真空管；4. 温度计；5. 密封盖；6. 蒸汽管

工作原理：将净药材冲洗后，扎成捆或用容器盛装后放入筒内，密封，启动真空泵减压，当筒内真空度达到−86.7kPa时，放入蒸汽，至筒内温度升至预定要求时（一般50℃以下），关闭真空泵和蒸汽，保温10～20分钟，即可软化，取出，趁软进行切片，干燥。

3. 加压冷浸法 系将净药材和水装入耐压设备内，用加压机械将水压入药材组织内，以加速药材软化。该法一般需加压至+140kPa以上，对设备要求较高，故实际应用很少。

二、药材软化程度的检查方法

药材在水处理过程中，要检查其吸水量是否合适，其软化程度是否符合切制要求，习称"看水头"或"看水性"。看水头是传统的经验判断方法，需要反复练习，才能掌握其技巧。常用的检查方法主要有下列几种：

ER-6-7

看水头操作

1. 弯曲法 适宜于粗细较均匀的长条状药材的检查。有两种方法：一种方法是将软化后的药材握于手中，大拇指向外推，其余四指向内收；另一种方法是两手各握住药材的一端，同时向相同或相反的方面用力。若药材略弯曲而不易折断，即为合格。如白芍、山药、木通、木香等。

2. 手捏法 适宜于粗细不均匀的根与根茎类药材的检查。将软化后的药材用拇指和食指捏粗的一端，若感觉较柔软，即为合格。如白芷、当归、独活等。

3. 指掐法 适宜于团块状药材的检查。软化后的药材可用手指甲能掐入表面，并感觉软硬适度，即为合格。如白术、白芷、天花粉、泽泻等。

4. 穿刺法 适宜于粗大块状药材的检查。软化后的药材用铁扦能刺穿而无硬心感，即为合格。如大黄、泽泻、虎杖等。

5. 手握法 适宜于体积小的块根、果实等药材的检查。软化后的药材用手握无吱吱响声或无坚硬感，即为合格。如延胡索、枳实、雷丸等。

6. 刀劈法 适宜于大多数药材，特别是个大、质硬药材的检查。质地坚硬或粗大的药材，用刀剖开观察，若内有六七成透（中间仍有干心），应停止浸泡，捞出后用润法润制，至再用刀切开内心也有潮湿的痕迹，即为合格。如泽泻、大黄等。刀劈法能直接观察到药材内部的吸水情况，又可作为检验药材是否宜切的手段，因而是很直观的检查方法。

三、机械切制时药材软化程度的特点

目前，机械切制已成为饮片切制的主要手段，机切药材的软化处理方法和程度与手工切制有所不同，掌握好机切药材的软化程度，是切好饮片的关键。机械切制的"水头"特点是：药材的吸水量较手工切要少，其软化程度较手工切要硬。一般机切药材应少泡多润，减少在水中停留的时间，既要把药材润透，又要有一定的硬度，以承受住机器的挤压力和刀片高速运转的冲击力。机切前最好适当晾晒,增加外表的硬度。若过软,药材易卷曲滞塞刀口,致使无法切片,或切出的饮片多数不合格,成为败片。

四、软化药材的质量规定

《中药饮片生产过程质量标准通则(试行)》对药材软化后的质量做了如下规定。

(一)质量要求

在水处理过程中,应按大小、粗细、软硬度等分别处理。除必须浸泡者外,一般都应坚持"少泡多润""药透水尽"的原则。经软化后的药材,必须无泥沙等杂质,无伤水、腐败,无霉变异味,软硬适度。

(二)质量指标

1. 喷淋　经清水喷洒或喷淋的药材应略润或润透。未润透或水分过大者不得超过5%。

2. 润洗　经清水润洗、冲洗或抢水洗的药材,不得伤水。水分过大或未润透者不得超过5%。

3. 浸泡　经清水或液体辅料浸泡的药材,应软硬适度,不流失有效成分。未泡透者不得超过5%,伤水者不得超过3%。

4. 漂洗　经漂洗需除去腥味、咸味、毒性或需浸洗透心的药材,漂洗后应无或微有腥味或咸味,有毒药材应略有麻辣味。应润至内无白心,不得有霉变、腐烂、酸败。

5. 润渍　经清水润过的药材,应软硬适度,不伤水、不酸败,润透程度一致。未润透者不得超过5%。

(三)检查方法

1. 一般药材　取定量样品,用下列方法拣出未润透和水分过大的药材,合并称重计算。

(1)刀劈:质地坚硬的药材用刀劈开,内心应有潮湿痕迹。

(2)指掐:团块状的药材用指甲应能掐入药材表体。

(3)穿刺(针刺法):用钢针穿刺药材中心应无坚硬感。

(4)弯曲:长条形药材用手弯曲,应曲而不折断。

(5)口尝:口尝断面应无异味,有毒药材应略有麻辣感。

(6)鼻闻:应有该药材的特有气味,无异味。

2. 表面泥土较重的药材　取定量样品置于清水中淘(冲)洗,洗水不得有明显的沉积物。

第二节　饮片的类型及切制方法

一、常见饮片类型、规格及选择原则

饮片的形状,取决于药材本身的性质(如质地、外部形态、内部组织结构等)和各种不同需要(如炮制、鉴别、调剂、制剂等)。其中,药材的性质是决定饮片类型的重要因素,因为它直接关系到饮片切制操作和临床疗效。

《中国药典》2020年版规定切制饮片有片、丝、块、段4种类型,包括极薄片、薄片、厚片、细丝、宽丝、短段、长段、块等8种饮片规格。其他不宜切制的药材,一般应捣碎或碾碎使用。

(一)片

《中国药典》按饮片的厚度不同,分为极薄片、薄片、厚片三种规格:

1. 极薄片　厚度0.5mm以下。适用于质地致密、极坚实的药材。如羚羊角、水牛角、松节、苏木、降香等。

2．薄片 厚度1～2mm。适用于质地致密坚实、切薄片不易破碎的药材。如白芍、乌药、槟榔、当归、川木通、川牛膝、天麻、三棱等。

3．厚片 厚度2～4mm。适用于质地较松泡、粉性大、切薄片易破碎的药材。如山药、天花粉、葛根、泽泻、丹参、升麻、南沙参、党参等。

（二）丝

《中国药典》按饮片的宽度不同，分为细丝、宽丝两种规格：

1．细丝 宽度2～3mm。适用于皮类、叶类药材。如黄柏、厚朴、桑白皮、青皮、合欢皮、秦皮、陈皮、枸骨叶等。

2．宽丝 宽度5～10mm。适用于较宽大的叶类、较薄的果皮类药材。如昆布、荷叶、枇杷叶、淫羊藿、冬瓜皮、瓜蒌皮等。

（三）段

《中国药典》按饮片的长度不同，分为短段、长段两种规格：

1．短段 长度5～10mm。传统上，短段称"咀"。适用于形态较粗且长、质地疏松、内含成分易于煎出的全草类、根及根茎类、藤木类等药材。如薄荷、荆芥、香薷、益母草、大蓟、巴戟天、牛膝、北沙参、两面针、虎杖、桑寄生、忍冬藤、石斛等。

2．长段 长度10～15mm。传统上，长段称"节"。适用于形态较细且长、质地疏松、内含成分易于煎出的全草类、根及根茎类药材。如青蒿、谷精草、麻黄、木贼、佩兰、广藿香、小蓟、蒲公英、甘松、白茅根、芦根等。

一般来说，药材切制成短段多用于调剂，以便于称量和汤剂的煎煮；切制成长段多用于制剂，以满足相应制剂品种煎煮或粉碎等实际工艺的要求。

（四）块

块系指边长8～12mm的方块。某些药材为方便炮制和煎煮，需切成边长不等的块状。按块的长短、厚薄可分为立方块和长方块两种规格。一般来说，切成立方块的药物多质硬且较厚，如阿胶、儿茶、六神曲、粉葛、何首乌、干姜、大黄等；切成不规则长方块的药物多质疏且较薄，如鱼鳔胶、化橘红、石榴皮、瓜蒌、马勃、杜仲、茯苓皮、棕榈、蛤蚧、蜂房等。传统上，阿胶的立方块称"丁"。

知识链接

按切制方法命名的传统饮片

（1）顶刀片：系指切药刀与药材长轴垂直切出的饮片，亦称顶头片、横切片。其片面为横切面，有薄片1～2mm和厚片2～4mm两种，适用于根、根茎、藤木、果实类等药材。如白芍、槟榔等顶刀切成圆形片，称"铜钱片"；卷筒状的厚朴顶刀切成圆盘状，形似蚊香，称"盘香片"。

（2）顺刀片：系指切药刀与药材长轴平行切出的饮片，亦称顺片、竖片。其片面为纵切面，厚度2～4mm，适用于致密坚实、切时不易碎的药材。《中国药典》中附子的"黑顺片""白附片"均是纵切而成的。川芎、白术的顺片形似蝴蝶状，称"蝴蝶片"。

（3）直片：系将药材切去细尾，选中粗者先横切成长段，再纵切成长方形饮片。厚度2～4mm，适宜形体较宽、组织致密或需突出其鉴别特征的药材。当归、防己、天花粉、黄柏等直切的饮片形似骨牌状，称"骨牌片"。

（4）斜片：系切药刀与药材成一定倾斜度切出的饮片。厚度2～4mm，适用于长条形且纤维性强的药材。人参、桂枝、桑枝等饮片斜度较小、片薄面小，形似冬瓜子，称"瓜子片"；大黄、山药等饮片斜度较小、片厚面大，形似马蹄状，称"马蹄片"；皂角刺、玄参等饮片斜度较大、片薄面长，形似竹子叶或柳树叶状，称"竹叶片"或"柳叶片"。

此外，某些外皮坚韧、或形体小且质地硬的果实种子类药材，以及某些贵重药材，不便于用刀切制；而矿物类、贝壳类、动物化石类药材，则不能用刀切制。均需用手工或机械破碎成一定粒度而无一定形状的块状饮片，以利于称量调配和煎出。《中国药典》"凡例"中将其分为最粗粉、粗粉、中粉、细粉、最细粉、极细粉等六种饮片类型。

二、饮片的切制方法

饮片切制有手工切制和机械切制两种方法。目前，大多采用机械化切制，但机器切制不能满足某些特殊饮片类型的切制要求，因此手工切制仍是不可或缺的切制方法。

（一）手工切制

手工切制技术性和经验性强，生产效率低，劳动强度大，现多用于少批量饮片的切制。但商品价值较高的饮片，仍需用手工切制。

1. 切制工具　手工切药传统主要有切药刀、片刀两种。

（1）切药刀：亦称铡刀，是手工切制最常用的切制工具。刀形及附件全国各地不完全相同，但切制方法基本相似。旧时中药界有"见刀认帮"之说。

切药刀一般由刀片、刀床、刀鼻、压板、压板床、蟹爪钳、装药斗等部件组合而成。简要介绍如下：

1）刀片：又称药刀或刀叶，一面凸起，一面凹进，是切药最主要的部件。以祁州刀为例，刀片较大，较厚，刀刃深而锋利，分量较重。北方应用较多。

2）刀床：又称刀桥，刀床的床面平滑，床刃与刀刃组成钳形，以利于将药材切成饮片。

3）药刀鼻：又称象鼻，由刀片鼻、床鼻两部分组成。用坚硬的木质刀轴从药刀鼻中穿过，将刀片固定在刀床上。

4）压板：为镶嵌有锯齿形铁片的柳木薄板，有弹性。使用时，左手小鱼际有节奏地下压，使药材匀速向前推送，切出厚度均匀的饮片。

5）压板床：为木质厚板，斜放斗壁上，是使压板向前均匀推送药材的辅助工具。

6）蟹爪钳：又称槟榔钳，为铁质或钢质，是切槟榔"个货"药材的主要工具。使用时，用钳刃夹住槟榔，防止其在床上滚动，再用压板卡住蟹爪钳，将药材匀速向前推送，即可切出合格的饮片。

切药刀的部件

7）装药斗：为木质，镶嵌在长条形的木凳上，被刀片分隔为两半。左半部分成槽形，用于盛放已经软化好、待切制的药材；右半部分平坦，便于随时将切好的饮片扫下，下有盛药容器盛接。

（2）片刀：类似于菜刀，多用于切制厚片、直片、斜片、段等饮片形状。如浙贝母、白术、甘草、黄芪、苍术、乌梢蛇等。

2. 切制前的准备

（1）磨刀：切制药材时，要经常磨刀以保持刀刃锋利，切药刀磨得好坏直接影响到饮片质量。磨刀方法与技巧是：身体斜向磨刀石站立，刀片凸面朝下置磨刀石上，调整倾斜度，使刀刃平贴于磨石板上。一手握住刀柄，另一只手按刀并扣住刀背，两腿叉开，用力推拉，磨至刀刃发青并微向凹面卷曲时，即为锋利。

（2）鐾刀：磨至锋利的刀刃，有小锯齿向凹面卷曲，要在皮带等物上，把刀两面反复摩擦几下，或用小磨石轻轻打磨平整，使其锋利、耐用，习称"鐾刀"。

（3）合床：刀床的床刃要用锉刀锉平，再用小磨石打磨光滑，用苏木或柘木等硬木轴把刀片固定在刀床上。将刀片贴靠刀床提升、下压4~5次，使刀刃与床刃紧密吻合，习称"合床"。合床后的切药刀，即可用于切制药材。

3. 切制的坐姿与握刀方法

（1）切时的坐姿：切药时要坐在凳子上。有两种坐法，一种是整个身体坐于长凳一侧，挺胸直腰,双脚着地或踏在脚架上;另一种如骑马式,双腿跨坐在长凳两侧。

(2)握刀方法与技巧:右手紧握刀把中上端,大拇指竖起,四指收拢,胳膊肘及上臂内收、夹紧,做到刀把、刀床、肘关节在一条直线上。刀片紧贴刀床轻提重压,匀速操作,即可切出厚薄均匀的合格饮片。

4.切制方法 手工切制有"把活"和"个活"两种操作手法。

(1)把货与把活:需理成一把(束)切制的药材,称把货,一般指长条状的药材。切制把货的操作过程,称把活。

把活切制手法

切制方法与技巧:将长条状的把货药材理顺,整理成把,放在刀床上,左手拿压板压住、掐紧,左手鱼际有节奏的弹性下压,压板匀速推送药材至刀口,右手提刀下压,药材即被切成饮片。如切制桔梗、党参、荷叶等。

(2)个货与个活:需单个或2~4个一起切制的药材,称个货,一般指团块状(颗粒状)的药材。在中药商品流通领域中,对于未被切制的完整中药材,不论何种形状,也习称"个货"。切制个货的操作过程,称个活。

切制方法与技巧:有两种方法。一种手法是取单个"个货"药材,用蟹爪钳的钳刃夹住,再用压板的铁齿卡住蟹爪钳,左手鱼际有节奏的弹性下压,将药材匀速推送至刀口,右手提刀下压,药材即被切成饮片;另一种手法是先将润好的单个或2~4个"个货"药材切一平底,竖起放刀床上,左手用压板压住,推送至刀口,右手握刀下压,药材即被切制成饮片。

个活切制手法

机械切制饮片具有速度快、产量大、效率高和减轻劳动强度等优点,但也存在切制的饮片类型较少等缺点。因此,更新、改进现有的切药机械,使之能生产多种类型的饮片是机械切制亟待解决的问题。

目前,全国各地生产的切药机种类较多,如剁刀式切药机、旋转式切药机、多功能切药机。现将几种常用的切药机简介如下:

1.剁刀式切药机 该机(图6-5)结构简单,由电机、台面、输送带、切药刀等组成。一般根及根茎、全草类药材均可切制,但不适宜颗粒状(团块状)药材的切制。

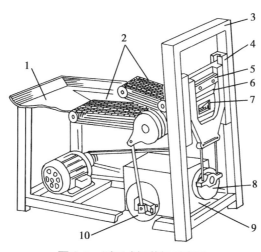

图6-5 剁刀式切药机示意图

1.台面;2.输送带;3.机身;4.导轮;5.压力板;6.刀片;7.出料口;

8.偏心轮;9.减速器;10.偏心轮调片子厚度部分

工作原理:将润至适中的药材放于机器台面后,启动机器,再将药槽内的药材捋顺、压紧,防止塞刀或切出败片。药材经输送带(无声链条组成)进入刀床,被横切成饮片。片的厚度由偏心调节部进行调节。

2.旋转式切药机　该机(图6-6,图6-7)由电机、装药盒、固定器、输送带、旋转刀床、调节器等组成。适用于颗粒状药材的切制,但不适合全草类药材切制。

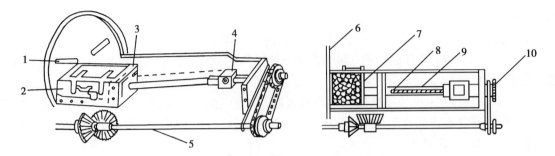

图6-6　颗粒状药材切片原理示意图

1.刀;2.装药药盒;3.固定器;4.开关;5.原动轴;6.刀;7.推进器;8.螺旋杆;9.套管;10.齿轮

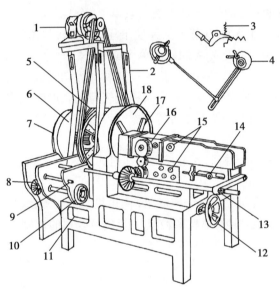

图6-7　旋转式切药机示意图

1.电动机;2.架子;3.弹簧;4.撑牙;5.皮带轮;6.偏心轮(三套);7.安全罩;8.撑牙齿轮;
9.撑牙齿轮轴;10.手板轮;11.出料口;12.机身进退手板轮;13.套轴;14.输送带松紧调节器;
15.输送滚轮轴;16.输送滚轮齿轮;17.刀;18.刀床

　　工作原理:将润至适中的药材放入固定器内,铺平,压紧,启动机器,在推进器的推动下,把药材推送至刀床切口,进行切片。

3.多功能切药机　该机(图6-8)机盖设有3个形状不同的进料口,可任意调节厚薄,无机械输送,在刀盘和刀架的旋转作用下,完成多种切片功能。该机体积小,重量轻,噪声低;可根据药材的形状、直径选择不同的进药口,以保证饮片质量。主要用于小批量根及根茎类、颗粒状及果实类药材的切制,切制的饮片类型可为不同规格的圆片、直片及斜片等。

(二)其他切制方法

　　对于坚硬的木质类、矿物类、动物骨甲和角类药材,用上述工具较难切制时,可根据不同情况,选用下列方法进行切制或粉碎。

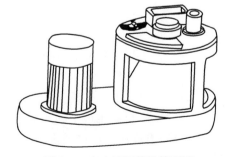

图6-8　多功能切药机外形图

1. 镑 系用镑刀镑成极薄片的方法。镑刀为一厚木板上平行镶嵌有多个刀片，一端或两端有手柄。操作时，将软化好的药材用钳子夹住，两手各持镑刀一端，来回刮削成极薄片。目前生产已有镑片机。无论手工镑片还是机械镑片，均需将药材软化后再行操作。适用于木质类、动物角质类药材，如檀香、羚羊角、水牛角、玳瑁等。

镑法操作

2. 刨 系用刨刀刨成极薄片或薄片的方法。刨刀又称药刨，大多地区用的形似木工刨刀，江西建昌帮传统用特制的雷公刨。操作时，先根据切制饮片厚薄的需要调节刨刀，将药材固定好后，再用刨刀将药材刨成极薄片或薄片。若利用机械刨刀，药材则需预先进行水处理。适用于木质类、动物角质类药材，如檀香、松节、苏木、水牛角等。

3. 锉 系用锉刀锉成粉末的方法。锉刀即钢锉。有些中药药用时习惯用其粉末，但由于用量少，一般不宜事先制备，而是在处方调配时，用钢锉将其锉为末，或再继续加工研细即可。适用于动物角质类药材，如水牛角、羚羊角等。

4. 劈 系用斧类工具劈成块或厚片的方法。有的药物体长质硬，可先锯成段，再劈成块。适用于木质类或动物骨骼类药材，如降香、松节、鹿角等。

5. 粉碎 亦称破碎，系通过碾、捣或用粉碎机械制成具有一定粉碎粒度的粉粒饮片的方法。某些矿物、动物、植物类药物，由于质地坚硬或形体甚小，不便切制或医疗上有特殊要求，不论生熟，均须粉碎，以便于调剂和制剂，使其充分发挥疗效。需粉碎的药物大致可分为以下几类：

（1）提前粉碎：此类药物质地坚硬，破碎后易于贮存，且利于称量和煎煮。一般有四种情况：①矿物类药物，质地多坚硬，需煅或煅淬后再粉碎，如自然铜、磁石、石膏、阳起石、龙骨、龙齿等；②动物甲壳类药物，质地多坚韧，需砂烫及砂烫醋淬、或火煅及煅淬后再粉碎，如鳖甲、龟甲、石决明、牡蛎、瓦楞子、蛤壳等；③某些较贵重药材，为了被充分吸收利用，需要提前粉碎成细粉，如珍珠、羚羊角等；④某些需制成极细粉的药物，常用水飞法或电动乳钵或球磨机提前粉碎，如朱砂、滑石等。

（2）临用时捣碎：此类药物不宜久贮，一般有两种情况：①果实种子类大多种皮坚韧，且含有脂肪油或挥发油，久贮易泛油或挥发而失效，宜临用时捣碎，如芥子、莱菔子、紫苏子、决明子、牵牛子、砂仁、草豆蔻、肉豆蔻、酸枣仁、苦杏仁等；②少数根及根茎类药物形体很小，不便切制，须在调剂时捣碎，如川贝母、制半夏、三七等。

三、切制饮片的质量规定

《中药饮片生产过程质量标准通则（试行）》对切制、粉碎后的饮片质量做了规定。

（一）质量要求

1. 切制饮片 应均匀、整齐、表面光洁，片面无机油污染、无整体、无长梗，无连刀片和斧头片。

2. 粉碎饮片 应粉粒均匀，无杂质。

（二）质量指标

1. 切制饮片质量指标 异形片不得超过10%。

（1）标准饮片：极薄片厚度0.5mm以下，薄片厚度1～2mm，厚片厚度2～4mm，短段长度5～10mm，长段长度10～15mm，块为边长8～12mm的方块，细丝宽度2～3mm，宽丝宽度5～10mm。

（2）不合格饮片：超过下列规定即为不合格饮片。极薄片不得超过该品种标准厚度的0.5mm；薄片、厚片、丝、块不得超过标准的1mm；段不得超过标准的2mm。

（3）异形片：包括不合格饮片、斜长片、破碎片（碎丝）、斧头片、连刀片等。

2. 粉碎饮片质量指标 超标准粉粒不得多于5%。

（1）最粗粉：能全部通过一号筛，混有能通过三号筛的不超过20%。

（2）粗粉：能全部通过二号筛，混有能通过四号筛不超过40%。

（3）中粉：能全部通过四号筛，混有能通过五号筛不超过60%。

（4）细粉：能全部通过五号筛，含能通过六号筛不少于95%。

（5）最细粉：能全部通过六号筛，含能通过七号筛不少于95%。

（6）极细粉：能全部通过八号筛，含能通过九号筛不少于95%。

（三）检查方法

1. 切制饮片　取定量样品，拣出不合格片以及破碎片、斜长片等，称重计算。

2. 粉碎饮片　取定量样品，按上述规定筛号过筛，称重计算。

第三节　饮片的干燥

中药材切片前大多需要水处理，因此切成饮片后，必须及时干燥。若干燥不及时、或干燥方法不当、或未完全干燥、或干燥后未放凉就收贮，会出现变色、走味、酸败，甚或虫蛀、霉烂，影响质量。

《中国药典》"凡例"对饮片干燥方法做了规定：①烘干、晒干、阴干均可的，用"干燥"；②不宜用较高温度烘干的，则用"晒干"或"低温干燥"（一般不超过60℃）；③烘干、晒干均不适宜的，用"阴干"或"晾干"；④少数饮片需要短时间干燥，则用"暴晒"或"及时干燥"。"中药饮片GMP补充规定"规定："净制后的中药材和中药饮片不得直接接触地面。中药材、中药饮片晾晒应有有效的防虫、防雨等防污染措施。"

饮片干燥分自然干燥、人工干燥两类方法。

一、自　然　干　燥

自然干燥是传统常用的饮片干燥方法。由于传统上很少有干燥设备，只能把切制好的饮片薄摊在晒药台或药匾等器具内，在日光下晒干或在阴凉通风处晾干。本法受日间气候影响大，若遇阴雨天气，应根据饮片的性质适当采用明火或火炕（烘炕）烘焙干燥。

自然干燥分晒干法和阴干法两种方法。晒干法适用于大多数饮片的干燥；阴干法适用于气味芳香、含挥发性成分较多、色泽鲜艳和受日光照射易变色、走油等饮片的干燥。饮片干燥要求保持形、色、气、味、质俱全，以便充分发挥其疗效。传统上，不同性质的饮片干燥方法不同，可归纳为：

1. 黏性类　含黏性糖质类较多的饮片，如天冬、玉竹等，潮片容易发黏，多采用明火烘焙法或晒干法。明火烘焙可使中药外皮迅速硬结，内部原汁不向外渗，从而保证饮片质量，但时间过久会使颜色枯黄，原汁走失，故一般烘焙至九成干，以手摸之感觉烫不粘手为度。干燥时要勤翻动，防止焦枯。如有烈日晒至九成干即可。

2. 粉质类　含淀粉较多的饮片，如山药、浙贝母等，潮片极易发滑、发黏、发霉、发馊、发臭而变质，宜采用晒干法或烘焙法。随切随晒，薄摊晒干，要轻翻防碎；如天气不好，微火烘焙。

3. 油质类　含油质类较多的饮片，如当归、怀牛膝、川芎等，宜采用日晒法。如遇阴雨天，不能日晒，只能用微火烘焙，如果火力过大，会使油质溢出表面，失油后干枯，影响质量。

4. 芳香类　含芳香类饮片，如荆芥、薄荷、香薷、木香等，保持香味极其重要，因为香味与质量有密切的关系，香味浓就意味着质量好，所以，多采用阴干法，切后薄摊于阴凉通风干燥处。如果太阳不太强烈也可晒干，但不宜烈日暴晒，否则温度过高会使香气挥散，颜色也随之变黑。

如遇阴雨连绵天气,饮片快要发霉,可用微火烘焙,但要避免猛火或高温干燥。

5. 色泽类 色泽类饮片,如桔梗、浙贝母、泽泻、黄芪等,这类饮片色泽很重要,含水量不宜过多,否则不易干燥。根据色泽不同,分别采用日晒法和烘焙法。白色类的桔梗、浙贝母最宜用日晒法,因越晒越白。但受日光照射易变色的饮片,如槟榔、白芍、黄芩等不可暴晒,宜用阴干法,否则会使饮片变红。黄色类的泽泻、黄芪,宜用小火烘焙,可保持黄色,增加香味。

此外,根须类和根皮类中药可采用日晒法和烘焙法,如白薇、龙胆草、厚朴、黄柏等;草叶类中药要薄摊暴晒,勤翻动,不宜用烘焙法,以防燃烧,如仙鹤草、泽兰、竹叶、地丁草等。

自然干燥的方式以及干燥温度和时间的变化,会对饮片化学成分产生影响,很大程度上也会影响饮片的质量。因此,在选择适宜的干燥方法时,应把有效成分的含量、药性等多种因素综合起来考虑,尽可能取其各方面的优势,才能获得质优效高的饮片。

二、人 工 干 燥

人工干燥系利用干燥设备对切制后的饮片进行干燥的方法。人工干燥的温度,应视饮片性质灵活掌握。一般饮片以不超过80℃为宜,含芳香挥发性成分的饮片以不超过60℃为宜。已干燥的饮片需放凉后再贮存,否则,余热会使饮片回潮,易于发生霉变。干燥后的饮片含水量应控制在7%～13%为宜。

人工干燥不受气候影响,卫生清洁,并能缩短干燥时间,提高生产率,适宜大量生产。近年来,全国各地在生产实践中,设计并制造出多种干燥设备,如直火热风式、蒸汽式、电热式、远红外线式、微波式等,其干燥能力和效果均有较大提高。现简要介绍如下:

1. 翻板式干燥机 该机(图6-9)由送料带、干燥室、热源等分组成。

工作原理:湿饮片经上料输送带送入干燥室内。室内为由若干个小翻板构成的帘式输送带,共4层,由链轮传动,饮片平铺于帘式输送带上,当小翻板由前端传至末端时,饮片即翻于下层。经4次翻倒,饮片即被烘干。干燥饮片沿出料口经振动输送带进入立式送料器,上输入出料漏斗,下承容器装药。

翻板式干燥机

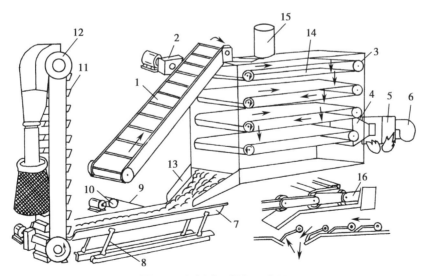

图6-9 翻板式干燥机示意图

1. 上料输送带;2. 减速器;3. 链轮;4. 热风口;5. 燃烧室;6. 鼓风机;7. 振动输送带;8. 弹簧钢板;9. 连杆;10. 偏心轮;11. 立式送料器;12. 皮带盘;13. 出料口;14. 小翻板组成的帘式输送带;15. 排潮气口;16. 链条

2. 热风循环烘箱　该机（图6-10）由箱体、加热器、鼓风机、烘车及风力调节器等组成。

工作原理：将湿饮片置于烘车上层干燥盘内，推入烘箱内，密闭。空气由鼓风机送入，经加热器加热，热空气将湿饮片干燥，变成湿热空气，由出口排出，由于热空气不断补充，保证饮片水分不断蒸发而使之干燥。

3. 远红外线辐射干燥技术　其特点是干燥速度快，饮片质量好，具有较高的杀菌、杀虫及灭卵能力，便于自动化生产。近年来广泛应用于原料、饮片等脱水干燥及消毒。在中药粉末及芳香性药物干燥灭菌时，能较好地保留中药挥发油。

工作原理：电能转变成远红外线辐射能，被干燥物体的分子吸收后产生共振，引起分子、原子的振动和转动，导致物体发热，将大量水分变成气态而扩散，最终达到干燥灭菌的目的。

4. 微波干燥技术　微波干燥是由于微波能转变为热能使湿物料干燥的方法。

工作原理：物料中的极性水分子和脂肪能不同程度地吸收微波能量，在交流电场中，因电场时间的变化，使极性分子发生旋转振动，致使分子间互相摩擦而生热，从而达到干燥灭菌的目的。微波灭菌与被灭菌物的性质及含水量有密切关系，含水量越多，灭菌效果越好。其特点是干燥速度快，时间短（是常规热空气加热的 1/100～1/10），产品质量好，热效率高，且能杀灭微生物及霉菌，具有消毒作用。对中药中所含的挥发性物质及芳香性成分损失较少。适用于原药材、饮片及中成药的干燥灭菌。

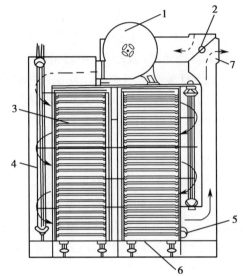

图6-10　热风循环烘箱示意图

1. 鼓风机；2. 气流调节器；3. 搁板；4. 加热器；
5. 搁板药架；6. 药架车；7. 湿热气出口

5. 太阳能干燥技术　太阳能是一种巨大且清洁的低密度能源，适用于低温烘干。其特点是节省能源，环境污染少，烘干质量好。避免了昆虫传菌和尘土的污染，并能防止自然干燥后药物出现杂色和阴面发黑等现象，提高了外观质量。

三、干燥饮片的质量规定

《中药饮片生产过程质量标准通则（试行）》对切制饮片干燥后的质量做了规定。

（一）质量要求

干燥后的饮片，必须干湿度均匀，保持固有色泽、气味，片型整齐。

（二）质量指标

1. 水分　一般饮片的水分应控制在 7%～13%。个别特殊要求的饮片除外。

2. 色泽　饮片干燥后不得变色。

（三）检查方法

取定量样品，按《中国药典》2020 年版四部的"水分测定法"（通则 0832）测定水分。

第四节　常见不合格饮片及产生的原因

饮片切制只有按照软化、切制、干燥工艺步骤和工艺条件操作，才能保证饮片质量。如果药材软化处理不当、切制工具及操作技术欠佳、切制后干燥不及时或贮存保管不当，均可能出现下述不合格饮片，从而影响饮片质量。

（一）败片

饮片切制过程中，由于种种原因造成的不符合切制规格和片型标准的饮片，统称为败片。主要包括连刀片、掉边与炸心、皱纹片、斧头片、破碎片、斜长片等。

1.连刀片　又称蜈蚣片，系指饮片之间相牵连、未完全切断的现象。是药材软化时，外部含水量过多，或刀具不锋利，或刀与刀床不吻合所致。如甘草、桂枝、白芍、桑白皮、黄芪、厚朴等。

2.斜长片　系指饮片出现斜而长的现象。是药材没理顺，或斜放，或横放所致。如白芍、大黄、当归、独活、佛手等。

3.破碎片　系指饮片不完整，或呈破碎状态的现象。是刀具不锋利，或软化不当，或传送带送药时挤压过度所致。如大黄、川芎、防风、苍术、羌活等。

4.掉边与炸心　掉边又称脱皮，系指切出的饮片外层与内层相脱离，形成圆圈和圆芯两部分。炸心系指切出的饮片髓芯破碎。是药材软化时，浸泡或闷润不当，内外软硬度不同所致。如郁金、桂枝、白芍、泽泻等。

5.斧头片　系指切出的饮片一边厚一边薄，形如斧头。是药材软化不透，或刀具不锋利，或刀与刀床不吻合，或操作技术不熟练，进料不均匀所致。

6.皱纹片　又称鱼鳞片，系指饮片切面粗糙，具鱼鳞样斑痕。是药材软化时，"水头"不及，或刀具不锋利，或刀与刀床不吻合所致。如三棱、莪术等。

7.胡须片　又称挂须儿，系指切面带有短的纤维，呈须状。是药材未完全润透，或含纤维较多的药材水润时吸水过多，或刀具不锋利，或刀与刀床不吻合所致。如桑白皮、厚朴、黄芪、麻黄等。

（二）翘片

翘片系指饮片边缘卷曲而不平整的现象。是药材软化时，内部含水分太多（伤水），因干燥不当而引起的，并非因切制操作不当所造成。如槟榔、白芍、木通、三棱等。

（三）变色与走味片

变色系指饮片干燥后失去了原药的色泽。走味系指饮片干燥后失去了药材原有的气味。是药材软化时浸泡时间过长，或切制后的饮片干燥不及时，或选用的干燥方法不当所致。如槟榔、白芍、大黄、薄荷、荆芥、藿香、香薷、黄连、黄芩等。

（四）油片

油片系指饮片表面有油分或黏液质渗出的现象。系药材软化时，吸水"太过"，或环境温度过高所致。如苍术、白术、独活、当归等。

（五）霉片

霉片系指饮片表面长出菌丝。系药材软化时间太长，或干燥不透，或干燥后未放凉即贮存，或贮存处潮湿所致。如枳壳、枳实、白术、山药、白芍、当归、麻黄、黄芩、泽泻等。

（六）蛀片

蛀片系指饮片被仓虫蛀蚀，出现空洞或碎末，并有排泄物污染的现象。系切制后的饮片干燥不透，或干燥后余热使饮片回潮，或贮存时密封保管不当，使仓虫有适宜的繁殖条件所致。如山药、党参、大黄、泽泻、蕲蛇、芡实、莲子等。

第五节　饮片的包装

饮片的包装系根据生产饮片的规模、品种、类别、形态差异以及装量规格，选择合理的包装设备，对饮片称量、充填、封口、捆扎、打包，印有或贴有标签，并附有质量合格标志的过程。饮片生产企业应严格执行《药品生产质量管理规范》《中药饮片包装管理办法》《中药饮片标签管理规定（试行）》等对饮片进行包装的有关规定。经营企业和医疗机构应使用包装合格的中药饮片，保证饮片质量，保障人民用药安全有效。

饮片包装的目的：

1. 保持饮片的品质和数量。
2. 方便饮片的存取、运输、销售和使用。
3. 体现或提高饮片的商品价值。
4. 促进饮片生产的现代化、标准化。

一、饮片包装的要求

国家有关部门颁布了相应的法律法规，对饮片包装实行监督管理。

1. 对包装质量的要求

（1）《中药饮片包装管理办法（试行）》第十四条规定：“中药饮片的包装必须适合饮片质量的要求，方便储存、运输、使用。”

（2）《药品管理法实施条例》第四十四条规定：“包装不符合规定的中药饮片，不得销售。”

2. 对包装材料的要求

（1）《药品管理法》第四十六条规定：“直接接触药品的包装材料和容器，应当符合药用要求，符合保障人体健康、安全的标准。对不合格的直接接触药品的包装材料和容器，由药品监督管理部门责令停止使用。”

（2）《中药饮片包装管理办法（试行）》对饮片包装材料做了具体规定：

第十四条规定：“包装中药饮片要选用符合国家药品、食品包装有关产品质量标准的材料，禁止采用麻袋、竹筐、纤维袋等非药用包装材料和容器。凡直接接触中药饮片的包装材料为一次性使用，不得回收重新使用。”

第十六条规定：“对特殊有毒性、挥发性强、有污染、刺激性强的饮片的包装要根据产品的特性和规格选择包装材料。”

第十七条规定：“内包装材料，对于不易霉变、虫蛀的中药饮片品种，适用聚乙烯塑料薄膜、牛皮纸、热封型茶叶滤纸；对于易霉变、虫蛀的中药饮片品种，适用尼龙高压聚乙烯复合薄膜，分为纸板复合薄膜（纸／塑）、纤维复合薄膜（纤维／塑）、多层复合薄膜（塑／塑）、铝箔复合薄膜（金属／塑）四种类型。外包装采用能够防潮、防污染、有机械强度、易储存、运输的包装箱。中药饮片的包装纸箱执行中华人民共和国国家标准 GB-6543。”

3. 对包装标签的要求

（1）《药品管理法实施条例》第四十四条规定：“中药饮片包装必须印有或者贴有标签。中药饮片的标签必须注明品名、规格、产地、生产企业、产品批号、生产日期，实施批准文号管理的中药饮片还必须注明药品批准文号。”

（2）国家药监局“关于实施《国家中药饮片炮制规范》有关事项的公告”（2022 年第 118 号）规定：按照《国家中药饮片炮制规范》生产的中药饮片，其产品包装标签的【执行标准】项，应当按相关规定标注所执行的《中国药典》和《国家中药饮片炮制规范》。

（3）《中药饮片包装标签管理规定（试行）》的通知中规定“本规定从 2024 年 1 月 1 日起施行。”其内容摘述如下：中药饮片应当有规范的包装和标签，标签分为内、外标签两种。包装标签应标注“中药饮片”字样，明示产品属性，附有质量合格标志。标签使用注册商标的，其应当印刷或粘贴在包装标签的边角。属于医疗用毒性药品、麻醉药品的饮片，其标签应当印有专用标识，避免医疗使用中出现差错。涉及利用国家重点保护野生动物及其制品的中药饮片应当符合国家有关规定。对贮藏有特殊要求的中药饮片,应当在标签的醒目位置注明。

(4)《关于结束中药配方颗粒试点工作的公告》(2021年11月1日起施行)十二条规定:"直接接触中药配方颗粒包装的标签至少应当标注备案号、名称、中药饮片执行标准、中药配方颗粒执行标准、规格、生产日期、产品批号、保质期、贮藏、生产企业、生产地址、联系方式等内容。"

二、饮片包装的类型

1. 小包装　适用于所有一般性质的饮片,如根及根茎类、果实种子类、叶类、花类、全草类、矿物类、动物类等。目前,中药饮片使用小包装,包装量一般在1～2kg,质地蓬松的可以0.5kg。饮片包装规格的装量差异允许误差±0.5%。

2. 大包装　中药饮片小包装包好后一般再放入大包装中。大包装根据中药饮片的质地和性质,应当选用能保证其贮存和运输期间质量的包装材料或容器,能够防潮、防污染、有机械强度、易储存、运输的包装箱等。大、小包装外面都应有包装标签,并印有防潮、防蛀、置阴凉干燥处等贮藏信息。

3. 配方剂量包装　采用感量为0.1g的电子秤,按设定的配方剂量精确称量后,用符合标准的材料小袋包装,装量可以为1g、2g、5g、10g、15g、20g等不同规格,药袋标签上应注明品名、规格、产地、重量、执行标准、产品批号、生产日期、合格标志和生产企业、外用或先煎后煎等内容。此类包装的饮片经过干燥灭菌处理,使饮片卫生整洁,能有效防止饮片生虫、长霉等现象,有利于贮存与养护,而且克服了散装饮片调剂时剂量不准的弊端,又有助于人们认识和了解中药,从而普及中医药知识。

4. 精细包装　对于贵细饮片,宜用玻璃瓶、瓷瓶、食品袋、小纸盒、PVC易拉罐等。装量一般不超过200g,或分装到一日量或一次量的最小包装,并贴上完整的使用说明标签。对进口、养殖等有特殊要求的饮片在外包装上应有明显的规定性标志。如穿山甲外包装必须有林业部门发的绿色或进口标识。

5. 毒性饮片包装　对毒性中药材的饮片实施包装管理的品种范围,为国务院颁布的《医疗用毒性药品管理办法》毒性中药材品种(28种)。包装毒性中药饮片必须坚持两人以上进行包装,并实行复核制度。毒性中药饮片包装完毕后,对设备设施等必须清场,并做好清场和包装记录。毒性中药饮片的包装除按照《中药饮片包装管理办法》项下的规定进行印刷包装外,还要根据《中华人民共和国药品管理法实施办法》的规定,增印毒性药品警示标记。毒性中药材经炮制增效去毒,无毒性的中药饮片按照普通饮片的包装规定进行包装。

6. 无菌包装　当前中药饮片的灭菌方法虽多,若灭菌后保管不善,仍会二次污染。而将灭菌与无菌包装两种方法结合为一体,就可避免二次污染的机会。进行无菌包装时要具备三项基本条件:一是贮存物无菌;二是包装容器无菌;三是包装环境无菌。三者缺一不可,否则达不到无菌包装的效果。但由于每一个环节达到无菌状态的成本很高,且对于大多数中药饮片来说,本身不是无菌制剂,因此,除了极少数可能需要无菌包装的直接口服饮片外,绝大多数的常规中药饮片由于成本问题一般不使用此包装方法。

三、饮片包装的方法

中药饮片包装依据设备性能不同,主要分为全自动化包装、半自动化包装、抽真空包装和人工包装。必须注意的是,待包装的饮片应干燥,含水量应符合规定,炮炙后的饮片应凉透后再包装。包装设备、工具、容器应易于清洁消毒,不易产生脱落物,不易对中药饮片质量产生影响。

1. 全自动包装　使用全自动智能化饮片包装设备包装。适用于体积小、大小均匀、流动性好的种子类中药饮片包装。

2．半自动包装　使用半自动包装设备包装。适用于密度、比重较大，但片形均匀的根、茎、藤、木类饮片包装。

3．真空包装　使用真空包装机，先将饮片按定量装入包装袋内，再放入真空包装机内进行排空封口。适用于不能用常规高温干燥灭菌处理的饮片包装，能有效防止饮片出现虫蛀、霉变和走油等现象。

4．人工包装　人工用量具精确称量后，装入包装袋中再封口。适用于体积较大、质地较轻且蓬松的花、草、叶类中药饮片。此法现已较少应用，多被机械化包装取代。

除上述方法外，还有充气包装（充氮气、二氧化碳等惰性气体）、除氧剂包装等方法。此外，中药饮片作为特殊商品，其包装的装潢设计也相当重要。好的装潢既要体现出产品的价值、产品造型美观，又要体现出中药饮片这种商品的特殊性，在充分发挥社会效益的同时，创造出良好的经济效益。

（孙立艳）

扫一扫，测一测

？ 复习思考题

1．饮片切制的目的是什么？

2．常水软化法有哪些？说出各法适用的药材和注意事项。

3．饮片常见的类型和规格有哪些？

4．饮片切制的方法有哪几种？各适用于切制哪些类型的药材？

5．饮片的干燥方法及干燥时的温度是什么？

6．饮片切制过程中的软化、切制、干燥环节的质量标准各是什么？

7．简述滚筒式洗药机、真空加温润药机的工作原理。

第七章 清 炒 法

ER-7-1
PPT 课件

学习目标

1. 掌握清炒法的操作方法、成品质量、辅料用量、注意事项及炮制目的；常用药物的成品性状、炮制作用。
2. 熟悉机械炒药机的原理。
3. 了解清炒法的含义、某些药物的现代研究。
4. 能运用不同火力完成清炒法操作。
5. 会使用滚筒式炒药机和平锅式炒药机。

ER-7-2
知识导览及重点难点

将待炮制品置于预热的炒制设备内，用不同火力连续加热，并不断翻动，使之达到一定程度的方法，称清炒法，亦称单炒法。

加热炮制是中药最基本、最常用的炮制方法，仅炒制就有清炒、加固体辅料炒、加液体辅料炒法。《中国药典》“炮制通则”把清炒法、加辅料炒法列为一类称“炒法”，而把加液体辅料炒法列为“炙法”。这种安排会使“炒法”项下包含清炒、加辅料炒方法种类多、饮片品种数量多。再者，加辅料炒法用固体辅料加热炮制，而炙法用液体辅料加热炮制，二者相互间对应和关联性强。因此，本教材将清炒法、加辅料炒法、炙法作为同一层次，各列一章分别叙述。

炒法应用历史悠久，如早在《五十二病方》中有“燔盐令黄”的记载，燔与炒同义；《神农本草经》记载露蜂房等“火熬之良”，“熬”字亦作“炒”解释。但汉代以前很少称“炒”，汉代以后才称炒法，并被广泛地应用。下面介绍炒法的一般知识。

（一）火力

火力系指火的大小（强弱）和温度的高低。它是以火苗（火焰）的大小和锅的热度两方面相结合来控制和掌握的，是加热炮制中的关键因素。不同的炒法因药物本身性质的差异，以及要求的炮制程度不同，所用的火力也不同，操作时必须严格控制和掌握。传统的火力一般分文火、武火、中火、文武火、微火、煻火。

文火：火力小，又称小火。即火苗较小，锅温较低。一般来说，炒黄法、炙法、烘法多用。

武火：火力大，又称旺火、强火、大火。即火苗大，锅温较高。一般来说，炒炭法、砂烫法、煅法多用。

中火：中等火力。即火苗和锅温均介于文、武火之间。一般来说，炒焦法、炒炭法，以及加辅料炒中的麸炒、米炒、土炒、蛤粉烫、滑石粉烫法多用。

文武火：中等火力。即先用文火后用武火，或先用武火后用文火，或文火与武火交替使用。一般来说，煅炭法、蒸煮法多用。

微火：火力较小。即火苗很小，冒点火头，锅温更低。一般来说，焙法多用。

煻火：火力更小。即有余烬的热火灰的火力。一般来说，煨法多用。

（二）火候

火候系指药物炮制的时间和程度。可以根据药物内外特征的变化和附加的判别方法进行判断。炮制操作时，要根据炒法的种类和药物性质掌握好加热时间。加热时间的长短及火力的大小都与火候有密切的关系，而火候又是影响炮制品质量的要素。只有熟练运用火力，正确判断火候，炮制药物时才能做到"贵在适中"，防止炮制程度的"不及"或"太过"。

（三）手工炒药的步骤

古代炮制和现代小批量药物的炮制多用手工操作。手工炒药的优点是炒制器具简单易得，能炒制出各种程度的炮制品，应用范围广等。但也存在劳动强度大、生产量少、饮片质量不易控制等缺点。

手工炒药器具包括炒药锅、药铲、药撮、炊帚等。其中，炒药锅是炒药的主要器具，置固定的锅台上，锅台后平前低，炒药锅放上后能向前倾斜30°～45°，不仅便于搅拌和翻动，而且有利于从锅中及时扫出炮制好的饮片。手工炒药一般分预热、投药、翻炒、出锅四个操作步骤。

1. 预热　炒药前要先用一定的火力加热炒药锅，待锅温适合炒药时，再投入药物进行炒制。传统用手掌预试锅温，方法是：将手掌平悬于炒药锅之上，距热锅底约8cm处，根据热锅底烤炙手掌皮肤的热度来推断锅温是否适中。不同的火力烤炙皮肤的热度不同，此操作技能性强，需经较长时间的实践才能掌握。另外，也可用少量药物试炒的方法来预试锅温，方法是：取少量药物置热锅内炒制，若炮制程度符合质量要求，则可判定锅温适中。

2. 投药　锅温加热适宜后，应将适量、经净制后的待炮制品迅速投入热锅内。投药量的多少要根据炒药锅的大小和药物的品种而定，原则是少量分锅炒，投药太多易使药物受热不均匀。

3. 翻炒　投入药物后，要用药铲（或炊帚、笤帚）等工具迅速搅拌或翻动，操作要快、要勤，使药物均匀受热。翻动时，要求每次下铲都要紧贴锅底，铲过处要能露出锅底，俗称"亮锅底"，以免药物长时间停留锅底受热，而导致程度太过。

4. 出锅　当药物炒至适中的程度时，要迅速用炊帚将其扫出，俗称"出锅"。出锅要快，以免炮制程度"太过"，要及时摊凉，还要筛去炮制过程中产生的药屑，凉透后再收贮。

（四）机械炒药

机械炒药多用炒药机，具有操作方便、生产量大，能减轻劳动强度。目前常用的有滚筒式炒药机、平锅式炒药机、中药微机程控炒药机等。

1. 滚筒式炒药机　该机（图7-1）由炒药滚筒、热源及动力等组成。炒药机的温度可根据不同药物及不同的炒制方法进行调节。由于炒药筒匀速回转，因而药物受热均匀，炒制的饮片色泽一致，且炒制时间比手工炒制可缩短1/3，加之结构简单，操作方便，劳动强度小，故应用广泛。可用于炒黄、炒焦、炒炭、砂烫、麸炒、土炒、醋炒、盐炒、蜜炙等。

工作原理：接通电源，扭动顺时开关，使锅体顺时针旋转。打开加热装置（炉火、煤气、电加热均可），使筒壁均匀受热，待锅体的温度达到工艺所需温度后，打开滚筒上盖，倒入待炒药物，在滚筒隔板的作用下不断翻动药物。药物炒好后，停机，扭动逆时开关，滚筒沿逆时针方向滚动，打开滚筒下盖，炮制后的中药饮片即被旋出筒外。

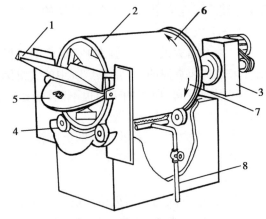

图7-1　滚筒式炒药机示意图

1. 上料口；2. 炒药筒；3. 减速器；4. 导轮；5. 盖板；
6. 出料；7. 炒药；8. 煤气

2. 平锅式炒药机　该机由炒药平锅、电动搅拌器、热源及动力部分组成（图7-2、图7-3）。炒药机的温度可根据不同的药材及不同的炒制方法进行调节。应用范围广，但以炒黄、炒焦、各种液体辅料炒制及烫制最为常用。

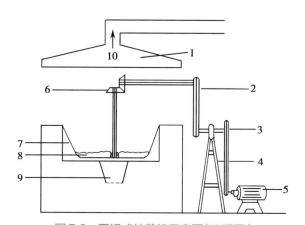

图 7-2 平锅式炒药机示意图（正视图）

1. 吸尘罩；2. 皮带；3. 导轮；4. 固定架；5. 电机；6. 链转
齿轮；7. 锅体；8. 搅拌叶；9. 出药口；10. 尘土

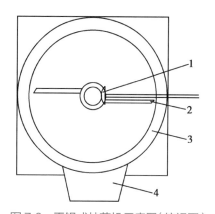

图 7-3 平锅式炒药机示意图（俯视图）

1. 链转齿轮；2. 搅拌叶；3. 锅体；4. 出药口

工作原理：接通电源，打开加热装置，待锅温适宜后，将药物倒入平锅内，开启电动搅拌器，此时搅拌器即做顺时针方向运转，使药物均匀翻动受热。药物炒好后，打开锅边上出药口的挡板，炒好的药物即被搅拌器旋出锅外。

3. 中药微机程控炒药机 该机是一种性能优良的炒药机器（图 7-4）。既能自动操作，又可手动操作。用于炒制批量较大的药物，更具优越性。

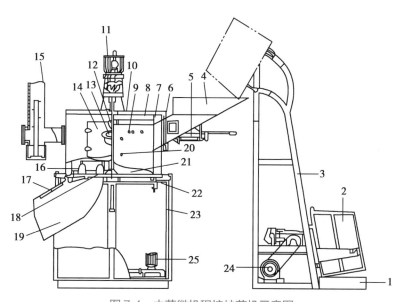

图 7-4 中药微机程控炒药机示意图

1. 电子秤；2. 料斗；3. 料斗提升机；4. 进料槽；5. 进料推动杆；6. 进料门；7. 炒药锅；8. 烘烤加热器；9. 液体敷料喷嘴；10. 炒药机顶盖；11. 搅拌电机；12. 观察照明灯；13. 取样口；14. 锅体前门；15. 排烟装置；16. 犁式搅拌叶片；17. 出药喷水管；18. 出药门；19. 出药滑道；20. 测温电偶；21. 桨式搅拌叶片；22. 锅底加热器；23. 锅体机架；24. 料斗提升机；25. 液体辅料供给装置

工作原理：采用烘烤与锅底"双给热"方式炒制，良好的温场更能使药物上下受热均匀，保证了炮制后中药饮片的质量，并可缩短炒制时间。

总之，上述所述的不同火力、火候，不只局限于清炒法和加辅料炒法，而是适用于所对应的各种加热炮制方法。炒法的四个操作步骤与机械炒药的工作原理，适用于清炒法、加辅料炒法、炙法等操作。当然具体操作时各法又有自己的特点。例如，本章的清炒法古代就有微炒、炒出汗、炒香、炒黄、炒熟、炒焦、炒黑之分。现今主要分为炒黄、炒焦、炒炭。

第一节　炒黄法(包括炒爆)

将待炮制品置于预热的炒制设备内,用文火或中火炒至药物表面呈黄色或色泽加深,或鼓起爆裂,并透出香气的方法,称炒黄法。

炒黄法多适用于果实种子类药物。传统有"逢子必炒"之说。

(一)操作方法

1.手工炒制

(1)净制:取待炮制品,除去杂质,大小不一者,需分档。

(2)预热:根据药物性质、炮制目的和炮制程度不同,用文火或中火先加热炒药锅,用仪器测定锅温,操作熟练者可用手掌判断锅温,或用少量药物试炒预试锅温,使锅温达到药物炒黄所要求的温度。

(3)炒制:将分档的待炮制品置于预热的炒制设备内,用文火或中火连续加热并不断翻炒,使药物均匀受热,炒至适中的程度后,停止加热,立即出锅,放凉,除净药屑。王不留行、水红花子属于炒爆,要用中火炒至大部分爆开白花。

(4)收贮:将符合成品质量标准的炒黄饮片,按药典规定方法收贮。

2.机械炒制　以常用的滚筒式炒药机(如CY型炒药机)为例,介绍机械炒制的方法和步骤。

(1)准备:①检查炒药机是否有"已清洁"标志牌及前批"清场合格证",锅筒、减速机、排风口、电器等是否完好无损,紧固件是否紧固;②在电源正常、各紧固件紧固、运动部位无障碍物、滚轮锅圈清洁无污物的情况下,再开机空车运转,检查锅体运转情况正常,并启动吸尘器使其正常运转;③准备好所用的工具、物品及容器;④将待炒制的饮片净制、分档。

(2)炒制:①接通电源,扭动顺时开关,使锅体顺时针旋转;打开加热装置,使筒壁均匀受热;②打开风机,将风机风量调至最小,使燃烧器火焰正常;③升温半小时左右,待锅体的温度达到工艺所需温度后,打开滚筒上盖,倒入待炒药物,在滚筒隔板的作用下不断翻动药物,随时检查炒制质量;④药物炒好后,先使锅体处于静止状态,再扭动逆时开关,滚筒沿逆时针方向滚动,打开滚筒下盖,炮制后的饮片即被旋出筒外,从下部接料,摊晾,筛去药屑;⑤关闭加热装置,主机继续运转10～20分钟后,再停机,关闭风机,关闭总电源。

(3)收贮:将符合成品质量标准的饮片,按药典规定方法收贮。

(4)清洁:按标准操作规程进行场地、机械设备的清洁或消毒。

(5)记录:填写设备运行记录及生产记录。

(二)成品质量

1.炒黄品应显黄色或色泽加深,微带焦斑,形体鼓起甚至爆裂,质地松脆或手捻易碎,内部基本不变色,具香气或药物的固有气味。炒爆品应大部分爆成白花。

2.成品含生片、糊片不得超过2%,含药屑、杂质不得超过1%。

（2）对比看：炒制前留少量生品，边炒边与生品对比，至鼓起、手捻易碎、颜色加深时，即达到炒制程度。

（3）闻气味：炒制过程中嗅到较浓的香气或药物的固有气味时，即达到炒制程度。

（4）观断面：两手掰断药物，断面基本不变色或呈淡黄色，即为程度适中。

（三）注意事项

1. 炒前要分档，使炒制的程度均匀一致。

2. 火力和加热时间要适宜，以免程度不及或太过。

3. 炒爆时每次炒药量宜少，火力要稍高，用中火。

4. 翻搅要均匀，出锅要迅速。

5. 炒后要除净碎屑，以免影响成品质量。

（四）炮制目的

1. 增强疗效　果实种子类药物，炒黄后种皮或果皮鼓裂，有利于有效成分的煎出，而增强疗效。有的药物如麦芽、谷芽等，炒后产生香气，增强消食健脾胃作用。

2. 缓和或改变药性　如牛蒡子、冬瓜子、决明子、茺蔚子等，炒后缓和寒滑之性；紫苏子、芥子、蔓荆子等，炒后缓和辛散之性；莱菔子炒后改变药性。

3. 降低毒性或消除副作用　如牵牛子、苍耳子、白果等，炒后可降低毒性；瓜蒌子等炒后能消除滑肠、致呕的副作用。

4. 保存药效　如槐米、芥子等，炒黄后能破坏酶，利于苷类成分的保存。

5. 矫味矫臭　如九香虫等动物类药物有异臭，炒后产生香气，矫其腥臭气味。

牛蒡子

【处方用名】　牛蒡子，炒牛蒡子。

【来源】　本品为菊科植物牛蒡 *Arctium lappa* L. 的干燥成熟果实。秋季果实成熟时采收果序，晒干，打下果实，除去杂质，再晒干。药材外观以粒大、饱满、色灰褐者为佳。

【炮制方法】

1. 牛蒡子*　取原药材，筛去灰屑及杂质。用时捣碎。本品含牛蒡苷（$C_{27}H_{34}O_{11}$）不得少于5.0%。

2. 炒牛蒡子*　取净牛蒡子，置于预热的炒制设备内，用文火炒至略鼓起，有爆裂声，微有香气逸出时，取出，放凉，除净药屑。用时捣碎。本品含牛蒡苷（$C_{27}H_{34}O_{11}$）不得少于5.0%。

【性状】　牛蒡子呈长倒卵形，略扁，微弯曲，表面灰褐色，带紫黑色斑点，有数条纵棱，果皮较硬，富油性，气微，味苦后微辛而稍麻舌。

炒牛蒡子，微鼓起，色泽加深，微有香气。

【炮制作用】　牛蒡子味辛、苦，性寒。归肺、胃经。具有疏散风热，宣肺透疹，解毒利咽的功能。

牛蒡子生品长于疏散风热，解毒散结。用于风热感冒，咳嗽痰多，麻疹，风疹，咽喉肿痛，痄腮，丹毒，痈肿疮毒。如治温病初期的银翘散；治痄腮肿痛的普济消毒饮；治疗疮疡，乳痈初起，证见寒热往来的荆防牛蒡汤。

炒牛蒡子寒滑之性缓和，免伤脾胃，气香使宣散作用更佳，且有利于煎出药效，长于解毒透疹，利咽散结，化痰止咳。用于麻疹不透，咽喉肿痛，咳嗽气喘。如治麻疹透发不畅的宣毒发表汤。

【贮藏】　置通风干燥处。

【备注】 牛蒡子的炮炙古代有炒制、炒炭、爁制、烧存性、去油、焙黄、炮、水煮、酥炙、酒蒸、酒炒等方法。近代以来全国各地多炒黄用。

决明子

【处方用名】 决明子，炒决明子，盐决明子。

【来源】 本品为豆科植物决明 *Cassia obtusifolia* L. 或小决明 *Cassia tora* L. 的干燥成熟种子。秋季采收成熟果实，晒干，打下种子，除去杂质。药材外观以颗粒饱满、色绿棕者为佳。

【炮制方法】

1. 决明子* 取原药材，除去杂质，洗净，干燥。用时捣碎。本品含大黄酚（$C_{15}H_{10}O_4$）不得少于 0.20%，含橙黄决明素（$C_{17}H_{14}O_7$）不得少于 0.080%。

2. 炒决明子* 取净决明子，置于预热的炒制设备内，用文火炒至鼓起，微有爆裂声，并逸出香气时，取出，放凉。用时捣碎。本品含大黄酚（$C_{15}H_{10}O_4$）不得少于 0.12%，含橙黄决明素（$C_{17}H_{14}O_7$）不得少于 0.080%。

3. 盐决明子 取净决明子，加盐水拌匀，闷透，置锅内，用文火加热，炒至表面棕褐色，微鼓起，有香气逸出时，取出放凉。用时捣碎。

每 100kg 净决明子，用食盐 2kg。

【性状】 决明子略呈菱方形或短圆柱形，表面绿棕色或暗棕色，平滑有光泽，具有棕色线纹，质坚硬，气微，味微苦。

炒决明子微鼓起，表面绿褐色或暗棕色，偶见焦斑，微有香气。

盐决明子微鼓起，表面绿褐色或暗棕色，偶见焦斑，味略咸。

【炮制作用】 决明子味甘、苦、咸，性微寒。归肝、大肠经。具有清热明目，润肠通便的功能。

决明子生品药性寒滑，长于清肝热，润肠燥。用于目赤涩痛，大便秘结。如治疗肝火上冲，目赤肿痛，羞明多泪的决明子汤及风热上扰而致目痒、红肿疼痛的清上明目丸。治肠燥便秘或热结便秘，可用生品大剂量打碎水煎服或与火麻仁或瓜蒌仁合用。

炒决明子寒滑之性缓和，且质较松脆，易于粉碎和煎出药效，具有平肝养肾的功能。用于头痛、头晕、视物昏花等。高血压头痛、头晕，可用决明子炒黄，水煎代茶饮。

盐决明子寒滑之性缓和，清肝明目的作用增强。

【炮制研究】 决明子主要含蒽醌化合物等。小决明子尚含红镰霉素及其苷类、决明内酯等。

1. 工艺研究 决明子炒制的最佳工艺为：锅温 140℃时投药，炒至药温升至 140℃，再保持此温度 10 分钟，取出，放凉。

2. 成分研究 常规煎煮时间内，煎液中游离蒽醌的量，打碎品比未打碎者多，炒品又比生品多。说明决明子应炒后打碎入药。

3. 炮制原理研究 决明子中的结合性蒽醌是泻热通便的主要成分。加热炮制后，总蒽醌、结合性蒽醌均有不同程度的下降，而游离蒽醌则相应地有所增加。因此决明子炒后能缓和泻下作用。

【贮藏】 置干燥处。盐决明子密闭，置通风干燥处，防潮，防蛀。

【备注】 决明子的炮炙古代有炒制、火炙、煮制、醋渍、酒煮法。近代有清炒和盐炙等方法。现行用炒黄法。

冬瓜子

【处方用名】 冬瓜子，炒冬瓜子，麸炒冬瓜子，蜜冬瓜子。

【来源】 本品为葫芦科植物冬瓜 *Benincasa hispida*（Thunb.）Cogn. 的干燥成熟种子。食用冬瓜时，掏出瓜瓤，取出成熟的种子，洗净，干燥。药材外观以颗粒饱满、色白者为佳。

【炮制方法】

1. 冬瓜子 * 取原药材，除去杂质及灰屑。用时捣碎（本品收载于《中国药典》四部，以及一部成方制剂"前列舒丸"处方中）。

2. 炒冬瓜子 取净冬瓜子，置于预热的炒制设备内，用文火炒至鼓起，表面淡黄色，稍带焦斑时，取出，放凉。用时捣碎。

3. 麸炒冬瓜子 将麦麸均匀撒入预热的炒制设备内，用中火加热，待起烟时，投入净冬瓜子，不断翻动，炒至微黄色，取出，筛去麸皮。用时捣碎。

每100kg净冬瓜子，用麸皮10kg。

4. 蜜冬瓜子 取炼蜜，加入适量开水稀释，淋入净冬瓜子中拌匀，闷润至蜜被吸尽后，置于预热的炒制设备内，用文火炒至深黄色，不粘手时，取出，晾凉。

每100kg净冬瓜子，用炼蜜20kg。

【性状】 冬瓜子呈扁平的卵圆形或长卵形，一端钝圆，另一端尖，表面黄白色，质轻，味微甜。

炒冬瓜子形微鼓起，表面淡黄色，略有焦斑，气微香。

麸炒冬瓜子表面微黄色，略带焦斑，气微香，味微甜。

蜜冬瓜子表面深黄色，略有焦斑，略带黏性，具蜜香气，味甜。

【炮制作用】 冬瓜子味甘，性微寒。归肺、肝、小肠经。具有清热化痰，排脓利湿的功能。

冬瓜子生品寒滑疏利，长于清热化痰，消痈排脓。用于肺热痰嗽，肺痈，肠痈初起。如治肺痈的苇茎汤；治肠痈初起的大黄牡丹皮汤。

炒冬瓜子寒滑之性缓和，免伤脾胃，长于渗湿化浊。用于湿热带下，白浊，常与黄柏、苍术、萆薢、芡实、椿根白皮等合用。

麸炒冬瓜子缓和寒滑之性，免伤脾胃，长于清热化痰，消痈。用于肺热咳嗽，肺痈，肠痈，淋病，水肿，脚气。

蜜冬瓜子缓和寒滑之性，免伤脾胃，增强润肺止咳作用。

【贮藏】 置通风干燥处，防蛀。

【备注】 冬瓜子的炮炙古代有清炒、沸水煮和醋浸法。近代有炒黄、麸炒、蜜炙等方法。现行用炒黄法。

瓜蒌子

【处方用名】 瓜蒌子，炒瓜蒌子，蜜瓜蒌子，瓜蒌子霜。

【来源】 本品为葫芦科植物栝楼 *Trichosanthes kirilowii* Maxim. 或双边栝楼 *Trichosanthes rosthornii* Harms 的干燥成熟种子。秋季采摘成熟果实，剖开，取出种子，洗净，晒干。药材外观以饱满、油性足者为佳。

【炮制方法】

1. 瓜蒌子 * 取原药材，除去杂质及干瘪的种子，洗净，晒干。用时捣碎。本品含石油醚浸出物不得少于4.0%；含3,29-二苯甲酰基栝楼仁三醇（$C_{44}H_{58}O_5$）不得少于0.080%。

2. 炒瓜蒌子 * 取净瓜蒌子，置于预热的炒制设备内，用文火炒至微鼓起，微带焦斑，有香气逸出时，取出，放凉。用时捣碎。本品含3,29-二苯甲酰基栝楼仁三醇（$C_{44}H_{58}O_5$）不得少于0.060%。

3. 蜜瓜蒌子 * 取炼蜜用适量开水稀释后，淋入瓜蒌子拌匀，闷透，置于预热的炒制设备内，用文火加热，炒至鼓起，深黄色，不粘手为度，取出，放凉（本品收载于《中国药典》成方制剂"十香返生丸"处方中）。

每100kg净瓜蒌子,用炼蜜5kg。

4.瓜蒌子霜　取净瓜蒌子种仁,碾成泥状,用布(少量可用数层吸油纸)包严,蒸热,趁热压榨去油,如此反复操作,至药物松散不再黏结成饼为度,取出,研散。

【性状】　瓜蒌子呈扁平椭圆形(双边瓜蒌子较大而扁),表面浅棕色至棕褐色,平滑,沿边缘有一圈沟纹,顶端较尖,有种脐,基部钝圆或较狭,种皮坚硬,种仁黄白色,富油性,气微,味淡。

炒瓜蒌子微鼓起,表面浅褐色至棕褐色,偶带焦斑,气焦香,味淡。

蜜瓜蒌子微鼓起,表面深黄色,微显光泽,有甜味,具香气。

瓜蒌子霜为黄白色松散粉末,微显油性。

【炮制作用】　瓜蒌子味甘,性寒。归肺、胃、大肠经。具有润肺化痰,滑肠通便的功能。

瓜蒌子生品寒滑之性明显,长于润肺化痰,滑肠通便。用于燥咳痰黏,肠燥便秘,如清金化痰丸。

炒瓜蒌子寒性减弱,长于理肺化痰。用于痰浊咳嗽。

蜜瓜蒌子寒性减弱,长于润肺止咳。用于燥咳痰黏。

瓜蒌子霜因除去了令人恶心呕吐、腹泻的油脂,使其滑肠作用显著减弱,并减少了呕吐副作用,功专润肺祛痰。用于脾虚、肺热咳嗽,咳痰不爽,大便不实的患者。

【炮制研究】　瓜蒌子含脂肪油约26%～31%。含三萜类成分3,29-二苯甲酰基栝楼仁三醇。含有机酸以石榴酸的含量较高,由其中某些酸构成的甘油酸酯和三酸甘油酯是抗血栓形成的成分。

研究表明,瓜蒌子中的脂肪油具有致泻作用,制霜后除去脂肪油约51.29%,从而缓和了其滑肠致泻的副作用。瓜蒌不同药用部位泻下作用强弱依次为:瓜蒌子＞瓜蒌皮＞瓜蒌霜。

【贮藏】　置阴凉干燥处,防霉,防蛀。

【备注】　瓜蒌子的炮炙古代有炒法、乳炙、制霜、蛤粉烫、焙制、麸炒等方法。近代有炒黄、炒焦、麸炒、蜜炙、制霜等方法。现行用炒黄、蜜炙、制霜法。

┃ 茺蔚子 ┃

【处方用名】　茺蔚子,炒茺蔚子,盐茺蔚子。

【来源】　本品为唇形科植物益母草 *Leonurus japonicus* Houtt. 的干燥成熟果实。秋季果实成熟时采割地上部分,晒干,打下果实,除去杂质。药材外观以粒大、饱满、无杂质者为佳。

【炮制方法】

1.茺蔚子*　取原药材,除去杂质。用时捣碎。

2.炒茺蔚子*　取净茺蔚子,置于预热的炒制设备内,用文火炒至鼓起,有爆裂声,色泽变深,有香气逸出时,取出,放凉。用时捣碎。

3.盐茺蔚子　取净茺蔚子,用定量食盐水拌匀,闷润至盐水被吸尽后,置于预热的炒制设备内,用中火炒干并有爆裂声,取出,晾凉。用时捣碎。

每100kg净茺蔚子,用食盐4kg。

【性状】　茺蔚子呈三棱形,表面灰棕色至灰褐色,有深色斑点,一端稍宽,平截状,另一端渐窄而钝尖,果皮薄,种仁类白色,富油性,味苦。

炒茺蔚子微鼓起,色泽加深,质脆,断面淡黄色或黄色,富油性,气微香,味苦。

盐茺蔚子色略深,微鼓裂,味咸、苦。

【炮制作用】　茺蔚子味辛、苦,性微寒。归心包、肝经。具有活血调经,清肝明目的作用。

茺蔚子生品长于清肝明目。多用于目赤翳障,头晕胀痛。用于目生翳膜或目赤肿痛,有清泻肝热、益肾明目的作用,如茺蔚子丸。

炒茺蔚子寒性减弱,且质脆易碎,易于煎出有效成分,长于活血调经。用于月经不调,经闭,痛经。可与当归、白芍、香附、延胡索等同用,治气血瘀滞的痛经。

盐茺蔚子引药下行,增加清肝明目的作用。

【贮藏】 置通风干燥处。

【备注】 茺蔚子的炮炙古代有炒法、蒸法、童便加酒制、酒洗、隔纸烘等方法。近代以来多用盐炙法、蒸法、炒黄法。

青葙子

【处方用名】 青葙子,炒青葙子。

【来源】 本品为苋科植物青葙 Celosia argentea L. 的干燥成熟种子。秋季果实成熟时采割植株或摘取果穗,晒干,收集种子,除去杂质。药材外观以粒饱满、色黑、光亮者为佳。

【炮制方法】

1. 青葙子 * 取原药材,除去杂质,筛去灰屑。用时捣碎。

2. 炒青葙子 取净青葙子,置于预热的炒制设备内,用文火炒至有爆裂声,并有香气逸出时,取出,放凉。用时捣碎。

【性状】 青葙子呈扁圆形,少数呈圆肾形,表面黑色或红黑色,光亮,中间微隆起,侧边微凹处有种脐,种皮薄而脆,气微,味淡。

炒青葙子表面焦黑色,有香气。

【炮制作用】 青葙子味苦,性微寒。归肝经。具有清肝泻火,明目退翳的功能。

青葙子生品清肝平肝作用强。用于肝热目赤,目生翳膜,视物昏花,肝火眩晕。如治风热上攻,眼目赤肿、头目眩晕的还眼丸。

炒青葙子寒性缓和,易于煎出有效成分。用于目生翳膜,视物昏暗,亦可用于肝阳上亢之头痛头昏(如高血压)。如治疗肝虚积热,两目红肿疼痛,羞明流泪,时发时止,久则目生翳膜,视物昏花的青葙丸。

【贮藏】 置干燥处。

【备注】 青葙子的炮炙古代有炒、焙等方法。近代用炒黄法。

槐花

【处方用名】 槐花,槐米,炒槐花,炒槐米,槐花炭,槐米炭。

【来源】 本品为豆科植物槐 Sophora japonica L. 的干燥花及花蕾。夏季花开放或花蕾形成时采收,及时干燥,除去枝、梗及杂质。前者习称"槐花",后者习称"槐米"。药材外观以花头将开而未开、粒大紧缩、色黄绿者为佳。

【炮制方法】

1. 槐花 * 取原药材,除去杂质及灰屑。本品含醇溶性浸出物,槐花不得少于 37.0%,槐米不得少于 43.0%;含芦丁($C_{27}H_{30}O_{16}$),槐花不得少于 6.0%,槐米不得少于 15.0%。

2. 炒槐花 * 取净槐花,置于预热的炒制设备内,用文火炒至表面深黄色,有香气逸出时,取出,放凉。

3. 槐花炭 * 取净槐花,置于预热的炒制设备内,用中火炒至表面焦褐色时,喷淋清水少许,灭尽火星,取出,摊晾。

【性状】 槐花皱缩而卷曲,花瓣多散落,完整者花萼呈钟状,先端5浅裂;花瓣5,黄绿色,花瓣黄色或黄白色,体轻,味微苦。

槐米呈卵形或椭圆形,花萼下部有数条纵纹,萼的上方为黄白色未开放的花瓣,花梗细小,体轻,手捻即碎,气微,味微苦涩。

炒槐花皱缩而卷曲,花瓣多散落,完整者花萼钟状,先端 5 浅裂;花瓣 5,深黄色,体轻,气微,味微苦。

炒槐米呈卵形或椭圆形,花萼下部有数条纵纹,萼的上方为未开放的花瓣,深黄色,花梗细小,体轻,手捻即碎,气微,味微苦涩。

槐花炭表面焦褐色,体更轻,手捻粉末呈褐色。

【炮制作用】　槐花味苦,性微寒。归肝、大肠经。具有凉血止血,清肝泻火的功能。

槐花生品长于清泻肝火,凉血。用于血热妄行之便血、痔血、崩漏、吐血、衄血,肝热目赤,头痛眩晕。如治疗肠胃湿热,胀满下血的槐花散。

槐花炒后苦寒之性缓和,可避免伤中,并能破坏酶,利于芦丁的保存。炒槐花清热凉血的作用次于生品。

槐花炭性涩,长于止血,而清热凉血作用极弱。用于便血、痔血、崩漏、吐血、衄血等。如治久痢出血不止,无腹痛和里急后重症状的槐花散。

【炮制研究】　槐花主要含芦丁,白桦脂醇,槐二醇,槐花米甲素、乙素、丙素,槲皮素,异鼠李素,β-谷甾醇及鞣质等。

1. 成分研究　槐花炒炭后的鞣质含量与炮制温度有关,190℃以下,随炮制温度的升高和时间的延长,鞣质含量相应升高。当温度高于 200℃时,鞣质含量则迅速下降。

2. 药理研究　槐米生品有止血作用,炒炭止血作用增强。研究表明,当炮制方法适宜时,鞣质成分含量增高,止血作用增强。具止血作用的槲皮素含量增加,止血作用增强。对槲皮素止血有拮抗作用的异鼠李素含量减少,相应地增强了止血作用。

【贮藏】　置干燥处,防潮,防蛀。

【备注】　槐花的炮炙古代有炒黄、炒焦、炒黑、麸炒、地黄汁炒、烧灰存性、炒后醋煮、酒浸等方法。近代有炒黄、炒炭、醋炙、盐炙、蜜炙等方法。现行用炒黄、炒炭法。

蔓荆子

【处方用名】　蔓荆子,炒蔓荆子,蜜蔓荆子。

【来源】　本品为马鞭草科植物单叶蔓荆 *Vitex trifolia* L.var.*simplicifolia* Cham. 或蔓荆 *Vitex trifolia* L. 的干燥成熟果实。秋季果实成熟时采收,除去杂质,晒干。药材外观以粒大、饱满、气味浓者为佳。

【炮制方法】

1. 蔓荆子＊　取原药材,筛去灰屑及杂质。用时捣碎。本品含醇溶性(甲醇)浸出物不得少于 8.0%;含蔓荆子黄素($C_{19}H_{18}O_8$)不得少于 0.030%。

2. 炒蔓荆子＊　取净蔓荆子,置于预热的炒制设备内,用文火炒至色泽加深,取出,放凉,揉搓去膜,筛净灰屑。用时捣碎。本品含醇溶性(甲醇)浸出物不得少于 8.0%;含蔓荆子黄素($C_{19}H_{18}O_8$)不得少于 0.030%。

3. 蜜蔓荆子　取净蔓荆子,置于预热的炒制设备内,用文火炒至颜色加深时,加入用适量开水稀释的炼蜜,并继续用文火炒干,不粘手时,取出,晾凉。用时捣碎。

每 100kg 净蔓荆子,用炼蜜 5kg。

【性状】　蔓荆子呈球形,表面灰黑色或黑褐色,被灰白色粉霜状茸毛,基部有灰白色宿萼及短果梗,体轻,质坚韧,气特异而芳香,味淡微辛。

炒蔓荆子表面黑色或黑褐色,基部有的可见残留宿萼和短果梗,气特异而芳香,味淡微辛。

蜜蔓荆子表面黑色或黑褐色,略带黏性,味甜。

【炮制作用】 蔓荆子味辛、苦,性微寒。归膀胱、肝、胃经。具有疏散风热,清利头目的功能。

蔓荆子生品微寒而辛散,长于疏风散热。用于风热感冒头痛,牙龈肿痛,目赤多泪,目暗不明,头晕目眩。如治疗风热犯目、赤肿疼痛的洗肝明目散。

炒蔓荆子辛散之性和寒性缓和,且质酥易碎,易于煎出有效成分,长于升清阳之气和祛湿止痛。用于耳目失聪,风湿痹痛,偏正头痛。

蜜蔓荆子辛散之性和寒性缓和,且质酥易碎,易于煎出有效成分。

【炮制研究】 蔓荆子主要含挥发油、微量生物碱、蔓荆子黄素、蔓荆子黄酮苷、维生素 A 及 γ- 氨基丁酸等。

研究表明,水溶性浸出物的含量,炒黄碎品 > 生碎品 > 炒黄品 > 生品,说明蔓荆子炒黄后捣碎,确能提高成分的煎出。挥发油的含量,生品 > 微炒品 > 炒焦品 > 炒炭品,说明蔓荆子炒制后,挥发油含量降低,可缓和其辛散之性。

【贮藏】 置阴凉干燥处。

【备注】 蔓荆子的炮炙古代有炒熟、炒黑、单蒸、酒蒸、酒煮、酒炒、酒蒸炒等方法。近代有炒黄、炒炭、酒制、蜜制、蒸制等方法。现行多炒黄用。

榼藤子

【处方用名】 榼藤子,炒榼藤子仁。

【来源】 本品为豆科植物榼藤子 *Entada phaseoloides*(Linn.)Merr. 的干燥成熟种子。秋、冬二季采收成熟果实,取出种子,干燥。

【炮制方法】

1. 榼藤子* 取榼藤子,除去杂质,干燥。

2. 炒榼藤子仁* 取净榼藤子,置于预热的炒制设备内,用文火炒至种壳变脆、种仁变熟时,取出,及时去壳取仁,研粉,放凉(本品收载于《中国药典》成方制剂"七味榼藤子丸"处方中)。

【性状】 榼藤子为扁圆形或扁椭圆形,表面棕红色至紫褐色,具光泽,有细密的网纹,有的被棕黄色细粉,一端有略凸出的种脐,质坚硬,气微,味苦,嚼之有豆腥味。

炒榼藤子仁呈淡黄白色,气微香,味苦,嚼之有豆腥味。

【炮制作用】 榼藤子味微苦,性凉;有小毒。入肝、脾、胃、肾经。具有补气补血,健胃消食,除风止痛,强筋硬骨的功能。

榼藤子为民族习用药,以种仁入药,且不宜生用。

榼藤子仁炒后易于除去种皮,寒性缓和,毒性降低。用于气血不足,面色苍白,四肢无力,脘腹疼痛,纳呆食少;亦可用于风湿,肢体关节痿软疼痛,性冷淡。

【贮藏】 置干燥处。

【备注】 榼藤子为民族习用药。古代有熬、烧灰、纸裹煨等方法。现行用炒黄法。

葶苈子

【处方用名】 葶苈子,炒葶苈子,蜜葶苈子。

【来源】 本品为十字花科植物播娘蒿 *Descurainia sophia*(L.)Webb.ex Prantl. 或独行菜 *Lepidium apetalum* Willd. 的干燥成熟种子。前者习称"南葶苈子",后者习称"北葶苈子"。夏季果实成熟时采割植株,晒干,搓出种子,除去杂质。药材外观以籽粒充实均匀、色黄棕者为佳。

【炮制方法】

1. 葶苈子* 取原药材,除去杂质及灰屑。南葶苈子含槲皮素 -3-O-β-D- 葡萄糖 -7-O-β-D- 龙胆双糖苷（$C_{33}H_{40}O_{22}$）不得少于 0.075%。

2. 炒葶苈子 *　取净葶苈子，置于预热的炒制设备内，用文火炒至微鼓起，有爆裂声，色泽加深，并有香气逸出时，取出，放凉。炒南葶苈子含槲皮素 -3-O-β-D- 葡萄糖 -7-O-β-D- 龙胆双糖苷（$C_{33}H_{40}O_{22}$）不得少于 0.080%。

3. 蜜葶苈子　取炼蜜，加入适量开水稀释，淋入净葶苈子中拌匀，闷润至蜜被吸尽后，置于预热的炒制设备内，用文火炒至不粘手时，取出，晾凉。

每 100kg 净葶苈子，用炼蜜 50kg。

【性状】　葶苈子呈长圆形略扁（南葶苈子）或扁卵形（北葶苈子），表面棕色或红棕色，微有光泽，一端钝圆，另一端尖而微凹，有黏性，味微辛苦。

炒葶苈子表面棕黄色，微鼓起，有油香气，不带黏性。

蜜葶苈表面棕红色至棕色，滋润，具蜜糖香气，味甜而微辛苦。

【炮制作用】　葶苈子味辛、苦，性大寒。归肺、膀胱经。具有泻肺平喘，利水消肿的功能。

葶苈子生品苦寒沉降，作用峻烈，能耗伤肺气，长于利水消肿，宜用于实证的患者。用于胸水积滞和全身水肿。如用于腹水胀满的己椒苈黄丸。

炒葶苈子苦寒之性缓和，免伤肺气，且利于苷类成分的保存，宜用于实中夹虚的患者。用于咳嗽喘逆，腹水胀满。如治痰饮喘咳胸闷的葶苈大枣泻肺汤；用于肺痈咳唾脓血的葶苈薏苡泻肺汤。

蜜葶苈子苦寒之性缓和，具有润肺止咳化痰的作用。

【炮制研究】　葶苈子主要含芥子苷、芥子碱、槲皮素 -3-O-β-D- 葡萄糖 -7-O-β-D- 龙胆双糖苷及脂肪油等。

研究表明，葶苈子炒后芥子苷的含量是生品的 1.77 倍；炒后水煎液中芥子苷含量是生品水煎液的 2.73 倍。且炒后杀酶保苷，提高芥子苷煎出率，防止体外酶解生成芥子油，可增强止咳效果，故葶苈子炒用是有道理的。

【贮藏】　置干燥处。

【备注】　葶苈子的炮炙古代有熬黄黑色、清炒、焙法、隔纸炒、糯米炒、酒炒、浆水制、黑枣制、制霜、蒸制、醋炒等方法。近代有炒黄、蜜炙、盐炙等方法。现行用炒黄法。

芥子

【处方用名】　芥子，炒芥子。

【来源】　本品为十字花科植物白芥 *Sinapis alba* L. 或芥 *Brassica juncea*（L.）Czern.et Coss. 的干燥成熟种子。前者习称"白芥子"，后者习称"黄芥子"。夏末秋初果实成熟时采割植株，晒干，打下种子，除去杂质。药材外观以粒大、饱满者为佳。

【炮制方法】

1. 芥子 *　取原药材，洗净，干燥。用时捣碎。本品含水溶性浸出物不得少于 12.0%；含芥子碱以芥子碱硫氰酸盐（$C_{16}H_{24}NO_5 \cdot SCN$）计不得少于 0.50%。

2. 炒芥子 *　取净芥子，置于预热的炒制设备内，用文火炒至淡黄色至深黄色（炒白芥子）或深黄色至棕褐色（炒黄芥子），有爆裂声，并透出香辣气味时，取出，放凉。用时捣碎。本品含芥子碱以芥子碱硫氰酸盐（$C_{16}H_{24}NO_5 \cdot SCN$）计不得少于 0.40%。

【性状】　芥子呈圆球形，表面呈灰白色至淡黄色（白芥子），或黄色至棕黄色（黄芥子），味辛辣。

炒芥子呈淡黄色至深黄色（炒白芥子）或深黄色至棕褐色（炒黄芥子），偶有焦斑，有香辣气。

【炮制作用】　芥子味辛，性温。归肺经。具有温肺豁痰利气，散结通络止痛的功能。

芥子生品力猛,辛散作用和通络散结作用强。多用于寒痰喘咳,胸闷胁痛,关节疼痛,痈肿疮毒。如治疗痰饮胸闷胁痛的控涎丹;治疗寒痰凝滞,关节疼痛的白芥子散。

炒芥子辛散走窜之性缓和,以免耗气伤阴,长于顺气豁痰,且质脆易碎,易于煎出药效,同时可破坏芥子酶,利于芥子苷的保存。常用于咳嗽气喘,特别适于寒痰咳喘,亦治食积成痞。

【炮制研究】 芥子主要含芥子苷、芥子碱、芥子酶、芥子碱硫氰酸盐、芥子酸、脂肪油等。

1. 工艺研究 比较远红外烘烤法、电热恒温烘烤法和清炒法,远红外烘烤法制得的白芥子,色泽均匀,烘烤时间短,含苷量高,损耗低,易于操作。

2. 成分研究 对芥子炮制前后的芥子苷进行含量测定,结果表明,炒芥子含苷量高于生品;水煎液中芥子苷含量:炒芥子粗粉 > 生芥子粗粉 > 炒芥子 > 生芥子。说明芥子入煎剂以打碎为宜。

3. 药理研究 芥子内服以炒品为宜。因为芥子苷本身无刺激性,内服后在胃酸作用下生成芥子油(异硫氰酸酯类),才能刺激黏膜,引起胃部温暖感,增加消化液的分泌,起到健胃作用。芥子中含有分解芥子苷的酶,在体外芥子苷被酶解生成芥子油,辛辣味和刺激性强,较难服用。炒后可杀酶保苷,内服后,芥子苷在胃肠道环境中缓缓水解,逐渐释放出芥子油而发挥治疗作用。

芥子外用以生品研末为宜。因为若用炒品,则酶已失去活性,在体外芥子苷没有酸性条件不能生成芥子油,而难以奏效。

【贮藏】 置通风干燥处,防潮。

【备注】 芥子的炮炙古代有微炒、炒熟、蒸熟、微焙法。近代有炒黄、炒焦等方法。现行用炒黄法。

紫苏子

【处方用名】 紫苏子,炒紫苏子,蜜紫苏子,紫苏子霜。

【来源】 本品为唇形科植物紫苏 Perilla frutescens (L.) Britt. 的干燥成熟果实。秋季果实成熟时采收,除去杂质,晒干。药材外观以粒饱满、色灰棕、油性足者为佳。

【炮制方法】

1. 紫苏子[*] 取原药材,洗净,干燥。用时捣碎。本品含迷迭香酸($C_{18}H_{16}O_8$)不得少于0.25%。

2. 炒紫苏子[*] 取净紫苏子,置于预热的炒制设备内,用文火炒至有爆裂声,并有香气逸出时,取出,放凉。用时捣碎。本品含迷迭香酸($C_{18}H_{16}O_8$)不得少于0.20%。

3. 蜜紫苏子 取炼蜜,用适量开水稀释后加入净苏子拌匀,稍闷,置锅内,用文火加热,炒至深棕色,不粘手为度,取出,放凉。用时捣碎。

每100kg净紫苏子,用炼蜜10kg。

4. 紫苏子霜 取净紫苏子,碾成泥状,用布或数层吸油纸包裹,加热,压榨去油,至药物呈松散粉末,不再黏结成饼为度,再研成松散粉末。

【性状】 紫苏子呈卵圆形或类球形,表面灰棕色或灰褐色,有微隆起的暗紫色网纹,基部稍尖,果皮薄而脆,种子黄白色,有油性,压碎有香气,味微辛。

炒紫苏子表面灰褐色,偶见焦斑,有细裂口,有焦香气,味微辛。

蜜紫苏子外表深棕色,有细裂口,略有黏性,具蜜香气,味微甜。

紫苏子霜为灰白色粗粉状,气微香。

【炮制作用】 紫苏子味辛,性温。归肺经。具有降气化痰,止咳平喘,润肠通便的功能。

紫苏子生品辛燥之性较强,润燥滑肠力专。用于肠燥便秘,如益血润肠丸。亦可用于痰壅气逆,咳嗽气喘,尤其适于喘咳而兼便秘者。

炒紫苏子辛散之性缓和,善于降气平喘,并易于煎出有效成分。常用于多种原因引起的气喘咳嗽。如治风寒喘咳的华盖散。

蜜紫苏子长于润肺止咳,降气平喘。用于肺虚或肾不纳气的咳喘,取其温润降气,作用缓和,不耗正气。

紫苏子霜降气平喘,而无滑肠之虑。多用于脾虚便溏的喘咳患者。

【贮藏】　置通风干燥处,防蛀。

【备注】　紫苏子的炮炙古代有炒制、酒制、蜜炙、焙制、良姜拌炒、制霜等方法。近代以来主要用炒黄、蜜炙、制霜等方法。

花椒

【处方用名】　花椒,炒花椒。

【来源】　本品为芸香科植物青椒 *Zanthoxylum schinifolium* Sieb.et Zucc. 或花椒 *Zanthoxylum bungeanum* Maxim. 的干燥成熟果皮。秋季采收成熟果实,晒干,除去种子和杂质。药材外观以粒大、色灰绿(青椒)或紫红(花椒)、香气浓郁者为佳。

【炮制方法】

1. 花椒*　取原药材,除去椒目(另作药用)、果柄等杂质。本品含挥发油不得少于 1.5%(ml/g)。

2. 炒花椒*　取净花椒,置于预热的炒制设备内,用文火炒至色泽加深,有香气,呈油亮光泽(出汗)时,取出,放凉。

【性状】　青椒外表灰绿色至暗绿色,散有多数油点及细密网状隆起的皱纹,内表面类白色,光滑,气香,味微甜而辛;花椒略呈球形,裂开为两瓣状,外表面紫红色至棕红色,散有多数疣状突起的油点,对光观察半透明,内表面淡黄色,香气浓,味麻辣而持久。

炒花椒色泽加深,偶见焦斑,具油亮光泽,香气更浓。

【炮制作用】　花椒味辛,性温。归脾、胃、肾经。具有温中止痛,杀虫止痒的功能。

花椒生品多外用,长于杀虫止痒。用于疥疮,湿疹,阴痒。

炒花椒辛散作用缓和,长于温中散寒,驱虫止痛。用于脘腹冷痛,呕吐泄泻,虫积腹痛;外治湿疹,阴痒等。

【贮藏】　置通风干燥处。

【备注】　花椒的炮炙古代有炒出汗、面炒出汗、炒黄、炒炭、烘制、焙制、隔纸炒、灰中烧、酒蒸或闷、酒醋童便和米泔浸、醋浸或煮、醋浸后酒炒、阿胶与醋煮、盐炙、甘草煮、去油等方法。近代有炒黄、盐炙、醋炙等方法。现行用炒黄法。

使君子

【处方用名】　使君子,使君子仁,炒使君子仁,煨使君子。

【来源】　本品为使君子科植物使君子 *Quisqualis indica* L. 的干燥成熟果实。秋季果皮变紫黑色时采收,除去杂质,干燥。药材外观以个大、表面紫黑色具光泽、仁饱满色黄白者为佳。

【炮制方法】

1. 使君子*　取原药材,除去杂质,用时捣碎。本品含胡芦巴碱($C_7H_7NO_2$)不得少于 0.20%。

2. 使君子仁*　取净使君子,除去外壳,取仁。本品含胡芦巴碱($C_7H_7NO_2$)不得少于 0.20%。

3. 炒使君子仁*　取净使君子仁,置于预热的炒制设备内,用文火炒至表面黄色,有香气逸出时,取出,放凉。本品含胡芦巴碱($C_7H_7NO_2$)不得少于 0.20%。

4. 煨使君子　取净使君子,置于灰火中或加热的滑石粉中,煨至皮焦仁黄时,取出,去壳,取仁。

【性状】 使君子呈椭圆形或卵圆形,具 5 条纵棱,表面黑褐色至紫黑色,平滑,微具光泽。使君子仁呈长椭圆形或纺锤形,表面棕褐色或黑褐色,有多数纵皱纹,种皮易剥离,黄白色,有油性,断面有裂隙,气微香,味微甜。

炒使君子仁表面黄白色,有时可见残留有棕褐色种皮,微有焦斑,有香气,味微甜。

煨使君子皮焦,仁黄色,有香气。

【炮制作用】 使君子味甘,性温。归脾、胃经。具有杀虫消积的功能。

使君子与使君子仁功用相同,长于杀虫。用于蛔虫病,蛲虫病。入煎剂可直接用使君子捣碎入药,使君子仁多入丸、散剂或嚼食。

炒使君子仁长于健脾消积,亦可杀虫。用于虫积腹痛,小儿疳积。

煨使君子健脾消积,疗疳力强,多用于小儿疳积。

【炮制研究】 使君子主要含使君子酸钾、胡芦巴碱等。种子中含脂肪油,约 25%。使君子酸钾为驱虫的有效成分之一。现证实,脂肪油也有驱虫作用。

1. 工艺研究 清炒法不易炒透,可用砂烫法代替,砂温不超过 110℃为好;大生产可采用 100℃左右温度烘制,以烘至种仁变软,香气逸出为经验指标。

2. 成分研究

(1) 对使君子酸钾含量的影响:使君子驱虫的有效部位(总有效组分)为水溶性部位,其中使君子酸钾为驱虫的有效成分之一。水浸出物中使君子酸钾的含量,种仁是果壳的 7.07 倍、果实的 1.59 倍;炒果壳中的含量较生果壳增高了 47.3%,而炒种仁与生种仁中的含量则无明显变化。

(2) 对脂肪油含量的影响:使君子仁中脂肪油含量远远高于果壳,并高出果实 14 倍。种仁炒后脂肪油含量增加了 11.3%,砂烫品和 110℃烘制品脂肪油也略有增加。

【贮藏】 置通风干燥处,防霉,防蛀。

【备注】 使君子的炮炙古代有炒熟、焙制、烧存性、灯火烧成炭、热火灰中炮、麸炮、面裹煨、蒸制、煮去油等方法。近代有炒法、煨法等。现行用炒黄法。

莱菔子

【处方用名】 莱菔子,炒莱菔子。

【来源】 本品为十字花科植物萝卜 *Raphanus sativus* L. 的干燥成熟种子。夏季果实成熟时采割植株,晒干,搓出种子,除去杂质,再晒干。药材外观以粒饱满者为佳。

【炮制方法】

1. 莱菔子 * 取原药材,除去杂质,洗净,干燥。用时捣碎。本品含醇溶性浸出物不得少于 10.0%;含芥子碱以芥子碱硫氰酸盐($C_{16}H_{24}NO_5 \cdot SCN$)计不得少于 0.40%。

2. 炒莱菔子 * 取净莱菔子,置于预热的炒制设备内,用文火炒至微鼓起,有爆裂声,并有香气逸出时,取出,放凉。用时捣碎。本品含醇溶性浸出物不得少于 10.0%;含芥子碱以芥子碱硫氰酸盐($C_{16}H_{24}NO_5 \cdot SCN$)计不得少于 0.40%。

【性状】 莱菔子呈类卵圆形或椭圆形,稍扁,表面黄棕色、红棕色或灰棕色,种皮薄而脆,种仁黄白色,有油性,气微,味淡而微苦辛。

炒莱菔子微鼓起,色泽加深,质酥脆,气微香,味淡、微苦辛。

【炮制作用】 莱菔子味辛、甘,性平。归肺、脾、胃经。具有消食除胀,降气化痰的功能。

莱菔子生品能升能散,有涌吐风痰的作用。用于痰涎壅盛者。以本品为末,温水调服,可以宣吐风痰。

炒莱菔子性降,药性缓和,有香气,可消除生品服后恶心的副作用,长于降气化痰,消食除胀。用于食积腹胀,气喘咳嗽。如治疗食积不化的保和丸;治疗气喘咳嗽的三子养亲汤。

【炮制研究】　莱菔子含脂肪油、挥发油及少量莱菔子素、芥子碱、黄酮类等成分。莱菔子素为活性成分,有抗菌作用。

1. 成分研究　莱菔子炒制可抑制硫代葡萄糖苷分解酶的活性,防止硫苷类成分中的主成分萝卜苷分解为莱菔子素和进一步分解。

2. 药理研究　莱菔子各炮制品均有增强离体兔回肠节律性收缩的作用和抑制胃排空率的作用。对胃排空的延迟,可使食物不至于过快地进入小肠,从而有利于减轻小肠消化的负担;对小肠运动的增强,则可加强其机械性消化的作用。两者均有利于小肠内食物的消化,这可能就是莱菔子"消食除胀"的机制之一。

在对离体豚鼠胃肌条节律性收缩和紧张性收缩方面,以及对抗肾上腺素抑制兔回肠运动方面,莱菔子生品作用弱于炒品(内部黄色)和老品(表面黑褐色,内部黄褐色),故临床用于消食常选用炒品是有一定道理的。

【贮藏】　置通风干燥处,防蛀。

【备注】　莱菔子的炮炙古代有微炒、炒黄、巴豆炒、生姜炒、焙制、砂仁制、蒸制等方法。近代有炒黄、炒焦、盐炙等方法。现行用炒黄法。

酸枣仁

【处方用名】　酸枣仁,炒酸枣仁,蜜酸枣仁。

【来源】　本品为鼠李科植物酸枣 *Ziziphus jujuba* Mill.var.*spinosa*(Bunge)Hu ex H.F.Chou 的干燥成熟种子。秋末冬初采收成熟果实,除去果肉及核壳,收集种子,晒干。药材外观以粒大饱满、完整、外皮紫红色、种仁黄白色、无核壳者为佳。

【炮制方法】

1. 酸枣仁*　取原药材,洗净,淘去硬壳及杂质,捞出,干燥。用时捣碎。本品含酸枣仁皂苷 A($C_{58}H_{94}O_{26}$)不得少于 0.030%,含斯皮诺素($C_{28}H_{32}O_{15}$)不得少于 0.080%。

2. 炒酸枣仁*　取净酸枣仁,置于预热的炒制设备内,用文火炒至鼓起,有爆裂声,色微变深,有香气逸出时,取出,放凉。用时捣碎。本品含酸枣仁皂苷 A($C_{58}H_{94}O_{26}$)不得少于 0.030%,含斯皮诺素($C_{28}H_{32}O_{15}$)不得少于 0.080%。

3. 蜜酸枣仁　取炼蜜,用适量开水稀释后,淋入净酸枣仁拌匀,闷透,置于预热的炒制设备内,用文火加热,炒至表面色略深,不粘手为度,取出放凉。用时捣碎。

每100kg净酸枣仁,用炼蜜 3～5kg。

【操作注意】　本品不宜久炒,否则油枯而失效。

【性状】　酸枣仁呈扁圆形或扁椭圆形,表面紫红色或紫褐色,平滑有光泽,有的有裂纹,有的两面均呈圆隆状突起,一面较平坦,中间或有一条隆起的纵线纹;另一面稍突起,一端凹陷,可见线形种脐,另端有细小突起的合点,种皮较脆,胚乳白色,子叶浅黄色,富油性,气微,味淡。

炒酸枣仁表面微鼓起,微具焦斑,略有焦香气,味淡。

蜜酸枣仁表面色略深,焦褐色,气微,味微甜。

【炮制作用】　酸枣仁味甘、酸,性平。归肝、胆、心经。具有养心补肝,宁心安神,敛汗,生津的功能。

酸枣仁生品与炒酸枣仁的功效基本一致,均有安神作用。

生品性平,常入清剂中,具有养心安神,益肝肾作用。用于心阴不足和肝肾亏损及肝胆虚热所致的失眠、惊悸、健忘、眩晕、耳鸣、目暗不明。

炒品性偏温补,常入温剂中,长于养心敛汗。且炒后质脆易碎,易于煎出有效成分,增强疗效。用于心血不足或心气不足的惊悸、健忘、盗汗、自汗及胆虚不眠。

蜜酸枣仁增强益阴敛汗作用。

【炮制研究】 酸枣仁含酸枣仁皂苷 A 和 B、斯皮诺素、三萜类化合物、脂肪、蛋白质、甾醇、维生素 C 等。尚含微量具强烈刺激性的挥发油。

1. 工艺研究 小火微炒或炒黄的酸枣仁,水或乙醚提出物含量均高于生品,炒焦和炒黑均低于生品,尤以炒黑为甚。乙醇提取物含量,各炒制品均低于生品,微炒差异较小,炒焦和炒黑差异显著。提示:酸枣仁炒制时应注意火力和时间的控制,不能太过。

2. 成分研究 生、炒酸枣仁中均含有相同的镇静催眠有效成分,即酸枣仁皂苷 A 和酸枣仁皂苷 B、黄酮苷等成分,但炒酸枣仁中总皂苷(苷 A 和苷 B 之和)明显高于生品。说明炒酸枣仁中酸枣仁皂苷易于煎出。

3. 药理研究 动物实验表明,生、炒酸枣仁对中枢神经系统均有镇静、安眠和抗惊厥作用,两者之间无显著性差异。但酸枣仁久炒油枯后,则易失去镇静效能。

【贮藏】 置阴凉干燥处,防蛀。

【备注】 酸枣仁的炮炙古代有微炒、去皮炒、炒香、炒爆、隔纸炒香、蚌粉炒、姜汁炒、蒸制、酒浸等方法。近代有炒黄、炒焦、炒炭、盐制、蜜制、朱砂制、煨制等方法。现行用炒黄法。

火麻仁

【处方用名】 火麻仁,炒火麻仁。

【来源】 本品为桑科植物大麻 *Cannabis sativa* L. 的干燥成熟果实。秋季果实成熟时采收,除去杂质,晒干。药材外观以粒饱满、种仁色乳白、不泛油者为佳。

【炮制方法】

1. 火麻仁* 取原药材,除去杂质及果皮。

2. 炒火麻仁* 取净火麻仁,置于预热的炒制设备内,用文火炒至表面微黄色,有香气逸出时,取出,放凉。

【性状】 火麻仁呈卵圆形,表面灰绿色或灰黄色,有微细的白色或棕色网纹,两边有棱,顶端略尖,果皮薄而脆,种皮绿色,种仁乳白色,富油性,气微,味淡。

炒火麻仁微黄色,油性较大,具香气。

【炮制作用】 火麻仁味甘,性平。归脾、胃、大肠经。具有润肠通便的功能。

火麻仁生品和炒火麻仁功用一致。

火麻仁炒后有效成分易于煎出,并产生香气,增强润肠燥、滋阴血的功能。用于肠燥便秘证属血虚津亏者。如治疗肠燥便秘的麻仁子丸。

【贮藏】 置阴凉干燥处。防热,防蛀。

【备注】 火麻仁的炮炙古代有熬、炒、蒸制、酒制、发芽、煅等方法。近代以来一直用炒黄法。

黑芝麻

【处方用名】 黑芝麻,炒黑芝麻。

【来源】 本品为脂麻科植物脂麻 *Sesamum indicum* L. 的干燥成熟种子。秋季果实成熟时采割植株,晒干,打下种子,除去杂质,再晒干。药材外观以颗粒饱满、色黑者为佳。

【炮制方法】

1. 黑芝麻* 取原药材,除去杂质,洗净,干燥。用时捣碎。

2. 炒黑芝麻* 取净黑芝麻,置于预热的炒制设备内,用文火炒至有爆裂声,有香气逸出时,取出,放凉。用时捣碎。

【性状】　黑芝麻呈扁卵圆形,表面黑色,平滑或有网状皱纹,尖端有棕色点状种脐,种皮薄,种仁白色,富油性,味甘,有油香气。

炒黑芝麻微鼓起,色泽加深,有时可见爆裂痕,有油香气。

【炮制作用】　黑芝麻味甘,性平。归肝、肾、大肠经。具有补肝肾,益精血,润肠燥的功能。

黑芝麻生品用于滑痰,凉血解毒。如治小儿瘰疬,与连翘同等份研为末,频频食之;治浸淫恶疮,本品生捣敷之。

炒黑芝麻长于补肝肾,益精血,润肠燥。用于精血亏虚,头晕眼花,耳鸣耳聋,须发早白,病后脱发,肠燥便秘等。如治肝肾不足,头昏耳鸣或脱发的桑麻丸。

【贮藏】　置通风干燥处,防蛀。

【备注】　黑芝麻的炮炙古代有炒黄、炒炭、灼令香、微熬令香、烧灰、煨制、黑豆制、九蒸九曝、酒拌后九蒸九晒、酒蒸、酒蒸后炒、蒸后去皮炒香等方法。近代以来多用炒黄法。

莲子

【处方用名】　莲子,炒莲子。

【来源】　本品为睡莲科植物莲 *Nelumbo nucifera* Gaertn. 的干燥成熟种子。秋季果实成熟时采割莲房,取出果实,除去果皮,干燥,或除去莲子心后干燥。药材外观以个大、饱满者为佳。

【炮制方法】

1. 莲子 *　取原药材,用清水略浸,润透,切开去心,干燥;或捣碎,去心。

2. 炒莲子肉 *　取净莲子肉,置于预热的炒制设备内,用文火炒至内表面或破碎面呈微黄色,有香气逸出时,取出,放凉(本品收载于《中国药典》成方制剂"启脾丸"处方中)。

【性状】　莲子略呈椭圆形、类球形、类半球形或不规则碎块,表面红棕色,有细纵纹和较宽的脉纹,质硬,种皮薄,不易剥离,子叶黄白色,肥厚,气微,味微甘、微涩。

炒莲子肉,外表色泽加深,内表面微黄色,微有香气。

【炮制作用】　莲子味甘、涩,性平。归脾、肾、心经。具有补脾止泻,止带,益肾涩精,养心安神的功能。

莲子生品长于补脾止泻,用于脾虚泄泻,带下,遗精,心悸失眠。

炒莲子多用于中成药中,常与人参、茯苓、白术、甘草等同用,健脾和胃。用于脾胃虚弱,消化不良,腹胀便溏。

【贮藏】　置干燥处,防蛀。防蛀。

【备注】　莲子的炮炙古代有蒸制、麸炒、炒制、酒煮、酒浸、猪肚制、葱盐炒、焙制等方法。近代以来主要用生品和炒黄品。

桑枝

【处方用名】　桑枝,炒桑枝,酒桑枝。

【来源】　本品为桑科植物桑 *Morus alba* L. 的干燥嫩枝。春末夏初采收,去叶,晒干,或趁鲜切片,晒干。药材外观以枝细质嫩、断面黄白色、嚼之发黏者为佳。

【炮制方法】

1. 桑枝 *　取原药材,除去杂质,洗净,润透,切厚片,干燥。本品含醇溶性浸出物不得少于3.0%。

2. 炒桑枝 *　取净桑枝片,置于预热的炒制设备内,用文火炒至微黄色时,取出,放凉。本品含醇溶性浸出物不得少于3.0%。

3. 酒桑枝 取净桑枝片,用黄酒拌匀,闷润至透,置于预热的炒制设备内,用文火炒至微干,取出,摊晾。

每100kg净桑枝,用黄酒12kg。

【性状】 桑枝为类圆形或椭圆形厚片,外表皮灰黄色或黄褐色,有点状皮孔,切面皮部较薄,木部黄白色,射线放射状,髓部白色或黄白色,气微,味淡。

炒桑枝片面深黄色,偶有焦斑,微有香气。

酒桑枝片面黄色,偶有焦斑,具酒香气。

【炮制作用】 桑枝味微苦,性平。归肝经。具有祛风湿,利关节的功能。

桑枝生品治关节湿痹诸痛,无论新久、寒热均可用之。

炒桑枝和酒桑枝临床应用相同,祛风除湿、通络止痛的作用增强。用于风湿痹病,肩臂、关节酸痛麻木。

【贮藏】 置干燥处。

【备注】 桑枝的炮炙古代有炒香、炒炭醋淬、灰火煅、米醋炒黑存性、烧灰后用石灰熬、烧灰存性、蜜炙等方法。近代有清炒、酒炙、麸炒等方法。现行用炒黄、酒炙法。

苍耳子

【处方用名】 苍耳子,炒苍耳子。

【来源】 本品为菊科植物苍耳 *Xanthium sibiricum* Patr. 的干燥成熟带总苞的果实。秋季果实成熟时采收,干燥,除去梗、叶等杂质。药材外观以粒大、饱满、色黄绿者为佳。

【炮制方法】

1. 苍耳子* 取原药材,除去杂质。用时捣碎。本品含绿原酸($C_{16}H_{18}O_9$)不得少于0.25%。

2. 炒苍耳子* 取净苍耳子,置于预热的炒制设备内,用中火炒至表面呈黄褐色时,取出,放凉,碾去刺,筛净。本品含绿原酸($C_{16}H_{18}O_9$)不得少于0.25%。

【性状】 苍耳子呈纺锤形或卵圆形,表面黄棕色或黄绿色,全体有钩刺,质硬而韧,内有双仁,具油性,气微,味微苦。

炒苍耳子表面黄褐色,碾后呈碎粒状或饼状,有刺痕,微有香气。

【炮制作用】 苍耳子味辛、苦,性温;有毒。归肺经。具有散风寒,通鼻窍,祛风湿的功能。

苍耳子生品有毒,长于消风止痒。用于风疹瘙痒,疥癣及其他皮肤病。如治疗疔疮初起的七星剑。治白癜风和麻风,可用苍耳子煎汤内服。

炒苍耳子毒性降低,且质松刺酥,易于去刺和煎出有效成分,长于通鼻窍,祛湿止痛。多用于风寒头痛,鼻塞流涕,鼻衄,鼻渊,风疹瘙痒,湿痹拘挛。如治鼻渊头痛的苍耳子散。治风湿痹痛、关节不利、挛急麻木,取苍耳子煎服有效。

【炮制研究】 苍耳子主要含脂肪油,约40%。此外,尚含苍耳子苷(1.2%)、树脂、生物碱、维生素C及色素等。

1. 成分研究 据初步研究,多数学者认为苍耳子的毒性与所含毒性蛋白有关,部分学者认为毒性物质为苍耳子苷和生物碱。苍耳子毒性蛋白,经加热处理使脂肪油中所含毒蛋白变性,而达到降低毒性的目的。

2. 药理研究 服用苍耳子过量容易中毒。苍耳子中的毒蛋白是一种细胞原浆毒,其毒性可影响到机体的各个系统,尤以损害肝脏为甚,能引起肝性脑病而迅速死亡,即便治愈,也易留下肝脾肿大的后遗症。通过加热,能降低其毒性。

【贮藏】 置干燥处。

【备注】 苍耳子的炮炙古代有微炒、微炒存性、炒香去刺、焙制、烧灰、酥制、与黄精同蒸、单蒸、酒蒸、炒香浸酒等方法。近代有炒黄、麸炒等方法。现行用炒黄法。

蒺藜

【处方用名】 蒺藜,炒蒺藜,盐蒺藜。

【来源】 本品为蒺藜科植物蒺藜 *Tribulus terrestris* L. 的干燥成熟果实。秋季果实成熟时采割植株,晒干,打下果实,除去杂质。药材外观以颗粒均匀,饱满坚实、色灰白者为佳。

【炮制方法】

1. 蒺藜* 取原药材,除去刺及杂质。用时捣碎。本品含蒺藜总皂苷以蒺藜苷元($C_{27}H_{38}O_4$)计不得少于1.0%。

2. 炒蒺藜* 取净蒺藜,置于预热的炒制设备内,用文火炒至表面微黄色,有香气逸出时,取出,放凉,碾去刺,筛去刺屑。

3. 盐蒺藜* 取净蒺藜,用定量食盐水拌匀,闷润至盐水被吸尽后,置于预热的炒制设备内,用文火炒至微黄色,有香气逸出时,取出,放凉,碾去刺,筛去刺屑(本品收载于《中国药典》成方制剂"泻肝安神丸"处方中)。

每100kg净蒺藜,用食盐2kg。

【性状】 蒺藜由5个分果瓣组成,呈放射状排列,常裂为单一的分果瓣,分果瓣呈斧状,灰白色,背部隆起呈黄绿色,有纵棱及多数小刺,质坚硬,味苦、辛。

炒蒺藜多为单一的分果瓣,背部棕黄色,微具香气,味苦、辛。

盐蒺藜多为单一的分果瓣,淡黄色,微具香气,味咸。

【炮制作用】 蒺藜味辛、苦,性微温;有小毒。归肝经。具有平肝解郁,活血祛风,明目,止痒的功能。

蒺藜生品长于平肝解郁,活血祛风,但辛散有毒。用于目赤翳障,风疹瘙痒,白癜风等,如治疗风热目赤多泪的白蒺藜散。

炒蒺藜辛散之性缓和,毒性降低,并易于去刺,长于平肝潜阳,疏肝解郁。用于肝阳头痛,眩晕,胸胁疼痛,乳闭乳痈等,如治疗肝阳上亢的平肝降压汤。

盐蒺藜辛散之性缓和,毒性降低,并易于去刺,治肝肾病之疗效增强。

【贮藏】 置通风干燥处,防霉。

【备注】 蒺藜的炮炙古代有炒制、鸡子清炒、烧灰、清蒸、人乳拌蒸、去刺酒蒸、酒炒、当归汁煮、醋炒等方法。近代有清炒、盐炙、麸炒等方法。现行用炒黄、盐炙法。

牵牛子

【处方用名】 牵牛子,炒牵牛子。

【来源】 本品为旋花科植物裂叶牵牛 *Pharbitis nil*(L.)Choisy 或圆叶牵牛 *Pharbitis purpurea*(L.)Voigt 的干燥成熟种子。秋末果实成熟、果壳未开裂时采割植株,晒干,打下种子,除去杂质。药材外观以粒饱满者为佳。

【炮制方法】

1. 牵牛子* 取原药材,除去杂质,洗净,干燥。用时捣碎。本品含醇溶性浸出物不得少于15.0%。

2. 炒牵牛子* 取净牵牛子,置于预热的炒制设备内,用文火炒至稍鼓起,有爆裂声,色泽加深,并有香气逸出时,取出,放凉。用时捣碎。本品含醇溶性浸出物不得少于12.0%。

【性状】 牵牛子似橘瓣状,表面灰黑色(黑丑)或淡黄白色(白丑),种皮坚韧,背面有一浅纵沟,腹面棱线下端有一点状种脐,微凹,质硬,横切面可见淡黄色或黄绿色皱缩折叠的子叶,微显油性,气微,味辛苦,有麻感。

炒牵牛子色泽加深,表面黑褐色或黄棕色,稍鼓起或有裂隙,微具香气。

【炮制作用】 牵牛子味苦,性寒;有毒。归肺、肾、大肠经。具有泻水通便,消痰涤饮,杀虫攻积的功能。

牵牛子生品药力较猛,泻下力强,能耗伤元气,长于逐水消肿,杀虫攻积。用于水肿胀满,二便闭涩,虫积腹痛。如治水肿胀满的舟车丸;治虫积腹痛的牵牛散。

炒牵牛子毒性降低,泻下作用缓和,免伤正气,并易于捣碎和煎出药效,以涤痰饮,消积滞见长。用于痰喘咳逆,饮食积滞。如治小儿停乳停食,腹胀便秘,痰盛喘咳的一捻金。

【贮藏】 置干燥处。

【备注】 牵牛子的炮炙古代有微炒、炒黄、焙、爁制、麸炒、米炒、蒸制、酒蒸、生姜汁同酒制、醋煮、盐炒、吴茱萸制、童便制、牙皂汁制、清水煮等方法。近代有炒黄、炒焦、砂烫、蜜炙等方法。现行用炒黄法。

白果

【处方用名】 白果,白果仁,炒白果仁,煨白果。

【来源】 本品为银杏科植物银杏 *Ginkgo biloba* L. 的干燥成熟种子。秋季种子成熟时采收,除去肉质外种皮,洗净,稍蒸或略煮后,烘干。药材外观以外壳白色、种仁饱满、断面色白者为佳。

【炮制方法】

1. 白果仁 * 取原药材,除去杂质,去壳取仁。用时捣碎。本品含醇溶性浸出物不得少于13.0%。

2. 炒白果仁 * 取净白果仁,置于预热的炒制设备内,用文火炒至表面深黄色,带斑点,有香气逸出时,取出,放凉。用时捣碎。本品含醇溶性浸出物不得少于13.0%。

3. 煨白果 取带壳净白果,用湿草纸包裹,置灰火中煨至有香气,取出,去草纸,打破去壳,取肉。或取带壳净白果,放入灰火中煨至外壳爆裂,取出,剥去外壳,取肉,即得。

【性状】 白果仁宽卵球形或椭圆形,有残留膜质内种皮,一端淡棕色,另一端金黄色,横断面胶质样,外层黄色,内层淡黄色,粉性,中间有空隙,气微,味甘、微苦。

炒白果仁外部色泽加深,略有焦斑,内部不变色,有香气,味甘、微苦。

煨白果呈深黄色,显油润,有香气。

【炮制作用】 白果仁味甘、苦、涩,性平;有毒。归肺经。具有敛肺定喘,止带缩尿的功能。

白果仁生品有毒,内服量宜少,能降痰,解毒杀虫。用于疥癣、酒渣鼻、阴虱、蛀牙等。如治疗面鼻酒皶,用生白果,捣烂,夜涂旦洗。

炒白果仁毒性降低,能敛肺定喘,止带缩尿。用于痰多喘咳,带下白浊,遗尿尿频。如治疗痰热内蕴所致哮喘咳嗽的定喘汤。

煨白果毒性降低,温肺益气,定喘嗽,缩小便,止白浊。

【贮藏】 置通风干燥处。

【备注】 白果的炮炙古代有炒制、煨制、糯米蒸、煮制、油制等方法。近代有清炒、蒸制、煨制、蜜炙等方法。现行用炒黄法。

常山

【处方用名】 常山,炒常山,酒常山。

【来源】　本品为虎耳草科植物常山 *Dichroa febrifuga* Lour. 的干燥根。秋季采挖,除去须根,洗净,晒干。药材外观以质坚硬、断面色浅黄者为佳。

【炮制方法】

1. 常山＊　取原药材,除去杂质,大小分档,浸泡,润透,切薄片,晒干。

2. 炒常山＊　取净常山片,置于预热的炒制设备内,用文火炒至色变深时,取出,放凉。

3. 酒常山　取净常山片,用黄酒拌匀,闷润至透,置于预热的炒制设备内,用文火炒干,取出,晾凉。

每 100kg 净常山,用黄酒 10kg。

【性状】　常山为不规则的薄片,外表皮淡黄色,无外皮,切面黄白色,有放射状纹理,质硬,气微,味苦。

炒常山表面黄色,偶有焦斑。

酒常山表面深黄色,略有酒香气。

【炮制作用】　常山味苦、辛,性寒;有毒。归肺、肝、心经。具有涌吐痰涎,截疟的功能。

常山生品劫痰涌吐力强,截疟。用于痰饮停聚,胸膈痞塞,癫狂,疟疾等。

炒常山与酒常山作用相似,炒后可减轻呕吐的副作用,毒性降低。用于疟疾,寒热往来,发作有时等症。

【炮制研究】　常山含的常山碱甲、乙、丙互为异构体,是常山抗疟的有效成分,尤以常山碱丙的抗疟效价最高。

1. 成分研究　据实验研究,常山中生物碱的含量是生常山＞润常山＞浸常山＞酒常山＞炒常山,生品与炮制品之间相差 1.4～1.9 倍。

2. 药理研究　抗疟效价是生常山＞浸常山＞酒常山＞炒常山。毒性试验结果是,生常山＞酒常山＞浸常山＞炒常山。常山炮制品虽然毒性降低了,但生品的用量是炮制品的 1/7～1/5 时,其疗效即明显高于炮制品,故认为常山用于治疗疟疾时以原药材直接切片或打成粗末入药为宜,而不需经其他炮制处理。

【贮藏】　置通风干燥处。

【备注】　常山的炮炙古代有酒渍、白酒煮、酒蒸、酒炒、醋焙、醋煮、水煮、甘草水拌蒸、酒浸后甘草水拌蒸、瓜蒌汁拌炒等方法。近代有清炒、酒炙、醋炙、麸炒等方法。现行用炒黄、酒炙法。

九香虫

【处方用名】　九香虫,炒九香虫。

【来源】　本品为蝽科昆虫九香虫 *Aspongopus chinensis* Dallas 的干燥体。11 月至次年 3 月前捕捉,置于适宜容器内,用酒少许将其闷死,取出阴干;或置于沸水中烫死,取出,干燥。药材外观以个完整均匀、色棕褐发亮、油性大者为佳。

【炮制方法】

1. 九香虫＊　取原药材,除去杂质,筛净灰屑。本品含醇溶性浸出物不得少于 10.0%。

2. 炒九香虫＊　取净九香虫,置于预热的炒制设备内,用文火炒至微焦,色泽加深,有香气逸出时,取出,放凉。

【性状】　九香虫略呈六角状扁椭圆形,表面棕褐色或棕黑色,略有光泽,头部小,复眼突出,卵圆状,腹部棕红色至棕黑色,质脆,气特异,味微咸。

炒九香虫表面棕黑色至黑色,显油润光泽,气微腥,略带焦香气,味微咸。

【炮制作用】　九香虫味咸,性温。归肝、脾、肾经。有理气止痛,温中助阳的功能。

九香虫生品具特异的臭气,临床多炒后用。

九香虫炒后气香,可矫其臭气,增强行气、温补肾阳的作用。用于胃寒胀痛,肝胃气滞,肾虚阳痿,腰膝酸痛等。

【贮藏】 置木箱内衬以油纸,防潮,防蛀。

【备注】 九香虫始载于明代《本草纲目》。其炮制方法,文献很少记载。近代以来多炒后入药。

土鳖虫(䗪虫)

【处方用名】 土鳖虫,䗪虫,炒土鳖虫,酒土鳖虫。

【来源】 本品为鳖蠊科昆虫地鳖 *Eupolyphaga sinensis* Walker 或冀地鳖 *Steleophaga plancyi* (Boleny)的雌虫干燥体。捕捉后,置沸水中烫死,晒干或烘干。药材外观以完整、色紫褐色者为佳。

【炮制方法】

1. 土鳖虫* 取原药材,除去杂质,洗净,及时干燥。本品含水溶性浸出物不得少于 22.0%。

2. 炒土鳖虫* 取净土鳖虫,置于预热的炒制设备内,用文火炒至有香气,微具焦斑时,取出,筛去灰屑(本品收载于《中国药典》成方制剂"大七厘散"处方中)。

3. 酒土鳖虫* 取净土鳖虫,加定量黄酒拌匀,闷润至酒被吸尽,置于预热的炒制设备内,用文火炒至有香气,微具焦斑时,取出,筛去灰屑(本品收载于《中国药典》成方制剂"腰痛片"处方中)。

每100kg 净土鳖虫,用黄酒 10kg。

【性状】 土鳖虫呈扁平卵形,前端较窄,后端较宽,背部呈紫褐色(地鳖)或黑棕色(冀地鳖),前胸背板较发达,盖住头部;腹背板 9 节,呈覆瓦状排列,腹面红棕色,头部较小,胸部有足 3 对,具细毛和刺,腹部有横环节,质松脆,易碎,气腥臭,味微咸。

炒土鳖虫形色泽加深,质松脆,易碎,气腥,略具焦臭,味微咸。

酒土鳖虫形色泽加深,略具腥臭气,有酒香气。

【炮制作用】 土鳖虫味咸,性寒;有小毒。归肝经。具有破血逐瘀,续筋接骨的功能。

土鳖虫生品破瘀血,续筋骨。用于跌打损伤,筋伤骨折,血瘀经闭,产后瘀阻腹痛,癥瘕痞块。

炒土鳖虫可矫其臭气,长于化瘀消肿,止痛止血。用于跌打损伤,瘀血疼痛,外伤止血。

酒土鳖虫可矫其臭气,增强活血止痛作用。常与盐杜仲叶、盐补骨脂、续断、当归等同用,用于补肾活血,强筋止痛。治疗肾阳不足、瘀血阻络所致的腰痛及腰肌劳损。

【贮藏】 置干燥处,防蛀。

【备注】 土鳖虫的炮炙古代有熬制、炒制、炙、焙、酒浸、制炭等方法。近代主要有炒黄、酒炒法。

王不留行

【处方用名】 王不留行,炒王不留行。

【来源】 本品为石竹科植物麦蓝菜 *Vaccaria segetalis*(Neck.)Garcke 的干燥成熟种子。夏季果实成熟、果皮尚未开裂时采割植株,晒干,打下种子,除去杂质,再晒干。药材外观以子粒均匀、充实饱满、色乌黑者为佳。

【炮制方法】

1. 王不留行* 取原药材,除去杂质。本品含醇溶性浸出物不得少于 6.0%;含王不留行黄酮苷($C_{32}H_{38}O_{19}$)不得少于 0.40%。

2. 炒王不留行* 取净王不留行,置于预热的炒制设备内,用中火炒至大多数爆开白花时,取出,放凉。本品含醇溶性浸出物不得少于 6.0%;含王不留行黄酮苷($C_{32}H_{38}O_{19}$)不得少于 0.15%。

【操作注意】 ①炒制温度要适宜,用中火加热,温度过低不易爆花,成为"僵子",过高又易焦糊;②判断锅温的方法,一般是取几粒王不留行置于中火加热的锅内,若稍停即爆成白花,可推断锅温适中;③每次炒制量不宜过多,否则受热不匀,爆花率低。

【性状】 王不留行呈球形,表面黑色,少数红棕色,略有光泽,有细密颗粒状突起,质硬,胚乳白色,胚弯曲成环,气微,味微涩、苦。

炒王不留行大多数爆裂成类球形白花,质松脆,有香气。

【炮制作用】 王不留行味苦,性平。归肝、胃经。具有活血通经,下乳消肿,利尿通淋的功能。

王不留行生品长于消痈肿。用于乳痈或其他疮痈肿痛。如治疗乳痈初起,红肿疼痛,可与蒲公英、瓜蒌、当归配伍,加酒煎服。

炒王不留行质松易碎,易于煎出有效成分,长于活血通经,下乳消肿,利尿通淋。用于经闭,痛经,乳汁不下,乳痈肿痛,淋证的小便不利、尿道涩痛,泌尿系结石等症。

【炮制研究】 王不留行主要含王不留行黄酮苷。

工艺研究表明,将王不留行先用水湿润,再用中火炒制,爆花率可达95%以上。用正交试验优选炒爆王不留行的工艺:120～130℃,用文武火,投药250～500g,炒5～7分钟为宜。其爆花率可达95%以上。

根据爆花率与水浸出物含量的关系及实际生产中的可能性,得出炒爆的标准以完全爆花者占80%以上为宜。

【贮藏】 置干燥处。

【备注】 王不留行的炮炙古代有炒、焙、烧灰存性、蒸法、酒蒸等方法。近代以来用炒爆法。

水红花子

【处方用名】 水红花子,炒水红花子。

【来源】 本品为蓼科植物红蓼 *Polygonum orientale* L. 的干燥成熟果实。秋季果实成熟时割取果穗,晒干,打下果实,除去杂质。药材外观以粒大、饱满、色棕黑者为佳。

【炮制方法】

1. 水红花子＊ 取原药材,除去杂质及灰屑。用时捣碎。本品含花旗松素($C_{15}H_{12}O_7$)不得少于0.15%。

2. 炒水红花子 取净水红花子,置于预热的炒制设备内,用中火炒至大部分爆开白花时,取出,放凉。

【性状】 水红花子呈扁圆形,表面棕黑色,有的红棕色,有光泽,两面微凹,中部略有纵向隆起,顶端有突起的柱基,基部有果柄痕,质硬,气微,味淡。

炒水红花子质松脆,大部分爆开白花,具香气。

【炮制作用】 水红花子味咸,性微寒。归肝、胃经。具有散血消癥,消积止痛,利水消肿的功能。

水红花子生品力猛,长于消瘀破癥,化痰散结。用于癥瘕痞块,瘿瘤。如治腹部痞块胀痛,可与八月札、玫瑰花、石见穿、白花蛇舌草等合用,或者用本品煎膏摊贴痞块,并用酒调膏内服。

炒水红花子药性缓和,长于消食止痛,健脾利湿。用于食积不消,胃脘胀痛,水肿腹水。如治疗食积胃脘胀痛,可与山楂、莱菔子、麦芽、枳实、槟榔等配伍;治疗慢性肝炎、肝硬化腹水,可与大腹皮、牵牛子同用。

【贮藏】 置干燥处。

【备注】 水红花子的炮炙古代有熬令黄、微炒、清炒法。近代和现行用炒爆法。

第二节 炒 焦 法

将待炮制品置于预热的炒制设备内,用中火炒至药物表面呈焦黄色或焦褐色,内部色泽加深,并透出焦香气味的方法,称炒焦法。

炒焦法多适用于健脾胃、消食类的药物。传统有"焦香可以醒脾胃"之说。

(一)操作方法

1.手工炒制

(1)净制:取药材或饮片,除去杂质,大小分档。

(2)预热:先用中火(槟榔炒焦用文火)加热炒药锅,使锅的热度达到待炮制品炒焦时所要求的温度。

(3)炒制:①取待炮制品置于预热的炒制设备内,用中火加热,快速翻炒,使药物均匀受热,炒至适中的程度时,出锅,放凉,除净药屑;②炒焦要求焦化程度重的药物(如山楂、苍术等),炒焦时间长,若出现火星,要及时喷淋清水少许,再炒干,取出,晾凉,除净药屑。

(4)收贮:将符合成品质量标准的饮片,按药典规定方法收贮。

2.机械炒制 操作规程与炒黄类同,但炮制程度较炒黄法重。炒焦山楂、苍术时,要求加热时间长,焦化面更重,此时若出现火星,须及时喷淋适量清水,炒后还要及时摊晾,干燥,除净药屑,散尽余热及湿气后,再收贮。

(二)成品质量

1.炒焦品外部应呈焦黄色或焦褐色,有焦斑,内部色泽加深,具焦香气味。

2.成品含生片、糊片不得超过3%,含药屑、杂质不得超过2%。

(三)注意事项

1.大小不等的药物要分档。

2.药物焦化程度较重者,需喷水降温,防止程度"太过"。

3.出锅后要散尽余热和湿气再收贮。

(四)炮制目的

1.增强疗效 如六神曲、麦芽、山楂等,炒焦后产生焦香气味,增强消食健脾胃作用。

2.缓和药性 如山楂炒焦后,缓和酸性;川楝子、栀子等,炒焦后缓和苦寒之性;槟榔炒焦后缓和峻烈之性。

3.降低毒性 如生川楝子有小毒,炒焦后毒性降低。

山 楂

【处方用名】 山楂,炒山楂,焦山楂,山楂炭,红糖山楂,土炒山楂。

【来源】 本品为蔷薇科植物山里红 *Crataegus pinnatifida* Bge.var.*major* N.E.Br. 或山楂 *Crataegus pinnatifida* Bge. 的干燥成熟果实。秋季果实成熟时采收,切片,干燥。药材外观以个大、皮红、肉厚者为佳。

【炮制方法】

1.山楂* 取原药材,除去杂质及脱落的核。本品含有机酸以枸橼酸($C_6H_8O_7$)计不得少于5.0%。

2.炒山楂* 取净山楂,置于预热的炒制设备内,用中火炒至表面色泽加深,呈黄褐色时,取出,放凉,筛去药屑。本品含有机酸以枸橼酸($C_6H_8O_7$)计不得少于4.0%。

3. 焦山楂* 取净山楂，用中火炒至表面焦褐色，内部黄褐色时，喷淋清水少许，取出，摊晾，筛去药屑。本品含有机酸以枸橼酸（$C_6H_8O_7$）计不得少于 4.0%。

4. 山楂炭* 取净山楂，用武火炒至表面黑褐色，内部焦褐色时，喷淋清水少许，灭尽火星，取出，摊晾，筛去药屑（本品收载于《中国药典》成方制剂"痛经丸"处方中）。

5. 红糖山楂 将红糖用适量热开水化开，过滤去渣，置锅内加热至沸，倒入净山楂，用文火炒至不粘手为度，取出，放凉，筛去药屑。

每 100kg 净山楂，用红糖 25kg。

6. 土炒山楂 将灶心土置锅内，炒至轻松滑利状态时，倒入净山楂，用武火炒至焦黄色，取出，筛去土，放凉。

每 100kg 净山楂，用灶心土 30kg。

【性状】 山楂为圆形片，皱缩不平，外皮红色，具皱纹，有灰白色小斑点，片面深黄色至浅棕色，中部有浅黄色果核，核多脱落而中空，有的片上可见短而细的果梗或花萼残迹，气微清香，味酸、微甜。

炒山楂表面色泽加深，果肉呈黄褐色，偶见焦斑，气清香，味酸、微甜。

焦山楂表面焦褐色，内部黄褐色，有焦香气，酸味减弱。

山楂炭表面黑褐色，内部焦褐色，味涩。

红糖制山楂表面深黄色，有焦香气，味酸甜。

土炒山楂表面挂土黄色，有土香气。

【炮制作用】 山楂味酸、甘，性微温。归脾、胃、肝经。具有消食健胃，行气散瘀，化浊降脂的功能。

山楂生品消食，活血化瘀，但味酸伐脾。用于血瘀经闭，产后瘀阻腹痛，疝气疼痛，以及高脂血症、高血压、冠心病等，亦用于食积停滞。如治疗妇女气滞血瘀的通瘀煎；治痛经、闭经的散结定痛丸；治高脂血症的降脂通脉饮。

炒山楂酸味减弱，药性和缓，对脾胃的刺激减少，长于消食化积。用于肉食积滞，胃脘胀满，泻痢腹痛，瘀血经闭，产后瘀阻，心腹刺痛，胸痹心痛，疝气疼痛，高脂血症。

焦山楂不仅酸味减弱，而且产生苦味，消食导滞的功能增强。用于肉食积滞，泻痢不爽。如治疗饮食积滞的保和丸。

山楂炭性涩，长于止血，止泻。用于脾虚泄泻，血痢，胃肠出血。如用酸枣并山楂肉核烧灰，米饮调下，治肠风下血。

红糖制山楂能和血散瘀，消中寓补。用于血滞经闭，产后恶露不尽。

土炒山楂能消食调中，用于脾虚食滞的腹泻。

【炮制研究】 山楂主要含有机酸类、黄酮类、糖分、鞣质、维生素C、微量元素及磷脂等成分。

1. 工艺研究 山楂中的总黄酮和总有机酸都集中在果肉中，山楂核中含量甚微，而山楂核又占整个药材重量的 40% 左右，故去核是合理的（核可另作药用）。

2. 成分研究 山楂不同炮制品中总黄酮和有机酸类成分的含量差别很大。炒山楂中有机酸的含量略低于生品，黄酮类成分无明显变化。焦山楂和山楂炭中总黄酮类成分分别保留了 41.9% 和 25.8%，总有机酸下降得更明显，分别保留了 10.7% 和 2.8%。说明加热时间越长，温度越高，总黄酮类成分和总有机酸类成分被破坏就越多，特别对有机酸类成分的影响较大。

【贮藏】 置通风干燥处，防蛀。

【备注】 山楂的炮炙古代有炒黄、蒸法、炒炭、姜汁拌炒黑、姜汁炒、童便浸等方法。近代有炒黄、炒焦、炒炭、蜜炙、红糖制、土炒等方法。现行用炒黄、炒焦、炒炭等方法。

槟榔

【处方用名】 槟榔,炒槟榔,焦槟榔,槟榔炭。

【来源】 本品为棕榈科植物槟榔 *Areca catechu* L. 的干燥成熟种子。春末至秋初采收成熟果实,用水煮后,干燥,除去果皮,取出种子,十燥。药材外观以个大、体重、质坚、无破裂者为佳。

【炮制方法】

1. 槟榔* 取原药材,除去杂质,浸泡,润透,切薄片,阴干或低温烘干。本品含槟榔碱($C_8H_{13}NO_2$)不得少于 0.20%。

2. 炒槟榔* 取净槟榔片,置于预热的炒制设备内,用文火炒至表面微黄色时,取出,放凉,筛去药屑。本品含槟榔碱($C_8H_{13}NO_2$)不得少于 0.20%。

3. 焦槟榔* 将净槟榔片置锅内,文火炒至表面呈焦黄色,取出,放凉,筛去药屑。本品含槟榔碱($C_8H_{13}NO_2$)不得少于 0.10%。

4. 槟榔炭 取净槟榔片置锅内,用中火炒至外呈黑色,内呈黑褐色,喷淋清水少许,灭尽火星,取出,放凉,筛去药屑。

【性状】 槟榔呈扁球形或圆锥形,表面淡黄棕色或淡红棕色;槟榔片为类圆形薄片,切面可见棕色种皮与白色胚乳相间的大理石样花纹,气微,味涩、微苦。

炒槟榔表面微黄色,气微,味涩、微苦。

焦槟榔表面呈焦黄色,有焦斑,质脆易碎,有焦香气,气微,味涩、微苦。

槟榔炭表面黑褐色,断面焦褐色。

【炮制作用】 槟榔味苦、辛,性温。归胃、大肠经。具有杀虫,消积,行气,利水,截疟的功能。

槟榔生品作用较猛,以杀虫,降气,行水消肿,截疟力胜。用于绦虫病,蛔虫病,姜片虫病,虫积腹痛,水肿脚气,疟疾。

炒槟榔药性较缓,炒焦后药性更缓,避免克伐太过耗气伤正。二者作用相似,长于消食导滞。用于积滞泻痢,里急后重。一般体虚患者用焦槟榔,体质较强者用炒槟榔。

槟榔炭增强消积治血痢的功效。

【炮制研究】 槟榔含生物碱、鞣质、脂肪油及槟榔红色素、氨基酸等。生物碱主要为槟榔碱,其余为槟榔次碱、去甲基槟榔碱、槟榔副碱、高槟榔碱等。

1. 工艺研究 槟榔饮片干燥时以阴干或低温烘干为宜。槟榔饮片暴晒干燥后,不仅外观上因颜色变红影响质量,更重要的是生物碱含量显著降低,而阴干与低温烘干槟榔碱含量无显著性差异。故传统经验"槟榔不能暴晒"是有科学道理的。

2. 成分研究 随着槟榔与水接触时间或受热时间的增加,槟榔碱的含量逐渐降低。炒黄品低于生品,炒焦品很低,炒炭品含量甚微。

有人认为,槟榔暴晒后槟榔碱损失的原因有二:①槟榔经水浸泡后含有多量水分,若切成饮片后暴晒,水分急剧蒸发,槟榔碱易随水蒸气挥发散失;②槟榔中的生物碱与鞣质呈结合状态存在,饮片暴晒后,结合状态被破坏,槟榔碱受热易直接挥发散失,同时鞣质受热会发生缩合反应生成一种鞣酐,即槟榔红,致使饮片变红。

【贮藏】 置通风干燥处,防蛀。

【备注】 槟榔的炮炙古代有微炒、炒、麸炒、茱萸炒、斑蝥炒、锡灰炒、石灰制、酒浸、醋煮、煮熟、米泔水浸、牙皂汁浸后焙熟、童便制、煨制、炮、烧灰存性、火煅等方法。近代有炒黄、炒焦、炒炭、蜜炙等方法。现行用炒黄、炒焦法。

川楝子

【处方用名】 川楝子,炒川楝子,盐川楝子。

【来源】 本品为楝科植物川楝 *Melia toosendan* Sieb.et Zucc. 的干燥成熟果实。冬季果实成熟时采收,除去杂质,干燥。药材外观以个大、饱满、外皮金黄色、果肉色黄白者为佳。

【炮制方法】

1.川楝子* 取原药材,除去杂质。用时捣碎。本品含水溶性浸出物不得少于32.0%,含川楝素($C_{30}H_{38}O_{11}$)应为0.060%~0.20%。

2.炒川楝子* 取净川楝子碎块,置于预热的炒制设备内,用中火炒至表面焦黄色时,取出,放凉,筛去药屑。本品含水溶性浸出物不得少于32.0%,含川楝素($C_{30}H_{38}O_{11}$)应在0.040%~0.20%。

3.盐川楝子 取净川楝子片或碎块,用盐水拌匀,闷透,置于预热的炒制设备内,用文火加热,炒至深黄色,取出,晾凉,筛去药屑。

每100kg净川楝子片或碎块,用食盐2kg。

【性状】 川楝子呈类球形,轧碎后为不规则的碎块状,表面金黄色至棕黄色,微有光泽,外果皮革质,与果肉间常成空隙,果肉松软,淡黄色,遇水湿润显黏性,果核球形或卵圆形,质坚硬,气特异,味酸、苦。

炒川楝子呈半球状、厚片或不规则的碎块,表面焦黄色,发泡,偶见焦斑,有焦香气,味酸、苦涩。

盐川楝子色泽加深,味咸、苦。

【炮制作用】 川楝子味苦,性寒;有小毒。归肝、小肠、膀胱经。具有疏肝泄热,行气止痛,杀虫的功能。

川楝子生品有小毒,且能滑肠,长于杀虫,疗癣,止痛。用于虫积腹痛,头癣。如治小儿虫积的安虫散;治头癣以本品焙干为末,用猪油或麻油调成油膏,涂患处。

炒川楝子苦寒之性缓和,毒性降低,滑肠之力减弱,长于疏肝泄热,行气止痛。用于肝郁化火,胸胁、脘腹胀痛。

盐川楝子能引药下行,长于疗疝止痛。用于疝气疼痛。

【贮藏】 置通风干燥处,防蛀。

【备注】 川楝子的炮炙古代有炒黄、微炒、麸炒、米炒、茴香炒、牡蛎炒、酥炒、僵蚕炒、陈皮炒、黑牵牛炒、面炒、斑蝥制、海金沙制、巴豆制、巴戟天制、酒制、醋煮、盐制、童便制、煨制、炮、瓦煅存性、火烧存性等方法。近代有炒黄、炒焦、炒炭、麸炒、酒炙、醋炙、盐炙等方法。现行用炒焦、盐炙法。

栀子

【处方用名】 栀子,炒栀子,焦栀子,姜栀子。

【来源】 本品为茜草科植物栀子 *Gardenia jasminoides* Ellis 的干燥成熟果实。9~11月果实成熟呈红黄色时采收,除去果梗和杂质,蒸至上气或置沸水中略烫,取出,干燥。药材外观以皮薄、饱满、色红黄者为佳。

【炮制方法】

1.栀子* 取原药材,除去杂质,碾碎。本品含栀子苷($C_{17}H_{24}O_{10}$)不得少于1.8%。

2.炒栀子* 取净栀子碎块,置于预热的炒制设备内,用文火炒至黄褐色,有香气逸出时,取出,放凉,筛去药屑。本品含栀子苷($C_{17}H_{24}O_{10}$)不得少于1.5%。

3. 焦栀子＊ 取净栀子碎块,置于预热的炒制设备内,用中火炒至表面焦褐色或焦黑色时,取出,放凉,筛去药屑。本品含栀子苷（$C_{17}H_{24}O_{10}$）不得少于 1.0%。

4. 姜栀子＊ 取净栀子碎块,加入定量姜汁拌匀,闷润,至姜汁被吸尽,用文火炒至色泽加深,呈黄褐色时,取出,放凉,筛去药屑（本品收载于《中国药典》成方制剂"小儿肝炎颗粒"等多个处方中）。

每 100kg 净栀子,用生姜 10kg。

【**性状**】 栀子呈不规则的碎块,果皮表面红黄色或棕红色,有的可见翅状纵横,种子多数,扁卵圆形,深红色或红黄色,气微,味微酸而苦。

炒栀子表面黄褐色、深黄色或红褐色,微带焦斑,微具香气。

焦栀子表面呈焦褐色或焦黑色,果皮内表面棕色,种子表面黄棕色或棕褐色,气微,味微酸而苦。

姜栀子色泽加深,黄褐色,有姜的气味。

【**炮制作用**】 栀子味苦,性寒。归心、肺、三焦经。具有泻火除烦,清热利湿,凉血解毒的功能;外用消肿止痛。

栀子生品苦寒之性甚强,易伤脾胃,长于清热泻火、凉血解毒。用于热病心烦,湿热黄疸,血淋涩痛,血热吐衄,目赤肿痛,火毒疮疡;外治扭挫伤痛。如治温病高热烦躁,神昏谵语的栀子仁汤,治湿热黄疸的茵陈蒿汤,治跌打损伤,青肿疼痛,可用栀子研末于面粉、黄酒调敷。

炒栀子苦寒之性稍缓,长于清热除烦。用于热病心烦。

焦栀子长于凉血止血。用于血热吐血,衄血,尿血,崩漏。如十灰散。

姜栀子苦寒之性缓和,长于清热利湿,止痛。用于肝胆湿热所致的黄疸,胁痛,腹胀,发热,恶心呕吐,食欲减退等。

【**炮制研究**】 栀子含栀子苷（京尼平苷）、异栀子苷、山栀子苷、栀子酮苷等多种环烯醚萜苷类以及熊果酸、绿原酸等多种有机酸。

1. 成分研究 栀子苷（京尼平苷）主要集中在栀子仁中,而壳中含量很低。栀子苷以生品含量最高,炒黄、炒焦后含量有所下降,炒炭后含量则大幅度下降,姜制、酒制后变化不大。熊果酸的含量生品与炒黄品、炒焦品、姜制品无明显差异,但炒炭品和 200℃烘制品较生品明显降低。

2. 药理研究 栀子中含多种成分,其中的环烯醚萜苷类成分如栀子苷、异栀子苷、山栀子苷、栀子酮苷等成分有利胆作用。京尼平苷水解后的京尼平,其利胆作用是胆汁酸非依赖性的;京尼平对胃功能可产生抗胆碱能性的抑制作用;京尼平还有一定的抗炎和治疗软组织损伤的作用。

生山栀与焦山栀对金黄色葡萄球菌、链球菌、白喉杆菌的抑制作用相似;对溶血性链球菌、伤寒杆菌、副伤寒杆菌的抑制作用以生山栀为佳;焦山栀对痢疾杆菌的抑制作用较生山栀略强,这一点和中医对大便溏薄者用焦山栀是一致的。

【**贮藏**】 置通风干燥处。

【**备注**】 栀子的炮炙古代有微炒、炒香、炒焦、炒炭、乌药炒、蒲黄炒、甘草水浸后焙干、炙酥拌微炒、姜汁炒焦黄、姜汁炒黑、童便炒黑、盐水炒黑、酒制、蜜炙、蒸、清水煮、灰火焙熟、烧灰存性、火煨、纸裹煨等方法。近代以来主要用炒黄、炒焦、炒炭、姜炙等方法。

第三节 炒 炭 法

将待炮制品置于预热的炒制设备内,用武火或中火加热,炒至药物表面呈焦黑色或焦褐色,内部"存性"的方法,称炒炭法。

炒炭法多适用于止血类药物。传统有"血为赤色,见黑则止"之说。

(一)操作方法

1.手工炒制

(1)净制:取待炮制品,除去杂质,大小分档。

(2)预热:根据药物的性质,选用适宜的火力(中火或武火)加热,使炒药锅达到待炮制品炒炭时所要求的温度。

(3)炒制:将分档的待炮制品置于预热的炒制设备内,用武火或中火加热,不断翻炒,使药物均匀受热。炒至黑色、存性时,喷淋清水少许,灭尽火星,取出,晾干,除去药屑。

(4)收贮:将符合成品质量标准的饮片,按药典规定方法收贮。

2.机械炒制　与炒焦法操作规程类同。但出现火星要及时喷淋清水少许,且炮制程度较炒焦法重。

(二)成品质量

1.炒炭品应外部黑色,内部存性。即炭药的表面应呈焦黑色、黑褐色或焦褐色;内部(断面或粉末)应部分炭化,而不应完全炭化甚至灰化,未炭化的部分仍应保存药物的固有气味。花、叶、草类炭药仍可清晰辨别药物的原形。

2.成品含生片和完全炭化者不得超过5%,含药屑、杂质不得超过3%。

(三)注意事项

1.待炮制品应大小分档。

2.要控制好火力。一般质地坚实、片厚的药物宜用武火;质地疏松的花、叶、全草类及片薄的药物宜用中火。操作时要视具体药物灵活掌握。

3.出现火星要及时喷洒适量清水,以免燃烧,失去存性。

4.出锅后要及时摊开晾凉,待散尽余热和湿气,检查无复燃可能后,再收贮。

(四)炮制目的

1.增强或产生止血作用　如大蓟、小蓟、地榆、白茅根、槐花等,炒炭后增强止血作用;干姜、乌梅、荆芥、卷柏等,炒炭后产生止血作用。

2.增强止泻和止痢作用　如地榆、乌梅等,炒炭后增强止泻痢作用。

3.改变或缓和药性　如蒲黄,生品性滑,偏于行血化瘀,利尿通淋,炒炭后性涩,长于止血。

大蓟

【处方用名】　大蓟,大蓟炭。

【来源】　本品为菊科植物蓟 *Cirsium japonicum* Fisch.ex DC. 的干燥地上部分。夏、秋二季花开时采割地上部分,除去杂质,晒干。药材外观以色灰绿、叶多者为佳。

【炮制方法】

1.大蓟*　除去杂质,抢水洗或润软后,切段,干燥。本品含柳穿鱼叶苷($C_{28}H_{34}O_{15}$)不得少于0.20%。

2.大蓟炭*　取净大蓟段,置于预热的炒制设备内,用中火炒至表面焦黑色时,喷淋清水少许,灭尽火星,取出,摊晾,筛去药屑。本品含醇溶性浸出物不得少于13.0%。

【性状】　大蓟为茎、叶及花的混合小段。茎短圆柱形,表面绿褐色,有数条纵棱,被丝状毛,切面灰白色,髓部疏松或中空;叶皱缩,多破碎,边缘具不等长的针刺,两面均具灰白色丝状毛;头状花序多破碎,气微,味淡。

大蓟炭表面黑褐色,质地疏脆,断面棕黑色,气焦香。

【炮制作用】　大蓟味甘、苦,性凉。归心、肝经。具有凉血止血,散瘀解毒消痈的功能。

大蓟生品凉血止血,散瘀解毒消痈。用于衄血,吐血,尿血,便血,外伤出血,痈肿疮毒。如用鲜大蓟根洗净捣汁,加热水炖 1 小时,饭前服,治热结血淋;治心热吐血及衄血、崩中下血,均可用本品捣后绞取汁内服。

大蓟炭味苦、涩,性凉。凉血止血作用增强。用于衄血,吐血,尿血,便血,崩漏,外伤出血。如十灰散。

【炮制研究】 大蓟主要含生物碱、挥发油等成分。

用正交试验法优选出大蓟炭的最佳炮制工艺为:220℃,炒制 10 分钟。动物实验证明,大蓟炭能缩短出血时间和凝血时间。

【贮藏】 置通风干燥处。

【备注】 大蓟的炮炙古代有酒渍、焙法、烧灰存性、童便浸后曝干或微炒、酒洗等方法。近代有炒炭、炒焦、醋炙等方法。现行用炒炭法。

小蓟

【处方用名】 小蓟,小蓟炭。

【来源】 本品为菊科植物刺儿菜 Cirsium setosum(Willd.)MB. 的干燥地上部分。夏、秋二季花开时采割,除去杂质,晒干。药材外观以叶多、色绿者为佳。

【炮制方法】

1. 小蓟* 取原药材,除去杂质,洗净,稍润,切段,干燥。本品含醇溶性浸出物不得少于 14.0%;含蒙花苷($C_{28}H_{32}O_{14}$)不得少于 0.70%。

2. 小蓟炭* 取净小蓟段,置于预热的炒制设备内,用中火炒至表面黑褐色时,喷淋清水少许,灭尽火星,取出,摊晾,筛去药屑。

【性状】 小蓟为不规则的段,茎圆柱形,表面灰绿色或带紫色,具纵棱及白色柔毛,切面中空,叶片多皱缩或破碎,叶齿尖具针刺,两面均具白色柔毛;头状花序,总苞钟状,黄绿色,花紫红色,气微,味苦。

小蓟炭表面黑褐色,内部焦褐色,味苦涩。

【炮制作用】 小蓟味甘、苦,性凉。归心、肝经。具有凉血止血,散瘀解毒消痈的功能。

小蓟生品凉血,祛瘀,消痈。用于血热出血,痈肿疮毒。

小蓟炭凉性减弱,收敛止血作用增强。用于衄血,吐血,尿血,血淋,便血,崩漏,外伤出血等出血较急者。用法与大蓟情况相似,二者常配伍应用。

【炮制研究】 小蓟主要含蒙花苷、生物碱等成分。

以止血作用为指标,用正交试验法优选小蓟炭的炮制工艺条件为:温度 210℃,炒制 5 分钟。药理实验证明,小蓟炭确能缩短出血时间和凝血时间。

【贮藏】 置通风干燥处。

【备注】 小蓟的炮炙古代有微炒、酒渍、酒洗、烧灰存性、童便拌微焙等方法。近代有炒焦、炒炭、煅炭法。现行用炒炭法。

白茅根

【处方用名】 白茅根,茅根炭。

【来源】 本品为禾本科植物白茅 Imperata cylindrica Beauv.var.major(Nees)C.E.Hubb. 的干燥根茎。春、秋二季采挖,洗净,晒干,除去须根及膜质叶鞘,捆成小把。药材外观以条粗、色白、无须根、味甜者为佳。

【炮制方法】

1．白茅根* 取原药材,除去杂质,洗净,微润,切段,干燥。本品含水溶性浸出物不得少于28.0%。

2．茅根炭* 取净白茅根段,置于预热的炒制设备内,用中火炒至表面焦褐色时,喷淋清水少许,灭尽火星,取出,摊晾,筛去药屑。本品含水溶性浸出物不得少于7.0%。

【性状】 白茅根为圆柱形的段,外表皮黄白色或淡黄色,微有光泽,具纵皱纹,有的可见稍隆起的节;切面皮部白色,多有裂隙,放射状排列,中柱淡黄色或中空,易与皮部剥离,气微,味微甜。

茅根炭表面黑褐色至黑色,略具焦香气,味苦。

【炮制作用】 白茅根味甘,性寒。归肺、胃、膀胱经。具有凉血止血,清热利尿的功能。

白茅根生品长于凉血,清热利尿。用于血热吐血,衄血,尿血,热病烦渴,湿热黄疸,水肿尿少,热淋涩痛。如治气虚血热、小便出血的茅根饮子;治热病呕哕、不能下食的茅根散;治疗急性肾炎水肿的急性肾炎方。

茅根炭寒性减弱,味涩,收敛止血作用增强。专用于各种出血证。如十灰散。

【炮制研究】 白茅根中含可溶性钙、三萜类化合物、糖及多种钾盐。

1．工艺研究 用正交试验法优选茅根炭的最佳炮制工艺为:170℃,烘制16分钟。

2．药理研究 白茅根煎剂对正常家兔有利尿作用,其利尿作用可能与多种钾盐有关。炒炭后能缩短出血时间和凝血时间。

【贮藏】 置干燥处。

【备注】 白茅根的炮炙古代有炒黄、炒黑、烧炭存性、蜜炒、与枣煮后炒等方法。近代有炒炭、炒焦、煅炭等方法。现行用炒炭法。

侧柏叶

【处方用名】 侧柏叶,侧柏炭。

【来源】 本品为柏科植物侧柏 *Platycladus orientalis*(L.)Franco 的干燥枝梢及叶。多在夏、秋二季采收,阴干。药材外观以枝嫩、色深绿者为佳。

【炮制方法】

1．侧柏叶* 取原药材,除去杂质,揉碎,去硬梗,筛去灰屑。本品含醇溶性浸出物不得少于15.0%;含槲皮苷($C_{21}H_{20}O_{11}$)不得少于0.10%。

2．侧柏炭* 取净侧柏叶,置于预热的炒制设备内,用中火炒至表面黑褐色,内部焦黄色时,喷淋清水少许,灭尽火星,取出,摊晾,筛去药屑。本品含醇溶性浸出物不得少于15.0%。

【性状】 侧柏叶为带叶枝梢,叶细小鳞片状,交互对生,贴伏于枝上,深绿色或黄绿色,质脆,气清香,味苦涩、微辛。

侧柏炭表面黑褐色,质脆,易折断,断面焦黄色,气香,味微苦涩。

【炮制作用】 侧柏叶味苦、涩,性寒。归肺、肝、脾经。具有凉血止血,化痰止咳,生发乌发的功能。

侧柏叶生品凉血止血,生发乌发。用于血热妄行的吐血,衄血,咯血,便血,崩漏下血,肺热咳嗽,血热脱发,须发早白。

侧柏炭寒性缓和,长于收涩止血。用于热邪不盛的出血证。

【炮制研究】 侧柏叶含槲皮苷等黄酮类化合物。挥发油中含侧柏烯、侧柏酮、小茴香酮、蒎烯、石竹烯等。

研究表明,侧柏叶用煅炭法制炭,可减少其主要成分挥发油的损失,提高钙的含量,增强止血作用。侧柏叶炒炭后挥发油的含量较生品大幅度降低,水浸出物含量炒炭品略高于生品,但鞣质的含量炭品与生品比较,未见明显的增加。

侧柏炭品凝血时间较生品明显缩短,并有显著性差异。

【贮藏】 置干燥处。

【备注】 侧柏叶的炮炙古代有炙微黄、炒黄、炒黑、隔纸炒干、烧灰存性、捣烂焙、九蒸九曝、米泔水浸、白矾水煮、蒸、煮、酒浸、酒浸后九蒸九晒、酒蒸后焙、盐水炒、黄精制等方法。近代有炒炭、炒黄、炒焦、酒炙、醋炙、盐炙、蒸制等方法。现行用炒炭法。

<h2 style="text-align:center">蒲黄</h2>

【处方用名】 蒲黄,蒲黄炭。

【来源】 本品为香蒲科植物水烛香蒲 *Typha angustifolia* L.、东方香蒲 *Typha orientalis* Presl 或同属植物的干燥花粉。夏季采收蒲棒上部的黄色雄花序,晒干后碾轧,筛取花粉。剪取雄花后,晒干,成为带有雄花的花粉,即为草蒲黄。药材外观以粉细、体轻、色鲜黄、滑腻感强者为佳。

【炮制方法】

1. 蒲黄[*] 取原药材,揉碎结块,过筛,除去花丝及杂质。本品含醇溶性浸出物不得少于 15.0%;含异鼠李素 -3-O- 新橙皮苷($C_{28}H_{32}O_{16}$)和香蒲新苷($C_{34}H_{42}O_{20}$)的总量不得少于 0.50%。

2. 蒲黄炭[*] 取净蒲黄,置于预热的炒制设备内,用中火炒至棕褐色时,喷淋清水少许,灭尽火星,取出,迅速摊晾。本品含醇溶性浸出物不得少于 11.0%。

【操作注意】 喷淋清水时,要均匀地喷洒细小水滴,若水滴过大,易黏结成团,炒中易燃烧。

【性状】 蒲黄为黄色粉末,体轻,放入水中则飘浮于水面,手捻有滑腻感,易附着手指上,气微,味淡。

蒲黄炭棕褐色或黑褐色,具焦香气,味微苦、涩。

【炮制作用】 蒲黄味甘,性平。归肝、心包经。具有止血,化瘀,通淋的功能。

蒲黄生品性滑,偏于活血化瘀,利尿通淋,止痛。用于经闭,痛经,脘腹刺痛,跌仆肿痛,血淋涩痛。如治疗心腹疼痛、产后恶露不行或月经不调、少腹急痛的失笑散;治疗血淋涩痛的蒲黄散。

蒲黄炭性涩,偏于止血。用于吐血,衄血,咯血,崩漏,外伤出血。如治崩中漏下的蒲黄丸;治疗崩漏下血的五灰散。

【炮制研究】 蒲黄含异鼠李素 -3-O- 新橙皮苷、香蒲新苷、槲皮素、β- 谷甾醇、棕榈酸、琥珀酸、氨基酸和 20 余种微量元素。

蒲黄生品、炒黄品、炒炭品均有较好的止血作用;蒲黄中鞣质含量的高低与其止血作用不成平行关系。蒲黄炒黄和炒炭后鞣质含量明显降低,但止血作用未见明显减弱。

【贮藏】 置通风干燥处,防潮,防蛀。

【备注】 蒲黄的炮炙古代有炒黑、微炒、炒黄、炒熟、隔纸焙黄、纸包炒、隔纸炒香、炮、蒸等方法。近代有炒炭、炒黄、酒炙、醋炙等方法。现行用炒炭法。

<h2 style="text-align:center">荆芥</h2>

【处方用名】 荆芥,荆芥炭。

【来源】 本品为唇形科植物荆芥 *Schizonepeta tenuifolia* Briq. 的干燥地上部分。夏、秋二季花开到顶、穗绿时采割,除去杂质,晒干。药材外观以茎细、色淡黄绿、穗多而绿、香气浓者为佳。

【炮制方法】

1. 荆芥[*] 取原药材,除去杂质,喷淋清水,洗净,润透,于 50℃烘 1 小时,切段,干燥。本品含挥发油不得少于0.30%（ml/g）；含胡薄荷酮（C₁₀H₁₆O）不得少于0.020%。

2. 荆芥炭 * 　取净荆芥段，置于预热的炒制设备内，用中火炒至表面焦黑色，内部焦黄色时，喷淋清水少许，灭尽火星，取出，摊晾，筛去药屑。本品含醇溶性浸出物不得少于8.0%。

【性状】　荆芥为不规则的段，茎方柱形，表面淡黄绿色或淡紫红色，被短柔毛，切面类白色，叶多已脱落，穗状轮伞花序呈圆柱形，花冠多脱落，花萼黄绿色，钟形，质脆易碎，内有棕黑色小坚果，气芳香，味微涩而辛凉。

荆芥炭表面全体黑褐色，内部焦褐色，略具焦香气，味苦而辛。

【炮制作用】　荆芥味辛，性微温。归肺、肝经。具有解表散风，透疹，消疮的功能。

荆芥生品辛散之力较强，长于解表散风，透疹，消疮。用于感冒，头痛，麻疹，风疹，疮疡初起。如治疗风寒感冒或疮疡初起的荆防败毒散；治疗风热感冒，头痛发热的银翘散；治疗咽喉肿痛的荆芥汤；治疗麻疹初起的竹叶柳蒡汤。

荆芥炭辛散之性减弱，味苦涩，具有收敛止血的作用。用于便血，崩漏，产后血晕。如治疗妇女血崩的黑蒲黄散；配伍人参、当归、熟地黄等可治疗产后血崩及虚人血崩，如升举大补汤。

【炮制研究】　荆芥主要含挥发油，油中主要成分为右旋薄荷酮、消旋薄荷酮及少量右旋柠檬烯。

1. 工艺研究　以止血时间和凝血时间为指标，用正交试验优选荆芥炭的最佳炮制条件为温度180℃，炒制5分钟。

2. 药理研究　荆芥炭挥发油具有明显的止血作用，而荆芥生品的各种制剂均无止血作用，荆芥炭水煎液及提取挥发油后的水煎剂也均未见明显的止血作用，故使用荆芥炭治疗出血证时以散剂内服为宜。

荆芥炭止血活性部位为脂溶性提取物（StE），其止血机制为：可显著缩短实验动物的凝血酶原时间、凝血酶时间、白陶土部分凝血活酶时间、血浆复钙时间，并具有体内抗肝素作用，从而对内源性和外源性凝血系统中的多种凝血因子表现出可靠的激活作用，还可明显延长实验动物的优球蛋白溶解时间，并使纤溶活性显著降低。StE的止血作用是通过体内促凝血和抑制纤溶活性双重途径来实现的。

【贮藏】　置阴凉干燥处。

【备注】　荆芥的炮炙古代有炒黑、炒、微炒、烧灰存性、纸裹焙、童便炒黑、醋炒黑等方法。近代有炒黄、炒焦、炒炭、瓦煅、醋炙、蜜炙等方法。现行用炒炭法。

荆芥穗

【处方用名】　荆芥穗，芥穗炭。

【来源】　本品为唇形科植物荆芥 *Schizonepeta tenuifolia* Briq. 的干燥花穗。夏、秋二季花开到顶、穗绿时采摘，除去杂质，晒干。药材外观以穗长而密、穗绿、香气浓者为佳。

【炮制方法】

1. 荆芥穗 * 　摘取花穗，筛去灰尘，切段，干燥，筛去药屑。本品含醇溶性浸出物不得少于8.0%；含挥发油不得少于0.40%（ml/g）；含胡薄荷酮（C₁₀H₁₆O）不得少于0.080%。

2. 芥穗炭 * 　取净荆芥穗，置于预热的炒制设备内，用中火炒至表面黑褐色，内部焦黄色时，喷淋清水少许，灭尽火星，取出，摊晾，筛去药屑。本品含醇溶性浸出物不得少于13.0%。

【性状】　荆芥穗的穗状轮伞花序呈圆柱形，花冠多脱落，宿萼黄绿色或淡棕色，钟状，先端5齿裂，质脆易碎，内有棕黑色小坚果，气芳香，味微涩。

芥穗炭表面黑褐色，内部焦黄色，具焦香气，味苦涩而辛。

【炮制作用】　荆芥穗味辛，性微温。归肺、肝经。具有解表散风，透疹，消疮的功能。

荆芥穗生品辛散之力较强,解热作用较荆芥强。用于风寒感冒引起的发热,麻疹等引起的全身发热都有较好的疗效。

芥穗炭辛散之力减弱,性苦涩,收涩止血作用较强。用于便血,崩漏,产后血晕。

【贮藏】 置阴凉干燥处。

【备注】 荆芥穗与荆芥古代均作荆芥用,《中国药典》2005 年版开始将二者分为两个品种。古代有炒黑、炒、微炒、烧灰存性、纸裹焙、童便炒黑、醋炒黑等方法。近代有炒黄、炒焦、炒炭、瓦煅、醋炙、蜜炙等方法。现行用炒炭法。

卷 柏

【处方用名】 卷柏,卷柏炭。

【来源】 本品为卷柏科植物卷柏 *Selaginella tamariscina*(Beauv.)Spring 或垫状卷柏 *Selaginella pulvinata*(Hook.et Grev.)Maxim. 的干燥全草。全年均可采收,除去须根及泥沙,晒干。药材外观以色绿、叶多、完整不碎者为佳。

【炮制方法】

1. 卷柏 * 取原药材,除去残留的须根及杂质,洗净,稍润,切段,干燥。本品含穗花杉双黄酮($C_{30}H_{18}O_{10}$)不得少于 0.30%。

2. 卷柏炭 * 取净卷柏段,置于预热的炒制设备内,用中火炒至表面焦黑色时,喷淋清水少许,灭尽火星,取出,摊晾,筛去药屑。

【性状】 卷柏为卷缩的段状,枝扁而有分枝,绿色或棕黄色,向内卷曲,枝上密生鳞片状小叶,叶先端具长芒,中叶(腹叶)两行,卵状矩圆形或卵状披针形,斜向或直向上排列,叶缘膜质,有不整齐的细锯齿或全缘;背叶(侧叶)背面的膜质边缘常呈棕黑色,气微,味淡。

卷柏炭表面焦黑色,微具光泽,质脆,具焦香气,味微苦。

【炮制作用】 卷柏味辛,性平。归肝、心经。具有活血通经的功能。

卷柏生品长于活血通经。用于经闭,痛经,癥瘕痞块,跌仆损伤。

卷柏炭长于化瘀止血。用于吐血,崩漏,便血,脱肛。

【炮制研究】 卷柏主含穗花杉双黄酮。

药理研究表明,生卷柏无缩短凝血时间的作用,卷柏炒炭后,可明显缩短出血时间和凝血时间。

【贮藏】 置干燥处。

【备注】 卷柏的炮炙古代有炒黑、烧存性、酒炙、醋炙、盐水煮等方法。近代有炒炭、炒焦、炒黄等方法。现行用炒炭法。

鸡冠花

【处方用名】 鸡冠花,鸡冠花炭。

【来源】 本品为苋科植物鸡冠花 *Celosia cristata* L. 的干燥花序。秋季花盛开时采收,晒干。药材外观以朵大、色泽鲜艳者为佳。

【炮制方法】

1. 鸡冠花 * 取原药材,除去杂质及残茎,切段。

2. 鸡冠花炭 * 取净鸡冠花段,置于预热的炒制设备内,用中火炒至表面焦黑色时,喷淋清水少许,灭尽火星,取出,摊晾,筛去药屑。本品含水溶性浸出物不得少于 16.0%。

【性状】 鸡冠花为不规则的块段,扁平,有的呈鸡冠状,表面红色、紫红色或黄白色,可见黑色扁圆肾形的种子,气微,味淡。

鸡冠花炭表面黑褐色,内部焦褐色,具焦香气,味苦。

【炮制作用】　鸡冠花味甘、涩,性凉。归肝、大肠经。具有收敛止血,止带,止痢的功能。

鸡冠花生品性凉,收涩兼有清热作用。用于赤白带下,痔血,便血,久痢不止。

鸡冠花炭凉性减弱,收涩之性增强,故止血,涩肠,止带功能更佳。用于吐血,便血,崩漏反复不愈及带下,久痢不止。如炒白鸡冠花、棕榈炭、羌活为末服用,治下血脱肛。或本品煎酒服治赤白下痢。

【贮藏】　置通风干燥处。

【备注】　鸡冠花的炮炙古代有微炒、炒、焙令香、烧灰存性等方法。近代有炒黄、炒炭法。现行用炒炭法。

金银花

【处方用名】　金银花,炒金银花,制金银花,金银花炭。

【来源】　本品为忍冬科植物忍冬 *Lonicera japonica* Thunb. 的干燥花蕾或带初开的花。夏初花开放前采收,干燥。药材外观以花蕾多、色黄白、气清香者为佳。

【炮制方法】

1. 金银花*　取原药材,除去杂质,筛去灰屑。本品含绿原酸($C_{16}H_{18}O_9$)不得少于 1.5%;含酚酸类以绿原酸($C_{16}H_{18}O_9$)、3,5-二 -O-咖啡酰奎宁酸($C_{25}H_{24}O_{12}$)和 4,5-二 -O-咖啡酰奎宁酸($C_{25}H_{24}O_{12}$)的总量计不得少于 3.8%;含木犀草苷($C_{21}H_{20}O_{11}$)不得少于 0.050%。

2. 炒金银花*　取净金银花,置于预热的炒制设备内,用文火炒至表面淡棕黄色,微带焦斑时,取出,放凉,筛去药屑(本品收载于《中国药典》成方制剂"首乌丸"处方中,称制金银花)。

3. 金银花炭　取净金银花,置于预热的炒制设备内,用中火炒至表面焦褐色时,喷淋清水少许,灭尽火星,取出,晾干,筛去药屑。

【性状】　金银花呈棒状,略弯曲,表面黄白色或绿白色(贮久色渐深),密被短柔毛,偶见叶状苞片,花萼绿色,裂片有毛;开放者花冠筒状,先端二唇形,雄蕊附于筒壁,黄色,气清香,味淡、微苦。

炒金银花表面淡棕黄色,有的具焦斑,略带焦香气。

金银花炭形如金银花,表面焦褐色,味苦涩。

【炮制作用】　金银花味甘,性寒。归肺、心、胃经。具有清热解毒,疏散风热的功能。

金银花生品常用于外感风热,用于痈肿疔疮,喉痹,丹毒,热毒血痢,风热感冒,温病发热。

炒金银花寒性减弱,用于治清痢、水泻。

金银花炭寒性减弱,并具涩性,具有止血作用。多用于血痢,崩漏;亦可用于吐血,衄血。

【贮藏】　置阴凉干燥处,防潮,防蛀。

【备注】　金银花的炮炙古代有酒制、焙制、炒、炒黑、酿酒、蒸露等方法。近代以来有炒炭、炒黄法,多以生用为主。

地榆

【处方用名】　地榆,地榆炭。

【来源】　本品为蔷薇科植物地榆 *Sanguisorba officinalis* L. 或长叶地榆 *Sanguisorba officinalis* L. var. *longifolia*(Bert.)Yü et Li 的干燥根。后者习称"绵地榆"。春季将发芽时或秋季植株枯萎后采挖,除去须根,洗净,干燥,或趁鲜切片,干燥。药材外观以条粗、质硬、断面色粉红者为佳。

【炮制方法】

1. 地榆 * 取原药材，除去杂质；未切片者，洗净，除去残茎，润透，切厚片，干燥。本品含醇溶性浸出物不得少于 23.0%；含鞣质不得少于 8.0%，含没食子酸（$C_7H_6O_5$）不得少于 1.0%。

2. 地榆炭 * 取净地榆片，置于预热的炒制设备内，用武火炒至表面焦黑色，内部棕褐色时，喷淋清水少许，灭尽火星，取出，摊晾，筛去药屑。本品含醇溶性浸出物不得少于 20.0%；含鞣质不得少于 2.0%，含没食子酸（$C_7H_6O_5$）不得少于 0.60%。

【性状】 地榆为不规则的类圆形片或斜切片，外表皮灰褐色至深褐色，切面较平坦，粉红色、淡黄色或黄棕色，木部略呈放射状排列；或皮部有多数黄棕色棉状纤维，气微，味微苦涩。

地榆炭表面焦黑色，内部棕褐色，具焦香气，味微苦涩。

【炮制作用】 地榆味苦、酸、涩，性微寒。归肝、大肠经。具有凉血止血，解毒敛疮的功能。

地榆生品长于凉血解毒。用于血痢，烫伤，皮肤溃烂，湿疹。

地榆炭收敛止血力强。便血、痔血、崩漏下血等各种出血证均可选用。

【炮制研究】 地榆中含鞣质、没食子酸、地榆苷、地榆皂苷、地榆皂素、赤芍素、地榆素，以及 Ca、Fe、Zn 等多种微量元素。

1. 工艺研究

（1）切制：用正交试验法对地榆切片工艺进行研究，得出的合理工艺为：净地榆加入 4 倍量水，常温泡洗 15 分钟，捞出润透，切 2～3mm 厚片，晒干。若鲜品切 2～3mm 的厚片晒干，更利于保证其饮片质量。

（2）炮炙：以鞣质含量为指标，用正交试验法得出地榆炭的最佳炮制条件为：250℃，炒制 7.5 分钟。该条件下所得的炮制品鞣质含量及微量元素均有一定程度的升高。

2. 药理研究 地榆炭和地榆均有缩短小鼠出血时间和凝血时间的作用。地榆炭止血作用增强，可能与鞣质和可溶性钙的促凝血作用有关。

【贮藏】 置通风干燥处，防蛀。

【备注】 地榆的炮炙古代有炒、炒炭、酒炒黑、酒洗、醋炙、煨等方法。近代有炒炭、酒炙、醋炙、盐炙等方法。现行用炒炭法。

干　姜

【处方用名】 干姜，炮姜，姜炭。

【来源】 本品为姜科植物姜 *Zingiber officinale* Rosc. 的干燥根茎。冬季采挖，除去须根和泥沙，晒干或低温干燥。趁鲜切片晒干或低温干燥者称为"干姜片"。药材外观以质坚实、断面色黄白、粉性足、气味浓者为佳。

【炮制方法】

1. 干姜 * 取原药材，除去杂质，略泡，洗净，润透，切厚片或块，干燥。本品含水溶性浸出物不得少于 22.0%；含 6- 姜辣素（$C_{17}H_{26}O_4$）不得少于 0.60%。

2. 炮姜 * 取净砂置于锅内，用武火加热至滑利状态时，投入净干姜片或块，不断翻动，烫至鼓起，松泡，表面棕褐色时，取出，筛去砂，放凉。本品含水溶性浸出物不得少于 26.0%；含 6- 姜辣素（$C_{17}H_{26}O_4$）不得少于 0.30%。

3. 姜炭 * 取净干姜片或块，置于预热的炒制设备内，用武火炒至表面焦黑色，内部棕褐色时，喷淋清水少许，灭尽火星，取出，摊晾，筛去药屑。本品含水溶性浸出物不得少于 26.0%；含 6- 姜辣素（$C_{17}H_{26}O_4$）不得少于 0.050%。

【性状】 干姜为不规则纵切片或斜切片，具指状分枝，外皮灰黄色或浅黄棕色，粗糙，有纵皱纹及明显的环节，片面灰黄色或灰白色，略显粉性，可见较多的纵向纤维，有的呈毛状，质坚实,断面纤维性,气香、特异,味辛辣。

炮姜为不规则膨胀的块状,表面棕黑色或棕褐色,质轻泡,断面边缘处显棕黑色,中心棕黄色,细颗粒性,维管束散在,气香、特异,味微辛、辣。

姜炭表面焦黑色,内部棕褐色,体轻,质松脆,味微苦,微辣。

【炮制作用】 干姜味辛,性热。归脾、胃、肾、心、肺经。具有温中散寒,回阳通脉,温肺化饮的功能。用于脘腹冷痛,呕吐泄泻,肢冷脉微,寒饮喘咳。如温中散寒的大建中汤,回阳救逆的四逆汤,温肺散寒而化痰饮的小青龙汤。

炮姜辛,热。长于温经止血,温中止痛。用于阳虚失血,吐衄崩漏,脾胃虚寒,腹痛吐泻。如治疗脾胃虚寒之腹痛、腹泻、霍乱转筋的附子理中丸,治脾胃虚寒便血的艾叶丸。

姜炭苦、涩,温。长于止血温经。其温经作用弱于炮姜,固涩止血作用强于炮姜,用于各种虚寒性出血,且出血较急,出血量较多者。如治疗血崩的如圣散;或用干姜烧黑存性,为末,米饮调服,治血痢不止。

【炮制研究】 干姜主要含精油,约2%。油中主要成分为6-姜辣素、姜酮、β-没药烯、α-姜黄烯、β-倍半水芹烯、姜醇、姜烯、姜油酮,以及d-莰烯、桉脑、枸橼醛、龙脑、六氢姜黄素等。

1. 成分研究 生姜、干姜、炮姜、姜炭中精油含量为:生姜0.50%、干姜0.89%、炮姜0.83%、姜炭0.38%。

2. 药理研究 生姜与干姜均无明显缩短小鼠凝血时间的作用,而炮姜与姜炭的醚提取物、水煎液和混悬液均能明显缩短小鼠的凝血时间;姜炭的凝血作用有随剂量增加而作用增强、时间缩短的趋势。

【贮藏】 置阴凉干燥处,防蛀。

【备注】 干姜的炮炙古代有炒黄、炒焦、炒熟、炒黑、炮黑、与巴豆同炒黑、黄泥裹煨、煨至极黑、童便炒黑、烧灰存性、煅存性、土炒、硇砂炒、燀、甘草水煮、盐炒、地黄汁炒、酒蒸后炮等方法。近代有炒炭、煅炭、砂烫法。现行用砂烫法、炒炭法。

茜草

【处方用名】 茜草,茜草炭。

【来源】 本品为茜草科植物茜草 *Rubia cordifolia* L. 的干燥根和根茎。春、秋二季采挖,除去泥沙,干燥。药材外观以条粗长、外皮色红棕、断面色黄红者为佳。

【炮制方法】

1. 茜草* 取原药材,除去残茎及杂质,洗净,润透,切厚片或段,干燥。本品含醇溶性浸出物不得少于9.0%;含大叶茜草素($C_{17}H_{15}O_4$)不得少于0.20%,羟基茜草素($C_{14}H_8O_5$)不得少于0.080%。

2. 茜草炭* 取净茜草片或段,置于预热的炒制设备内,用武火炒至表面焦黑色时,喷淋清水少许,灭尽火星,取出,摊晾,筛去药屑。本品含醇溶性浸出物不得少于10.0%。

【性状】 茜草为不规则的厚片或段,根呈圆柱形,外表皮红棕色或暗棕色,具细纵皱纹,皮部脱落处呈黄红色,切面皮部狭,紫红色,木部宽广,淡黄红色,导管孔多数,气微,味微苦,久嚼刺舌。

茜草炭表面黑褐色,内部棕褐色,略有光泽,质轻松,味苦、涩。

【炮制作用】 茜草味苦,性寒。归肝经。具有凉血,止血,祛瘀,通经的功能。

茜草生品长于活血化瘀,凉血止血。用于瘀阻经闭,跌仆肿痛,关节痹痛及血热所致的各种出血证。

茜草炭寒性减弱,收敛止血作用增强。用于吐血,衄血,崩漏,外伤出血等各种出血证。

【炮制研究】 茜草炒炭后总蒽醌、大叶茜草素含量降低。1,3- 二羟基蒽醌含量增加,且与其止血作用增强密切相关,是茜草炒炭后止血作用增强的药效成分。

【贮藏】 置干燥处。

【备注】 茜草的炮炙古代有炒、焙、烧灰存性、酒洗、酒炒、童便炒等方法。近代有炒炭、炒黄、酒炙等方法。现行用炒炭法。

绵马贯众

【处方用名】 绵马贯众,绵马贯众炭。

【来源】 本品为鳞毛蕨科植物粗茎鳞毛蕨 *Dryopteris crassirhizoma* Nakai 的干燥根茎和叶柄残基。秋季采挖,削去叶柄,须根,除去泥沙,晒干。药材外观以个大、质坚实、叶柄基断面棕绿色者为佳。

【炮制方法】

1. 绵马贯众* 取原药材,除去杂质,喷淋清水,洗净,润透,切厚片,干燥。本品含醇溶性浸出物不得少于 25.0%。

2. 绵马贯众炭* 取净绵马贯众碎块,置于预热的炒制设备内,用武火炒至表面焦黑色,内部焦褐色时,喷淋清水少许,灭尽火星,取出,摊晾,筛去药屑。本品含醇溶性浸出物不得少于 16.0%。

【性状】 绵马贯众为不规则的厚片或碎块,根茎外表面黄棕色至黑褐色,多被有叶柄残基,有的可见棕色鳞片,切面淡棕色至红棕色,有黄白色维管束小点,环状排列,气特异,味初淡而微涩,后渐苦辛。

绵马贯众炭表面焦黑色,内部焦褐色,味涩。

【炮制作用】 绵马贯众味苦,性微寒;有小毒。归肝、胃经。具有清热解毒,止血,杀虫的功能。

绵马贯众生品长于驱虫,清热解毒。用于时疫感冒,风热头痛,温毒发斑,疮疡肿毒,虫积腹痛。

绵马贯众炭寒性减弱,涩味增大,长于收涩止血。用于吐血、衄血、便血、崩漏下血等多种出血证。

【炮制研究】 绵马贯众中含绵马酸类、黄绵马酸类、白绵马素、新绵马素、羊齿三萜、绵马三萜。尚含挥发油、鞣质、树脂等成分。

药理研究表明,绵马贯众能使绦虫、钩虫麻痹变硬,而达到驱虫作用。对各型流感病毒有不同程度的抑制作用。其煎剂对多种癌有一定的抑制作用。其提出物有抗血吸虫作用。炒炭后能明显缩短出血时间和凝血时间。

【贮藏】 置通风干燥处。

【备注】 贯众的炮炙古代有熬法、炒制、烧存性、煅炭、烧灰、焙干、白酒汁醮上焙干、醋醮湿后炙令香熟等方法。近代有炒炭、炒焦、煅炭等方法。现行用炒炭法。

乌梅

【处方用名】 乌梅,乌梅肉,乌梅炭,醋乌梅。

【来源】 本品为蔷薇科植物梅 *Prunus mume*（Sieb.）Sieb.et Zucc. 的干燥近成熟果实。夏季果实近成熟时采收,低温烘干后闷至色变黑。药材外观以个大、色黑、肉厚、柔润、味极酸者为佳。

【炮制方法】

1. 乌梅* 取原药材,除去杂质,洗净,干燥。本品含水溶性浸出物不得少于 24.0%;含枸橼酸（$C_6H_8O_7$）不得少于 12.0%。

2. 乌梅肉*　取净乌梅,水润使软或蒸软,打破,去核,取肉,干燥。

3. 乌梅炭*　取净乌梅,置于预热的炒制设备内,用武火炒至皮肉发泡鼓起,表面焦黑色时,喷淋清水少许,灭尽火星,取出,摊晾,筛去药屑。本品含枸橼酸($C_6H_8O_7$)不得少于6.0%。

4. 醋乌梅　取净乌梅或乌梅肉,用米醋拌匀,闷润至醋被吸尽,置于蒸罐内或适宜设备内,密闭,隔水加热,炖制2~4小时,取出,干燥。

【性状】　乌梅呈类球形或扁球形,表面乌黑色或棕黑色,皱缩不平,基部有圆形果梗痕,果核坚硬,椭圆形,棕黄色,种子扁卵形,淡黄色,气微,味极酸。

乌梅肉为乌黑色或棕黑色的不规则皱缩片块,味极酸。

乌梅炭皮肉发泡鼓起,表面焦黑色,味酸略有苦味。

醋乌梅乌黑色,质较柔润,微有醋气。

【炮制作用】　乌梅味酸、涩,性平。归肝、脾、肺、大肠经。具有敛肺,涩肠,生津,安蛔的功能。

乌梅生品长于生津止渴,敛肺止咳,安蛔。乌梅肉的功效与乌梅相同,但因去核用肉使作用更强。用于肺虚久咳,虚热消渴,蛔厥呕吐腹痛。

乌梅炭长于涩肠止泻,止血。用于久泻,久痢,便血,崩漏下血。

醋乌梅与生乌梅作用相似,但收敛固涩作用更强。尤其适用于肺气耗散之久咳不止和蛔厥。

【贮藏】　置阴凉干燥处,防潮。

【备注】　乌梅的炮炙古代有熬法、烧灰存性、煅存性、瓦上焙、炒令焦、麸炒、炙制、酒浸、醋蒸、醋煮、盐水浸、蜜醋蒸、蜜拌蒸、米下蒸等方法。近代有炒炭、醋蒸、单蒸等方法。现行用炒炭、醋蒸法。

藕节

【处方用名】　藕节,藕节炭。

【来源】　本品为睡莲科植物莲 *Nelumbo nucifera* Gaertn. 的干燥根茎节部。秋、冬二季采挖根茎(藕),切取节部,洗净,晒干,除去须根。药材外观以节部黑褐色、两头白色、无须根者为佳。

【炮制方法】

1. 藕节*　取原药材,除去杂质及残留须根,洗净,干燥。

2. 藕节炭*　取净藕节,置于预热的炒制设备内,用武火炒至表面黑褐色或焦黑色,内部黄褐色或棕褐色时,喷淋清水少许,灭尽火星,取出,摊晾,筛去药屑。本品含水溶性浸出物不得少于20.0%。

【性状】　藕节呈短圆柱形,中部稍膨大,表面灰黄色至灰棕色,有残存的须根及须根痕,两端有残存的藕,质硬,断面有多数类圆形的孔,气微,味微甘涩。

藕节炭表面黑褐色或焦黑色,内部黄褐色或棕褐色,气微,味微甘涩。

【炮制作用】　藕节味甘、涩,性平。归肝、肺、胃经。具有收敛止血,化瘀的功能。

藕节生品凉血止血,化瘀。用于吐血、咯血、衄血、尿血、崩漏等属卒暴出血证者。

藕节炭收敛之性增强,故止血之功更佳。多用于慢性出血证。

【炮制研究】　藕节中含鞣质、天门冬酰胺等成分。

1. 工艺研究　藕节炭应炒至外黑色,内部焦褐色为宜。亦有报道,藕节应炒重炭入药为宜,此炮制品鞣质含量、钙含量明显增高,止血作用较生品及其他制炭品强。

2. 成分及药理研究　不同炮制方法炮制成的藕节炭(炒轻炭、炒中炭、炒重炭、煅炭)中鞣质及钙的含量相对增加,止血作用加强。说明藕节炒炭增强收敛止血作用似乎与其鞣质和钙的含量有关。

【贮藏】　置干燥处,防潮,防蛀。

【备注】　藕节的炮炙古代有烧存性的方法,后世一直沿用。近代有炒炭、煅炭法。现行用炒炭法。

石榴皮

【处方用名】　石榴皮,石榴皮炭。

【来源】　本品为石榴科植物石榴 *Punica granatum* L. 的干燥果皮。秋季果实成熟后收集果皮,晒干。药材外观以皮厚、色红棕、整洁者为佳。

【炮制方法】

1. 石榴皮*　取原药材,除去杂质,洗净,切块,干燥。

2. 石榴皮炭*　取净石榴皮块,置于预热的炒制设备内,用武火炒至表面黑黄色,内部棕褐色时,喷淋清水少许,灭尽火星,取出,摊晾,筛去药屑。

【性状】　石榴皮为不规则的长条状或不规则的块状,外表面红棕色、棕黄色或暗棕色,略有光泽,有多数疣状突起,有时可见筒状宿萼及果梗痕,内表面黄色或红棕色,切面黄色或鲜黄色,略显颗粒状,气微,味苦涩。

石榴皮炭表面黑黄色,内部棕褐色,质轻而脆,气微,味微苦、涩。

【炮制作用】　石榴皮味酸、涩,性温。归大肠经。具有涩肠止泻,止血,驱虫的功能。

石榴皮生品长于驱虫,涩精止带。用于虫积腹痛,滑精,带下,脱肛,癣疮。如驱虫的石榴皮散。

石榴皮炭收涩力增强,用于久泻,久痢,崩漏。如治久漏不瘥的神授散及治妊娠暴下不止,腹痛等。

【贮藏】　置阴凉干燥处。

【备注】　石榴皮的炮炙古代有炒黑、微炒、炙令黄、炒焦、焙、烧灰、烧炭存性、烧令烟尽、煅末、酒煮、醋炙、醋焙、醋煮、蜜炙、浆水浸、蒸等方法。近代有炒黄、炒焦、炒炭法。现行用炒炭法。

牡丹皮

【处方用名】　牡丹皮,牡丹皮炭。

【来源】　本品为毛茛科植物牡丹 *Paeonia suffruticosa* Andr. 的干燥根皮。秋季采挖根部,除去细根和泥沙,剥取根皮,晒干或刮去粗皮,除去木心,晒干。前者习称连丹皮;后者习称刮丹皮。药材外观以条粗、肉厚、断面色白、粉性足、香气浓者为佳。

【炮制方法】

1. 牡丹皮*　取原药材,除去杂质,迅速洗净,润透,切薄片,干燥。本品含醇溶性浸出物不得少于 15.0%;含丹皮酚($C_9H_{10}O_3$)不得少于 1.2%。

2. 牡丹皮炭　取净牡丹皮片,置于预热的炒制设备内,用中火炒至表面黑褐色时,喷淋清水少许,灭尽火星,取出,晾凉,筛去药屑。

【性状】　牡丹皮为圆形或卷曲形的薄片,连丹皮外表面灰褐色或黄褐色,栓皮脱落处粉红色;刮丹皮外表面红棕色或淡灰黄色,内表面有时可见发亮的结晶,切面淡粉红色,粉性,气芳香,味微苦而涩。

牡丹皮炭黑褐色,气香,味微苦而涩。

【炮制作用】　牡丹皮味苦、辛,性微寒。归心、肝、肾经。具有清热凉血,活血化瘀的功能。

牡丹皮生品长于清热凉血,活血化瘀。用于热入营血,温毒发斑,夜热早凉,无汗骨蒸,经闭,痛经,跌仆伤痛,痈肿疮毒。如治温热病、身热发疹的化斑汤;治阴虚发热的青蒿鳖甲汤;治肠痈初起的大黄牡丹皮汤。

牡丹皮炭长于凉血止血。用于吐血,衄血,如十灰散。

【炮制研究】 牡丹皮主要含丹皮酚、丹皮酚苷、丹皮酚原苷和丹皮酚新苷。其中丹皮酚具有降压、抗血栓、抗炎、解热、活血化瘀等作用。

1. 工艺研究

(1)软化:牡丹皮中所含的丹皮酚具水溶性,因此宜用喷淋法软化,若用洗法软化丹皮酚含量达不到《中国药典》的规定。

(2)干燥:干燥温度对成品中丹皮酚的含量影响较大,因而切制饮片后应低温干燥,以日晒法或50℃(也有说40℃)以下烘干为宜。

(3)炮炙:将粗油砂加热至温度达180℃左右,改用文火,投入5mm的丹皮厚片,翻炒至内外表面均呈焦褐色,中间棕黄色时取出,即得表面焦褐色的丹皮炭。另用正交试验法优选出制牡丹皮炭新工艺为:185℃恒温烘烤30分钟;或250℃,炒制10分钟。

2. 成分研究 对各炮制品中丹皮酚的含量进行测定,结果表明,随着温度的升高和时间的延长,各炮制品中丹皮酚的含量逐渐下降,尤以丹皮炭损失最多,其含量仅为生品的1/5~1/4,这是由于丹皮酚易挥发所致。

【贮藏】 置阴凉干燥处。

【备注】 牡丹皮的炮炙古代有烧灰存性、炒炭、焙制、酒洗焙、醋浸焙、酒洗、酒浸、酒炒、酒蒸、煮制、童便浸炒、面裹煨等法。近代有炒黄、炒焦、炒炭、酒蒸、酒炙等法。现行用生品。

(沈 伟)

扫一扫,测一测

？ 复习思考题

1. 解释:火力、火候、清炒法、炭药的"存性"。

2. 根据炒黄的炮制目的,解释"逢子必炒"的传统论述。

3. 简述炒爆王不留行的方法及注意事项。

4. 山楂、苍术炒焦时为什么应喷水降温?

5. 为什么芥子入煎剂要炒用,外用宜生用?

6. 槐花炒炭为什么能增强止血作用?

第八章　加辅料炒法

PPT课件

学习目标

1. 掌握加辅料炒法的操作方法、成品质量、辅料用量、注意事项及炮制目的；常用药物的成品性状、炮制作用。
2. 熟悉机械炒药机的操作规程。
3. 了解加辅料炒法的含义、某些药物的现代研究。
4. 能运用不同火力完成加辅料炒法的操作。
5. 会使用滚筒式炒药机等炒药机械。

知识导览及
重点难点

待炮制品与固体辅料共同加热拌炒的方法，称加辅料炒法，亦称加固体辅料炒、辅料拌炒或拌炒。

加辅料炒法是中药炮制常用的方法之一，宋代就得到了广泛应用，现在应用更为普遍。辅料炮制不仅能起到中间传热体的作用，使药物受热均匀，而且大多数辅料能与药物产生作用，增强疗效，或降低毒性，缓和药性，矫臭矫味。

加辅料炒法主要包括麸炒、米炒、土炒、砂烫、蛤粉烫、滑石粉烫等。

第一节　麸　炒　法

待炮制品与麦麸共同加热熏炒的方法，称麸炒法，亦称麦麸炒或麸皮炒。

麦麸味甘、淡，性平。具有和中益脾的作用；能吸附油分，缓和峻烈之性。因此，麸炒法多适用于健脾胃或作用峻烈及有腥臭味的药物。传统有"麦麸皮制抑酷性勿伤上膈"的论述。

麸炒法的辅料全国大部分地区特别是主产小麦的北方地区用麦麸。南方有些地区既用麦麸又用蜜麸，江西等地还用谷糠。

（一）操作方法
1. 手工操作方法

（1）净制：取待炮制品，除去杂质，大小分档。

（2）麦麸的处理：麦麸为小麦磨面后剩下的种皮，麸炒前，要用细罗罗去面粉和碎麸，留用片大者。

知识链接

蜜麸的制备

蜜麸的制法有二：①在定量炼蜜中加入适量热开水，趁热淋于麸皮上，边淋边搅拌，使炼蜜被麸皮均匀吸收，然后搓开过筛，干燥；②蜜水与麦麸拌匀后，置锅内用微火炒至黄褐色，松散不粘连时，取出，放凉。

一般麸皮、炼蜜、清水的比例为 10 : 2 : 1。有些省级炮制规范麦麸与炼蜜的比例达 10 : 6。实际制备时，应结合当批次麸皮的粗细及含淀粉的多少，灵活掌握用蜜量，以干燥后松散、不黏结成块为度。

(3) 预热：用中火加热，使锅温达到饮片麸炒时所要求的温度。

麸炒法的锅温，最好用麦麸来控制和判断。方法是：往中火加热的锅底及其周围各对称点上快速撒几撮麦麸，若稍停即焦化冒烟，又无火星出现，即可判定锅温适中。

(4) 炒制：将麦麸快速、均匀地撒入温度适宜的热锅内，用中火加热，待起烟时，立即投入分档的待炮制品，快速翻动并适当控制火力，炒至饮片表面呈黄色或深黄色时，或焦麸皮大部分呈焦黄或焦褐色、少量焦黑色时，迅速取出，立即用铁丝筛筛去焦麦麸和药屑，摊凉。

除另有规定外，一般每 100kg 净药物，用麦麸 10～15kg。

(5) 收贮：将符合成品质量标准的饮片，按药典规定方法及时贮藏。

2．机械操作规程 中药炒药机械种类较多，现以滚筒式炒药机为例介绍机械炒制的方法和步骤。

(1) 准备：与炒黄法用滚筒式炒药机的准备工作基本相同。检查炒药机"已清洁"标志牌及"清场合格证"，炒药机运转情况正常，所用的工具、物品及容器具齐备，将待炒制的饮片净制、分档，麦麸净制方法、用量与手工炒制相同。

(2) 炒制：①接通电源，扭动顺时开关，使锅体顺时针旋转；打开加热装置，使筒壁均匀受热；②打开风机，将风机风量调至最小，使燃烧器火焰正常；③升温半小时左右，待锅体的温度达到工艺所需温度后，打开滚筒上盖，将麦麸皮加入锅体内，待起烟时，立即倒入待炒饮片，在滚筒隔板的作用下不断翻动，随时检查炒制质量；④饮片炒好后，先使锅体处于静止状态，再扭动逆时开关，滚筒沿逆时针方向滚动，打开滚筒下盖，炮制后的饮片及辅料即被旋出筒外，从下部接料；用筛将辅料与饮片分离，将炮制后的饮片摊凉及时降温；⑤关闭加热装置，主机继续运转 10～20 分钟后，再停机，关闭风机，关闭总电源。

(3) 收贮：将符合成品质量标准的饮片，按药典规定方法收贮。

(4) 清洁：按标准操作规程进行场地、机械设备的清洁或消毒。

(5) 记录：填写设备运行记录及生产记录。

（二）成品质量

1．麸炒品表面呈淡黄色或鲜黄色、深黄色，具有药物与焦麦麸的混合气味。

2．成品含生片、糊片不得超过 2%，含药屑、杂质不得超过 2%。

（三）注意事项

1．炒前要分档，使熏炒的时间和色泽一致。

2．麦麸以片大者为佳。片小会很快焦化完全，导致烟气不足。

3．药物以干燥为宜，以免粘附焦麦麸。

4．火力要适宜，一般用中火，使麦麸产生浓烟熏烤药物。

5．撒麸要均匀，翻炒要迅速，以免药物受热不匀或程度太过。

6．出锅后要快速，并及时筛去焦麦麸，以免影响成品质量。

（四）炮制目的

1．增强疗效 如山药、白术等具健脾胃作用的药物，经麸炒后，可"借麸入中"，增强健脾胃作用。

2．缓和药性 如苍术、白术、枳壳、枳实等具辛燥之性或破气作用的药物，麸炒后药性缓和，不致耗气伤阴。

3. 矫臭矫味　如僵蚕等具腥臭气味的药物，麸炒后可矫其不良气味。

苍术

【处方用名】　苍术，麸炒苍术，制苍术，米泔制苍术，焦苍术。

【来源】　本品为菊科植物茅苍术 *Atractylodes lancea*（Thunb.）DC. 或北苍术 *Atractylodes chinensis*（DC.）Koidz. 的干燥根茎。春、秋二季采挖，除去泥沙，晒干，撞去须根。药材外观以质坚实、断面朱砂点多、香气浓者为佳。

【炮制方法】

1. 苍术*　取原药材，除去杂质，洗净，润透，切厚片，干燥。本品含苍术素（$C_{13}H_{10}O$）不得少于 0.3%。

2. 麸炒苍术*　将麦麸均匀撒入温度适宜的热锅内，用中火加热，待起烟时，投入净苍术片，炒至表面深黄色时，取出，筛去麦麸，放凉。本品含苍术素（$C_{13}H_{10}O$）不得少于 0.20%。

每 100kg 净苍术片，用麦麸 10kg。

3. 制苍术*

（1）米泔水炙*：取净苍术，加定量米泔水拌匀，闷润至完全被吸尽后，置于预热的炒制设备内，用文火炒干，取出，晾凉，筛去碎屑。（本品收载于《中国药典》成方制剂"清暑益气丸"处方中。）

（2）米泔水煮*：取净苍术，置沸米泔水中，再煮沸，取出，用清水迅速漂洗，沥干水分，干燥。（本品收载于《中国药典》成方制剂"调胃消滞丸"处方中，并载有炮制方法。）

每 100kg 净苍术片，用米泔水 200kg（用 2kg 米粉加水至 100kg，充分搅拌，即得）。

4. 焦苍术　取净苍术片，置于预热的炒制设备内，用中火炒至表面焦褐色时，喷淋少许清水，再文火炒干，取出，摊晾，筛去药屑。

【性状】　苍术为不规则类圆形或条形厚片，外表皮灰棕色至黄棕色，有皱纹，有时可见根痕，切面黄白色或灰白色，散有多数橙黄色或棕红色油室，有的可析出白色细针状结晶，气香特异，味微甘辛苦。

麸炒苍术表面深黄色，散有多数棕褐色油室，有焦香气。

制苍术表面黄色或土黄色。

焦苍术外表皮焦黄或焦褐色，切面浅褐色至焦褐色，散有多数棕褐色油室，有焦香气。

【炮制作用】　苍术味辛、苦，性温。归脾、胃、肝经。具有燥湿健脾，祛风散寒，明目的功能。

苍术生品辛温苦燥，长于祛湿发汗。用于风湿痹痛，风寒感冒，湿温发热，脚气痿躄。

麸炒苍术辛燥之性缓和，健脾燥湿作用增强。用于脾胃不和，脘腹胀满，痰饮停滞，眼目昏涩。

制苍术辛燥之性缓和，健脾燥湿作用增强。用于脾胃不和。

焦苍术辛燥之性大减，长于固肠止泻。用于脾虚泄泻，久痢。

【炮制研究】　苍术主要含挥发油。其主要成分为苍术素。

1. 成分研究　对苍术不同炮制品（清炒、麸炒、米泔水制）进行挥发油含量测定，结果表明，苍术炮制后所含挥发油均明显减少，并以米泔水炙和麸炒效果为佳。因此，炮制后能达到缓和燥性的目的。

2. 药理研究　苍术挥发油对实验青蛙有镇静作用，也能使脊髓反射功能亢进，大剂量使中枢神经抑制，终致呼吸麻痹而死亡。可见过量的苍术挥发油引起的副作用是明显的。

【贮藏】　置阴凉干燥处。

【备注】　苍术古代常用米泔水浸后再与辅料制。另有炒黄、炒黑、乌头与川楝子炒焦、茴香炒、茱萸炒、猪苓炒、青盐炒、油葱炒、酒制、醋制、姜汁炒、蜜制、川椒陈皮及补骨脂制、桑椹汁蒸、九蒸九晒、皂荚煮、木瓜与其他辅料同煮、童便浸、水浸后焙、炮、烘等方法。近代有麸炒、蜜麸炒、米泔浸、土炒、炒焦等方法。现行用麸炒、米泔制和炒焦法。

枳壳

【处方用名】　枳壳，麸炒枳壳，蜜枳壳，枳壳炭。

【来源】　本品为芸香科植物酸橙 *Citrus aurantium* L. 及其栽培变种的干燥未成熟果实。7月果皮尚绿时采收，自中部横切为两半，晒干或低温干燥。药材外观以外皮色绿褐、果肉厚、质坚实、香气浓者为佳。

【炮制方法】

1. 枳壳＊　取原药材，除去杂质，洗净，润透，切薄片，干燥后，筛去碎落的瓤核。本品含柚皮苷（$C_{27}H_{32}O_{14}$）不得少于 4.0%，含新橙皮苷（$C_{28}H_{34}O_{15}$）不得少于 3.0%。

2. 麸炒枳壳＊　将麦麸均匀撒入温度适宜的热锅内，用中火加热，待起烟时，投入净枳壳片，炒至色变深时，取出，筛去麦麸，放凉。本品含柚皮苷（$C_{27}H_{32}O_{14}$）不得少于 4.0%，含新橙皮苷（$C_{28}H_{34}O_{15}$）不得少于 3.0%。

每100kg 净枳壳片，用麦麸 10kg。

3. 蜜枳壳　取炼蜜，加入适量开水稀释，淋入净枳壳片中拌匀，闷润至蜜被吸尽后，置于预热的炒制设备内，用文火炒至深黄色，不粘手时，取出，晾凉。

每100kg 净枳壳片，用炼蜜 15～20kg。

4. 枳壳炭　取净枳壳片，置于预热的炒制设备内，用武火炒至表面焦黑色、内部棕褐色时，喷淋清水少许，灭尽火星，取出，摊晾。

【性状】　枳壳为不规则的弧状条形薄片，切面外果皮棕褐色至褐色，中果皮黄白色至黄棕色，近外缘有 1～2 列点状油室，内侧有的有少量紫褐色瓤囊，质脆，气清香，味苦微酸。

麸炒枳壳表面淡黄色或色较深，偶有焦斑，有香气，味苦。

蜜枳壳表面深黄色或深黄褐色，略具光泽，略带黏性，味微甘。

枳壳炭表面焦黑色，内部棕褐色，质松脆，略具焦气，味苦。

【炮制作用】　枳壳味苦、辛、酸，性微寒。归脾、胃经。具有理气宽中，行滞消胀的功能。

枳壳生品药性辛燥，破气作用较强，长于理气宽中除胀。用于气实壅满所致之脘腹胀痛或胁肋胀痛，胸中血瘀疼痛，脏器下垂。

麸炒枳壳可缓其辛燥之性和破气作用，并增强健胃消食之功。用于食积痞满，胁肋疼痛，下利便血，皮肤瘙痒；亦用于产后子宫下垂或久泻脱肛。

蜜枳壳缓其辛燥之性和破气作用，增强润肺化痰作用。

枳壳炭辛燥之性和破气作用较弱，具有止血作用。

【炮制研究】　枳壳主要含挥发油，如 d-柠檬烯等。其主要成分为柚皮苷和新橙皮苷等。尚含有升压成分辛弗林和 N-甲基酪胺。

1. 工艺研究　去瓤问题的研究：枳壳瓤核约占整个药材重量的20%，且含挥发油量甚少，并极易发生霉变和虫蛀，其水煎液味极苦酸涩，不堪入口，因此传统炮制中将枳壳瓤核作为质次部分和非药用部位除去是有科学依据的。

2. 成分研究　研究表明，枳壳经麸炒后，挥发油减少约 1/2，故麸炒缓和了枳壳的辛燥之性。

3. 药理研究　麸炒枳壳水煎液对兔离体肠管的抑制作用、对小鼠肠蠕动的作用和对兔离体子宫的兴奋作用与枳壳水煎液的作用相似，但作用强度较生枳壳和缓，符合古人"麸炒略缓"的记载。

【贮藏】　置阴凉干燥处，防蛀。

【备注】 枳壳的炮炙古代有麸炒、米炒、炒制、制炭、浆水制、泔制、面炒制、火炮、酒制、醋制、盐制、蜜制、巴豆与醋制、巴豆制、煨制、萝卜制、苍术 - 萝卜子 - 干漆及茴香制、槐花制、蒸制等方法。近代有麸炒、炒黄、炒焦、蜜制、盐制。现行用麸炒法。

枳实

【处方用名】 枳实,麸炒枳实,蜜枳实,枳实炭,烫枳实。

【来源】 本品为芸香科植物酸橙 *Citrus aurantium* L. 及其栽培变种或甜橙 *Citrus sinensis* Osbeck 的干燥幼果。5～6 月收集自落的果实,除去杂质,自中部横切为两瓣,晒干或低温干燥,较小者直接晒干或低温干燥。药材外观以外皮黑绿色、肉厚色白、瓤小、体坚实、香气浓者为佳。

【炮制方法】

1. 枳实* 取原药材,除去杂质,洗净,润透,切薄片,干燥。本品含醇溶性浸出物不得少于 12.0%;含辛弗林($C_9H_{13}NO_2$)不得少于 0.30%。

2. 麸炒枳实* 将麦麸均匀撒入温度适宜的热锅内,用中火加热,待起烟时,投入净枳实片,炒至色变深时,取出,筛去麦麸,放凉。本品含辛弗林($C_9H_{13}NO_2$)不得少于 0.30%。

每 100kg 净枳实片,用麦麸 10kg。

3. 蜜枳实 取炼蜜,加入适量开水稀释,淋入净枳实片中拌匀,闷润至蜜被吸尽后,置于预热的炒制设备内,用文火炒至深黄色,不粘手时,取出,晾凉。

每 100kg 净枳实片,用炼蜜 15～20kg。

4. 枳实炭 取净枳实片,置于预热的炒制设备内,用武火炒至表面焦黑色、内部棕褐色时,喷淋清水少许,灭尽火星,取出,摊晾,筛去药屑。

5. 烫枳实 将净砂置于锅内,用武火加热,待砂呈轻松滑利状态时,投入净枳实片,翻炒至鼓起,稍有裂隙时,取出,筛去砂,放凉。

【性状】 枳实为不规则弧状条形或圆形薄片,切面外果皮黑绿色至暗棕绿色,中果皮部分黄白色至黄棕色,近外缘有 1～2 列点状油室,条片内侧或圆片中央具棕褐色瓤囊,气清香,味苦微酸。

麸炒枳实色较深,有的有焦斑,气焦香,味微苦,微酸。

蜜枳实表面深黄色,略具光泽,滋润,味微甘。

枳实炭表面焦黑色,内部棕褐色,质松脆,略具焦气,味苦。

烫枳实表面略鼓起、稍有裂隙,质轻易碎,气焦香,味微苦。

【炮制作用】 枳实味苦、辛、酸,性微寒。归脾、胃经。具有破气消积,化痰散痞的功能。

枳实生品以破气化痰为主,但破气作用猛烈。用于痰滞气阻胸痹,痰饮咳喘,眩晕,脏器下垂。

麸炒枳实可缓其峻烈之性,免于损伤正气,以散结消痞力胜。用于积滞内停,痞满胀痛,泻痢后重,大便不通。

蜜枳壳可缓其辛燥之性和破气作用,增强润肺化痰作用。

枳壳炭辛燥之性和破气作用较弱,具有止血作用。

烫枳实可缓其峻烈之性,且易于粉碎,长于宽中下气。用于胸胁胀满,痞满停痰,大便秘结。

【炮制研究】 枳实主要含挥发油、黄酮类化合物和辛弗林、N- 甲基酪胺。

1. 成分研究 麸炒能降低枳实中挥发油的含量,贮存期也能影响枳实的质量。贮存时间越长,其挥发油、辛弗林、水溶性和醇溶性浸出物的含量较生品下降越多。

2. 药理研究 枳实挥发油可使肠蠕动频率增加,振幅降低,肠蠕动收缩张力加强,舒张不完全,平滑肌处于痉挛状态。枳实经麸炒后,挥发油约降低了 1/2,必然导致枳实对肠道平滑肌的刺激减弱。这符合古人"麸皮制去燥性而和胃"及"生用峻烈,麸炒略缓"的论述。

【贮藏】　置阴凉干燥处，防蛀。

【备注】　枳实的炮炙古代有去穰炒、米泔浸去穰麸炒、麸炒黄、麸炒炭、制炭、土炒、炒黄、熬制、燀制、焙制、面炒制、酒炒、醋制、姜制、蜜制、蒸制等方法。近代有麸炒、炒黄、炒炭、砂烫、蜜制等方法。现行用麸炒法。

薏苡仁

【处方用名】　薏苡仁，麸炒薏苡仁，炒薏苡仁，土炒薏苡仁。

【来源】　本品为禾本科植物薏苡 *Coix lacryma-jobi* L.var.*ma-yuen*（Roman.）Stapf 的干燥成熟种仁。秋季果实成熟时采割植株，晒干，打下果实，再晒干，除去外壳、黄褐色种皮及杂质，收集种仁。药材外观以粒大、饱满、色白者为佳。

【炮制方法】

1. 薏苡仁 *　取原药材，除去皮壳及杂质，筛去灰屑。本品含醇溶性浸出物不得少于 5.5%；含甘油三油酸酯（$C_{57}H_{104}O_6$）不得少于 0.50%。

2. 麸炒薏苡仁 *　将麦麸均匀撒入温度适宜的热锅内，用中火加热，待起烟时，投入净薏苡仁，炒至微黄色，略鼓起时，取出，筛去麦麸，放凉。本品含醇溶性浸出物不得少于 5.5%；含甘油三油酸酯（$C_{57}H_{104}O_6$）不得少于 0.40%。

每 100kg 净薏苡仁，用麦麸 10kg。

3. 炒薏苡仁　取净薏苡仁，置于预热的炒制设备内，用文火炒至微黄色，略鼓起时，取出，放凉，筛去药屑。

4. 土炒薏苡仁　取伏龙肝细粉置锅内，用文火加热，放入净薏苡仁，拌炒至挂土色时，取出，筛去土粉，放凉。

每 100kg 净薏苡仁，用土粉 20kg。

【性状】　薏苡仁呈宽卵形或长椭圆形，表面乳白色，光滑，偶有残存的黄褐色种皮，一端钝圆，另端较宽而微凹，有一淡棕色点状种脐，背面圆凸，腹面有一条较宽而深的纵沟，质坚实，断面白色，粉性，气微，味微甜。

麸炒薏苡仁微鼓起，表面微黄色，有香气。

炒薏苡仁微鼓起，表面黄色，略有焦斑，有香气。

土炒薏苡仁微鼓起，表面均匀挂一层细土粉。

【炮制作用】　薏苡仁味甘、淡，性凉。归脾、胃、肺经。具有利水渗湿，健脾止泻，除痹，排脓，解毒散结的功能。

薏苡仁生品性偏凉，长于利水渗湿，清热排脓，除痹。用于水肿，脚气，小便不利，脾虚泄泻，湿痹拘挛，肺痈，肠痈，赘疣，癌肿及湿病在气分。

麸炒薏苡仁与炒薏苡仁作用相似，性偏平和，长于健脾止泻，只是麸炒薏苡仁健脾作用略胜，炒薏苡仁除湿作用稍强。常用于脾虚泄泻。

土炒薏苡仁缓其偏凉之性，增加补脾和胃，止泻的功能。

【炮制研究】　薏苡仁以甘油三油酸酯、多糖为指标，采用正交试验法对麸炒工艺进行优选，确定麸炒薏苡仁最佳工艺为：温度 210～220℃，时间 60 秒，加麦麸量 20%。

【贮藏】　置通风干燥处，防蛀。

【备注】　薏苡仁的炮炙古代有米炒、土炒、炒黄、炒焦、去壳炒、水洗略炒、淘洗炒熟、炒熟微研、盐炒、盐汤煮、姜汁拌炒、蒸制等方法。近代有麸炒、炒黄、炒焦、蒸后砂烫、蒸制、土炒等方法。现行用麸炒、炒黄法。

僵蚕

【处方用名】　僵蚕，麸炒僵蚕，炒僵蚕，姜僵蚕。

【来源】　本品为蚕蛾科昆虫家蚕 *Bombyx mori* Linnaeus 4～5 龄的幼虫感染（或人工接种）白僵菌 *Beauveria bassiana*（Bals.）Vuillant 而致死的干燥体。多于春、秋季生产，将感染白僵菌病死的蚕干燥。药材外观以条粗、质硬、色白、断面光亮者为佳。

【炮制方法】

1.**僵蚕**＊　取原药材，筛净灰屑，簸去丝毛，淘洗后干燥。本品含醇溶性浸出物不得少于 20.0%。

2.**炒僵蚕**＊　将麦麸均匀撒入温度适宜的热锅内，用中火加热，待起烟时，投入净僵蚕，炒至表面黄色时，取出，筛去麦麸，放凉。

每 100kg 净僵蚕，用麦麸 10kg。

3.**姜僵蚕**＊　取净僵蚕，用生姜汁拌匀，闷润至姜汁被吸尽后，用文火炒干，呈黄色、透出香气时，取出，摊晾，筛去药屑（本品收载于《中国药典》成方制剂"抱龙丸"处方中）。

每 100kg 净僵蚕，用生姜 10kg。

【性状】　僵蚕略呈圆柱形，多弯曲皱缩，表面灰黄色，被有白色粉霜，头部较圆，体节明显，尾部略呈二分歧状，质硬而脆，断面平坦，外层白色，中间有亮棕色或亮黑色环，气微腥，味微咸。

炒僵蚕表面黄棕色或黄白色，偶有焦黄斑，气微腥，有焦麸气，味微咸。姜汁炒僵蚕表面深黄色，有焦香气。

【炮制作用】　僵蚕味咸、辛，性平。归肝、肺、胃经。具有息风止痉，祛风止痛，化痰散结的功能。

僵蚕生品辛散之力较强，药力较猛，长于祛风定惊，但有腥臭气，不利于患者服用。用于惊痫抽搐，风疹瘙痒，肝风头痛。

炒僵蚕能矫其不良气味，赋色，利于服用。用于肝风夹痰，惊痫抽搐，小儿急惊，破伤风，中风口㖞，风热头痛，目赤咽痛，风疹瘙痒，发颐疖腮。

姜汁炒僵蚕能矫其不良气味，增加祛风痰作用。

【贮藏】　置干燥处，防蛀。

【备注】　僵蚕的炮炙古代有麸炒、米泔制、米炒、炒制、面炒制、制炭、焙制、灰炮、酒制、醋制、盐制、姜汁制、蜜制、油制、枣汤洗等方法。近代有清炒、麸炒、米泔水洗、酒炙、姜炙、姜蒸、甘草水制等方法。现行用麸炒、姜炙法。

芡实

【处方用名】　芡实，麸炒芡实，炒芡实。

【来源】　本品为睡莲科植物芡 *Euryale ferox* Salisb. 的干燥成熟种仁。秋末冬初采收成熟果实，除去果皮，取出种子，洗净，再除去硬壳（外种皮），晒干。药材外观以断面色白、粉性足、无碎末者为佳。

【炮制方法】

1.**芡实**＊　取原药材，除去杂质及残留硬壳。本品含水溶性浸出物不得少于 8.0%。

2.**麸炒芡实**＊　将麦麸均匀撒入温度适宜的热锅内，用中火加热，待起烟时，投入净芡实，炒至微黄色时，取出，筛去麦麸，放凉。本品含水溶性浸出物不得少于 8.0%。

每 100kg 净芡实，用麦麸 10kg。

3.炒芡实　取净芡实，置于预热的炒制设备内，用文火炒至微黄色时，取出，放凉，筛去药屑。

【性状】　芡实呈类球形，多为破粒，表面有棕红色或红褐色内种皮，除去内种皮显白色，质较硬，断面白色，粉性，气微，味淡。

麸炒芡实表面黄色或微黄色。味淡、微酸。

炒芡实表面黄色或微黄色，偶有焦斑，具香气。

【炮制作用】　芡实味甘、涩，性平。归脾、肾经。具有益肾固精，补脾止泻，除湿止带的功能。

芡实生品性平，涩而不滞，补脾肾兼能祛湿。用于遗精，带下，白浊，小便不禁，兼有湿浊者尤宜。

麸炒芡实与炒芡实功用相似，性偏温，补脾止泻，温肾固精作用增强，但脾虚泄泻一般用麸炒品，而肾虚精关不固的滑精常用清炒品。

【贮藏】　置通风干燥处，防蛀。

【备注】　芡实的炮炙古代有炒黄、去壳炒、蒸法、药汁制等方法。近代有麸炒、清炒、土炒、盐水浸蒸等方法。现行用麸炒法和清炒法。

椿皮

【处方用名】　椿皮，麸炒椿皮，炒椿皮，醋椿皮。

【来源】　本品为苦木科植物臭椿 *Ailanthus altissima*（Mill.）Swingle 的根皮或干皮。全年均可剥取，晒干，或刮去粗皮晒干。药材外观以肉厚、黄白色、无粗皮者为佳。

【炮制方法】

1.椿皮*　取原药材，除去杂质，洗净，润透，切丝或段，干燥。本品含醇溶性浸出物不得少于6.0%。

2.麸炒椿皮*　将麦麸均匀撒入温度适宜的热锅内，用中火加热，待起烟时，投入净椿皮丝或段，炒至微黄色时，取出，筛去麦麸，放凉。本品含醇溶性浸出物不得少于6.0%。

每100kg净椿皮丝或段，用麦麸10kg。

3.炒椿皮　取净椿皮丝或段，置于预热的炒制设备内，用文火炒至表面呈黄色，微带焦斑，取出，放凉，筛去灰屑。

4.醋椿皮　取净椿皮丝或段，加入定量米醋拌匀，闷润至醋被吸尽后，用文火炒干，药物表面呈黄色时，取出，放凉，筛去灰屑。

每100kg净椿皮，用米醋20kg。

【性状】　椿皮为不规则的丝条状或段状，外表面灰黄色或黄褐色，粗糙，有多数纵向皮孔样突起及不规则纵、横裂纹，除去粗皮者显黄白色；内表面淡黄色，较平坦，密布梭形小孔或小点，气微，味苦。

麸炒椿皮表面黄色或褐色，微有香气。

炒椿皮表面黄色，微有焦斑，微具香气。

醋椿皮表面黄色，微有焦斑，微具醋气。

【炮制作用】　椿皮味苦、涩，性寒。归大肠、胃、肝经。具有清热燥湿，收涩止带，止泻，止血的功能。

椿皮生品性味苦寒，功能清热燥湿，收涩止带，止泻，止血。用于赤热带下，湿热泻痢，久泻久痢，便血崩漏。

麸炒椿皮和炒椿皮均可缓和苦寒之性，功效与生品相同。

醋椿皮治肠风便血。

【贮藏】　置通风干燥处,防蛀。

【备注】　椿皮的炮炙古代有炒制、焙制、制炭、生葱制、酒浸炒、醋炙、蜜炙等方法。近代有麸炒、炒黄、炒炭、醋炙等方法。现行用麸炒法。

陈皮

【处方用名】　陈皮,橘皮,新会皮,蒸陈皮,麸炒陈皮。

【来源】　本品为芸香科植物橘 *Citrus reticulata* Blanco 及其栽培变种的干燥成熟果皮。药材分为"陈皮"和"广陈皮"。采摘成熟果实,剥取果皮,晒干或低温干燥。药材外观以厚薄均匀,油室较大,质较柔软者为佳。

【炮制方法】

1. 陈皮* 　取原药材,除去杂质,喷淋水,润透,切丝,干燥。本品中的陈皮含橙皮苷($C_{28}H_{34}O_{15}$)不得少于 2.5%。广陈皮含橙皮苷($C_{28}H_{34}O_{15}$)不得少于 1.75%;含川陈皮素($C_{21}H_{22}O_5$)和橘皮素($C_{20}H_{20}O_7$)的总量,不得少于 0.40%。

2. 蒸陈皮* 　取净陈皮丝,湿润后,置于笼屉等适宜的蒸制设备内,蒸透,取出,干燥(本品收载于《中国药典》成方制剂"蛇胆陈皮散"等处方中)。

3. 麸炒陈皮 　将麦麸均匀撒入温度适宜的热锅内,用中火加热,待起烟时,投入净陈皮丝,炒至内表面微黄色时,取出,筛去麦麸,放凉。

每100kg净陈皮丝,用麦麸 10kg。

【性状】　陈皮为不规则的条状或丝状,外表面橙红色或红棕色,有细皱纹和凹下的点状油室,内表面浅黄白色,粗糙,附黄白色或黄棕色筋络状维管束,气香,味辛、苦。

蒸陈皮为不规则的丝条状,棕红褐色,变质硬,气清香。

麸炒陈皮为不规则的丝条状,色泽加深,气芳香,味苦。

【炮制作用】　陈皮味苦、辛,性温。归肺、脾经。具有理气健脾,燥湿化痰的功能。

陈皮生品理气健脾,燥湿化痰。用于脘腹胀满,食少吐泻,咳嗽痰多。

蒸陈皮能缓其苦味,具有理气健脾,燥湿化痰,行气解郁的功能效果。用于消化不良,腹胀,腹痛以及气滞所致胸闷,两胁疼痛,甚至咳嗽、咳痰、喘憋等。

麸炒陈皮增强健脾和中作用。用于脾虚所致的食欲下降,厌食,恶心,呕吐,腹胀等症。

【贮藏】　置阴凉干燥处,防霉,防蛀。

【备注】　陈皮的炮炙古代有炒制、醋制、焙制、麸炒、黑豆制、炙制、盐制、制炭、巴豆炒、酒浸、米泔水浸、法制陈皮、米炒、面炒、姜汁炒、童便制、土炒、香附炒制、蜜制等方法。近代有制炭、土制、麸制、蒸制、蜜制、盐制、法制陈皮等方法。现行用蒸法。

第二节　米　炒　法

待炮制品与米共同拌炒的方法,称米炒法,亦称米拌炒。

米味甘,性平。具有补中益气,健脾和胃等作用。米能吸附某些药物的毒性成分,故米炒法多适用于某些补益脾胃的药物和某些有毒的昆虫类药物。

(一)操作方法

1. 手工操作方法

(1)净制:取待炮制品,除去杂质,大小分档。

(2)预热:用中火加热,使锅温达到待炮制品米炒时所要求的温度。

（3）炒制：有两种操作方法。①拌米法：将米均匀撒入预热的炒药锅内，用中火加热，待米冒烟时，投入待炮制品，拌炒至米呈黄棕色时，取出，筛去米，摊凉。②贴米法：先将米渍湿，沥尽水分，均匀平贴于锅底；或在锅内加入适量清水，将米倒入锅内加热，使米平贴于锅上，使其干燥。用中火加热，待米冒烟时，投入待炮制品，轻轻翻动米上的药物，炒至米大多呈黄棕色，少数焦褐色或焦黑色时，取出，筛去米，摊晾。

炮制用米，多为大米或糯米。除另有规定外，一般每 100kg 净药物，用米 20kg。

（4）收贮：将符合成品质量标准的饮片，按药典规定方法收贮。

2. 机械炒制　米炒药物临床用量少，大多是临用时用手工炮制，一般较少用机械炒制。

（二）成品质量

1. 昆虫类药物，米炒品颜色加深，有光泽，腥臭气减弱；植物类药物，米炒品呈老黄色或深黄色，有香气。

2. 成品含药屑、杂质不得超过 1%。

（三）注意事项

1. 米炒药物所用的米，以糯米为佳，通常多用大米。

2. 炮制有毒药物时，应加强劳动保护，以防中毒。

3. 一般用米的色泽判断炮制程度。拌米法炒至米呈均匀的黄棕色为度，贴米法炒至米大多数呈黄棕色、少数呈焦褐色或焦黑色为度。

（四）炮制目的

1. 增强健脾止泻作用　如党参，米炒后气味焦香，增强健脾止泻作用。

2. 降低毒性　如斑蝥、红娘子等，生品有大毒，米炒后能降低毒性。

3. 矫臭矫味　昆虫类药物有腥臭味，米炒后能矫其不良气味。

斑　蝥

【处方用名】　生斑蝥，米斑蝥，制斑蝥。

【来源】　本品为芫青科昆虫南方大斑蝥 *Mylabris phalerata* Pallas 或黄黑小斑蝥 *Mylabris cichorii* Linnaeus 的干燥体。夏、秋二季捕捉，闷死或烫死，晒干。药材外观以个大、完整、色鲜明者为佳。

【炮制方法】

1. 生斑蝥*　取原药材，去头、足、翅及杂质。本品含斑蝥素（$C_{12}H_{10}O_4$）不得少于 0.35%。

2. 米斑蝥*

（1）拌米法*：将米均匀撒入温度适宜的热锅内，中火加热，待米冒烟时，投入净斑蝥，拌炒至米呈黄棕色时，取出，除去米，放凉。本品含斑蝥素（$C_{12}H_{10}O_4$）应为 0.25%～0.65%。

每 100kg 净斑蝥，用米 20kg。

（2）贴米法：先将渍湿的米，均匀平贴于用中火加热的锅底，待米冒烟时，投入净斑蝥，在米上轻轻翻动，炒至米大部分呈黄棕色，少数焦褐或焦黑色时，取出，去米，放凉。

每 100kg 净斑蝥，用米 20kg。

【操作注意】　斑蝥所含的斑蝥素对皮肤黏膜有强烈的刺激作用，且有升华性，操作时要注意环境通风和劳动保护，用过的器具和筛下的焦米要妥善处理，以防中毒。

【性状】　斑蝥为除去头、足、翅的干燥虫体，呈长圆形，胸腹部乌黑色，有特殊的臭气，味辛。

米炒斑蝥也称制斑蝥，色乌黑发亮，质脆易碎，有焦香气。

【炮制作用】　斑蝥味辛，性热，有大毒。归肝、胃、肾经。具有破血逐瘀，散结消癥，攻毒蚀疮的功能。

生斑蝥有大毒，气味奇臭，多外用，以攻毒蚀疮为主。用于瘰疬瘘疮，积年顽癣，赘疣，痈疽不溃，恶疮死肌。

米炒斑蝥降低其毒性并矫正其气味，可内服。以通经，散结消癥为主。用于癥瘕，经闭，狂犬咬伤，瘰疬，肝癌，胃癌。

【炮制研究】　斑蝥主含斑蝥素，既是有效成分，又是有毒成分。其对皮肤黏膜有强烈的刺激性，能引起充血、发赤和起疱。口服毒性很大，可引起口咽部灼烧感、恶心、呕吐、腹部绞痛、血尿及中毒性肾炎等症状。往往引起肾衰竭或循环衰竭而致死亡，故斑蝥生品不内服，只作外用，口服必须经过加工炮制。

1. 工艺研究　采用低浓度的药用氢氧化钠溶液炮制斑蝥，可以使斑蝥素在虫体内转化成斑蝥酸钠，以达到降低毒性、保留和提高斑蝥抗癌活性的目的，其作用优于米炒法。

2. 成分研究　由于斑蝥素在84℃开始升华，其升华点为110℃，米炒时的温度为120℃左右，正适合斑蝥素的升华，又不至于温度太高使斑蝥焦化。当斑蝥与糯米同炒时，由于斑蝥均匀受热，使斑蝥素部分升华而含量降低，从而使其毒性减弱。其次，斑蝥呈乌黑色，单炒难以判断炮制火候，而米炒既能很好地控制温度，又能准确地指示炮制程度。

3. 药理研究　斑蝥通过米炒和其他加热处理，可使斑蝥的半数致死量（LD_{50}）升高。而除去头、足、翅后的斑蝥，不论在生品或炮制品中，斑蝥素、甲酸及脂肪油的含量均升高，LD_{50}降低。测定比较样品的LD_{50}，得知米炒和烘制的斑蝥其毒性均显著降低，对大鼠的肾脏毒性亦有一定的降低，但对体重与肝脏毒性均无明显影响。

【贮藏】　置通风干燥处，防蛀。按毒剧药管理。

【备注】　斑蝥的炮炙古代有糯米炒、糯米与小麻子同炒、小麻子炒、土炒、豆面炒、巴豆炒、牡蛎炒、炒制、熬、焙制、烧、炙、米泔制、酒炒、醋炒、醋煮、醋炙麸炒、麸炒后醋煮、蒸制等方法。近代有米炒、米焙、甘草与糯米同炒。现行用米炒法。

<h2 style="text-align:center">党　参</h2>

【处方用名】　党参，米炒党参，蜜炙党参。

【来源】　本品为桔梗科植物党参 *Codonopsis pilosula*（Franch.）Nannf.、素花党参 *Codonopsis pilosula* Nannf.var.*modesta*（Nannf.）L.T.Shen 或川党参 *Codonopsis tangshen* Oliv. 的干燥根。秋季采挖，洗净，晒干。药材外观以条粗壮、质柔润、味甜者为佳。

【炮制方法】

1. 党参[*]　取原药材，除去杂质，洗净，润透，切厚片，干燥。本品含醇溶性浸出物不得少于55.0%。

2. 米炒党参[*]　将米撒入温度适宜的热锅内，用中火加热至米冒烟时，投入净党参片，用"拌米法"炒至米呈黄棕色时，党参呈深黄色时，取出，筛去米，放凉。本品含醇溶性浸出物不得少于55.0%。

每100kg净党参片，用米20kg。

3. 蜜炙党参　取炼蜜，用适量开水稀释，与净党参片拌匀，稍闷润，置于热锅内，用文火炒至党参片呈黄棕色，不粘手时，出锅，晾凉。

每100kg净党参片，用炼蜜20kg。

【性状】　党参为类圆形厚片，外表皮灰黄色、黄棕色至灰棕色，有时可见根头部有多数疣状突起的茎痕和芽，切面皮部淡棕黄色至黄棕色，木部淡黄色至黄色，有裂隙或放射状纹理，有特殊香气，味微甜。

米炒党参表面深黄色，偶有焦斑，有香气。

蜜炙党参表面黄棕色,微显光泽,味甜。

【炮制作用】 党参味甘,性平。归脾、肺经。具有补中益气,健脾益肺的功能。

党参生品长于益气生津。用于气阴两伤,气血两亏,肺气亏虚。

米炒党参气味焦香,增强健脾止泻的作用。用于脾胃虚弱,食少,便溏泄泻,脱肛。

蜜炙党参增强补中益气,润燥养阴的作用。用于气血两虚之证。

【炮制研究】 党参主要含皂苷、微量生物碱、菊糖及植物甾醇。

1. 工艺研究 党参传统要求切制成段状饮片。研究表明,党参饮片水溶性成分的煎出效果与其饮片的厚度及长短有关,比较后认为党参入药片型以厚片为妥,建议以0.8~1cm的厚片为宜。

2. 药理研究 在提高小鼠巨噬细胞吞噬能力和抗疲劳能力方面,蜜炙党参>生党参>米炒党参。

【贮藏】 置通风干燥处,防蛀。

【备注】 党参的炮炙古代有米炒、蜜炙、蜜拌蒸等方法。近代有米炒、土炒、蜜麸炒、蜜炙、糯米酒炙、米汤浸后蒸熟等方法。现行用米炒法。

红娘子

【处方用名】 红娘子,米炒红娘子,制红娘子。

【来源】 本品为蝉科昆虫黑翅红娘 *Huechys sanguinea* De Geer 的干燥虫体。夏季早晨露水未干时,带好手套及口罩,进行捕捉。捉后投入沸水中烫死,捞出,干燥。药材外观以身干、翅黑、腹红、色鲜艳、完整不碎、新鲜者为佳。

【炮制方法】

1. 红娘子 取原药材,去头、足、翅及杂质。

2. 米炒红娘子 将净红娘子用"拌米法"炒至米呈黄棕色,红娘子微挂火色时;或"贴米法"炒至米大部分呈黄棕色,少数焦褐或焦黑色时,取出,去米,放凉。

每100kg净红娘子,用米20kg。

【性状】 红娘子为除去头、足、翅的干燥虫体,形似蝉状,呈长圆锥形,头尖,前胸背板和中胸背板黑色,左右两侧和腹部朱红色,体轻,质脆,气微臭。

米炒红娘子也称制红娘子,表面呈老黄色,微挂火色,臭味轻微。

【炮制作用】 红娘子味苦、辛,性平;有毒。归肝经。具有攻毒,逐瘀,破积的功能。外用治瘰疬。

生红娘子有大毒,气味奇臭,多外用,以解毒蚀疮为主。用于瘰疬结核,疥癣恶疮。

米炒红娘子毒性降低,并矫正其气味,以破瘀通经为主。用于月经闭塞,狂犬咬伤。

【贮藏】 置通风干燥处,防蛀。按毒剧药管理。

【备注】 红娘子在宋、明时期就用米炒法。近代以来用米炒法。

青娘子

【处方用名】 青娘子,米炒青娘子,制青娘子。

【来源】 本品为芫青科昆虫绿芫青 *Lytta caraganae* Pallas 的干燥全虫。夏、秋季早晨露水未干时,戴好手套及口罩进行捕捉。捉后放入容器内闷死、沸水烫死或蒸死,干燥。药材外观以身干、完整、色青绿、鲜艳者为佳。

【炮制方法】

1. 青娘子 取原药材,去头、足、翅及杂质。

2. 米炒青娘子　将净青娘子用"拌米法"或用"贴米法"炒至米呈黄褐色,青娘子微挂火色时,取出,筛去米,放凉。

每 100kg 净青娘子,用米 20kg。

【性状】　青娘子为除去头、足、翅的干燥虫体,全体呈绿色或蓝绿色,胸部突起,可见鞘翅残痕,体轻,有特殊臭气。

米炒青娘子也称制青娘子,表面呈老黄色,微挂火色,臭味轻微。

【炮制作用】　青娘子味辛,性微温;有毒。归肝、肾经。具有利尿祛瘀,攻毒的功能。用于尿闭,经闭,瘰疬,疥癣,疮毒,狂犬咬伤。

生青娘子有毒,多外用。用于疥癣,瘰疬,狂犬咬伤。

米炒青娘子毒性降低,并矫正其气味,用于攻毒、逐瘀。用于尿闭,经闭,狂犬咬伤。

【贮藏】　置通风干燥处,防蛀。按毒剧药管理。

【备注】　青娘子在宋、明时期就有米炒法。近代有米炒、焙制等方法。现行用米炒法。

第三节　土　炒　法

待炮制品与受热均匀的灶心土(伏龙肝)共同拌炒的方法,称土炒法。

灶心土味辛,性温。具有温中燥湿,止泻,止呕,止血的作用。土炒法多适用于补脾止泻作用的药物。传统有"陈壁土制,窃真气骤补中焦"的论述。

(一)操作方法

1. 手工操作方法

(1)净制:取待炮制品,除去杂质,大小分档。

(2)土粉的处理:灶心土是经柴草长时间烧炼的灶中黄土,又称伏龙肝。除去外部焦黑色部分,选取红褐色土块,碾细后,用药典五号筛筛取细粉,使炒时土粉能均匀粘附于药物表面。

(3)预热:取定量的土粉置于锅内,中火加热至土粉色泽稍深、搅动时显得轻松滑利时,即达到土炒所要求的温度。

(4)炒制:将分档的待炮制品立即投入加热至灵活状态的土粉中,用中火加热,不断翻动,炒至药物表面均匀挂一层土粉,并有香气逸出时,将药物与土一并取出,立即用铁丝筛筛去土粉,取出炮炙后的药物,放凉。

除另有规定外,一般每 100kg 净药物,用灶心土 20~30kg。

(5)收贮:将符合成品质量标准的饮片,按药典规定方法收贮。

2. 机械炒制　土炒药物临床用量少,较少用机械炒制。

(二)成品质量

1. 土炒品表面均匀挂一层土粉,呈土黄色,微带焦斑,有土香气。

2. 成品含生片、糊片不得超过 2%。

(三)注意事项

1. 土粉要细腻,否则不易粘染药物。

2. 土炒的温度要适宜。过高,药物易焦糊;过低,土粉又不易粘染药物。

3. 操作要迅速。出锅后应立即筛去土粉,以防药物焦化。

4. 土粉可连续使用,但若土色变暗,应及时更换新土。

(四)炮制目的

1. 增强补脾止泻作用　如山药、白术等具有补脾作用的药物,经土炒后,土与药物起协同作用,而增强疗效。

2. 缓和燥性　如白术等具辛燥之性的药物,土炒后辛燥之性降低,避免刺激脾胃。

山药

【处方用名】　山药,麸炒山药,酒山药,土炒山药。

【来源】　本品为薯蓣科植物薯蓣 *Dioscorea opposita* Thunb. 的干燥根茎。冬季茎叶枯萎后采挖,切去根头,洗净,除去外皮和须根,干燥,习称"毛山药片";或除去外皮,趁鲜切厚片,干燥,称"山药片";也有选择肥大顺直的干燥山药,置清水中,浸至无干心,闷透,切齐两端,用木板搓成圆柱状,晒干,打光,习称"光山药"。药材外观以条粗、质坚实、粉性足、色白者为佳。

【炮制方法】

1. 山药*　取毛山药或光山药,除去杂质,分开大小个,泡润至透,切成厚片,干燥。本品含水溶性浸出物不得少于 4.0%。

2. 麸炒山药*　将麦麸撒入温度适宜的热锅内,用中火加热,待起烟时,立即投入净毛山药片或光山药片,快速炒至呈黄色时,取出,筛去麸皮,放凉。本品含水溶性浸出物不得少于 4.0%。

每 100kg 净山药,用麦麸 10kg。

3. 酒山药*　取净山药片,加入定量黄酒拌匀,闷润至酒被吸尽,用文火炒干,药物呈淡黄色时,取出,晾凉(本品收载于《中国药典》成方制剂"天紫红女金胶囊"处方中)。

每 100kg 净山药,用黄酒 10kg。

4. 土炒山药　将灶心土细粉置于锅内,用中火加热至轻松滑利状态时,投入净山药片拌炒,至表面均匀挂土粉时,取出,筛去土粉,放凉。

每 100kg 净山药,用灶心土 30kg。

【性状】　山药为类圆形、椭圆形或不规则的厚片,表面类白色或淡黄白色,质脆,易折断,切面类白色,富粉性,气微,味淡、微酸,嚼之发黏。

麸炒山药呈黄白色或微黄色,偶见焦斑,略有焦香气。

酒山药呈淡黄色或黄色,有酒香气。

土炒山药呈土红色,粘有土粉,略有焦香气。

【炮制作用】　山药味甘,性平。归脾、肺、肾经。具有补脾养胃、生津益肺、补肾涩精的功能。

山药生品以补肾生精,益脾肺之阴为主。用于脾虚食少,久泻不止,肺虚喘咳,肾虚遗精,带下,尿频,虚热消渴。

麸炒山药以补脾健胃为主。用于脾虚食少,泄泻便溏,白带过多。

酒山药常用于制剂中,与炙黄芪、党参、炙甘草、熟地黄等同用,益气养血,补肾暖宫。用于气血两亏,肾虚宫冷,月经不调,崩漏带下,腰膝冷痛,宫冷不孕。

土炒山药以补脾止泻为主。用于脾虚久泻,大便泄泻。

【炮制研究】　山药主要含淀粉、蛋白质、油脂。尚含较丰富的胡萝卜素、维生素 B、维生素 C 及多种矿物质营养元素。

1. 工艺研究　山药麸炒可改为烤制法:将净山药片与麸皮拌匀,平铺于烤盘上,置温度恒定在 150℃的中药烤制箱内,烤制 20 分钟。取出,筛去麸皮,晾凉。

2. 成分研究　山药经清炒、土炒和麸炒法炮制后,其主要活性成分薯蓣皂苷元的溶出显著提高,清炒和土炒品比生品高约 3 倍,麸炒品比生品高 2 倍多。

【贮藏】　置通风干燥处,防蛀。

【备注】　山药的炮炙古代有微炒、炒黄、炒焦、火炮、微焙、蒸、酒浸、酒炒、酒蒸、酥酒制、酒五味子制、醋煮、葱盐制、姜炙、蜜制、白矾水浸焙、乳汁浸、乳汁蒸晒等方法。近代有麸炒、土炒、米炒、清炒等方法。现行用麸炒法、酒炙法。

白术

【处方用名】 白术,麸炒白术,土炒白术,焦白术,白术炭,制白术。

【来源】 本品为菊科植物白术 *Atractylodes macrocephala* Koidz. 的干燥根茎。冬季下部叶枯黄、上部叶变脆时采挖,除去泥沙,烘干或晒干,再除去须根。药材外观以个大、质坚实、表面灰黄色、断面黄白色、香气浓者为佳。

【炮制方法】

1. 白术* 取原药材,除去杂质,用水润透,切厚片,干燥。本品含醇溶性浸出物不得少于35.0%。

2. 麸炒白术* 将蜜炙麸皮撒入热锅内,用中火加热,待起烟时,加入净白术片,炒至表面黄棕色,逸出焦香气时,取出,筛去蜜炙麸皮,放凉。本品含醇溶性浸出物不得少于35.0%。

每100kg净白术片,用蜜炙麸皮10kg。

3. 土炒白术* 将灶心土细粉置于锅内,用中火加热至轻松滑利状态时,投入净白术片拌炒,至表面均匀挂土粉时,取出,筛去土粉,放凉(本品收载于《中国药典》成方制剂"人参养荣丸"等处方中)。

每100kg净白术片,用灶心土细粉20kg。

4. 焦白术* 取白术片,置锅内,用武火加热,炒至表面焦黄色,取出,放凉。筛去灰屑(本品收载于《中国药典》成方制剂"孕康合剂"处方中)。

5. 白术炭 取白术片,置锅内,用武火加热,炒至外部焦黑色,内部焦褐色,取出,放凉。筛去灰屑。

6. 制白术 将原药材洗净,置蒸制设备内,蒸至外黑内呈棕褐色,晒或晾至外干内润,切厚片,将蒸时所得汁水拌入,干燥。筛去灰屑。

【性状】 白术为不规则的厚片,外表皮灰黄色或灰棕色,切面黄白色至淡棕色,散生棕黄色的点状油室,木部具放射状纹理;烘干者切面角质样,色较深或有裂隙,气清香,味甘微辛,嚼之略有黏性。

麸炒白术表面黄棕色,偶见焦斑,略有焦香气。

土炒白术表面呈土黄色,粘有土粉,具土香气。

焦白术表面焦黄色,体松脆,微有焦香气,味微苦。

白术炭外部焦黑色,内部焦褐色,体轻,质松脆,味苦。

制白术表面黑褐色至黑色,折断面棕褐色。质稍坚韧,气微,味微甜,微苦辛。

【炮制作用】 白术味苦、甘,性温。归脾、胃经。具有健脾益气,燥湿利水,止汗,安胎的功能。

白术生品健脾燥湿,利水消肿为主。用于水湿内停之痰饮,水气外溢之水肿,风湿痹痛。

土炒白术可缓和燥性,增强补脾止泻作用。用于脾虚食少,泄泻便溏,胎动不安。

麸炒白术可缓和燥性,增强健脾和胃作用。用于脾胃不和,运化失常,食少胀满,倦怠乏力,表虚自汗,胎动不安。

焦白术可缓和燥性,长于消食导滞。

白术炭可缓和燥性,善于止泻。

制白术燥性减弱,增加健脾益气,燥湿利水,止汗,安胎等功效。

【炮制研究】 白术主要含挥发油,约为1.5%,其主要成分为苍术酮、苍术醇。另一类活性成分为内酯类化合物,如白术内酯Ⅲ等。

1. 工艺研究 以饮片外观性状和白术内酯Ⅰ、Ⅱ、Ⅲ总量为指标,优化得到麸炒白术最佳工艺为：麦麸用量 10%，投料温度 300℃，加热时间 2.5 分钟。

2. 成分研究　白术炒后，挥发油约损失 15%，对胃肠的刺激性减少，药性缓和。炮制过程中苍术酮可转变成白术内酯类成分，不同的炮制程度影响各成分的含量。麸炒后内脂类成分含量增加，可提高健脾和胃作用。说明白术生用和炒用是通过化学成分的变化而发挥不同的疗效。生品含挥发油较多可用于燥湿，而炒制品挥发油含量降低可缓其燥性，并且由于其内酯类成分的增加或其他成分而达到和胃或消导等目的。

【贮藏】　置阴凉干燥处，防蛀。

【备注】　白术的炮炙古代有土炒、麸制、黄芪 - 石斛 - 牡蛎麸制、米制、泔制、米泔浸后土拌蒸、火炮、炒黄、制炭、面炒、煨、焙制、酒制、醋制、盐制、姜制、蜜制、附子姜醋制、煮制、绿豆制、乳制、枳实汁渍炒、麦芽制、香附制、紫苏 - 薄荷 - 黄芩 - 肉桂制、陈皮制、人乳蒸、蒸制等方法。近代有土炒、麸炒、炒焦、炒炭、蒸制等方法。现行用麸炒、土炒、炒焦法。

第四节　砂　烫　法

待炮制品与受热均匀的河砂（或油砂）共同拌炒的方法，称砂烫法，亦称砂炒法。

砂作为中间传热体，其温度高，传热快，并能与药物紧密接触，使药物整体均匀受热，故砂烫法多适用于质地坚硬的动物骨甲类和有绒毛的植物类药物。随着炮制技术的不断发展，现代可用砂烫法炮制的饮片品种不断增多。

（一）操作方法

1. 手工操作方法

（1）净制：取待炮制品，除去杂质，大小分档（鳖甲、龟甲等药物需砸成适宜炒制的小块）。

（2）河砂的处理：将河砂用铁丝筛筛去石子和粗粒，再用罗罗去细粉粒，选取颗粒均匀者，置清水中洗净泥土，干燥。

知识链接

油砂的制备

中药砂烫时，为了不使尘土粘附于药物表面，且起到增色作用，传统可用油砂炮制。油砂的制备方法是：将净砂置锅内，用文火加热，待滑利时加入 1%～2% 的食用植物油，拌炒至油尽烟散，砂粒均匀粘油并色泽变深时，取出，放凉。油砂烫的药物，特别是动物类药物经砂烫醋淬，质酥脆，颜色呈淡黄至金黄色。

（3）预热：将定量的净砂或油砂置于锅内，武火加热至河砂色泽稍深、搅动时显得轻松滑利，即达到砂烫时所要求的温度。或用少量药物试炒，如果炮制程度适中，即可控制好温度，进行多量药物的炮制。

（4）烫制：分档的待炮制品投入到温度适宜的河砂中，先用砂完全掩埋住药物少顷，用武火加热，再不断翻动和掩埋药物，烫至质地酥脆或鼓起，外表呈黄色或色泽加深时，取出，筛去砂，放凉。需醋淬的药物，还要趁热投入醋液中淬酥，取出，干燥。

除另有规定外，河砂以能完全掩埋待炮炙品为宜。

（5）收贮：将符合成品质量标准的饮片，按药典规定方法收贮。

2. 机械操作规程　机械炒制的标准操作规程，可参照麸炒法的滚筒式炒药机。不同的是，鳖甲、龟甲等砂烫醋淬的药物，筛去辅料后，还应将药物趁热投入液体辅料中浸淬，取出，干燥。

（二）成品质量

1. 动物类药物，砂烫品呈黄色，质地酥脆，腥气减弱，有的形体鼓起，醋淬品略有醋气；植物类药物，砂烫品颜色加深，形体鼓起，毛微焦。

2. 成品含生片、糊片不得超过 2%，醋淬品含水分不得超过 10%。

（三）注意事项

1. 待炮制品须大小分档，或砸成小块。

2. 砂烫温度较高，操作时翻动要勤，出锅要快，并立即将热砂筛去，防止烫焦。需醋浸淬的药物，要趁热浸淬。

3. 河砂可反复使用，但需将残留在其中的杂质以及变细的砂土筛去或洗去。若用油砂，反复使用时，每次均需添加食用植物油拌炒。

4. 烫炒过有毒药物的河砂，不可再烫炒其他药物。

（四）炮制目的

1. **增强疗效**　如鳖甲、龟甲、穿山甲、狗脊等质地坚硬的药物，砂烫后质变酥脆，易于粉碎和煎出有效成分，而提高疗效。

2. **降低毒性**　如马钱子砂烫时，由于砂温较高，其毒性成分结构被改变或破坏，而毒性降低。

3. **矫臭矫味**　如龟甲、脐带、鸡内金等动物类药物，经砂烫或醋淬后，能矫其不良气味，利于服用。

4. **洁净药物**　如骨碎补、马钱子、狗脊等，密被绒毛或鳞片等非药用部分，砂烫后易于除去。

鳖　甲

【处方用名】　鳖甲，醋鳖甲，鳖甲胶。

【来源】　本品为鳖科动物鳖 *Trionyx sinensis* Wiegmann 的干燥背甲。全年均可捕捉，以秋、冬二季为多。捕捉后杀死，置于沸水中烫至背甲上的硬皮能剥落时，取出，剥取背甲，除去残肉，晒干。药材外观以块大，无残肉者为佳。

【炮制方法】

1. **鳖甲**＊　取原药材，置于蒸锅内，沸水蒸 45 分钟，取出，放入热水中，立即用硬刷除去皮肉，洗净，干燥。

2. **醋鳖甲**＊　将净砂置于锅内，用武火加热，待砂呈轻松滑利状态时，投入大小分档的净鳖甲，翻炒至质酥，表面淡黄色时，取出，筛去砂。再将烫鳖甲趁热投入醋液中浸淬，捞出，干燥。用时捣碎。

每 100kg 净鳖甲，用米醋 20kg。

3. **鳖甲胶**＊　取净鳖甲，加适量水煎煮，过滤，煎 3～5 次，至胶汁充分煎出为度。合并每次煎汁（或加明矾粉少许），静置后滤取清胶汁，再用文火加热，不断搅拌，浓缩（或加适量黄酒、冰糖）成稠膏状，倾入凝膏槽内，俟其自然冷凝。取出切成小块，阴干（本品收载于《中国药典》四部，未列炮制方法）。

【性状】　鳖甲呈椭圆形或卵圆形，外表面黑褐色或墨绿色，略有光泽，具细网状皱纹和灰黄色或灰白色斑点，中间有一条纵棱，内表面类白色，中部有突起的脊椎骨，两侧各有肋骨 8 条，伸出边缘，质坚硬，气微腥，味淡。

醋鳖甲形如鳖甲，淡黄色至深黄色，质酥脆，略有醋气。

鳖甲胶呈不规则块状，深褐色，质硬而脆，断面光亮，对光照射透明，气微腥，味淡。

【炮制作用】　鳖甲味咸，性微寒。归肝、肾经。具有滋阴潜阳，退热除蒸，软坚散结的功能。

鳖甲生品质地坚硬，并有腥臭气，长于养阴清热，潜阳息风。用于阴虚发热，骨蒸劳热，阴虚阳亢,头晕目眩,虚风内动,手足瘛疭。

砂烫醋淬后,质变酥脆,易于粉碎和煎出有效成分,并能矫臭矫味;醋淬还增强入肝消积,软坚散结的作用。用于癥瘕积集,月经停闭。

鳖甲胶滋阴退热,软坚散结。用于阴虚潮热,虚劳咳血,久疟,痔核肿痛,血虚经闭。

【炮制研究】　鳖甲主要含骨胶原,碳酸钙,磷酸钙,多种氨基酸。

研究表明,鳖甲炮制前后蛋白质含量基本接近,但炮制后煎出率显著增高,煎煮 3 小时后,蛋白质的煎出量是生品的 11.6 倍,钙的煎出率较生品高 10 倍以上。另外,鳖甲炮制后锌、铁、硒含量也有明显增加。

【贮藏】　置干燥处,防蛀。

【备注】　鳖甲的炮炙古代有蛤粉烫制、制炭、酥制、炙、酒炙、醋炒、醋煮、醋淬、童便浸半月醋炙、制胶等方法。近代有砂烫醋淬、砂烫酒醋淬、炒黄等方法。现行用砂烫醋淬法。

龟甲

【处方用名】　龟甲,醋龟甲,龟甲胶。

【来源】　本品为龟科动物乌龟 Chinemys reevesii (Gray) 的背甲及腹甲。全年均可捕捉,以秋、冬二季为多,捕捉后杀死,或用沸水烫死,剥取背甲及腹甲,除去残肉,晒干。药材外观以块大、无残肉者为佳。

【炮制方法】

1. 龟甲* 　取原药材,置于蒸锅内,沸水蒸 45 分钟,取出,放入热水中,立即用硬刷除净皮肉,洗净,晒干。本品含水溶性浸出物不得少于 4.5%。

2. 醋龟甲* 　将净砂置于锅内,用武火加热,待砂呈轻松滑利状态时,投入大小分档的净龟甲,翻炒至质酥,表面呈淡黄色时,取出,筛去砂,趁热投入醋液中浸淬,捞出,干燥。用时捣碎。本品含水溶性浸出物不得少于 8.0%。

每 100kg 净龟甲,用米醋 20kg。

3. 龟甲胶* 　取将龟甲分次水煎,滤过,合并滤液(或加入白矾细粉少许),静置,滤取胶液,浓缩(可加适量的黄酒、冰糖及豆油)至稠膏状,冷凝,切块,晾干,即得。本品含 L-羟脯氨酸不得少于 5.4%,甘氨酸不得少于 12.4%,丙氨酸不得少于 5.2%,L-脯氨酸不得少于 6.2%。

【性状】　龟甲包括背甲和腹甲。背甲为长方椭圆形薄片,外表棕褐色或黑褐色;腹甲呈板片状,外表面淡黄棕色或棕黑色,有放射状纹理,内表面黄白色或灰白色,质坚硬,气微腥,味微咸。

醋龟甲多为不规则的块状,背甲盾片略呈拱状隆起,腹甲盾片呈平板状,表面黄色或棕褐色,内表面棕黄色或棕褐色,质松脆,气微腥,味微咸,略有醋香气。

龟甲胶呈扁的长方形或方形块,深褐色,质硬而脆,断面光亮,对光照视时呈半透明状,气微腥,味淡。

【炮制作用】　龟甲味咸、甘,性微寒。归肝、肾、心经。具有滋阴潜阳,益肾强骨,养血补心,固经止崩的功能。

龟甲生品质地坚硬,并有腥气,长于滋阴潜阳。用于肝风内动,肝阳上亢。

醋龟甲质地酥脆,易于粉碎,并能矫其臭气,长于补肾健骨,滋阴止血,固经止崩。用于劳热咯血,脚膝痿软,潮热盗汗,痔疮肿痛,崩漏经多。

龟甲胶滋阴,养血,止血。用于阴虚潮热,骨蒸盗汗,腰膝酸软,血虚萎黄,崩漏带下。

【炮制研究】　龟甲主要含骨胶原,多种氨基酸及微量元素等。

1. 工艺研究　有许多工艺改进研究的报道,主要有热解法:蒸法、高压蒸法、水煮法、水煮闷法、砂烫法;酶解法:蛋白酶法、酵母菌法、猪胰脏法。改进后的工艺能缩短加工时间,制法简单,易掌握,不受季节、气候、场地所限,清洁卫生,不污染环境,不影响药物功效。研究表明,用食用菌炮制龟甲,其中游离氨基酸、水解后氨基酸、总含氮量、水浸出物、醇浸出物和灰分含量均高于传统法。微量元素 Cr、Ca、Fe、Cu 略高于传统法,Al、Mn 等略低于传统法,对人体有害的 As、Pb 含量低于传统法。

烘法炮制龟甲,其最大煎出率优于《中国药典》法,饮片加工损耗率低于《中国药典》法。

2. 成分研究　龟背甲和龟腹甲的化学成分基本相同,仅含量上有些差异。制龟甲较生品的煎出率提高了 4 倍,说明砂烫醋淬后有利于其成分的溶出。龟腹甲的生品、砂烫品、砂烫醋淬品的煎出量依次是:砂烫品 > 砂烫醋淬品 > 生品;总氨基酸含量、总含氮量的顺序都为:砂烫醋淬品 > 砂烫品 > 生品。

3. 药理研究　龟上下甲砂烫醋淬品均能使甲亢阴虚模型大鼠整体耗氧量降低,心率减慢,体重增加,痛阈延长,肾上腺、甲状腺及胸腺的重量基本恢复正常,具有滋阴作用。二者作用无显著性差异。

【贮藏】　置干燥处,防蛀。

【备注】　龟甲的炮炙古代有酥炙、制炭、火炮、煅制、炙制、醋制、酒制、酒醋制、麻油炙黄、童便煮、脂制、熬胶等方法。近代有砂烫醋淬、砂烫、酒淬等方法。现行用砂烫醋淬法。

穿山甲

【处方用名】　穿山甲,炮山甲,醋山甲。

【来源】　本品为鲮鲤科动物穿山甲 *Manis pentadactyla* Linnaeus 的鳞甲。收集鳞甲,洗净,晒干。药材外观以半透明、不带皮肉者为佳。

【炮制方法】

1. 穿山甲　取原药材,除去杂质,洗净,干燥。

2. 炮山甲　将净砂置于锅内,用武火加热,待砂呈轻松滑利状态时,投入大小分档的净穿山甲片,翻炒至发泡鼓起,边缘向内卷曲,表面呈金黄色或棕黄色时,取出,筛去砂,放凉。用时捣碎。

3. 醋山甲　将上述砂烫后的炮山甲,趁热投入醋液中浸淬,捞出,干燥。用时捣碎。

每 100kg 净穿山甲片,用米醋 30kg。

【性状】　穿山甲呈扇面形、三角形、菱形或盾形的扁平片状或半折合状,中间较厚,边缘较薄,外表面黑褐色或黄褐色,有光泽,内表面色较浅,角质,半透明,坚韧而有弹性,不易折断,气微腥,味淡。

炮山甲全体膨胀呈卷曲状,黄色,质酥脆,易碎。

醋山甲形如炮山甲,金黄色,质松脆,略有醋气。

【炮制作用】　穿山甲味咸,性微寒。归肝、胃经。具有通经下乳,消肿排脓,搜风通络的功能。

穿山甲生品质地坚韧,并有腥臭气,不易粉碎和煎煮,一般炮炙后用。

炮山甲质地酥脆,易于粉碎,并矫其腥气,长于消肿排脓,搜风通络。用于痈疽肿毒,风湿痹痛。

醋山甲质地酥脆,易于粉碎,并矫其腥气,通经下乳力强。用于经闭不通,乳汁不下。

【炮制研究】　穿山甲主要含蛋白质和钙,尚含人体必需的氨基酸及微量元素。

1. 工艺研究　穿山甲炮制时的砂温以 230～250℃ 为好,在此温度范围内炮制的穿山甲外观性状较好,水煎出率及蛋白质含量较高。

2. 成分研究　穿山甲炮制前后的化学成分基本相同,但炮制后 L- 丝 -L- 酪环二肽和 D- 丝 -L- 酪环二肽的含量显著增高,分别为生品的 7.14 倍和 44 倍。以蛋白质为指标,测定穿山甲各炮制品煎煮液中的蛋白质含量,结果均明显高于生品。对其生品与不同炮制品的煎液中总浸出物、总蛋白质和钙的含量分析,结果是:醋淬品＞砂烫品＞生品。

【贮藏】　置干燥处。

【备注】　穿山甲的炮炙古代有砂烫、土炒、蛤粉烫、皂角灰炒黄、热灰中炮黄、炙黄、炒焦黄、炒成珠、制炭、童便浸后炙焦、醋炒、酒炙、酥炙、桑灰制、洗焙、煨过麸炒黄、油煎、生漆制、油蒸、乳炒等方法。近代有砂烫、砂烫醋淬、单炒、土炒。现行用砂烫法和砂烫醋淬法。目前,穿山甲被列为国家一级保护动物,因此《中国药典》2020 年版未收载该品种。

鸡内金

【处方用名】　鸡内金,炒鸡内金,醋鸡内金。

【来源】　本品为雉科动物家鸡 *Gallus gallus domesticus* Brisson 的干燥沙囊内壁。杀鸡后,取出鸡肫,立即剥下内壁,洗净,干燥。药材外观以个大、色黄、少破碎者为佳。

【炮制方法】

1. 鸡内金*　取原药材,除去杂质,洗净,干燥,捣碎。

2. 炒鸡内金*

(1)砂烫法*:将净砂置于锅内,用中火加热,待砂呈轻松滑利状态时,投入大小一致的净鸡内金,烫炒至发泡卷曲,酥脆时,取出,筛去砂,放凉。

(2)炒焦法*:取净鸡内金,置于预热的炒制设备内,用中火炒至鼓起,呈暗黄褐色至焦黄色时,取出,干燥。

3. 醋鸡内金*　取净鸡内金,置于预热的炒制设备内,用文火炒至发泡鼓起时,均匀喷淋米醋,炒干,取出,干燥。

每 100kg 净鸡内金,用米醋 15kg。

【操作注意】　砂烫鸡内金时火力不要太大,用中火炒制即可,且动作要快。

【性状】　鸡内金为不规则的卷片,表面黄色、黄绿色或黄褐色,薄而半透明,具明显的条状皱纹,质脆,易碎,断面角质样,有光泽,气微腥,味微苦。

炒鸡内金表面暗黄褐色或焦黄色,用放大镜观察,显颗粒状或微细泡状。轻折即断,断面有光泽。

醋鸡内金发泡卷曲,质酥脆,褐黄色,略具醋气。

【炮制作用】　鸡内金味甘,性平。归脾、胃、小肠、膀胱经。具有健胃消食,涩精止遗,通淋化石的功能。

鸡内金生品长于攻积,通淋化石。用于石淋涩痛,泌尿系结石和胆道结石。

炒鸡内金质地酥脆,便于粉碎,并能增强健脾消积的作用。用于消化不良,食积不化,肝虚泄泻,小儿疳积。

醋鸡内金质酥易碎,且矫正了不良气味,有疏肝助脾的作用。用于脾胃虚弱,脘腹胀满,胆胀胁痛。

【炮制研究】　鸡内金主要含胃激素、角蛋白、氨基酸、微量元素及微量胃蛋白酶、淀粉酶等成分。

1. 工艺研究　砂烫鸡内金:砂温可在 130～240℃,200℃最佳。此法加工的鸡内金色泽均一,无焦斑,发泡均匀,不粘砂粒。

电热干燥箱烘制鸡内金:将净鸡内金摊于药盘内,厚约 2cm,置于已升温至 240℃的电热干燥箱内,烘制 7 分钟,取出。该法炮制的鸡内金,其外观、浸出率与砂烫法基本一致,收得率较砂烫法高(5.6%)。

微波烘制鸡内金：温度 260～280℃，2～3 分钟烘制效果最佳。其浸出物含量、蛋白质含量、胃蛋白酶活力与砂烫法无明显差异。

2．成分研究 研究表明，清炒和醋制鸡内金中的微量元素含量略有升高，有害元素铅（Pb）含量降低。清炒后水解氨基酸略降低，但 7 种人体必需氨基酸含量基本不变。醋制水解氨基酸略有升高。两种炮制品都显著地增大了微量元素的溶出率，有利于人体的吸收利用。

鸡内金炮制后，淀粉酶的活性有所下降，蛋白酶的含量升高，活性增强。其原因在于淀粉酶对温度敏感而蛋白酶对温度不敏感。

鸡内金经清炒、砂烫、醋制、烘制后，水和乙醇浸出物含量均较生品有所增加，三氯甲烷浸出物清炒品和烘制品也高于生品。亚硝酸盐含量清炒、烘制和砂烫均较生品明显降低，可能是加热使有毒的亚硝酸盐转化为硝酸盐之故。

3．药理研究 鸡内金生品及不同炮制品的混悬液给小鼠灌胃，30 分钟内，小鼠胃中游离酸、总酸、胃蛋白酶基本无变化，而灌胃 60 分钟后，则各项指标显著增高，其中砂烫、烘制品优于其他炮制品。说明鸡内金的消食作用出现较为缓慢，但较持久。

【贮藏】 置干燥处，防蛀。

【备注】 鸡内金的炮炙古代有微炙、麸炒、炒、炙令干、焙制、烧灰存性、煅灰存性、酒炒、蜜炙黄、猪胆汁浸炙七次等方法。近代有砂烫、单炒、炒焦、醋制、酒浸等方法。现行用砂烫、炒焦、醋制法。

骨碎补

【处方用名】 骨碎补，烫骨碎补。

【来源】 本品为水龙骨科植物槲蕨 *Drynaria fortunei*（Kunze）J.Sm. 的干燥根茎。全年均可采挖，除去泥沙，干燥，或再燎去茸毛（鳞片）。药材外观以条粗大、色棕红者为佳。

【炮制方法】

1．骨碎补 * 取原药材，除去杂质，洗净，润透，切厚片，干燥。本品含醇溶性浸出物不得少于 16.0%；含柚皮苷（$C_{27}H_{32}O_{14}$）不得少于 0.50%。

2．烫骨碎补 * 将净砂置于锅内，用武火加热，待砂呈轻松滑利状态时，投入净骨碎补或片，翻炒至鼓起，取出，筛去砂，放凉，撞去毛。本品含醇溶性浸出物不得少于 16.0%；含柚皮苷（$C_{27}H_{32}O_{14}$）不得少于 0.40%。

【操作注意】 烫炒时砂温不宜过热，否则会将骨碎补烫成焦黑色。

【性状】 骨碎补为不规则的厚片，表面深棕色至棕褐色，常残留细小棕色的鳞片，有的可见圆形的叶痕，切面红棕色，黄色的维管束点状排列成环，气微，味淡、微涩。

烫骨碎补体膨大鼓起，质轻、酥松，表面黄棕色至深棕色，切面棕褐色，气微，味淡微涩。

【炮制作用】 骨碎补味苦，性温。归肾、肝经。具有疗伤止痛，补肾强骨；外用消风祛斑的功能。

骨碎补生品密被绒毛，扁平皱缩，不易除净，且质地坚硬而韧，不利于粉碎和煎煮。临床多用炮制品。

砂烫后易于除净绒毛，且质酥易碎，易于粉碎和煎出有效成分，以补肾强骨，续伤止痛为主。用于跌仆闪挫，筋骨折伤，肾虚腰痛，筋骨痿软，耳鸣耳聋，牙齿松动；外治斑秃，白癜风。

【炮制研究】 骨碎补主要含柚皮苷、二氢黄酮苷等成分。

1．工艺研究 将骨碎补的传统砂烫法改为 180℃烘箱烘烤 10 分钟至全部鼓起，撞去毛或经砂烫后骨碎补放入滚筒式炒药机中转动，以摩擦撞断绒毛，再取出筛净。新法均可提高饮片质量及工作效率。

2．成分研究 骨碎补砂烫品及焙制品中的柚皮苷含量均高于生品（高 47.45%），清炒品也比生品略高（高 34%）。说明经炮制后，确能有利于有效成分的煎出。对骨碎补生品、砂烫品、恒温烘烤品和微波炮制品中总黄酮及水溶性浸出物含量进行比较，结果表明微波炮制品中含量最高，生品最低。采用微波技术炮制骨碎补便于去毛，温度和时间易控，外观性状较好，且有利于成分的溶出。

【贮藏】 置干燥处。

【备注】 骨碎补的炮炙古代有炮、焙、火炒、制炭、炒熟研末猪腰夹煨、酒制、盐制、姜制、蜜蒸、蜜水焙、蒸等方法。近代有砂烫、炒、酒炒等方法。现行用砂烫法。

马钱子

【处方用名】 马钱子，生马钱子，制马钱子，马钱子粉。

【来源】 本品为马钱科植物马钱 *Strychnos nux-vomica* L. 的干燥成熟种子。冬季采收成熟果实，取出种子，晒干。药材外观以个大、肉厚、坚质、色灰黄、有光泽者为佳。

【炮制方法】

1. 马钱子[*] 取原药材，除去杂质。本品含士的宁（$C_{21}H_{22}N_2O_2$）应为 1.20%～2.20%，马钱子碱（$C_{23}H_{26}N_2O_4$）不得少于 0.80%。

2. 制马钱子[*]

（1）砂烫法[*]：取净砂置于锅内，用武火加热，待砂呈轻松滑利状态时，投入净马钱子，翻炒至鼓起，外表呈棕褐色或深棕色，竖起砸开内部也呈棕褐色或深棕色，有小泡，取出，筛去砂，放凉，除去茸毛。本品含士的宁（$C_{21}H_{22}N_2O_2$）应为 1.20%～2.20%，马钱子碱（$C_{23}H_{26}N_2O_4$）不得少于 0.80%。

（2）油炸法：取麻油适量置于锅中，加热至 230℃ 左右，投入净马钱子，炸至老黄色时，立即捞出，沥去油，放凉。

3. 马钱子粉[*] 取制马钱子，粉碎成细粉，测定士的宁含量后，加入适量淀粉，使含量符合规定，混匀，即得。本品含士的宁（$C_{21}H_{22}N_2O_2$）应为 0.78%～0.82%，马钱子碱（$C_{23}H_{26}N_2O_4$）不得少于 0.50%。

【性状】 马钱子呈纽扣状圆板形，表面密被灰棕或灰绿色绢状茸毛，自中间向四周呈辐射状排列，有丝样光泽，边缘稍隆起，较厚，质坚硬，种仁淡黄白色，角质状，气微，味极苦。

砂烫马钱子形如马钱子，两面均膨胀鼓起，边缘较厚，表面棕褐色或深棕色，质坚脆，竖起容易砸开，并可见棕褐色或深棕色的胚乳，微有香气，味极苦。

油炸马钱子形如马钱子，中间略鼓，表面老黄色，质坚脆，有油香气，味苦。

马钱子粉为黄褐色粉末，气微香，味极苦。

【炮制作用】 马钱子味苦，性温；有大毒。归肝、脾经。具有通络止痛，散结消肿的功能。

生马钱子毒性剧烈，仅供外用。用于局部肿痛。

砂烫和油炸马钱子毒性降低，且质变酥脆，易于粉碎，并容易除去茸毛，可供内服。用于跌打损伤，骨折肿痛，风湿顽痹，麻木瘫痪，痈疽疮毒，咽喉肿痛。

【炮制研究】 马钱子主要含多种生物碱。其中，士的宁和马钱子碱是生物碱中的主要成分，二者既是马钱子的有效成分，又是有毒成分。

1. 工艺研究 砂烫温度在 230～240℃，加热 3～4 分钟为最佳炮制温度和时间。此条件下被转变成的异型结构和氮氧化合物的含量最高。油炸温度为 220～250℃ 为宜。

2. 去毛研究 马钱子的皮毛与种仁含的生物碱成分基本相同，仅在含量上有所不同。毒性实验表明，去毛与不去毛的马钱子之间无显著差异。因此传统认为马钱子皮毛毒性大，刺激咽喉的说法没有充分的科学依据，现已不作去毛的法定要求。

3. 炮制原理研究　马钱子经炮制后，士的宁和马钱子碱的含量显著减少，士的宁和马钱子碱中的醚键断裂开环，而转变生成的异型结构及其氮氧化合物的含量显著增加，被转化的这些生物碱毒性变小，且保留或增强了某些生物活性，从而降低了马钱子的毒性。

【贮藏】　马钱子粉密闭，置干燥处，按毒剧药管理。

【备注】　马钱子的炮炙古代有土炒、炒焦去毛、炒黑、油炸、油炸去毛、油煮、甘草水煮、豆腐制、水磨切片炒研、炙制等方法。近代有砂烫、油炸、清炒、甘草制、童便制、绿豆制、姜制、甘草香油制、童便浸砂烫、土炒、童便炒、麻黄炒、复制等方法。现行用砂烫法和油炸法。

狗脊

【处方用名】　狗脊，烫狗脊，制狗脊，酒狗脊，蒸狗脊。

【来源】　本品为蚌壳蕨科植物金毛狗脊 *Cibotium barometz*（L.）J.Sm. 的干燥根茎。秋、冬二季采挖，除去泥沙，干燥；或去硬根、叶柄及金黄色绒毛，切厚片，干燥，为"生狗脊片"；蒸后，晒至六七成干，切厚片，干燥，为"熟狗脊片"。药材外观以体肥大、金黄色、坚实、无毛、无空心者为佳。

【炮制方法】

1. 狗脊＊　除去杂质；未切片者，洗净，润透，切厚片，干燥。本品含醇溶性浸出物不得少于 20.0%。

2. 烫狗脊＊　将净砂置于锅内，用武火加热，待砂呈轻松滑利状态时，投入净狗脊片，翻炒至鼓起，绒毛呈焦褐色时，取出，筛去砂，放凉，除去残存绒毛。本品含醇溶性浸出物不得少于 20.0%；含原儿茶酸（$C_7H_6O_4$）不得少于 0.020%。

3. 酒狗脊＊　取净狗脊片，加黄酒拌匀，润透，置蒸笼内，用武火加热蒸 4～6 小时，停火后闷 6～8 小时，取出，干燥，筛去药屑（本品收载于《中国药典》成方制剂"木瓜丸"处方中）。

每 100kg 净狗脊片，用黄酒 15kg。

4. 蒸狗脊　取净狗脊片置蒸笼内，用武火加热，蒸 4～6 小时，停火，闷 6～8 小时，至黑棕色，取出，干燥，筛去药屑。

【性状】　狗脊为不规则的椭圆形或圆形厚片状，切面浅棕色，外侧有一条明显隆起的棕黄色环纹，中间可见多数点状结构，边缘不整齐，残留金黄色绒毛，质脆，易折断，有粉性，味微涩。

烫狗脊表面略鼓起，棕褐色，气微，味淡、微涩。

酒狗脊形如狗脊片，表面暗褐色，微有酒气。

蒸狗脊形如狗脊片，表面黑棕褐色。

【炮制作用】　狗脊味苦、甘，性温。归肝、肾经。具有祛风湿，补肝肾，强腰膝的功能。

狗脊生品以祛风湿，利关节为主。用于风寒湿痹，关节疼痛，屈伸不利。

烫狗脊质地松脆，利于粉碎煎煮，并易于除去绒毛，以补肝肾，强筋骨为主。用于肝肾不足或冲任虚寒的腰痛脚软，遗精，遗尿，妇女带下。

酒狗脊长于祛风除湿，活血止痛。用于风湿骨痛，伤风感冒，头痛，肚痛，心胃气痛，冻疮。

蒸狗脊缓和苦燥之性，增强补肝肾，强腰膝的作用。

【炮制研究】　狗脊经砂烫、单蒸、酒蒸、盐制后，总糖含量、氨基酸总量均降低。生品中的游离氨基酸含量高于炮制品，而水解氨基酸含量则是炮制品高于生品。另有报道，狗脊砂烫后水溶性浸出物含量比生品高出约 70%。

【贮藏】　置阴凉干燥处，防潮。

【备注】　狗脊的炮炙古代有酥炙去毛、炒去毛、微炒、去毛焙制、火炮、煅制、酒蒸、酒浸、酒炒、醋炙、醋煮、炙制等方法。近代有砂烫、蒸制、酒制、清炒、盐制等方法。现行用砂烫、清蒸、酒蒸法。

第五节　蛤粉烫法

待炮制品与受热均匀的蛤粉共同拌炒的方法，称蛤粉烫法，亦称蛤粉烫法。

蛤粉味咸，性寒。具有清热利湿，软坚化痰的作用。由于蛤粉颗粒细小，且传热较河砂稍慢，能使药物缓慢均匀受热，故蛤粉烫法多适用于动物胶类药物。

（一）操作方法

1. 手工操作方法

（1）净制：取胶类药物，烘软后，切成6～10mm左右的立方块。

（2）蛤粉的处理：取青蛤或文蛤的贝壳，除去杂质，干燥，碾压成细粉。

（3）预热：将定量的蛤粉置于锅内，中火加热至蛤粉色泽稍深、搅动时显得轻松滑利，即达到蛤粉烫时所要求的温度。

（4）炒制：将胶丁均匀撒入到温度适宜的蛤粉中，中火加热，不断翻动和掩埋药物，烫炒至鼓起或成珠、内部疏松、外表呈黄色时，取出，筛去蛤粉，放凉。

除另有规定外，一般每100kg净药物，用蛤粉30～50kg。

（5）收贮：将符合成品质量标准的饮片按药典规定及时贮藏。

2. 机械操作规程　参照麸炒法的滚筒式炒药机操作规程。

（二）成品质量

1. 蛤粉烫炒品表面呈灰白色或黄白色，鼓起成珠，质地酥脆，内无胶茬，有香气。

2. 成品含生片、糊片不得超过2%。

（三）注意事项

1. 烫炒前应将胶块烘软，趁热切成大小均匀的胶丁。

2. 火力要适宜，一般用中火加热。温度低易"烫僵"，温度高易焦糊。

3. 烫炒时胶丁要均匀撒开，否则受热后易互相粘连，鼓起不好。

4. 蛤粉可反复使用。但色泽变灰暗时，需及时更换，以免影响成品色泽。

（四）炮制目的

1. 使药物质地酥脆，利于粉碎和煎煮　如阿胶、鹿角胶等胶类药物，炒后鼓起，质酥，易于制剂时的粉碎和汤剂的煎煮。

2. 降低药物的滋腻性，矫正不良气味　动物胶类药物炒后质酥气香，黏腻性降低，利于服用。

3. 增强药物的疗效　如阿胶经蛤粉烫后，能增强清肺化痰作用。

阿胶

【处方用名】阿胶，阿胶珠，蒲黄炒阿胶。

【来源】本品为马科动物驴 Equus asinus L. 的干燥皮或鲜皮经煎煮、浓缩制成的固体胶。药材外观以乌黑光亮、断面紫红色、质脆、味甘、无腥气者为佳。

【炮制方法】

1. 阿胶*　捣成碎块。

2. 阿胶珠*　取阿胶，烘软，切成1cm左右的丁。取蛤粉置于锅内，用中火加热，待蛤粉呈灵活状态时，均匀撒入阿胶丁，翻炒至鼓起成珠，内无溏心（内部未膨化的胶质部分，热时成糖稀状，冷后成刺手的胶茬）时，取出，筛去蛤粉，摊凉。本品含L-羟脯氨酸不得少于8.0%，甘氨酸不得少于18.0%，丙氨酸不得少于7.0%，L-脯氨酸不得少于10.0%。

每100kg阿胶丁，用蛤粉30～50kg。

3. 蒲黄炒阿胶　取适量净蒲黄，置于预热的炒制设备内，用中火炒至稍微变色时，均匀撒入阿胶丁，翻炒至鼓起成珠，内无溏心时，取出，筛去蒲黄，放凉。

【性状】　阿胶为长方形、方形块或丁状，棕色至黑褐色，有光泽，质硬而脆，断面光亮，碎片对光照视呈棕色半透明状，气微，味微甘。

蛤粉烫阿胶呈类球形，表面棕黄色或灰白色，附有白色粉末（蛤粉），体轻，质酥易碎，断面中空或多孔状，淡黄色至棕色，气微，味微甜。

蒲黄炒阿胶呈类球形，外表深土黄色，附有深黄色粉末（炒蒲黄），质松泡，气微，味微苦。

【炮制作用】　阿胶味甘，性平。归肺、肝、肾经。具有补血滋阴，润燥，止血的功能。

阿胶生品滋阴补血。用于血虚萎黄，眩晕心悸，心烦失眠，虚风内动，温燥伤肺，干咳无痰。

阿胶珠易于粉碎，且降低了滋腻性，矫正了不良气味。

蛤粉烫阿胶善于清肺化痰，滋阴降火。用于阴虚咳嗽，久咳少痰或痰中带血。

蒲黄炒阿胶长于止血安络。用于阴虚咳血，崩漏，便血。

【炮制研究】　阿胶主要含胶原（骨胶原、明胶原），水解后产生多种氨基酸。尚含钙、硫等无机元素。

1. 工艺研究　研究表明，蛤粉温度在145～160℃，烫炒3～5分钟，所得炮制品质量最好。

2. 成分研究　因烫炒受热时间短，阿胶珠与阿胶丁所含氨基酸种类无变化，但氨基酸的总量阿胶珠（73.13%）较阿胶丁（63.55%）高。

【贮藏】　密闭，防潮。

【备注】　阿胶的炮炙古代有蛤粉烫、蒲黄炒、麸炒、米炒、草灰炒成珠、牡蛎粉炒、土炒、火炮、炒、炒酥、炙珠、炙令尽沸、熬猪脂浸炙、水浸蒸、酒制、葱姜汁制、童便制等方法。近代有蛤粉烫、蒲黄炒、滑石粉烫等方法。现行用蛤粉烫和蒲黄炒。

鹿角胶

【处方用名】　鹿角胶，鹿角胶珠。

【来源】　本品为鹿科动物马鹿 *Cervus elaphus* Linnaeus 或梅花鹿 *Cervus nippon* Temminck 已骨化的角或锯茸后翌年春季脱落的角基（即鹿角盘）经水煎煮，浓缩制成的固体胶块。药材外观以棕黄色、半透明、无腥臭气者为佳。

【炮制方法】

1. 鹿角胶 *　将鹿角锯段，漂泡洗净，分次水煎，滤过，合并滤液（或加入白矾细粉少量），静置，滤取胶液，浓缩（可加适量黄酒、冰糖和豆油）至稠膏状，冷凝，切块，晾干，即得。本品含L-羟脯氨酸不得少于6.6%，甘氨酸不得少于13.3%，丙氨酸不得少于5.2%，L-脯氨酸不得少于7.5%。

2. 鹿角胶珠　取鹿角胶块，烘软后，切成小方块。另取蛤粉置于锅内，用中火加热，待蛤粉呈灵活状态时，均匀撒入鹿角胶块，翻炒至鼓起成珠，内无溏心时，取出，筛去蛤粉，放凉。

每100kg鹿角胶块，用蛤粉30～50kg。

【性状】　鹿角胶为扁方形块，黄棕色或红棕色，半透明，有的块上有黄白色泡沫层，质脆易碎，断面光亮，气微，味微甜。

鹿角胶珠呈类圆形，表面黄白色或淡黄色，质松泡而易碎，断面中空略呈海绵状，气微，味微甜。

【炮制作用】　鹿角胶味甘、咸，性温。归肾、肝经。具有温补肝肾，益精养血的功能。

鹿角胶生品长于补肾阳，益精血。用于阳痿滑精，腰膝酸软，虚劳羸瘦，崩漏下血，便血尿血，阴疽肿痛。

蛤粉烫鹿角胶可降低其黏腻性，矫其不良气味，使之质地酥脆，便于粉碎。

【贮藏】 密闭，防潮。

【备注】 鹿角胶的炮炙古代有蛤粉烫成珠、螺粉炒、炒令微黄、炒如珠子、炒制、麸炒、鹿角霜拌炒成珠、炙、熬令黄、炙燥、醋化、老酒浸化等方法。现行用蛤粉烫法。

黄明胶

【处方用名】 黄明胶，黄明胶珠。

【来源】 本品为牛科动物牛 *Bos taurus domesticus* Gmelin 的干燥皮，经煎煮、浓缩制成的固体胶块。药材外观以褐绿色、半透明、气微、味微甘咸者为佳。

【炮制方法】

1. 黄明胶 取黄明胶块，烘烤至软，切成立方块或捣成碎块。

2. 黄明胶珠 取蛤粉置于锅内，用中火加热，待蛤粉呈灵活状态时，均匀撒入黄明胶小块或碎块，翻炒至鼓起成珠，内无溏心时，取出，筛去蛤粉，放凉。

【性状】 黄明胶为方形或不规则碎块状，棕褐色有光泽，质坚脆，断面光亮，呈半透明状，气微，味微甜。

黄明胶珠呈圆球状，表面黄白色或淡黄色，质松泡，气微，味微甜。

【炮制作用】 黄明胶味甘，性平。归肺、大肠、肝经。具有滋阴润燥，养血止血的功能。用于体虚便秘，肾虚遗精，吐血，呕血，胎漏，崩漏。

蛤粉烫黄明胶可减其黏腻性，矫其腥味，使之质地酥脆，便于粉碎。

【贮藏】 置阴凉干燥处，防潮。

【备注】 黄明胶现行主要生用和蛤粉烫后应用。

第六节　滑石粉烫法

待炮制品与受热均匀的滑石粉共同拌炒的方法，称滑石粉烫法，亦称滑石粉炒法。

滑石粉味甘，性寒。具有清热利尿的作用。滑石粉质地细腻，与药物接触面积大，且传热较缓慢，使药物受热均匀，又很少被药物粘附，故滑石粉烫法多适用于韧性较大，受热后易出油而容易粘附辅料的动物类药物。

（一）操作方法

1. 手工操作方法

（1）净制：取待炮制品，除去杂质，大小分档（鱼鳔胶、刺猬皮等药物需剪切成适宜烫制的小块）。

（2）预热：将定量的滑石粉置于锅内，中火加热至滑石粉色泽稍深、搅动时显得轻松滑利，即达到滑石粉烫时所要求的温度。

（3）炒制：将分档的待炮制品投入到温度适宜的滑石粉中，中火加热，不断翻动掩埋，烫炒至鼓起，酥脆，表面黄色或至规定程度时，取出，筛去滑石粉，放凉。

除另有规定外，一般每100kg净药物，用滑石粉40～50kg。

（4）收贮：将符合成品质量标准的饮片，按药典规定方法收贮。

2. 机械操作规程 参照麸炒法的滚筒式炒药机。

（二）成品质量

1. 滑石粉烫炒品表面呈黄色或色泽加深，鼓起，质地酥脆，有香气。

2. 成品含生片、糊片不得超过2%。

（三）注意事项

1. 药物炒前须切成小块或小段，并大小分档。

2. 烫炒时用中火加热，以防药物焦糊或生熟不匀。一般以少量药物试烫炒，以便掌握火力，保证成品质量。

3. 滑石粉可反复使用，待色泽变灰暗色时应及时更换，以免影响成品色泽。

（四）炮制目的

1. 使药物质地酥脆，便于粉碎和煎煮　如鱼鳔胶、黄狗肾等韧性大的药物，滑石粉烫后，质地松泡酥脆，易于粉碎和煎煮。

2. 降低毒性　如水蛭等，炒后能降低毒性。

3. 矫臭矫味　动物类药物有腥臭气味，炒后能矫其不良气味。

水蛭

【处方用名】　水蛭，烫水蛭。

【来源】　本品为水蛭科动物蚂蟥 *Whitmania pigra* Whitman、水蛭 *Hirudo nipponica* Whitman 或柳叶蚂蟥 *Whitmania acranulata* Whitman 的干燥体。夏、秋二季捕捉，用沸水烫死，晒干或低温干燥。药材外观以条整齐、黑褐色者为佳。

【炮制方法】

1. 水蛭＊　取原药材，洗净，润软，切段，干燥。

2. 烫水蛭＊　将滑石粉置于锅内，用中火加热，至翻动呈灵活状态时，投入净水蛭段，翻炒至微鼓起时，取出，筛去滑石粉，放凉。

每100kg净水蛭，用滑石粉40kg。

【性状】　水蛭呈不规则的段状、扁块状或扁圆柱状。背部表面黑褐色，稍隆起，腹面棕褐色，均可见细密横环纹。切面灰白色至棕黄色，胶质状。质脆，气微腥。

烫水蛭呈不规则段状、扁块状或扁圆柱状，略鼓起，背部黑褐色，腹面棕黄色至棕褐色，附有少量白色滑石粉，断面松泡，灰白色至焦黄色，气微腥。

【炮制作用】　水蛭味咸、苦，性平；有小毒。归肝经。具有破血，逐瘀，通经的功能。

水蛭生品有毒，多入煎剂，以破血逐瘀为主。用于瘀滞癥瘕，经闭及跌打损伤，瘀滞疼痛。

烫水蛭能降低毒性，质地酥脆，利于粉碎，还能矫其腥气。用于跌打损伤，内损瘀血，心腹疼痛，大便不通。

【炮制研究】　新鲜水蛭唾液腺中含水蛭素，遇热及稀酸易破坏。尚含肝素、抗栓素、蛋白质等。

1. 成分研究　水蛭清炒品与砂烫品氨基酸总量、人体必需氨基酸总量均较生品大为降低，而滑石粉烫后其氨基酸总量和人体必需氨基酸总量都有所增加。

2. 药理研究　新鲜水蛭唾液腺中含水蛭素，遇热及稀酸易破坏，水蛭素能阻止凝血酶对纤维蛋白原的作用，阻碍血液凝固。20mg水蛭素可阻止100g人血凝固。对细菌内毒素引起的大鼠血栓形成有预防作用，并能减少大鼠的死亡率。

生水蛭灌胃给药具有显著延长小鼠凝血时间、出血时间和体内抗血栓作用；烫水蛭对凝血时间、出血时间和体内血栓形成均无明显作用。

【贮藏】　置干燥处，防潮，防蛀。

【备注】 水蛭的炮炙古代有熬制、微炒、炒令微黄、炒焦、微煨令黄、米炒、石灰炒过再熬、石灰炒、猪脂制、焙制、麝香炒、盐炒、炙制、香油炒焦等方法。近代有滑石粉烫、单炒、石灰炒、砂烫、蜜炙、米泔水制、油酥炙、醋煮等方法。现行用滑石粉烫。

刺猬皮

【处方用名】 刺猬皮,制刺猬皮,烫刺猬皮。

【来源】 本品为刺猬科动物刺猬 *Erinaceus europaeus* L. 或短刺猬 *Hemichianus dauricus* Sundevoll 的干燥外皮。捕获后,将皮剥下,除去油脂,撒上一层石灰,于通风处阴干。药材外观以张大、肉脂刮净、刺毛整洁者为佳。

【炮制方法】

1. 刺猬皮* 取原药材,用碱水浸泡,刷去污垢,再用清水洗净,润透,切成小方块,干燥(本品收载于《中国药典》四部,但未列净制方法)。

2. 制刺猬皮* 将滑石粉置于锅内,用中火加热至翻动呈灵活状态时,投入净刺猬皮块,翻炒至棘刺卷曲焦黄,皮发泡时,取出,筛去滑石粉,放凉(本品收载于《中国药典》成方制剂"痔宁片"处方中)。

每 100kg 净刺猬皮块,用滑石粉 40kg。

【性状】 刺猬皮为带针状棘刺的皮块,表面灰褐色或黑褐色,内面灰白色,边缘有毛,质坚韧,有特殊腥臭气。

滑石粉刺猬皮表面鼓起,呈黄色,易折断,皮部边缘向内卷曲,微有腥气。

【炮制作用】 刺猬皮味苦,性平。归胃、大肠经。具有止血行瘀,止痛,固精缩尿的功能。

刺猬皮生品腥臭味较浓,很少生用。

制刺猬皮质地酥脆,易于粉碎和煎煮,且能矫其臭味。用于胃痛吐酸,痔瘘下血,遗精,遗尿。

【炮制研究】 刺猬皮主要含蛋白质、钙盐等。

刺猬皮经炒后,由于高温的作用,能使所含的钙盐生成氧化钙,收涩之性大增。内服后在胃酸的作用下形成可溶性钙盐,易于吸收,从而增加了人体内钙的含量,促进血凝,增强收敛止血的作用。

【贮藏】 置通风干燥处,防霉、防蛀。

【备注】 刺猬皮的炮炙古代有麸炒、蛤粉烫、土炒、炙末、炒黄、炒焦、炒黑、制炭、烧灰、酒煮、酒浸炙、酒醋童便浸炙、酥炙、酥炙煮捣末等方法。近代有滑石粉烫、砂烫、单炒、炒炭、酒制、油制、甘草汤浸等方法。现行用滑石粉烫法。

狗鞭

【处方用名】 狗鞭,狗肾,烫狗鞭。

【来源】 本品为犬科动物雄性犬 *Canis familiaris* Linnaeus 的干燥阴茎和睾丸。捕获后,割取生殖器(阴茎和睾丸),除去附着的毛、皮、肌肉及脂肪,拉直,置于阴凉处风干。药材外观以色淡黄、带红筋、条长大粗壮、带有睾丸者为佳。

【炮制方法】

1. 狗鞭* 取原药材,用碱水洗净,再用清水洗涤,润软,切成小段或片,干燥(本品收载于《中国药典》四部,但未列净制方法)。

2. 烫狗鞭 将滑石粉置于锅内,用中火加热,至翻动呈灵活状态时,投入净狗鞭段或片,翻炒至松泡,呈黄褐色时,取出,筛去滑石粉,放凉。

每100kg净狗鞭段或片,用滑石粉40kg。

【性状】　狗鞭为圆柱状小段或圆形片状,黄棕色,有少许毛附着,质地坚韧,有腥臭味。

滑石粉烫狗鞭质地松泡,呈黄褐色,腥臭味减弱。

【炮制作用】　狗鞭味咸,性温。归肾经。具有温肾壮阳,补益精髓的功能。

狗鞭因气腥,质地坚韧,一般不生用。

滑石粉烫狗鞭质地松泡,酥脆,易于粉碎和煎煮,且能矫其腥臭味,便于服用。用于肾虚阳衰所致的阳痿,阴冷,以及畏寒肢冷,腰酸尿频。

【贮藏】　置通风干燥处,防霉,防蛀。

【备注】　狗鞭的炮炙古代有炙黄、酒煮焙干、酒煮烂、酥拌炒、酥炙等方法。近代有滑石粉烫、酒炒等方法。现行用滑石粉烫法。

玳瑁

【处方用名】　玳瑁,制玳瑁。

【来源】　本品为海龟科动物玳瑁 *Eretmochelys imbricata*(Linnaeus)的背甲。药材外观以片大而厚、半透明、斑纹显著者为佳。

【炮制方法】

1. 玳瑁*　将原药材,用水刷净,浸24小时,取出,置蒸制设备内蒸热,镑成极薄片或切成细丝,干燥;或碾成细粉(本品收载于《中国药典》四部,但未列净制方法)。

2. 制玳瑁　将滑石粉置于锅内,用文火加热至翻动呈灵活状态时,投入净玳瑁丝,翻炒至深黄色,鼓起时,取出,筛去滑石粉,放凉。或烫后研成细粉。

每100kg净玳瑁片或丝,用滑石粉40kg。

【性状】　玳瑁呈不规则细丝状或极薄片,外表面淡黄棕色,光滑,内表面有白色沟纹,切面角质,对光照视可见紧密透明小点,质坚韧,不易折断,气微腥,味淡。

玳瑁粉为灰黄色粉末,气微腥,味淡。

制玳瑁形表面深黄色,鼓起,质脆。

【炮制作用】　玳瑁味甘,性寒。归心、肝经。具有镇心,平肝,清热解毒的功能。用于热病神昏,谵语惊狂,斑疹吐衄,惊风抽搐,疔毒恶疮。

制玳瑁矫其腥气,易于粉碎和服用。

【贮藏】　置干燥处。

【备注】　玳瑁的炮炙古代有细镑、捣成末、搓碎等方法。近代以来有镑成薄片或切成细丝、碾成粉、滑石粉烫后碾成细粉等方法。

鱼鳔胶

【处方用名】　鱼鳔胶,制鱼鳔胶,烫鱼鳔胶。

【来源】　本品为石首鱼科动物大黄鱼 *Pseudosciaena crocea*(Richardson)、小黄鱼 *Pseudosciaena polyactis* Bleeker 或鲟科动物中华鲟 *Acipenser sinensis* Gray、鳇鱼 *Huso dauricus*(Georgi)等的干燥鱼鳔。取出鱼鳔后,剖开,压扁或制成一定形状,干燥。药材以质韧、加水膨胀、煮之全溶者为佳。

【炮制方法】

1. 鱼鳔胶　取鱼鳔胶,微火烘软,切成小方块或丝。

2. 制鱼鳔胶

(1)滑石粉烫：将滑石粉置锅内，中火加热至呈灵活状态时，投入净鱼鳔块（丝），翻炒至发泡鼓起，表面呈黄色时，取出，筛去滑石粉，放凉。

每100kg净鱼鳔胶，用滑石粉30kg。

(2)蛤粉烫：将蛤粉置于锅内，用中火加热，烫炒至发泡鼓起，表面呈黄色时，取出，筛去蛤粉，放凉。

每100kg净鱼鳔胶，用蛤粉30kg。

【性状】　鱼鳔胶为小方块或不规则条状，黄白色或淡黄色，半透明，质坚韧，气微腥，味淡。

制鱼鳔胶表面鼓起发泡，黄色，质地酥脆，气微香。

【炮制作用】　鱼鳔胶味甘、咸，性平。归肾经。具有补肾益精，止血的功能。

鱼鳔胶生品气腥质韧，很少生用。临床多用其制品。

烫鱼鳔胶降低了滋腻性，矫其腥气，利于粉碎。用于肾虚滑精，吐血，血崩。

【炮制研究】　研究表明，烘箱185℃烘烤至鱼鳔形体鼓起，松泡，呈黄色时，取出，晾凉的方法简便易行，受热均匀，色泽一致，且无糊化。

【贮藏】　置通风干燥处，防霉，防蛀。

【备注】　鱼鳔胶的炮炙古代有蛤粉烫、螺粉炒、牡蛎粉炒、麸炒、慢火炒、制炭、火炮、微焙、炙令焦黄、香油炸黄等方法。近代有滑石粉烫、土炒、蛤粉烫法。现行用滑石粉烫法。

鹿筋

【处方用名】　鹿筋，烫鹿筋。

【来源】　本品为鹿科动物梅花鹿 *Cervus nippon* Temminck 或马鹿 *Cervus elaphus* L. 四肢的干燥筋（韧带）。杀鹿后，取四肢的筋，保留悬蹄或蹄骨，用水浸漂2～5天，除净残肉及筋膜，整形后晒干或低温干燥。药材外观以身干、条长、粗大、色金黄有光泽者为佳。

【炮制方法】

1. 鹿筋　将原药材，除去杂质，用温水浸约2小时，洗净，润透，烘热，除去蹄甲及蹄骨，切短段或厚片，干燥。

2. 烫鹿筋

(1)滑石粉烫：将净滑石粉置于锅内，用中火加热，待滑石粉呈轻松滑利状态时，投入净鹿筋段，翻炒至鼓起、表面黄棕色时，取出，筛去滑石粉，摊晾。

每100kg净鹿筋段或片，用滑石粉40～50kg。

(2)蛤粉烫：将蛤粉置于锅内，用中火加热，待蛤粉呈轻松滑利状态时，投入净鹿筋段，翻炒至鼓起、表面黄棕色时，取出，筛去蛤粉，摊凉。

每100kg净鹿筋段或片，用蛤粉30～50kg。

(3)砂烫：将净砂置于锅内，用武火加热，待砂呈轻松滑利状态时，投入净鹿筋段，翻炒至鼓起、表面黄棕色时，取出，筛去砂，摊凉。

【性状】　鹿筋为短段或片状，表面金黄色或棕黄色，有的表面具大小不一的瘤状突起，切面有光泽，半透明，质坚韧，气微腥，味微咸。

制鹿筋鼓起，表面黄棕色，微具焦斑，蛤粉烫和滑石粉烫品外部粘附少量辅料。

【炮制作用】　鹿筋味咸，性温。归肝、肾经。具有补劳续绝，强筋健骨的功能。用于肾虚膝无力，腰痛，劳损绝伤，转筋。

制鹿筋矫其腥味，利于粉碎，便于服用，或制成丸散剂服用。

【贮藏】　置阴凉干燥处，防蛀。

鹿鞭

【处方用名】　鹿鞭，鹿肾，鹿鞭粉。

【来源】　本品为鹿科动物梅花鹿 *Cervus nippon* Temminck 或马鹿 *Cervus elaphus* Linnaeus 的干燥阴茎及睾丸。宰鹿时割取，除去脂肪、皮膜，揩净血污，悬挂通风处，阴干，或低温烘干。

【炮制方法】

1．鹿鞭　取原药，洗净，干燥，烘软，趁热切薄片，晾凉。

2．鹿鞭粉

（1）滑石粉烫：将滑石粉置于锅内，用中火加热至轻松滑利状态时，投入净鹿鞭片，翻炒至形体鼓起，表面深黄色，质地酥脆时，取出，筛去滑石粉，摊凉。研成细粉。

每100kg净鹿鞭片，用滑石粉40～50kg。

（2）砂烫：将净砂置于锅内，用中火加热，待砂呈轻松滑利状态时，投入鹿鞭片，烫炒至表面深黄色，质地酥脆时，取出，筛去砂，摊凉。研成细粉。

【性状】　鹿鞭为类圆形的薄片，直径3～5cm，表面棕黄色，半透明，边缘有凹痕，中间有空隙，质坚韧，气微腥，味微咸。

鹿鞭粉为粒度均匀、黄棕色的粉末。

【炮制作用】　鹿鞭味甘、咸，性温。归肝、肾经。具有补肾阳，益精血的功能。用于劳损，腰膝酸痛，肾虚耳鸣，阳痿，宫寒不孕。

砂烫后，质酥易于粉碎，便于服用和制备丸、散剂。

【贮藏】　置阴凉干燥处，防霉、防蛀。

脐带

【处方用名】　脐带，烫脐带，煨脐带。

【来源】　本品为健康新生儿的干燥脐带。在新鲜胎盘加工时剪取，挤去污血，反复漂洗干净，置沸水中略烫后，整条或纵剖，平摊，烘干。药材外观以血管内无残血者为佳。

【炮制方法】

1．脐带　取原药材，除去杂质，洗净，干燥，切长段。

2．烫脐带　将滑石粉置热锅内，中火加热至滑利状态时，投入净脐带段，炒至发泡，质酥时，取出，筛去滑石粉，放凉，碾成细粉。

每100kg净脐带段，用滑石粉40kg。

3．煨脐带　取净脐带，洗净，用湿纸包裹，置糠火中，煨软；或用文火烘软，切片或段，干燥。

【性状】　脐带呈段状，淡黄或浅棕色，内有2个动脉管和1个静脉管，切面有三个小孔痕迹，质坚韧、气微腥。烫脐带为淡黄色或浅棕色段或细粉，质松泡，气微腥。

烫脐带略鼓起，淡黄色或浅棕色段，质松泡，气微腥。

煨脐带表面略鼓起，棕褐色，有焦香气。

【炮制作用】　脐带味甘、咸，性温。归心、肺、肾经。具有益肾，纳气，平喘，敛汗的功能。

烫脐带和煨脐带质酥脆，易粉碎，矫其腥味，利于制剂与服用。

【贮藏】　贮干燥容器内，密闭，置阴凉干燥处，防蛀。

【备注】　脐带的炮炙古代有瓦上炙焦法、银花甘草煎汁与酒共煮、制炭法、煅法。近代用砂烫、蛤粉烫法、煨法、滑石粉烫法。

（宋　磊）

? 复习思考题

1. 试比较清炒法与加辅料炒法的异同点。
2. 试以麸炒苍术为例，来说明陈嘉谟"麦麸皮制抑酷性勿伤上膈"的论述。
3. 为什么说米炒斑蝥是科学的？米炒斑蝥的降毒原理是什么？
4. 砂烫马钱子的降毒原理是什么？
5. 如何通过炮制后米的色泽来判断米炒药物的成品质量？
6. 如何判断药物麸炒时的锅温是否适中？

第九章 炙 法

PPT 课件

学习目标

1. 掌握各炙法适用的药物,操作方法,成品质量,注意事项及炮制目的;常用药物的成品性状和炮制作用。
2. 熟悉炙法与加辅料炒法的区别,辅料的选择、制备和一般用量。
3. 了解炙法的含义,某些药物的现代研究。
4. 具有用手工和机械进行各种炙法操作的能力。

知识导览及
重点难点

待炮制品加入定量的液体辅料拌润,使辅料逐渐渗入药物组织内部,并炒至一定程度的方法,称炙法,亦称加液体辅料炒法。

炙法与加辅料炒法在操作方法上有相似之处,但又有区别。加辅料炒法用固体辅料,辅料作为中间传热体,大多辅料还与药物产生协同作用,炒后辅料被除去或部分除去;炙法用液体辅料,辅料渗入药物组织内部发挥作用,对药物的性能、成分、药理作用等影响较大。加辅料炒法一般用中火或武火,炒制时间较短;而炙法一般用文火,炒制时间较长。

炙法根据所用辅料不同,分酒炙、醋炙、盐炙、姜炙、蜜炙、油炙等。此外,还有吴茱萸炙、鳖血炙、甘草汁炙、米泔水炙、白矾水炙等方法。

第一节 酒 炙 法

将待炮制品加入定量黄酒拌匀,润透,置于预热的炒制设备内,用文火炒至规定程度的方法,称酒炙法,亦称酒炒法。

酒味甘、辛,性大热,气味芳香,能升能散。具有宣行药势,活血通络,祛风散寒,矫味的作用。故酒炙法多适用于性味苦寒、活血散瘀、祛风通络的药物。

（一）操作方法

1. 先拌酒后炒药 适用于大多数需酒炙的药物,尤其是质地坚实的根及根茎类药物。如黄连、大黄、川芎、当归等。

（1）净制:取待炮制品,除去杂质,大小分档。

（2）拌润:取分档的待炮制品,与定量黄酒拌匀,加盖闷润,至酒被药物吸尽。

炮制用酒以黄酒为宜。除另有规定外,一般每 100kg 净药物,用黄酒 10～20kg。若酒量少,可加入适量饮用水稀释后再拌润。

（3）预热:用文火加热,使炒药锅或炒药机锅体的热度达到待炮制品酒炙所需的温度。

（4）炒制:将拌润后的药物,置于预热的炒制设备内,用文火加热,炒至药物近干,达到规定程度时,取出,晾凉,除去药屑。

（5）收贮:将符合成品质量标准的饮片,按药典规定方法收贮。

2. 先炒药后加酒 此法酒不易渗入到药物组织内部,加热又可促使酒迅速挥发,因此,只适用于个别药物如五灵脂的酒炙，或临时配方应付时应用。

（1）净制：取待炮制品，除去杂质，大小分档。

（2）预热：用文火加热，使炒药锅或炒药机锅体的热度达到适合药物酒炙时要求的温度。

（3）炒制：取分档的待炮制品，置于预热的炒制设备内，用文火加热，炒至药物色泽加深时，均匀喷洒定量黄酒，再用文火炒至规定程度，取出，晾凉，除去药屑。或将药物炒至规定的程度后，取出，与定量黄酒拌匀，晾干。

酒的选择及用量，同上述先拌酒后炒药法。

（4）收贮：将符合成品质量标准的饮片，按药典规定方法收贮。

（二）成品质量

1. 酒炙品色泽应较生品稍深，微带焦斑，略具酒气。

2. 成品含生片、糊片不得超过2%，含水分不得超过13%，含药屑、杂质不得超过1%。

（三）注意事项

1. 用酒拌润时容器上面应加盖，以免酒迅速挥发。

2. 若酒量少不易与药物拌匀，可用适量水稀释后再拌润。

3. 炒制时火力不可过大，一般用文火。

（四）炮制目的

1. 缓和药性，引药上行　如大黄、黄连、黄柏等苦寒清热药，性本沉降下行，多用于清中、下焦湿热。酒炙后，既可缓其苦寒之性，免伤脾胃阳气，又能借酒的升提作用引药上行，清上焦邪热。

2. 增强活血通络作用　如当归、川芎、丹参、威灵仙等活血散瘀、祛风通络的药物，经酒制后，酒与药物起协同作用而增强疗效。

3. 增强温肾助阳作用　如仙茅酒炙后，二者能起到协同作用，而增强温肾助阳作用。

4. 矫臭矫味　如乌梢蛇、蕲蛇、地龙等具有腥臭气味的动物药，酒炙后可矫其不良气味，利于患者服用。

另外，酒是良好的有机溶媒，酒炙有利于成分的浸润、溶解、置换、扩散，有利于有效成分的溶出而增强疗效。

黄连

【处方用名】　黄连，酒黄连，姜黄连，吴萸连，萸黄连。

【来源】　本品为毛茛科植物黄连 Coptis chinensis Franch.、三角叶黄连 Coptis deltoidea C. Y. Cheng et Hsiao 或云连 Coptis teeta Wall. 的干燥根茎。以上三种分别习称"味连""雅连""云连"。秋季采挖，除去须根及泥沙，干燥，撞去残留须根。药材外观以条粗壮、质坚实、断面红黄者为佳。

【炮制方法】

1. 黄连片 *　取原药材，除去杂质，润透后切薄片，晾干，或用时捣碎。本品含醇溶性浸出物不得少于15.0%；以盐酸小檗碱计，含小檗碱（$C_{20}H_{17}NO_4$）不得少于5.0%，含表小檗碱（$C_{20}H_{17}NO_4$）、黄连碱（$C_{19}H_{13}NO_4$）和巴马汀（$C_{21}H_{21}NO_4$）的总量不得少于3.3%。

2. 酒黄连 *　取净黄连片，用定量黄酒拌匀，闷润至酒被吸尽后，置于预热的炒制设备内，用文火炒干，取出，晾凉，筛去药屑。本品含量要求同黄连片。

每100kg净黄连，用黄酒12.5kg。

3. 姜黄连 *　取净黄连片，用定量姜汁拌匀，闷润至姜汁被吸尽后，置于预热的炒制设备内，用文火炒干，取出，晾凉，筛去药屑。本品含量要求同黄连片。

每100kg净黄连，用生姜12.5kg。

4. 萸黄连* 取净吴茱萸,加水适量,煎煮半小时,去渣取汁拌入黄连片中,闷润至吴茱萸汁被吸尽后,置于预热的炒制设备内,用文火炒干,取出,晾凉,筛去药屑。本品含量要求同黄连片。

每100kg净黄连,用吴茱萸10kg。

【**性状**】 黄连为不规则的薄片,外表皮灰黄色或黄褐色,粗糙,有细小的须根,切面或碎断面鲜黄色或红黄色,具放射状纹理,气微,味极苦。

酒黄连色泽加深,略有酒香气,味苦。

姜黄连表面棕黄色,味苦,有姜的辛辣味。

萸黄连表面棕黄色,味苦,有吴茱萸的辛辣香气。

【**炮制作用**】 黄连味苦,性寒。归心、脾、胃、肝、胆、大肠经。具有清热燥湿,泻火解毒的功能。

黄连生品苦寒之性颇盛,善清心火,清热解毒。多用于心火亢盛,心烦不眠,心悸不宁,神昏谵语,以及湿热诸证如湿温,痢疾,热毒疮疡。

酒黄连能借酒力引药上行,缓其寒性,善清上焦头目之火。用于目赤肿痛及口疮。

姜黄连可缓其苦寒之性,并能增强止呕作用,善于清胃和胃止呕。用于寒热互结,湿热中阻,痞满呕吐。

萸黄连可缓其苦寒之性,使黄连寒而不滞,善于疏肝和胃止呕。用于肝胃不和,呕吐吞酸。

【**炮制研究**】 黄连中含小檗碱、表小檗碱、黄连碱、巴马汀、掌叶防己碱、药根碱等多种生物碱。

1. 工艺研究 比较黄连不同的干燥方法,以60℃烘干为宜。因烘干后的颜色黄亮,小檗碱含量仅降低0.05%,且效率高,操作简便,适合大量生产。

2. 成分研究 黄连中的有效成分小檗碱等易溶于水,在热水中溶解度更高。实验证明,黄连切制时,宜在水温较低时进行,并尽量减少在水中的浸润时间,否则易损失药效。研究黄连生品和酒制品中小檗碱的含量,结果酒黄连较生品有减少的趋势,说明加热对小檗碱有一定程度的破坏;但小檗碱的溶出率酒制品(90.97%)却大大高于生品(58.17%)。说明酒黄连中小檗碱含量虽然有所下降,但溶出率显著增高,相应地增强了疗效。

黄连生品在130℃加热60分钟,或180℃加热20分钟开始生成小檗红碱,其含量随加热温度升高和时间延长而增加,同时小檗碱相应减少。

3. 药理研究 黄连经黄酒、姜汁、吴茱萸汁炮制后,仍有不同程度的抗菌活性,且均出现了生品没有的对铜绿假单胞菌的抑制作用。姜黄连对变形杆菌的抑制作用增强,优于其他炮制品。

【**贮藏**】 置通风干燥处。

【**备注**】 黄连的炮炙古代有酒制、黄土 - 姜 - 酒 - 蜜制、盐制、姜汁炒、蜜制、吴茱萸制、米泔制、童便制、乳制、熬制、巴豆制、烧焦炙炭、麸炒、土炒、朴硝制、干漆制、益智制、胆汁制、槐花制、猪大肠中煮熟等方法。近代有酒炙、姜炙、吴茱萸炙、猪胆汁炙、炒黄、土炒、炒炭、醋炙、盐炙等方法。现行用酒炙、姜炙、吴茱萸炙等方法。

| 大 黄 |

【**处方用名**】 大黄,酒大黄,熟大黄,大黄炭,醋大黄。

【**来源**】 本品为蓼科植物掌叶大黄 *Rheum palmatum* L.、唐古特大黄 *Rheum tanguticum* Maxim.ex Balf. 或药用大黄 *Rheum officinale* Baill. 的干燥根及根茎。秋末茎叶枯萎或次春发芽前采挖,除去细根,刮去外皮,切瓣或段,绳穿成串干燥或直接干燥。药材外观以质坚实、断面锦纹明显、红棕色、有油性、气清香、味苦而微涩、嚼之发黏者为佳。

【炮制方法】

1. 大黄* 取原药材,除去杂质,大小分开,洗净,润透,切厚片或块,晾干,筛去药屑。本品含水溶性浸出物不得少于25.0%;含游离蒽醌不得少于0.35%,含总蒽醌不得少于1.5%。

2. 酒大黄* 取净大黄片,用定量黄酒拌匀,闷润至酒被吸尽后,置于预热的炒制设备内,用文火炒干,色泽加深时,取出,晾凉,筛去药屑。本品含水溶性浸出物不得少于25.0%;含游离蒽醌不得少于0.50%,含总蒽醌不得少于1.5%。

每100kg净大黄片,用黄酒10kg。

3. 熟大黄*

(1)酒炖*:取净大黄块,用定量黄酒拌匀,闷1~2小时至酒被吸尽后,装入蒸罐内或适宜设备内,密闭,隔水炖24~32小时,至大黄内外均呈黑色时,取出,干燥(注:《中国药典》一部单味制剂"九制大黄丸"即是大黄用酒炖法炮制后制成的水泛丸)。

每100kg净大黄块,用黄酒50kg。

(2)酒蒸*:取净大黄块,用定量黄酒拌匀,闷1~2小时至酒被吸尽后,置于笼屉或适宜的蒸制设备内,蒸至大黄内外均呈黑色时,取出,干燥。

每100kg净大黄块,用黄酒30kg。

熟大黄含水溶性浸出物不得少于25.0%;含游离蒽醌不得少于0.50%,含总蒽醌不得少于1.5%。

4. 大黄炭*

(1)炒炭*:取净大黄片或块,置于预热的炒制设备内,用武火炒至外表呈焦黑色,内部焦褐时,喷淋清水少许,灭尽火星,取出,摊晾,筛去药屑。本品含水溶性浸出物不得少于25.0%;含游离蒽醌不得少于0.50%,含总蒽醌不得少于0.90%。

(2)煅炭:取净大黄片或块,置于锅内,上扣一较小的锅,两锅的结合处先用湿纸后用盐泥封固,上压重物,扣锅底部贴一白纸条或放几粒大米,用文武火加热,煅4~5小时,至纸或大米呈焦黄色为度,离火,待凉后取出,筛去药屑。

5. 醋大黄 取净大黄片或块,用定量米醋拌匀,闷润至醋被吸尽后,置于预热的炒制设备内,用文火炒干,取出,晾凉。

每100kg净大黄片或块,用米醋15kg。

【性状】 大黄为不规则厚片或块,片面淡红棕色或黄棕色,中心有纹理,有的(指根茎)有星点,质坚实,有的中心稍松软,气清香,味苦而微涩。

酒大黄表面深棕色或棕褐色,偶有焦斑,折断面呈浅棕色,质坚实,略有酒香气。

熟大黄表面黑褐色,质坚实,有特异芳香气,味微苦。

大黄炭表面焦黑色,内部焦褐色,质轻而脆,有焦香气,味苦涩。

醋大黄表面深棕色或棕褐色,断面浅棕色,略有醋气。

【炮制作用】 大黄味苦,性寒。归脾、胃、大肠、肝、心包经。具有泻下攻积,清热泻火,凉血解毒,逐瘀通经,利湿退黄的功能。

大黄生品苦寒,沉降,气味重浊,走而不守,直达下焦,泻下作用峻烈,长于攻积导滞,泻火解毒。用于实热积滞便秘,血热吐衄,目赤咽肿,痈肿疔疮,肠痈腹痛,瘀血经闭,产后瘀阻,跌打损伤,湿热痢疾,黄疸尿赤,淋证,水肿;外治烧烫伤。

酒大黄泻下作用稍缓,并借酒力引药上行,长于清上焦血分热毒。用于血热妄行之吐血,衄血及火邪上炎所致的目赤咽肿,齿龈肿痛。

熟大黄泻下作用缓和,减轻腹痛之副作用,长于泻火解毒。用于火毒疮疡。

大黄炭泻下作用极弱,长于凉血化瘀止血,用于血热有瘀的出血病。

醋大黄泻下作用稍缓,长于消积化瘀。用于食积痞满,产后瘀滞,癥瘕癖积。

【炮制研究】 大黄主要含游离型和结合型蒽醌类和双蒽酮类衍生物,尚含鞣质、苯丁酮苷类、芪苷类、萘苷类、多糖化合物及有机酸等成分。

1. 工艺研究 有人将大黄与黄酒拌润后加压蒸制来制备熟大黄。另外,大黄经酒精酵母、面包酵母发酵后,能使大黄结合型蒽醌转化为游离型蒽醌,因此,发酵法可作为炮制大黄的新方法。

2. 药理研究 酒炒大黄泻下作用比生品降低 30%,熟大黄(酒炖)、清宁片比生品降低 95%,大黄炭无泻下作用。

3. 炮制原理研究 大黄中结合型蒽醌类成分(番泻苷及蒽醌苷等)为泻下的有效成分;游离蒽醌类成分为抑菌、抗肿瘤的有效成分;鞣质有收敛止泻作用。大黄经酒炙后,结合型蒽醌衍生物减少,泻下作用弱于生大黄。蒸制后,结合型和游离型蒽醌衍生物均减少,其中结合型大黄酸减少显著,番泻苷仅余微量,因此,泻下作用缓和。炒炭后,结合型大黄酸被大量破坏,番泻苷已不存在,因此泻下作用极弱。

大黄炭中止血有效成分大黄酚和大黄素 -6- 甲醚含量分别约为生品的 2.7 倍和 4.1 倍,大黄炭止血作用增强与这两种成分的含量增加有关。

【贮藏】 置通风干燥处,防蛀。

【备注】 大黄的炮炙古代有酒制、酒巴豆蒸炒、醋制、姜炙、蜜制、米泔浸炒、童便制、黄连吴茱萸制、蒸制、韭汁制、九蒸九曝、炮熟、煨制、麸煨蒸、炒微赤、熬令黑色、烧存性、石灰炒等方法。近代有酒炙、酒蒸、酒炖、醋制、炒炭、面煨等方法。现行用酒炙、酒蒸、酒炖、醋炙、清蒸、炒炭等方法。

白 芍

【处方用名】 白芍,酒白芍,炒白芍,麸炒白芍,土炒白芍,醋白芍。

【来源】 本品为毛茛科植物芍药 *Paeonia lactiflora* Pall. 的干燥根。夏、秋二季采挖,洗净,除去头尾及细根,置于沸水中煮后除去外皮或去皮后再煮,晒干。药材外观以质坚实、表面灰黄色、断面黄白色、香气浓者为佳。

【炮制方法】

1. 白芍* 取原药材,除去杂质,大小条分开,洗净,润透,切薄片,干燥。本品含水溶性浸出物不得少于 22.0%;含芍药苷($C_{23}H_{28}O_{11}$)不得少于 1.2%。

2. 酒白芍* 取净白芍片,用定量黄酒拌匀,闷润至酒被吸尽后,置于预热的炒制设备内,用文火炒干,取出,晾凉,筛去药屑。本品含水溶性浸出物不得少于 22.0%;含芍药苷($C_{23}H_{28}O_{11}$)不得少于 1.2%。

每 100kg 净白芍片,用黄酒 10kg。

3. 炒白芍* 取净白芍片,置于预热的炒制设备内,用文火炒至表面微黄色,取出,放凉,筛去药屑。本品含水溶性浸出物不得少于 22.0%;含芍药苷($C_{23}H_{28}O_{11}$)不得少于 1.2%。

4. 麸炒白芍* 将麦麸均匀撒入温度适宜的热锅内,用中火加热,待起烟时,投入净白芍片,炒至表面淡黄色时,取出,筛去麦麸,放凉(本品收载于《中国药典》成方制剂"人参养荣丸"处方中)。

每 100kg 净白芍片,用麦麸皮 10kg。

5. 土炒白芍 取定量灶心土细粉,放置于锅内,用中火加热,至土呈灵活状态时,投入净白芍片,不断翻炒,炒至表面挂土色时,取出,筛去土粉,放凉。

每 100kg 净白芍片,用灶心土 20kg。

6. 醋白芍 取净白芍片,用定量米醋拌匀,闷润至醋被吸尽后,置于预热的炒制设备内,用文火炒干,取出,晾凉,筛去药屑。

每 100kg 净白芍片,用米醋 15kg。

【性状】 白芍为类圆形薄片,表面淡棕红色或类白色,平滑,切面类白色或微带棕红色,形成层环明显,可见稍隆起的筋脉纹呈放射状排列,质地致密坚实,气微,味微苦、酸。

酒白芍表面微黄色或淡黄棕色,偶见焦斑,微有酒香气。

炒白芍表面微黄色或淡棕黄色,偶见焦斑,气微香。

麸炒白芍表面淡黄色至淡棕黄色,有焦麸香气。

土炒白芍呈土黄色,略有焦土气。

醋白芍微黄色,略有醋香气。

【炮制作用】　白芍味苦、酸,性微寒。归肝、脾经。具有养血调经,敛阴止汗,柔肝止痛,平抑肝阳的功能。

白芍生品长于养血敛阴,平抑肝阳。多用于血虚萎黄,月经不调,自汗,盗汗,胁痛,腹痛,四肢挛痛,头痛眩晕。

酒白芍酸寒之性降低,长于和中缓急,止痛。用于胁肋胀痛,腹痛,尤其适宜治疗产后腹痛。

炒白芍寒性缓和,长于养血敛阴。用于肝旺脾虚之肠鸣腹痛,泄泻。

麸炒白芍寒性缓和,长于温补气血。与人参、白术、茯苓、当归、熟地黄配伍,用于心脾不足,气血两亏,形瘦神疲,食少便溏,病后虚弱。

土炒白芍借土气入脾,增强柔肝和脾,止泻作用。用于肝旺脾虚泄泻,或泻痢日久,腹痛喜按喜温。

醋白芍引药入肝,增强敛血,止血,疏肝解郁作用。用于肝郁乳汁不通,尿血。

【炮制研究】　白芍主要含芍药苷、氧化芍药苷及芍药内酯等。尚含有挥发油等成分。

1. 工艺研究

(1)去皮工艺:白芍以不经煮烫,趁鲜直接刮去外皮者为佳,该法芍药苷、丹皮酚含量较水煮法高。

(2)软化工艺:①白芍以水洗闷润切片为佳,其芍药苷含量与生品无显著差异,而水浸泡软化或水蒸气软化,芍药苷、苯甲酸含量最低,丹皮酚含量几乎为零;②以芍药苷含量为指标,比较常水常压浸润、常水减压浸润、常水减压冷浸、温水减压温浸软化,后三种方法均较传统常水常压浸润法为好,其中减压温浸软化效果最佳。

(3)酒炙工艺:以芍药苷含量为指标,酒炙白芍炮制最佳工艺为:加酒量5%,温度控制在90℃,炒制10分钟。

(4)麸炒工艺:优选的麸炒白芍炮制工艺为:190℃炒制10分钟,用麸量10%。

2. 成分研究　白芍炮制后芍药苷、丹皮酚的含量均有降低,含量变化为生白芍 > 酒炒白芍 > 醋炒白芍 > 清炒白芍。

白芍中所含的鞣质在稀酸、高温条件下,可缩合成鞣酐,又称鞣红,鞣红不溶于水,煎煮时不易被煎出而失去收敛作用。因此,白芍干燥时不宜强光暴晒,否则泛红变色。

3. 药理研究　白芍的五种炮制品水煎液均能使离体兔肠自发性收缩活动的振幅加大,其中以醋炙品作用最强;清炒品、酒炒品、醋炒品对肾上腺素引起的肠管活动抑制均有不同程度的拮抗作用,其中以醋炙品拮抗作用最为明显;白芍炮制品镇痛作用较生品明显。在芍药甘草汤中,醋炒品较其他炮制品有更为显著的镇痛作用。

【贮藏】　置通风干燥处,防蛀。

【备注】　白芍的炮炙古代有酒炒、酒浸、酒洗、酒拌、酒焙、酒蒸、醋炒、蜜拌蒸、煮制、米水浸炒、童便制、米炒、土炒、焙制、煨制、熬令黄、微炒、炒焦、炒炭、煅炭等方法。近代有酒炙、醋炙、盐炙、酒麸制、麸炒、土炒、炒黄、制炭、煨制等方法。现行用酒炙、醋炙、麸炒、炒黄、土炒等方法。

赤芍

【处方用名】　赤芍,炒赤芍。

【来源】 本品为毛茛科植物芍药 *Paeonia lactiflora* Pall. 或川赤芍 *Paeonia veitchii* Lynch 的干燥根。春、秋二季采挖,除去根茎、须根及泥沙,晒干。药材外观以条粗长、断面粉白色、粉性大者为佳。

【炮制方法】

1. **赤芍**[*] 取原药材,除去杂质,分开大小,洗净,润透,切厚片,干燥。本品含芍药苷($C_{23}H_{28}O_{11}$)不得少于1.5%。

2. **酒赤芍**[*] 取净赤芍片,用定量黄酒拌匀,闷润至酒被吸尽后,置于预热的炒制设备内,用文火炒干,取出,晾凉,筛去药屑(本品收载于《中国药典》成方制剂"乳癖散结胶囊"处方中)。

每100kg净赤芍片,用黄酒10kg。

【性状】 赤芍为类圆形切片,外表皮棕褐色,切面粉白色或粉红色,皮部窄,木部放射状纹理明显,有的有裂隙。

酒赤芍表面黄白色或棕红色,偶见焦斑,微有酒香气。

【炮制作用】 赤芍味苦,性微寒。归肝经。具有清热凉血,散瘀止痛的功能。

赤芍生品长于清热凉血,散瘀止痛。用于热入营血,温毒发斑,吐血衄血,目赤肿痛,肝郁胁痛,经闭痛经,癥瘕腹痛,跌仆损伤,痈肿疮疡。

酒赤芍可减弱其寒性,增强活血止痛作用。

【贮藏】 置通风干燥处。

【备注】 赤芍的炮炙古代有酒炙、制炭、焙制、炒制、煮制、药汁制、煨制、蜜制、醋制等方法。近代有酒炙法。现行用酒炙法,以生品应用为多。

龙 胆

【处方用名】 龙胆,酒龙胆。

【来源】 本品为龙胆科植物条叶龙胆 *Gentiana manshurica* Kitag.、龙胆 *Gentiana scabra* Bge.、三花龙胆 *Gentiana triflora* Pall. 或坚龙胆 *Gentiana rigescens* Franch. 的干燥根及根茎。前三种习称"龙胆",后一种习称"坚龙胆"。春、秋疡。二季采挖,洗净,干燥。药材外观以根条粗长、色黄或黄棕者为佳。

【炮制方法】

1. **龙胆**[*] 取原药材,除去杂质及残茎,洗净,闷润至透,切段,干燥。本品含水溶性浸出物不得少于36.0%;龙胆含龙胆苦苷($C_{16}H_{20}O_9$)不得少于2.0%,坚龙胆含龙胆苦苷($C_{16}H_{20}O_9$)不得少于1.0%。

2. **酒龙胆** 取净龙胆片或段,用定量黄酒拌匀,闷润至酒被吸尽后,置于预热的炒制设备内,用文火炒干,取出,晾凉,筛去药屑。

每100kg净龙胆片或段,用黄酒10kg。

【性状】 龙胆为不规则的段,根茎为不规则的块片,表皮暗灰棕色或深棕色,根圆柱形,表面淡黄色至黄棕色,有的有横皱纹,具纵皱纹,切面皮部黄白色至棕黄色,木部色较浅,气微,味甚苦。坚龙胆为不规则形的段,根表面无横皱纹,膜质外皮已脱落,表面黄棕色至深棕色,木部色较浅。

酒龙胆色泽加深,略有酒气。

【炮制作用】 龙胆味苦,性寒。归肝、胆经。具有清热燥湿,泻肝胆火的功能。

龙胆生品苦寒之性强,药性沉降,长于清热泻火,燥湿。用于湿热黄疸,阴肿阴痒,白带,湿疹瘙痒。过量或久用,有寒伤脾胃之虑。

酒龙胆苦寒之性缓和,且可引药上行。用于肝火目赤,耳鸣耳聋,胁痛口苦,强中,惊风抽搐。

【炮制研究】 　龙胆和三花龙胆主要含龙胆苦苷等成分；坚龙胆主要含龙胆碱等成分。

龙胆切制软化过程中，不宜用水泡，应采用润软的方法，切制后应尽快干燥，避免龙胆苷类成分的水解。研究表明，酒炙可促进龙胆药材中环烯醚萜苷类成分的溶出。

【贮藏】 　置干燥处。

【备注】 　龙胆的炮炙古代有酒洗、酒浸、酒炒、酒拌炒焦、酒煮、生姜汁浸、蜜炒、猪胆汁拌炒、柴胡拌炒、甘草汤制、炒制、炒焦、炒黑、煅、焙制等方法。近代有酒炙、炒炭等方法。现行用酒炙法。

乌梢蛇

【处方用名】 　乌梢蛇，乌蛇，乌梢蛇肉，酒乌梢蛇。

【来源】 　本品为游蛇科动物乌梢蛇 *Zaocys dhumnades*（Cantor）的干燥体。多于夏、秋二季捕捉，剖开蛇腹或先剥去蛇皮留头尾，除去内脏，盘成圆盘状，干燥。药材外观以身、头尾完整、皮黑褐色、肉黄白、脊背有棱、质坚实者为佳。

【炮制方法】

1. 乌梢蛇 * 　取原药材，除去头及鳞片，切寸段。本品含醇溶性浸出物不得少于12.0%。

2. 乌梢蛇肉 * 　取净乌梢蛇，去头及鳞片后，用黄酒闷透，取出，除去皮骨，干燥。本品含醇溶性浸出物不得少于14.0%。

每100kg净乌梢蛇，用黄酒20kg。

3. 酒乌梢蛇 * 　取净乌梢蛇段，用定量黄酒拌匀，闷润至酒被吸尽后，置于预热的炒制设备内，用文火炒干，取出，晾凉。本品含醇溶性浸出物不得少于12.0%。

每100kg净乌梢蛇段，用黄酒20kg。

【性状】 　乌梢蛇呈段状，表面黑褐色或绿黑色，无光泽，切面黄白色或淡棕色，质坚硬，气腥，味淡。

乌梢蛇肉呈段片状，无皮骨，肉厚柔软，黄白色或灰黑色，质韧，气微腥，略有酒气。

酒乌梢蛇棕褐色或黑色，略有酒气。

【炮制作用】 　乌梢蛇味甘，性平。归肝经。具有祛风，通络，止痉的功能。

乌梢蛇生品长于祛风止痒，解痉，但有腥气。用于隐疹瘙痒，小儿惊痫，破伤风。

酒乌梢蛇祛风通络作用增强，并能矫臭，防腐，利于服用和贮存。用于风湿痹痛，肢体麻木，中风，口眼㖞斜，筋脉拘急，半身不遂，痉挛抽搐，惊厥，皮肤顽癣，麻风等。

【炮制研究】 　乌梢蛇全体含赖氨酸、亮氨酸、天门冬氨酸等17种氨基酸成分，尚含有脂肪和蛋白质等。

1. 净制研究 　乌梢蛇的头与皮是品种鉴别的主要依据，产地加工时应该保留，以供鉴别。另有认为，乌梢蛇为无毒蛇，头部无毒腺，为了节约药材，加工时无须去头。

2. 蒸制研究 　将乌梢蛇用黄酒闷透，再用流通蒸汽蒸，可避免炒制时刺激性臭味的逸出。

3. 烘制研究 　取净乌梢蛇段，用黄酒拌匀，放容器内加盖后于烘箱内30℃烘闷30分钟，取出充分凉透，再敞开于烘箱60℃低温干燥15分钟，取出，置于通风干燥处放凉。

【贮藏】 　置干燥处，防霉，防蛀。

【备注】 　乌梢蛇的炮炙古代有取肉炙、酒炙、酒蒸、酒煮、酒焙、酒煨、醋炙、酥制、药汁制、烘制、清蒸等方法。近代有酒炙、酒浸、酒酥、酒煮、炒等方法。现行用酒浸、酒炙法。

蕲蛇

【处方用名】 　蕲蛇，蕲蛇肉，酒蕲蛇。

【来源】　本品为蝰科动物五步蛇 Agkistrodon acutus（Güenther）的干燥体。多于夏、秋二季捕捉，剖开蛇腹，除去内脏，洗净，用竹片撑开腹部，盘成圆盘状，干燥后拆除竹片。药材外观以头尾齐全、条大、花纹斑块明显者为佳。

【炮制方法】

1. **蕲蛇** * 　取原药材，除去头、鳞片，切成寸段。本品含醇溶性浸出物不得少于 12.0%。

2. **蕲蛇肉** * 　取蕲蛇，去头，用黄酒润透后，除去鳞、骨，干燥。本品含醇溶性浸出物不得少于 12.0%。

3. **酒蕲蛇** * 　取净蕲蛇段，用定量黄酒拌匀，闷润至酒被吸尽后，置于预热的炒制设备内，用文火炒干，取出，晾凉。本品含醇溶性浸出物不得少于 12.0%。

每 100kg 净蕲蛇段，用黄酒 20kg。

【性状】　蕲蛇呈小段状，背部表面黑褐色或浅棕色，有鳞片痕，近腹部呈灰白色，内面腹壁黄白色，可见脊椎骨或肋骨，气腥，味微咸。

蕲蛇肉呈小段片状，断面黄白色，质较柔软，略有酒气。

酒蕲蛇棕褐色或黑色，略有酒气。

【炮制作用】　蕲蛇味甘、咸，性温；有毒。归肝经。具有祛风，通络，止痉的功能。

蕲蛇头有毒，除去头部能消除毒性。蕲蛇生品气腥，不利于服用，临床较少应用。

蕲蛇肉与蕲蛇生品的功用相同，惟蕲蛇肉作用较强。

酒蕲蛇能增强祛风除湿，通络止痛作用，并减少腥气。用于风湿顽痹，肢体麻木，筋脉拘挛，中风，口眼㖞斜，半身不遂，破伤风，小儿急慢惊风，痉挛抽搐，惊厥，皮肤顽癣，麻风等。

【炮制研究】　蕲蛇含 3 种毒蛋白，并含透明质酸酶、出血毒素，尚含出血因子。

蕲蛇毒腺在头部，内服中毒后，能引起内脏广泛出血。去头的目的主要是为了降低毒性。

【贮藏】　与花椒同贮，或喷少量酒精后密闭，置干燥处，防霉，防蛀。

【备注】　蕲蛇的炮炙古代有酒浸炙、酒浸焙、醋浸后酒煮、酥制、砂烫、焙制等方法。近代有酒浸、酒炙、酒煮、酒蒸、酒砂烫、酒酥制等方法。现行用酒浸、酒炙法。

蛇蜕

【处方用名】　蛇蜕，酒蛇蜕。

【来源】　本品为游蛇科动物黑眉锦蛇 Elaphe taeniura Cope、锦蛇 Elaphe carinata（Guenther）或乌梢蛇 Zaocys dhumnades（Cantor）等蜕下的干燥表皮膜。春末夏初或冬初采集，除去泥沙，干燥。药材外观以皮膜完整、具有光泽者为佳。

【炮制方法】

1. **蛇蜕** * 　取原药材，除去杂质，洗净，干燥，切段。

2. **酒蛇蜕** * 　取净蛇蜕段，用定量黄酒拌匀，闷润至酒被吸尽后，置于预热的炒制设备内，用文火炒至微干，表面微显黄色时，取出，晾凉。

每 100kg 净蛇蜕段，用黄酒 15kg。

3. **蛇蜕炭** 　取净蛇蜕段放置于锅内，上扣一较小的锅，两锅的结合处先用湿纸后用盐泥封固，上压重物，扣锅底部贴一白纸条或放几粒大米，用武火煅至纸或大米呈焦黄色为度，离火，待凉后取出。

【性状】　蛇蜕为圆筒形小段，多压扁而皱缩，背部银灰色或淡灰棕色，有光泽，具菱形或椭圆形鳞迹，鳞迹衔接处呈白色，略抽皱或凹下，腹部乳白色或略显黄色，鳞迹长方形，呈覆瓦状排列，体轻，质微韧，手捏有润滑感，略有弹性，轻轻搓揉，沙沙作响，气微腥，味淡或微咸。

酒蛇蜕微显黄色，略有酒气。

蛇蜕炭黑色,有光泽,质轻松,易碎。

【炮制作用】 蛇蜕味咸、甘,性平。归肝经。具有祛风,定惊,退翳,解毒的功能。

蛇蜕生品有腥气,不利于服用和粉碎,多入煎剂。

酒蛇蜕能增强祛风定惊,退翳作用,并可矫味,有利于服用,多入散剂。用于小儿惊风,抽搐痉挛,翳障,喉痹,疔肿,皮肤瘙痒。

蛇蜕炭便于粉碎和制剂,具解毒消肿作用,以外用为主。用于痈肿疔毒,瘰疬恶疮。

【贮藏】 置干燥处,防蛀。

【备注】 蛇蜕的炮炙古代有酒浸、酒炙、醋炙、盐制、蜜炙、油制、炙制、马勃与皂角子制、甘草制、火熬、烧炭、烧灰、炒制、焙制等方法。近代有酒炙、煅炭、焙制、蜜炙、麸炒、油制、甘草水制等方法。现行用酒炙、煅炭法。

地 龙

【处方用名】 地龙,酒地龙,焙地龙。

【来源】 本品为钜蚓科动物参环毛蚓 Pheretima aspergillum(E. Perrier)、通俗环毛蚓 Pheretima vulgaris Chen、威廉环毛蚓 Pheretima guillelmi(Michaelsen)或栉盲环毛蚓 Pheretima pectinifera Michaelsen 的干燥体。前一种习称"广地龙",后三种习称"沪地龙"。广地龙春季至秋季捕捉,沪地龙夏季捕捉,及时剖开腹部,除去内脏及泥沙,洗净,晒干或低温干燥。药材外观以条大、肉厚者为佳。

【炮制方法】

1. 地龙＊ 取原药材,除去杂质,洗净,切段,干燥。本品含水溶性浸出物不得少于16.0%。

2. 酒地龙＊ 取净地龙段,用定量黄酒拌匀,闷润至酒被吸尽后,置于预热的炒制设备内,用文火炒至棕色时,取出,晾凉(本品收载于《中国药典》成方制剂"中风回春丸"处方中)。

每100kg净地龙段,用黄酒12.5kg。

3. 焙地龙＊ 取净地龙段,微火焙黄,粉碎(本品收载于《中国药典》成方制剂"马钱子散"处方中)。

【性状】 广地龙为薄片状小段,边缘略卷,具环节,背部棕褐色至紫灰色,腹部浅黄棕色,生殖环带较光亮,体轻,略呈革质,不易折断;沪地龙为不规则碎段,表面灰褐色或灰棕色,多皱缩不平,生殖环带多不明显,体轻脆,易折断,肉薄,气腥,味微咸。

酒地龙表面色泽加深,具焦斑,略有酒气。

焙地龙形似地龙,色微黄,质酥,腥气减弱。

【炮制作用】 地龙味咸,性寒。归肝、脾、膀胱经。具有清热定惊,通络,平喘,利尿的功能。

地龙生品以清热定惊,平喘为主。用于高热神昏,惊痫抽搐,头痛眩晕,关节痹痛,肢体麻木,半身不遂,肺热喘咳,水肿尿少。

酒地龙质地酥脆,利于粉碎和煎出有效成分,矫味,并增强通经活络、祛瘀止痛的作用。用于偏正头痛,寒湿痹痛,跌打损伤。

焙地龙易于粉碎,矫其腥气。

【炮制研究】 地龙含溶血成分蚯蚓素,解热成分蚯蚓解热碱,有毒成分蚯蚓毒素。

工艺研究:用15%黄酒拌润1小时,麸炒至棕黄色,放凉。

【贮藏】 置通风干燥处,防霉,防蛀。

【备注】 地龙的炮炙古代有炙制、酒制、酒炒、醋炙、盐制、油制、炒制、焙制、熬制、燣制、蛤粉烫制、煅炭、炒炭等方法。近代有酒炙、酒铁砂烫、砂烫、清炒、甘草汁制、焙等方法。现行用酒炙、焙法。

丹参

【处方用名】 丹参,酒丹参。

【来源】 本品为唇形科植物丹参 *Salvia miltiorrhiza* Bge. 的干燥根及根茎。春、秋两季采挖,除去泥沙,干燥。药材外观以条粗、色紫红、无碎断者为佳。

【炮制方法】

1. 丹参* 取原药材,除去杂质及残茎,洗净,润透,切厚片,干燥。本品含水溶性浸出物不得少于35.0%,含醇溶性浸出物不得少于11.0%。

2. 酒丹参* 取净丹参片,用定量黄酒拌匀,闷润至酒被吸尽后,置于预热的炒制设备内,用文火炒干,取出,晾凉,筛去药屑。本品含水溶性浸出物不得少于35.0%,含醇溶性浸出物不得少于11.0%。

每100kg净丹参片,用黄酒10kg。

【性状】 丹参为类圆形或椭圆形厚片,外表皮棕红色或暗棕红色,粗糙,具纵皱纹,切面有裂隙或略平整而致密,有的呈角质样,皮部棕红色,木部灰黄色或紫褐色,有黄白色放射状纹理,质硬而脆,气微,味微苦涩。

酒丹参表面红褐色,略具酒香气。

【炮制作用】 丹参味苦,性微寒。归心、肝经。具有活血祛瘀,通经止痛,清心除烦,凉血消痈的功能。

丹参多生用。丹参生品性偏寒凉,长于祛瘀止痛,清心除烦。多用于血热瘀滞所致的胸痹心痛,脘腹胁痛,热痹疼痛,心烦不眠,疮疡肿痛,产后腹痛,心腹疼痛及肢体疼痛。

酒丹参可缓和寒凉之性,增强活血祛瘀、调经的作用。多用于月经不调,痛经,经闭,恶露不下,癥瘕积聚。

【炮制研究】 丹参含脂溶性成分,如丹参酮类、丹参酮醌类、丹参内酯类。水溶性成分多为酚酸类,如丹参素、丹参酸等。

1. 成分研究 丹参切片前经水浸泡后,水溶性成分损失严重,因此切片前软化应尽量减少浸泡和闷润时间。丹参饮片经酒炙、醋炙或炒炭后,水溶性总酚浸出量显著提高,有助于丹参活血调经,增强活血镇痛作用。这与文献所载酒炙增强其活血祛瘀、调经止痛作用相符。

2. 药理研究 白酒与黄酒炙丹参及生品均能显著降低血小板黏附与聚集,延长凝血酶原时间、凝血酶时间、凝血活酶时间,白酒制比黄酒制好。丹参不同炮制品的水提物对小鼠耳廓微循环作用的强弱顺序是:白酒炙丹参 > 黄酒炙丹参 > 生品。

【贮藏】 置干燥处。

【备注】 丹参的炮炙古代有酒洗、酒浸、酒炒、酒蒸、熬令紫色、微炙、炒黑、焙制、猪心血拌炒等方法。近代有酒炙、醋炙、米炒、炒炭、酒润麸炒等方法。现行用酒炙法。

当归

【处方用名】 当归,酒当归,酒炙当归,酒蒸当归,土炒当归,当归炭。

【来源】 本品为伞形科植物当归 *Angelica sinensis* (Oliv.) Diels 的干燥根。秋末采挖,除去须根及泥沙,待水分稍蒸发后,捆成小把,上棚,用烟火慢慢熏干。药材外观以主根粗长、油润、外皮色黄棕、断面色黄白、气味浓厚者为佳。

【炮制方法】

1. 当归* 取原药材,除去杂质,洗净,稍润,切薄片,晒干或低温干燥。本品含醇溶性浸出物不得少于 45.0%。

2. 酒当归 * 取净当归片，用定量黄酒拌匀，闷润至酒被吸尽后，置于预热的炒制设备内，用文火炒至深黄色时，取出，晾凉，筛去药屑。本品含醇溶性浸出物不得少于 50.0%。

每 100kg 净当归片，用黄酒 10kg。

3. 酒蒸当归 * 取净当归片，用定量黄酒拌匀，闷润至酒被吸尽后，置笼屉等蒸制设备内，蒸透，取出，晾凉，筛去药屑（本品收载于《中国药典》成方制剂"妇科养坤丸"处方中）。

每 100kg 净当归片，用黄酒 30kg。

4. 土炒当归 * 将土粉置于炒锅内，用中火加热至灵活状态后，投入净当归片，炒至片面均匀挂一层细土粉时，取出，筛去土粉，摊凉（本品收载于《中国药典》成方制剂"补脾益肠丸"处方中）。

每 100kg 净当归片，用灶心土 30kg。

5. 当归炭 取当归片，置于预热的炒制设备内，用中火炒至外表微黑色时，喷淋清水少许，灭尽火星，取出，晾凉，筛去药屑。

【性状】 当归为类圆形、椭圆形或不规则的薄片，外表皮黄棕色至棕褐色，切面黄白色或浅棕黄色，平坦，有裂隙，中间有浅棕色的形成层环，并有多数棕色的油点，香气浓郁，味甘辛微苦。

酒当归切面深黄色或浅棕黄色，略有焦斑，香气浓郁，并略有酒香气。

酒蒸当归色泽棕黄色，油润，香气浓郁，并略有酒香气。

土炒当归表面挂土粉，呈土黄色，具土香气。

当归炭表面黑褐色，断面灰棕色，质枯脆，气味减弱，并带涩味。

【炮制作用】 当归味甘、辛，性温。归肝、心、脾经。具有补血活血，调经止痛，润肠通便的功能。

当归传统习惯用法是：止血用当归头，补血用当归身，破血用当归尾，补血活血用全当归。现已不分开应用。

当归生品质润，长于补血，调经，润肠通便。用于血虚萎黄，眩晕心悸，月经不调，经闭，痛经，虚寒腹痛，痈疽疮疡，肠燥便秘。

酒当归长于活血通经。用于经闭，痛经，风湿痹痛，跌仆损伤。

酒蒸当归多用于中成药中。常与熟地黄、生地黄、酒黄芩、酒川芎、酒醋制延胡索等同用，疏肝理气，养血活血。用于血虚肝郁所致的月经不调，闭经，痛经，经期头痛。

土当归既能补血，又不致滑肠。用于血虚而便溏，腹中时痛及中焦虚寒，腹痛。

当归炭以止血和血为主。用于崩中漏下，月经过多及血虚出血。

【炮制研究】 当归含挥发油、有机酸类、糖类、腺嘌呤、胆碱、维生素及微量元素等成分。

1. 成分研究 古文献认为，当归的头、身、尾具有不同的功用，实验表明，归头、归尾中挥发油含量、糖含量、水分、灰分均基本一致，但微量元素的含量有差异，归头中钙、铜、锌含量高，归尾中钾、铁含量高。阿魏酸含量以归尾最高，归身次之，归头最低，这与传统经验认为归尾破血的观点相吻合。

2. 药理研究 当归对子宫具有"双向"调节作用。其高沸点挥发油对子宫呈抑制作用，作用迅速而持久，使子宫节律性收缩减少，子宫肌弛缓并可完全停止收缩；其水溶性和醇溶性成分对离体子宫有兴奋作用，使子宫收缩加强，甚至出现强直性收缩。当归头、身、尾 3 种煎剂均有明显的兴奋子宫平滑肌的作用，收缩振幅明显增大，紧张度增加，但三者间没有明显的差别，似乎尾部作用较强。

【贮藏】 置阴凉干燥处，防霉，防蛀。

【备注】 当归的炮炙古代有酒浸、酒洗、酒拌、酒炒、酒蒸、酒煮、醋炒、盐水炒、姜汁浸、姜汁炒、童便制、黑豆汁制、吴茱萸制、芍药汁制、米泔水浸炒、米炒、土炒、炒制、制炭等方法。近代有酒炙、酒蒸、土炒、炒黄、炒焦、炒炭等方法。现行用酒炙、酒蒸、土炒、炒炭等方法。

川芎

【处方用名】 川芎，酒川芎。

【来源】 本品为伞形科植物川芎 *Ligusticum chuanxiong* Hort. 的干燥根茎。夏季当茎上的节盘显著突出，并略带紫色时采挖，除去泥沙，晒后烘干，再去须根。药材外观以个大、断面黄白色、质坚实、香气浓、油性大者为佳。

【炮制方法】

1. 川芎* 取原药材，除去杂质，分档，略泡，洗净，润透，切薄片，干燥。本品含醇溶性浸出物不得少于12.0%；含阿魏酸（$C_{10}H_{10}O_4$）不得少于0.10%。

2. 酒川芎* 取净川芎片，用定量黄酒拌匀，闷润至酒被吸尽后，置于预热的炒制设备内，用文火炒干呈棕黄色时，取出，晾凉；或加定量白酒拌匀，蒸透，取出，干燥（本品白酒蒸法，收载于《中国药典》成方制剂"调胃消滞丸"处方中）。

每100kg净川芎片，用黄酒（成方制剂用白酒）10kg。

【性状】 川芎为不规则厚片，外表皮黄褐色，有皱缩纹，切面黄白色或灰黄色，具有明显波状环纹或多角形纹理，散生黄棕色油点，质坚实，气浓香，味苦辛微甜。

酒川芎色泽加深，偶有焦斑，质坚脆，略有酒气。

【炮制作用】 川芎味辛，性温。归肝、胆、心包经。具有活血行气，祛风止痛的功能。

川芎生品气厚味薄，辛香走窜力强，长于活血行气，祛风止痛。用于胸痹心痛，胸胁刺痛，跌仆肿痛，月经不调，经闭，痛经，癥瘕腹痛，头痛，风湿痹痛。临床以生用为主。

酒川芎借酒力引药上行，增强活血，行气，止痛作用。用于血瘀头痛，胸胁疼痛，月经不调，风寒湿痹以及跌打损伤，疮痈肿痛。

【炮制研究】 川芎主要含挥发油、生物碱、酚类成分、内酯、有机酸等成分。

成分研究表明，川芎不同炮制品中总生物碱含量依次为：醋炙＞酒炙＞生品。川芎嗪的含量依次为：醋炙＞生品＞酒炙。川芎不同炮制品挥发油含量依次为：生品＞酒炙品＞醋炙品＞炒黄品＞酒煮品。但水煎液中阿魏酸的含量以酒炙最高，生品最低。阿魏酸的含量依次为：生品＞酒炙品＞麸炒品＞炒黄品＞炒焦品。

【贮藏】 置阴凉干燥处，防蛀。

【备注】 川芎的炮炙古代有酒炒、醋炒、盐水煮、盐酒炙、蜜炙、米泔水浸、米水炒、茶水炒、童便浸、药汁制、清蒸、熬法、微炒、焙制、煅炭等方法。近代有酒炙、酒蒸、酒煮、炒黄、麸炒等方法。现行用酒炙、酒蒸法。

牛膝

【处方用名】 牛膝，怀牛膝，酒牛膝，盐牛膝。

【来源】 本品为苋科植物牛膝 *Achyranthes bidentata* Bl. 的干燥根。冬季茎叶枯萎时采挖，除去须根及泥沙，捆成小把，晒至干皱后，将顶端切齐，晒干。药材外观以身长、肉肥、皮细、色灰黄者为佳。

【炮制方法】

1. 牛膝* 取原药材，除去杂质，洗净，润透，除去残留芦头，切段，干燥。本品含醇溶性浸出物不得少于5.0%；含 β- 蜕皮甾酮（$C_{27}H_{44}O_7$）不得少于0.030%。

2. 酒牛膝* 取净牛膝段，用定量黄酒拌匀，闷润至酒被吸尽后，置于预热的炒制设备内，用文火炒干，取出，晾凉，筛去药屑。本品含醇溶性浸出物不得少于4.0%；含 β- 蜕皮甾酮（$C_{27}H_{44}O_7$）不得少于0.030%。

每100kg净牛膝段，用黄酒10kg。

3.盐牛膝*　取净牛膝段，用定量食盐水拌匀，闷润至食盐水被吸尽后，置于预热的炒制设备内，用文火炒干，取出，晾凉，筛去药屑（本品收载于《中国药典》成方制剂"补肾养血丸"处方中）。

每100kg净牛膝段，用食盐2kg。

【性状】　牛膝为圆柱形的段，外表皮灰黄色或淡棕色，有微细的纵皱纹及横长皮孔，质硬脆，易折断，受潮变软，切面平坦，淡棕色或棕色，略呈角质样而油润，中心维管束木部较大，黄白色，其外围散有多数黄白色点状维管束，气微，味微甜而稍苦涩。

酒牛膝表面色略深，偶见焦斑，气微，略有酒香气。

盐牛膝表面色略深，多有焦斑，略带咸味。

【炮制作用】　牛膝味苦、甘、酸，性平。归肝、肾经。具有逐瘀通经，补肝肾，强筋骨，利尿通淋，引血下行的功能。

牛膝生品长于活血祛瘀，引血下行。用于经闭，痛经，腰膝酸痛，筋骨无力，淋证，水肿，头痛，眩晕，牙痛，口疮，吐血，衄血。

酒牛膝活血祛瘀，通经止痛作用增强。用于风湿痹痛，肢体活动不利。

牛膝经盐炙后，能引药入肾，增强补肝肾，强筋骨，利尿通淋的作用。用于肾虚腰痛，月水不利，脐腹作痛，腰膝关节疼痛。

【炮制研究】　牛膝主要含糖类、皂苷类、植物甾酮类及黄酮类成分。

1.成分研究　牛膝经酒炙后蜕皮甾酮含量升高，且蜕皮甾酮含量与酒中乙醇含量成正比。

2.药理研究　酒牛膝急性毒性剂量与生牛膝接近，盐牛膝毒性增加明显，不同炮制品对小鼠骨髓微核率及早孕率无明显影响；牛膝不同炮制品均有一定程度的镇痛作用，以酒牛膝镇痛作用强且持久，抗炎作用最显著。

【贮藏】　置阴凉干燥处，防潮。

【备注】　牛膝的炮炙古代有酒浸、酒浸熬膏、酒拌、酒洗、酒炒、酒炒炭、酒蒸、酒煮、盐酒炒、盐水炒、黄精汁浸、生地黄汁制、浆水浸、茶水炒、微炙、炒制、炒炭、焙制、烧灰等方法。近代有酒炙、酒蒸、酒麸炒、盐炙、蜜麸炒、炒焦等方法。现行用酒炙、盐炙等。

川牛膝

【处方用名】　川牛膝，酒川牛膝，酒蒸川牛膝，盐川牛膝。

【来源】　本品为苋科植物川牛膝 *Cyathula officinalis* Kuan 的干燥根。秋、冬二季采挖，除去芦头、须根及泥沙，烘或晒至半干，堆放回润，再烘干或晒干。药材外观以条大、质柔软、断面色棕黄者为佳。

【炮制方法】

1.川牛膝*　取原药材，除去杂质及芦头，洗净，润透，切薄片，干燥。本品含水溶性浸出物不得少于60.0%；含杯苋甾酮（$C_{29}H_{44}O_8$）不得少于0.030%。

2.酒川牛膝*　取净川牛膝片，用定量黄酒拌匀，闷润至酒被吸尽后，置于预热的炒制设备内，用文火炒干，取出，晾凉，筛去药屑。本品含水溶性浸出物不得少于60.0%；含杯苋甾酮（$C_{29}H_{44}O_8$）不得少于0.030%。

每100kg净川牛膝片，用黄酒10kg。

3.酒蒸川牛膝*　取净川牛膝片，用定量黄酒拌匀，闷润至酒被吸尽后，置笼屉等蒸制设备内，蒸透，取出，晾凉，筛去药屑（本品收载于《中国药典》成方制剂"妙济丸"处方中）。

每100kg净川牛膝片，用黄酒30kg。

4.盐川牛膝　取净川牛膝片，用定量食盐水拌匀，闷润至食盐水被吸尽后，置于预热的炒制设备内,用文火炒干,取出,晾凉,筛去药屑。

每100kg净牛膝片,用食盐2kg。

【性状】　川牛膝为圆形或椭圆形薄片,外表皮黄棕色或灰褐色,切面淡黄色至棕黄色,可见多数排列成数轮同心环的黄色点状维管束,气微,味甜。

酒川牛膝表面棕黑色,微有酒香气,味甜。

酒蒸川牛膝表面棕黑色,微有酒香气,味甜。

盐川牛膝表面暗褐色,略带咸味。

【炮制作用】　川牛膝味甘、微苦,性平。归肝、肾经。具有逐瘀通经,通利关节,利尿通淋的功能。

川牛膝生品长于逐瘀通经。用于经闭癥瘕,跌仆损伤,胞衣不下。

酒川牛膝和酒蒸川牛膝作用相似,长于活血通络,散寒止痛。用于关节痹痛,足痿筋挛及肾虚腰痛。

盐川牛膝能引药下行,增强利尿通淋作用。用于尿血血淋,小便不利。

【贮藏】　置阴凉干燥处,防霉。

【备注】　川牛膝的炮炙古代有酒浸焙干、酒蒸、酒洗、童便酒浸、茶水浸、首乌黑豆七蒸七晒、何首乌同蒸、烧灰等方法。近代有酒炙、酒蒸、酒麸炒、盐炙、炒焦等方法。现行用酒炙、酒蒸、盐炙法。

续断

【处方用名】　续断,酒续断,盐续断。

【来源】　本品为川续断科植物川续断 *Dipsacus asper* Wall.ex Henry 的干燥根。秋季采挖,除去根头及须根,用微火烘至半干,堆置"发汗"至内部变绿色时,再烘干。药材外观以条粗、质软、断面带墨绿色者为佳。

【炮制方法】

1. 续断[*]　取原药材,洗净,润透,切厚片,干燥。本品含水溶性浸出物不得少于45.0%;含川续断皂苷Ⅵ($C_{47}H_{76}O_{18}$)不得少于1.5%。

2. 酒续断[*]　取净续断片,用定量黄酒拌匀,闷润至酒被吸尽后,置于预热的炒制设备内,用文火炒干,微带黑色时,取出,晾凉,筛去药屑。本品含水溶性浸出物不得少于45.0%;含川续断皂苷Ⅵ($C_{47}H_{76}O_{18}$)不得少于1.5%。

每100kg净续断片,用黄酒10kg。

3. 盐续断[*]　取净续断片,用定量食盐水拌匀,闷润至食盐水被吸尽后,置于预热的炒制设备内,用文火炒干,呈黑褐色时,取出,晾凉,筛去药屑。本品含水溶性浸出物不得少于45.0%;含川续断皂苷Ⅵ($C_{47}H_{76}O_{18}$)不得少于1.5%。

每100kg净续断片,用食盐2kg。

【性状】　续断为类圆形或椭圆形的厚片,外表皮灰褐色至黄褐色,有纵皱,切面皮部墨绿色或棕褐色,木部灰黄色或黄褐色,可见放射状排列的导管束纹,形成层部位多有深色环,气微,味苦微甜而涩。

酒续断表面浅黑色或灰褐色,略有酒香气。

盐续断表面黑褐色,味微咸。

【炮制作用】　续断味苦、辛,性微温。归肝、肾经。具有补肝肾,强筋骨,续折伤,止崩漏的功能。

续断生品补肝肾,通血脉,强筋骨。多用于肝肾不足,腰膝酸软,风湿痹痛,跌仆损伤,筋伤骨折,崩漏,胎漏。

酒续断通血脉,强筋骨作用增强。多用于风湿痹痛,跌仆损伤,筋伤骨折。

盐续断能引药下行，增强补肝肾，强腰膝作用。多用于肝肾不足的腰膝酸软或胎动漏血。

【炮制研究】　续断主要含皂苷类、生物碱类、挥发油等。

研究表明，总生物碱的含量盐续断较生续断较高，而清炒续断与酒炙续断中总生物碱含量相对较低。

【贮藏】　置干燥处，防蛀。

【备注】　续断的炮炙古代有酒浸、酒浸焙、酒洗、酒拌、酒炒、酒蒸、酒煎、米泔浸、水炒、炒制等方法。近代有酒炙、酒润后麸炒、盐炙、炒黄、炒炭等方法。现行用酒炙、盐炙法。

威灵仙

【处方用名】　威灵仙，酒威灵仙。

【来源】　本品为毛茛科植物威灵仙 *Clematis chinensis* Osbeck、棉团铁线莲 *Clematis hexapetala* Pall. 或东北铁线莲 *Clematis manshurica* Rupr. 的干燥根及根茎。秋季采挖，除去泥沙，晒干。药材外观以条长、皮黑肉白、质坚实者为佳。

【炮制方法】

1. 威灵仙 *　取原药材，除去杂质，洗净，润透，切段，干燥。本品含醇溶性浸出物不得少于15.0%；含齐墩果酸（$C_{30}H_{48}O_3$）和常春藤皂苷元（$C_{30}H_{48}O_4$）各不得少于0.30%。

2. 酒威灵仙 *　取净威灵仙段，用定量黄酒拌匀，闷润至酒被吸尽后，置于预热的炒制设备内，用文火炒干，取出，晾凉，筛去药屑（本品收载于《中国药典》成方制剂"中风回春丸"处方中）。

每100kg净威灵仙段，用黄酒10kg。

【性状】　威灵仙为不规则的段，表面黑褐色、棕褐色或棕黑色，有细纵纹，有的皮部脱落，露出黄白色木部，切面皮部较广，木部淡黄色，略呈方形或近圆形，皮部与木部间常有裂隙。

酒威灵仙色泽加深，略有酒香气。

【炮制作用】　威灵仙味辛、咸，性温。归膀胱经。具有祛风湿，通经络的功能。

威灵仙生品长于利湿祛痰，消诸骨鲠咽。用于痰饮积聚，骨鲠咽喉。

酒威灵仙祛风除痹，通络止痛作用增强。用于风湿痹痛，肢体麻木，筋脉拘挛，屈伸不利。

【炮制研究】　威灵仙主要含白头翁素、白头翁内酯、甾醇、糖类、皂苷类、酚类、氨基酸等。

药理研究表明，威灵仙生品和酒炙品均有镇痛和抗炎作用，以酒炙威灵仙作用较强。

【贮藏】　置干燥处。

【备注】　威灵仙的炮炙古代有酒润后九蒸九晒、酒拌、酒炒、酒浸焙、酒洗苦葶苈制、醋煮、醋酒童便炒、米泔浸焙、麸炒、炒制、焙制等方法。近代有酒炙、蒸制、炒制等方法。现行用酒炙法。

仙茅

【处方用名】　仙茅，酒仙茅。

【来源】　本品为石蒜科植物仙茅 *Curculigo orchioides* Gaertn. 的干燥根茎。秋、冬两季采挖，除去根头及须根，洗净，干燥。药材外观以条粗、质坚、外表黑褐色者为佳。

【炮制方法】

1. 仙茅 *　取原药材，除去杂质，洗净，稍润，切厚片或段，干燥。本品含醇溶性浸出物不得少于7.0%；含仙茅苷（$C_{22}H_{26}O_{11}$）不得少于0.08%。

2. 酒仙茅　取净仙茅片或段，用定量黄酒拌匀，闷润至酒被吸尽后，置于预热的炒制设备内，用文火炒干，取出，晾凉，筛去药屑。

每100kg净仙茅片或段，用黄酒10kg。

【性状】 仙茅为类圆形或不规则的厚片或段,外表皮棕色至褐色,粗糙,具纵沟纹,有的可见横皱纹及细小圆孔状的须根痕,切面灰白色至棕褐色,有多数棕色的微细小点,中间有深色环纹,气微香,味微苦辛。

酒仙茅表面色泽加深,略有酒香气。

【炮制作用】 仙茅味辛,性热;有毒。归肾、肝、脾经。具有补肾阳,强筋骨,祛寒湿的功能。

仙茅生品有毒,性燥热,长于散寒祛湿,消痈肿。用于寒湿痹痛,腰膝冷痛,筋骨痿软,痈疽肿毒。

酒仙茅毒性降低,增强补肾阳,强筋骨,祛寒湿作用。用于阳痿精冷,心腹冷痛,腰膝冷痹,尿频,遗尿,小便失禁,头目眩晕,腰腿酸软。

【炮制研究】 仙茅主要含皂苷类、酚类、仙茅苷、微量元素等物质。

研究表明,测定不同产地的仙茅酒炙前后仙茅苷含量,酒炙后仙茅苷的含量均比生品明显提高。

【贮藏】 置干燥处,防霉,防蛀。

【备注】 仙茅的炮炙古代有酒浸焙干、酒浸、乌豆水浸后酒拌蒸、米泔水浸后酒拌蒸、米泔水浸、蒸制等方法。近代有酒炙、酒蒸、甘草水漂、米泔水浸等方法。现行用酒炙法。

紫河车

【处方用名】 紫河车,酒紫河车,制紫河车。

【来源】 本品为健康人的干燥胎盘。将新鲜胎盘除去羊膜及脐带,反复冲洗至去净血液,蒸或置于沸水中略煮后,干燥。药材外观以完整、色黄、血管内无残血者为佳。

【炮制方法】

1. 紫河车 取原药材,除去灰屑,砸成小块或研成细粉。

2. 酒紫河车 取净紫河车块,用定量黄酒拌匀,闷润至酒被吸尽后,置于预热的炒制设备内,用文火炒至酥脆时,取出,晾凉。用时研末。

每100kg净紫河车块,用黄酒10kg。

【性状】 紫河车为不规则碎块,大小不一,黄色或黄棕色,一面凹凸不平,有不规则沟纹,另一面光滑,质硬而脆,有腥气。

酒紫河车质地酥脆,腥气较弱,具酒香气。

【炮制作用】 紫河车味甘、咸,性温。归肺、肝、肾经。具有温肾补精,益气养血的功能。

生紫河车有腥气,内服易产生恶心呕吐的副作用,多用于片剂或胶囊剂。用于虚劳羸瘦,阳痿遗精,不孕少乳,久咳虚喘,骨蒸劳嗽,面色萎黄,食少气短。

酒紫河车能除去腥臭气,便于服用,并使其质地酥脆,便于粉碎,增强疗效。用于肺肾两虚,虚劳羸瘦,咳嗽气喘,阳痿遗精。

【贮藏】 置干燥处,防蛀。

【备注】 紫河车的炮炙古代有酒蒸、酒乳香蒸、酒煮、酒醋洗、酒与白矾生姜同制、猪肚蒸、清蒸、米泔煮、黑豆制、煅制、煨制、烘熟等方法。近代有酒炙、酒精洗、米泔水洗、银花甘草浸、甘草煮、滑石粉烫、土炒等方法。现行用酒炙法。

蟾酥

【处方用名】 蟾酥,制蟾酥,蟾酥粉。

【来源】 本品为蟾蜍科动物中华大蟾蜍 *Bufo bufo gargarizans* Cantor 或黑眶蟾蜍 *Bufo melanostictus* Schneider 的干燥分泌物。多于夏、秋二季捕捉蟾蜍,洗净,挤取耳后腺和皮肤腺的白色浆液,加工,干燥。药材外观以色红棕、断面角质状、半透明、有光泽者为佳。

【炮制方法】

1. 蟾酥*　取蟾酥，除去杂质，加工成团块状或饼片状，干燥。本品含蟾毒灵（$C_{24}H_{34}O_4$）、华蟾酥毒基（$C_{26}H_{34}O_6$）和脂蟾毒配基（$C_{24}H_{32}O_4$）的总量不得少于 7.0%。

2. 蟾酥粉*

（1）白酒浸*：取蟾酥，捣碎，用定量白酒浸渍，不断搅动至呈稠膏状，干燥，粉碎。本品含蟾毒灵（$C_{24}H_{34}O_4$）、华蟾酥毒基（$C_{26}H_{34}O_6$）和脂蟾毒配基（$C_{24}H_{32}O_4$）的总量不得少于 7.0%。

每 10kg 蟾酥，用白酒 20kg。

（2）牛奶浸：取蟾酥，捣碎，用定量牛奶浸渍，不断搅动至呈稠膏状，干燥，粉碎。

每 10kg 蟾酥，用鲜牛奶 20kg。

（3）蒸制：取蟾酥，蒸软，切薄片，烤脆后，研为细粉。

【操作注意】　本品有毒，其粉末对人体裸露部位和黏膜有很强的刺激性。研粉时，应采取适当的防护措施，以防吸入而中毒。

【性状】　蟾酥呈扁圆形团块状或片状，棕褐色或红棕色，团块状者质坚，不易折断，断面棕褐色，角质状，微有光泽；片状者质脆，易碎，断面红棕色，半透明，气微腥，味初甜而后有持久的麻辣感。

蟾酥粉为棕褐色粉末状，气微腥，味初甜而后有持久的麻辣感，粉末嗅之作嚏。

酒蟾酥粉棕褐色。乳蟾酥粉灰棕色。

【炮制作用】　蟾酥味辛，性温；有毒。归心经。具有解毒，止痛，开窍醒神的功能。

蟾酥有毒，作用峻烈，多制成丸、散剂或外用。但质硬难以粉碎并对操作者有刺激性。

白酒或牛乳浸渍后，便于粉碎，降低毒性，并能减少刺激性。用于痈疽疔疮，咽喉肿痛，中暑神昏，痧胀腹痛吐泻。

【炮制研究】　蟾酥含有蟾蜍毒素类、蟾毒配基类、蟾毒色胺类及其他类化合物如吗啡、肾上腺等成分。以脂蟾毒配基为指标，对生品、酒制品、乳制品进行比较，结果生蟾酥高于酒制品，酒制品高于乳制品，生品与酒浸制品的层析图谱基本一致。

【贮藏】　置干燥处，防潮。按毒剧药品管理。

【备注】　蟾酥的炮炙古代有酒炙、酒炖、汤浸、乳汁制、浸制、铁上焙焦、炼制等方法。近代有酒制、乳制、焙制、蒸制等方法。现行用酒制、乳制法。

蜂胶

【处方用名】　蜂胶，酒蜂胶。

【来源】　本品为蜜蜂科昆虫意大利蜂 *Apis mellifera* L. 的干燥分泌物。多于夏季从蜂箱中收集，除去杂质。

【炮制方法】

1. 蜂胶*　取蜂胶，除去杂质。本品含醇溶性浸出物不得少于 50.0%；含白杨素（$C_{15}H_{10}O_4$）不得少于 2.0%；高良姜素（$C_{15}H_{10}O_5$）不得少于 1.0%；咖啡酸苯乙酯（$C_{17}H_{16}O_4$）不得少于 0.50%；乔松素（$C_{15}H_{12}O_4$）不得少于 1.0%。

2. 酒制蜂胶*　取蜂胶粉碎，用乙醇浸泡溶解，滤过，滤液回收乙醇，晾干。

【性状】　蜂胶为团块状或不规则碎块，多数呈棕黄色、棕褐色或灰褐色，具光泽，20℃以下质脆，30℃以上逐渐变软，发黏，气芳香，味苦，有辛辣感。

酒制蜂胶为棕黄色、棕褐色或灰褐色粉末，气芳香，味苦，有辛辣感。

【炮制作用】　蜂胶味苦、辛，性寒。归脾、胃经。具有补虚弱，化浊脂，止消渴的功能；外用解毒消肿，收敛生肌。

蜂胶的原胶不能直接使用，用乙醇提纯后，方能使用。

酒浸提后,使蜂胶脱蜡,并能保护有效物质。内服用于体虚早衰,高脂血症,消渴;外治用于皮肤皲裂,烧烫伤。

【炮制研究】 蜂胶含有活性成分为黄酮类、酚酸及其酯类等。经过酒制,可除去杂质,而黄酮类等活性成分保留,同时便于制剂和调配。

【贮藏】 置−4℃贮存。

【备注】 蜂胶是近代应用的一味新药物。

第二节 醋 炙 法

将待炮制品加入定量米醋拌匀,润透,置于预热的炒制设备内,用文火炒至规定程度的方法,称醋炙法,亦称醋炒法。

醋味酸、苦,性温。主入肝经血分,具有收敛,解毒,散瘀止痛,矫味的作用。故醋炙法多用于疏肝解郁、散瘀止痛、攻下逐水的药物。

(一)操作方法

1.先拌醋后炒药 适用于大多数需醋炙的药物。如甘遂、柴胡、香附、延胡索等。

(1)净制:取待炮制品,除去杂质,大小分档。

(2)拌润:取分档的待炮制品,与定量米醋拌匀,加盖闷润,至醋被药物吸尽。

炮制用醋以米醋为宜。除另有规定外,一般每100kg净药物,用米醋20kg。醋量少可加入适量饮用水稀释。

(3)预热:用文火加热,使炒药锅或炒药机锅体的热度达到待炮制品醋炙所需要的温度。

(4)炒制:将拌润后的药物,置于预热的炒制设备内,用文火加热,炒至药物近干,达到规定程度时,取出,晾凉,除去药屑。

(5)收贮:将符合成品质量标准的饮片,按药典规定方法收贮。

2.先炒药后加醋 适用于树脂类、动物粪便类药物。如乳香、没药、五灵脂等。

(1)净制:取待炮制品,除去杂质,大小分档。

(2)预热:用文火加热,使炒药锅或炒药机锅体的热度达到待炮制品醋炙时所要求的温度。

(3)炒制:取待炮制品,置于预热的炒制设备内,用文火加热,炒至药物表面熔化发亮(树脂类),或表面颜色改变、有腥气逸出(动物粪便类)时,均匀喷洒定量米醋,再用文火炒至规定程度,取出,晾凉,除净药屑。

除另有规定外,一般100kg净药物,用米醋5kg。

(4)收贮:将符合成品质量标准的饮片,按药典规定方法收贮。

(二)成品质量

1.醋炙品色泽应较生品稍深,微带焦斑,略具醋气。树脂类药物显油亮光泽。

2.成品含生片、糊片不得超过2%,含药屑、杂质不得超过1%,含水分不得超过13%。

(三)注意事项

1.若醋的用量较少,不能与药物拌匀时,可加入适量水稀释后,再拌润。

2.醋炙时宜用文火,勤加翻动,炒至规定程度,取出摊开晾干。

3.树脂类、动物粪便类药物须用先炒药后加醋的方法,否则会黏结成块或呈松散碎块。

4.先炒药后加醋时,宜边喷醋边翻动药物,使之均匀。

(四)炮制目的

1.引药入肝,增强活血散瘀,疏肝止痛作用 如乳香、没药、三棱、莪术等活血祛瘀的药物,醋炙后能增强活血散瘀作用。柴胡、香附、青皮、延胡索等疏肝止痛的药物,醋炙后能增强疏肝止痛作用。

2. 降低毒性，缓和药性　如甘遂、京大戟、芫花、商陆、狼毒等峻下逐水的药物，生品有毒，泻下逐水作用峻猛，易伤人正气。醋炙后能降低毒性，并可缓和峻下作用。

3. 矫臭矫味　如五灵脂、乳香、没药等具有腥臭味及刺激性气味的药物，醋炙后能矫其不良气味，利于患者服用。

甘遂

【处方用名】　甘遂，醋甘遂，制甘遂。

【来源】　本品为大戟科植物甘遂 *Euphorbia kansui* T.N.Liou ex T.P.Wang 的干燥块根。春季开花前或秋末茎叶枯萎后采挖，撞去外皮，晒干。药材外观以肥大、质坚、色洁白、连珠形、质细腻、粉性足者为佳。

【炮制方法】

1. 生甘遂*　取原药材，除去杂质，洗净，晒干。本品含醇溶性浸出物不得少于 15.0%；含大戟二烯醇（$C_{30}H_{50}O$）不得少于 0.12%。

2. 醋甘遂*　取净甘遂，用定量米醋拌匀，闷润至米醋被吸尽后，置于预热的炒制设备内，用文火炒干，取出，晾凉，筛去药屑。本品含醇溶性浸出物不得少于 15.0%；含大戟二烯醇（$C_{30}H_{50}O$）不得少于 0.12%。

每 100kg 净甘遂，用米醋 30kg。

【性状】　甘遂为椭圆形或长圆柱形小段，呈椭圆形、长圆柱形或连珠形，表面类白色或黄白色，凹陷处有棕色外皮残留，质脆，易折断，断面粉性，白色，木部微显放射状纹理，气微，味微甘而辣。

醋甘遂表面黄色至棕黄色，偶见焦斑，微有醋香气，味微酸而辣。

【炮制作用】　甘遂味苦，性寒；有毒。归肺、肾、大肠经。具有泻水逐饮，消肿散结的功能。

甘遂生品有毒，作用峻烈，临床多入丸、散剂或外用。用于水肿胀满，胸腹积水，痰饮积聚，气逆咳喘，二便不利，风痰癫痫，痈肿疮毒。

醋甘遂能降低毒性，缓和峻泻作用，也入丸、散剂。用于腹水肿满，痰饮积聚，气逆喘咳，风痰癫痫，二便不利。

【炮制研究】　甘遂主要含萜类、甾体类和香豆素类化合物。

甘遂临床应用表明，其有效性是泻下作用，其毒性是泻下作用猛烈和对皮肤黏膜的刺激。有实验证明，其有效成分不溶于水，而溶于乙醇，乙醇提取后的残渣无泻下作用。故一般不入煎剂，宜入丸、散剂。

生甘遂的泻下作用和毒性均较强，毒性也较大，炙甘遂乙醇浸膏的泻下作用和毒性均较小。说明甘遂醋炙确能降低毒性和缓和峻泻作用。甘遂醋制后可缓和利尿作用；生品和 30% 醋用量的醋制品祛痰效果最好。

对生甘遂、醋甘遂、甘草炙甘遂 LD_{50} 试验，结果证明炮制品毒性小于生品，并有显著性差异（$P<0.01$）。其中，甘草炙甘遂的毒性降低约 4/5。

【贮藏】　置通风干燥处，防蛀。

【备注】　甘遂的炮炙古代有猪肾炙、醋炒、酥炒、炙制、甘草荠苨复制、水煮、面煮、炮、煨、焙、炒、麸炒、面炒、胡麻炒等方法。近代有醋炙、豆腐制、甘草制、面煨、麸煨、土炒等方法。现行用醋炙法。

商陆

【处方用名】　商陆，醋商陆，制商陆。

【来源】 本品为商陆科植物商陆 *Phytolacca acinosa* Roxb. 或垂序商陆 *Phytolacca americana* L. 的干燥根。秋季至次春采挖，除去须根和泥沙，切成块或片，晒干或阴干。药材外观以块片大、色白者为佳。

【炮制方法】

1. 商陆* 取原药材，除去杂质，洗净，润透，切厚片或块，干燥。本品含水溶性浸出物不得少于 10.0%；含商陆皂苷甲（$C_{42}H_{66}O_{16}$）不得少于 0.15%。

2. 醋商陆* 取净商陆片或块，用定量米醋拌匀，闷润至米醋被吸尽后，置于预热的炒制设备内，用文火炒干，取出，晾凉，筛去药屑。本品含水溶性浸出物不得少于 15.0%；含商陆皂苷甲（$C_{42}H_{66}O_{16}$）不得少于 0.20%。

每 100kg 净商陆，用米醋 30kg。

【性状】 商陆为横切或纵切的不规则厚片或块，厚薄不等，横切片弯曲不平，边缘皱缩，外皮灰黄色或灰棕色；切面浅黄棕色或黄白色，木部隆起，形成数个突起的同心环轮；纵切片弯曲或卷曲，木部呈平行条状突起，质硬，气微，味稍甜，久嚼麻舌。

醋商陆表面黄棕色，微有醋香气，味稍甜，久嚼麻舌。

【炮制作用】 商陆味苦，性寒；有毒。归肺、脾、肾、大肠经。具有逐水消肿，通利二便；外用解毒散结的功能。

商陆生品有毒，长于消肿解毒。多外敷治疗痈疽肿毒。

醋商陆能降低毒性，缓和峻泻作用，长于逐水消肿。多用于水肿胀满。

【炮制研究】 商陆的毒性成分主要为三萜皂苷中的商陆毒素，又称商陆皂苷甲，可溶于水，易水解成苷元和糖。

1. 工艺研究 通过多种指标比较分析，对商陆炮制工艺的综合评价依次为：清蒸法＞醋蒸法＞水煮法＞醋煮法＞醋炙法＞生饮片＞原药材。清蒸法和醋煮法两种新工艺经过中试产品验证，其 LD_{50} 均高于原工艺醋炙品，商陆毒素含量低于原工艺醋炙品。

2. 成分研究 商陆的毒性成分主要为三萜皂苷中的商陆毒素，又称商陆皂苷甲，可溶于水，易水解成苷元和糖。商陆经醋炙后，商陆毒素的含量降低，从而降低了毒性，并有较好的利尿作用。

3. 药理研究 商陆生品、醋炙品、醋煮品、醋蒸品、水煮品、清蒸品等饮片与原药材比较，毒性皆降低，祛痰作用提高，但利尿作用降低。这与商陆炮制降低毒性，提高祛痰作用，以及缓和利尿逐水作用是一致的。

【贮藏】 置干燥处，防霉，防蛀。

【备注】 商陆的炮炙古代有醋渍、醋炒、酒浸、豆叶蒸、绿豆蒸、绿豆同煮、豆汤浸、黑豆蒸、煮熟、炒黄、炒干等方法。近代有醋炙、醋煮、甘草制等方法。现行用醋炙法。

芫花

【处方用名】 芫花，醋芫花，制芫花。

【来源】 本品为瑞香科植物芫花 *Daphne genkwa* Sieb.et Zucc. 的干燥花蕾。春季花未开放时采收，除去杂质，干燥。药材外观以花蕾多而整齐、色淡紫者为佳。

【炮制方法】

1. 芫花* 取原药材，除去杂质及梗、叶。本品含醇溶性浸出物不得少于 20.0%；含芫花素（$C_{16}H_{12}O_5$）不得少于 0.20%。

2. 醋芫花* 取净芫花，用定量米醋拌匀，闷润至米醋被吸尽后，置于预热的炒制设备内，用文火炒至醋被吸尽，取出，晾凉，筛去药屑。

每 100kg 净芫花，用米醋 30kg。

【性状】　芫花呈棒槌形，多弯曲，花被筒表面淡紫色或灰绿色，密被短柔毛，质软，气微，味甘微辛。

醋芫花表面微黄色，微有醋香气。

【炮制作用】　芫花味苦、辛，性温；有毒。归肺、脾、肾经。具有泻水逐饮；外用杀虫疗疮的功能。

芫花生品有毒，峻泻逐水力较猛。较少内服，多外敷治疗疥癣，秃疮，痈肿，冻疮。

醋芫花能降低毒性，缓和峻泻作用和腹痛症状。用于水肿胀满，胸腹积水，痰饮积聚，气逆喘咳，二便不利。

【炮制研究】　芫花中含芫花素、芫花酯甲、芫花烯、羟基芫花素及挥发油等。

1. 工艺研究　将 30kg 米醋用 60kg 水稀释后，与 100kg 芫花拌匀，闷 1 小时，置于滚筒式炒药机中，文火炒干，挂火色后，取出。该醋炙法经中试生产验证，质量稳定，方法简便易行，具有明显的优越性，可用于芫花饮片生产。

2. 药理研究　芫花挥发油对兔眼结膜有一定的刺激作用，醋炙后可降低刺激性。LD_{50} 醋炙品比生品提高一倍，说明芫花醋炙起到了降低毒性的作用。在水浸剂和水煎剂比较中，生芫花毒性较醋芫花大 1 倍；而在醇浸剂中，生芫花毒性较醋芫花大 7 倍。刺激性实验结果表明，生芫花挥发油对眼结膜有一定刺激作用，醋炙后可降低其刺激性。

【贮藏】　置通风干燥处，防霉，防蛀。

【备注】　芫花的炮炙古代有醋炙、醋煮、醋煨、醋泡焙、酒炒、捣汁浸线、熬制、炒制、炒黑等方法。近代有醋炙、醋煮法。现行用醋炙、醋煮。

京大戟

【处方用名】　生京大戟，醋京大戟。

【来源】　本品为大戟科植物大戟 *Euphorbia pekinensis* Rupr. 的干燥根。秋、冬二季采挖，洗净，晒干。药材外观以条粗、断面色白者为佳。

【炮制方法】

1. 京大戟*　取原药材，除去杂质，洗净，润透，切厚片，晒干。

2. 醋京大戟*

（1）醋煮*：取净京大戟，置于煮制设备内，加入定量米醋和适量水，浸润 1～2 小时，用文火煮至醋液被吸尽后，取出，晾至六七成干时，切厚片，干燥，筛去药屑。

（2）醋炙：取净京大戟片，用定量米醋拌匀，闷润至米醋被吸尽后，置于预热的炒制设备内，用文火炒干，取出，晾凉，筛去药屑。

每 100kg 净京大戟，用米醋 30kg。

【性状】　京大戟为不规则长圆形或圆形厚片，外皮灰棕色或棕褐色，粗糙，片面类白色或淡黄色，纤维性，气微，味微苦涩。

醋京大戟色泽加深，微有醋气。

【炮制作用】　京大戟味苦，性温；有毒。归肺、脾、肾经。具有泻水逐饮，消肿散结的功能。

京大戟生品有毒，峻泻逐水力较猛。较少内服，多外敷治疗蛇虫咬伤，热毒痈肿疮毒，瘰疬痰核。

醋京大戟能降低毒性，缓和峻泻作用。用于水肿胀满，胸腹积水，痰饮积聚，气逆喘咳，二便不利。

【炮制研究】　京大戟根主要含大戟苷，生物碱，大戟色素体 A、B、C 等。

研究表明，与京大戟功效相似的还有茜草科植物红大戟，二者都有泻水逐饮之效，均可用于水肿胀满，胸腹积水，痰饮积聚，故过去常混用。但二者所含化学成分不同，适应证各有侧重，京大戟泻水逐饮的功能较强,红大戟消肿散结之功较好。所以,《中国药典》将两个品种单列,并要求京大戟用醋煮法炮制,以降低毒性,而红大戟毒性较小,未作法定性要求。毒理实验证明,大戟醋炙后,毒性显著降低。

【贮藏】 置干燥处,防蛀。

【备注】 京大戟的炮炙古代有醋炒、醋煮、酒炙、酒浸、盐水炒、浆水煮、水煮、米泔水浸、海芋叶拌蒸、蒸制、生姜汁和面裹煨、麸炒、炒黄等方法。近代有醋炙、醋煮、面煨等方法。现行用醋炙、醋煮法。

狼毒

【处方用名】 生狼毒,醋狼毒。

【来源】 本品为大戟科植物月腺大戟 *Euphorbia ebracteolate* Hayata 或狼毒大戟 *Euphorbia fischeriana* Steud. 的干燥根。秋、冬两季采挖,洗净,切片,干燥。药材外观以片大、肥厚、粉性足、质轻泡、有黄白相间的筋脉者为佳。

【炮制方法】

1. 生狼毒 * 取原药材,除去杂质,洗净,润透,切厚片,干燥。

2. 醋狼毒 * 取净狼毒片,用定量米醋拌匀,闷润至米醋被吸尽后,置于预热的炒制设备内,用文火炒干,取出,晾凉,筛去药屑。本品含醇溶性浸出物不得少于20.0%。

每100kg净狼毒片,用米醋30～50kg。

【性状】 狼毒为类圆形块片,外皮薄,黄棕色或灰棕色,易剥落而露出黄色皮部,切面黄白色,有黄色不规则大理石样纹理或环纹,体轻,质脆,断面有粉性,气微,味微辛。

醋狼毒表面黄色,略有醋气。

【炮制作用】 狼毒味辛,性平;有毒。归肝、脾经。具有散结,杀虫的功能。

狼毒生品毒性剧烈,少有内服,多外用杀虫。治疗久年疥癣及一切癞疮。

醋狼毒毒性降低,可供内服。用于心腹胀满,痰饮积聚,二便不利。外用治淋巴结结核,皮癣。也可用于灭蛆。

【贮藏】 置通风干燥处,防蛀。

【备注】 狼毒的炮炙古代有炙制、醋炒、醋煮、醋熬、姜制、油制、火炮、猪血制、炒制、同芫花醋煮或炒黄、焙熟、酒浸等方法。近代有醋炙、醋煮、与姜片隔层蒸再用白矾末腌等方法。现行用醋炙、醋煮法。

柴胡

【处方用名】 柴胡,醋柴胡,鳖血柴胡,酒柴胡。

【来源】 本品为伞形科植物柴胡 *Bupleurum chinense* DC. 或狭叶柴胡 *Bupleurum scorzoneri-folium* Willd. 的干燥根。按性状不同,分别习称"北柴胡"及"南柴胡"。春、秋二季采挖,除去茎叶和泥沙,干燥。药材外观以条粗长、须根少者为佳。

【炮制方法】

1. 柴胡 * 取原药材,除去杂质及残茎,洗净,润透,切厚片,干燥。北柴胡含醇溶性浸出物不得少于11.0%;含柴胡皂苷a($C_{42}H_{68}O_{13}$)和柴胡皂苷d($C_{42}H_{68}O_{13}$)的总量不得少于0.30%。

2. 醋柴胡 * 取净柴胡片,用定量米醋拌匀,闷润至米醋被吸尽后,置于预热的炒制设备内,用文火炒干,取出,晾凉,筛去药屑。醋北柴胡含醇溶性浸出物不得少于12.0%;含柴胡皂苷a($C_{42}H_{68}O_{13}$)和柴胡皂苷d($C_{42}H_{68}O_{13}$)的总量不得少于0.30%。

每100kg净柴胡,用米醋20kg。

3. 酒柴胡 取净柴胡片,用定量黄酒拌匀,闷润至酒被吸尽后,置于预热的炒制设备内,用文火炒干,取出,晾凉,筛去药屑。

每100kg净柴胡,用黄酒10kg。

4. 鳖血柴胡 取净柴胡片,用定量洁净的新鲜鳖血及适量清水拌匀,闷润至鳖血液被吸尽后,置于预热的炒制设备内,用文火炒干,取出,晾凉。

每100kg净柴胡,用鳖血12.5kg。

【性状】 北柴胡为不规则厚片,外皮黑褐色或浅棕色,具纵向皱纹及支根痕,切面淡黄白色,纤维性,质硬,气微香,味微苦;南柴胡为类圆形或不规则的片,外表皮红棕色或黑褐色,有时可见根头处具细密环纹或有细毛状枯叶纤维,切面黄白色,平坦,具败油气。

醋北柴胡表面淡黄棕色,微有醋香气,味微苦;醋南柴胡色泽加深,微有醋香气。

酒柴胡色泽加深,具酒香气。

鳖血柴胡色泽加深,有血腥气。

【炮制作用】 柴胡味辛、苦,性微寒。归肝、胆、肺经。具有疏散退热,疏肝解郁,升举阳气的功能。

柴胡生品升散作用强,长于解表退热。用于感冒发热,少阳证,气虚下陷。

醋柴胡可缓和升散之性,疏肝解郁止痛作用增强。用于肝郁气滞的胁痛,腹痛及月经不调。

酒柴胡活血,升举阳气作用增强。用于气虚下陷所致的久泻脱肛,脏器下垂,气短,倦怠。

鳖血柴胡能抑制升浮之性,清退肝热作用增强。用于热入血室,骨蒸盗汗,午后潮热。

【炮制研究】 柴胡主要含柴胡皂苷、甾醇、挥发油等成分。其中,柴胡皂苷、挥发油中的柴胡醇、α-菠菜甾醇具有保肝作用,挥发油中的其他成分则是解热的主要成分。

1. 成分研究 柴胡所含柴胡皂苷具有保肝作用,挥发油是解热的主要成分。生品中挥发油含量相对较高,皂苷含量相对较低。醋炙后,柴胡皂苷含量、水溶性浸出物含量、醇溶性浸出物含量均较生品高,而挥发油含量相对较低。说明中医临床用柴胡生品解热,炮制品疏肝止痛是具有科学道理的。

2. 药理研究 酒炙柴胡的抗炎作用优于生柴胡和醋炙柴胡。醋炙柴胡能明显增强胆汁的分泌量,能显著降低中毒小鼠的血清SG-PT,有轻度保肝作用,降低肝损伤,能显著性降低胆碱酯酶活力,故认为疏肝解郁时以醋炙柴胡为佳。

【贮藏】 置通风干燥处,防蛀。

【备注】 柴胡的炮炙古代有醋炒、酒拌、酒炒、蜜制、鳖血制、熬、焙、炒制等方法。近代有醋炙、酒炙、鳖血制、蜜炙、麸炒、清炒、炒炭等方法。现行用醋炙、酒炙、鳖血炙等方法。

香附

【处方用名】 香附,醋香附,制香附,酒香附,四制香附,香附炭。

【来源】 本品为莎草科植物莎草 *Cyperus rotundus* L. 的干燥根茎。秋季采挖,燎去毛须,置于沸水中略煮或蒸透后晒干,或燎后直接晒干。药材外观以个大、质坚实、色棕褐、气香浓者为佳。

【炮制方法】

1. 香附* 取原药材,除去毛须及杂质,碾碎,或润透,切厚片,干燥。本品含醇溶性浸出物不得少于11.5%;含挥发油不得少于1.0%(ml/g)。

2. 醋香附*

(1)醋炙*:取净香附颗粒或片,用定量米醋拌匀,闷润至米醋被吸尽后,置于预热的炒制设备内,用文火炒干,取出,晾凉,筛去药屑。本品含醇溶性浸出物不得少于13.0%;含挥发油不得少于0.8%(ml/g)。

(2)醋煮蒸:取净香附(个货),置于煮制设备内,加入定量米醋和与米醋等量的水,用文火煮至醋液被吸尽后,再蒸 5 小时,闷片刻,取出,稍晾,切薄片,干燥。或干燥后,碾成绿豆大颗粒。

每 100kg 净香附,用米醋 20kg。

3. 四制香附 取净香附颗粒或片,用定量生姜汁、米醋、黄酒、食盐水拌匀,闷润 12 小时,取出,蒸 3 小时至透心,取出,干燥。(本品收载于《中国药典》成方制剂"抱龙丸"等处方中,并载有炮制方法)。

每 100kg 净香附,用生姜 6kg,米醋 6kg,酒 6kg,食盐 2kg。

4. 酒香附 取净香附颗粒或片,用定量黄酒拌匀,闷润至黄酒被吸尽后,置于预热的炒制设备内,用文火炒干,取出,晾凉,筛去药屑(本品收载于《中国药典》成方制剂"郁金银屑片"处方中)。

每 100kg 净香附,用黄酒 20kg。

5. 香附炭 取净香附,大小分开,置于预热的炒制设备内,用中火炒至表面焦黑色,内部焦褐色时,喷淋清水少许,灭尽火星,取出,摊晾,筛去药屑。

【性状】 香附为不规则颗粒或厚片,外表皮棕褐色或黑褐色,有时可见环节,切面色白或黄棕色,经蒸煮者切面黄棕色或红棕色,质硬,内皮层环纹明显,气香,味微苦。

醋香附外表黑褐色,切面浅棕色或深棕色,微有焦斑,微有醋香气,味微苦。

四制香附表面深棕褐色,内部黄褐色,具有清香气。

酒香附表面红紫色,略有酒气。

香附炭表面焦黑色,内部焦褐色,质脆,气焦香,味苦涩。

【炮制作用】 香附味辛、微苦、微甘,性平。归肝、脾、三焦经。具有疏肝解郁,理气宽中,调经止痛的功能。

香附生品能上行胸膈,外达肌肤,长于理气解郁。用于肝郁气滞,胸胁胀痛,疝气疼痛,乳房胀痛,脾胃气滞,脘腹痞闷,胀满疼痛,月经不调,经闭痛经。

醋香附专入肝经,增强疏肝止痛作用,并能消积化滞。用于伤食腹痛,血中气滞,寒凝气滞,胃脘疼痛。

四制香附长于行气解郁,调经散结。用于胁痛,痛经,月经不调。

酒香附通经脉,散结滞。用于寒疝腹痛,瘰疬流注肿块。

香附炭止血。用于崩漏不止。

【炮制研究】 香附主要含挥发油,油中主要成分为 α- 香附酮、β- 香附酮、芹子烯、广藿香酮及少量单萜化合物。

1. 成分研究 香附醋炙品的 α- 香附酮、水溶性浸出物含量明显高于生品。说明醋制香附有利于成分的溶出。

2. 药理研究 香附在临床上有调经止痛作用。生、制香附均有降低大鼠离体子宫张力,缓解子宫痉挛以及提高小鼠痛阈作用,但以醋制香附作用较强,且醋蒸法优于醋炙法。

【贮藏】 置阴凉干燥处,防蛀。

【备注】 香附的炮炙古代有微炒、酒炒、醋煮、童便浸后醋炒、童便醋盐水制、盐炒、胆汁制、蒸制、水煮、制炭、姜汁浸后甘草浸焙、米泔浸后蒜仁煮、石灰制、麸炒等方法。明、清时期突出用辅料(近 50 种)炮制,如"四制香附""五制香附""七制香附"等。近代有醋炙、酒炙、姜汁醋酒水制(四制)、米泔水生姜盐酒醋制(五制)、四制香附加秋石红糖老生姜制(七制)、七制香附加牛(羊)奶白蜜制(九制)、炒炭、姜汁炒、醋蜜炒等方法。现行用醋炙、醋煮、醋蒸、姜汁醋酒盐水制(四制)、酒炙、炒炭等方法。

青 皮

【处方用名】 青皮,醋青皮,麸炒青皮。

【来源】 本品为芸香科植物橘 *Citrus reticulata* Blanco 及其栽培变种的干燥幼果或未成熟果

实的果皮。5~6月收集自落的幼果,晒干,习称"个青皮";7~8月采收未成熟的果实,在果皮上纵剖成四半至基部,除尽瓤瓣,晒干,习称"四花青皮"。药材外观以坚实、皮厚、香气浓者为佳。四花青皮以皮黑绿色、内面黄白色、油性足、香气浓者为佳。

【炮制方法】

1. 青皮* 取原药材,除去杂质,洗净,闷润,切丝或厚片,晒干。本品含橙皮苷($C_{28}H_{34}O_{15}$)不得少于4.0%。

2. 醋青皮* 取净青皮丝或片,用定量米醋拌匀,闷润至米醋被吸尽后,置于预热的炒制设备内,用文火炒至微黄色时,取出,晾凉,筛去药屑。本品含橙皮苷($C_{28}H_{34}O_{15}$)不得少于3.0%。

每100kg净青皮,用米醋15kg。

3. 麸炒青皮 将麦麸均匀撒入温度适宜的热锅内,用中火加热,待起烟时,投入净青皮丝或片,炒至黄色时,取出,筛去麸皮,放凉。

每100kg净青皮,用麦麸10kg。

【性状】 青皮为类圆形厚片或不规则丝状,表面灰绿色或黑绿色,密生多数油室,切面黄白色或淡黄棕色,有时可见瓤囊8~10瓣,淡棕色,气香,味苦辛。

醋青皮色泽加深,略有醋香气,味苦、辛。

麸炒青皮色泽加深,切面黄色,有焦香气。

【炮制作用】 青皮味苦、辛,性温。归肝、胆、胃经。具有疏肝破气,消积化滞的功能。

青皮生品性烈,辛散力强,长于破气消积。用于饮食积滞,胃脘痞闷胀痛,癥积痞块。

醋青皮可缓和辛烈之性,消除发汗作用,以免克伐正气;并引药入肝,增强疏肝止痛,消积化滞作用。用于胁肋胀痛,疝气疼痛,乳癖,乳痛,食积气滞,脘腹胀痛。

麸炒青皮可缓和辛散燥烈之性,有化积和中作用。用于食积停滞。

【炮制研究】 青皮主要含挥发油和黄酮类成分。

药理研究表明,采用小鼠扭体法、热板法比较青皮不同炮制品的镇痛作用,结果醋制后的青皮镇痛作用强而持久。青皮及醋制青皮对离体大鼠十二指肠自发活动呈明显抑制作用,其中醋制四花青皮水煎剂有明显抑制作用,表现为振幅减弱,紧张性下降。

【贮藏】 置阴凉干燥处。

【备注】 青皮的炮炙古代有醋洗、醋炒、酒制、盐制、蜜制、蒸、麸炒、面炒、水蛭同炒、斑蝥炒、巴豆制、焙制、火炮、去白炒、略炒、炒黑、制炭等方法。近代有醋炙、醋麸炒、蜜麸炒、麸炒、炒焦、炒炭等方法。现行用醋炙、麸炒法。

郁 金

【处方用名】 郁金,醋郁金。

【来源】 本品为姜科植物温郁金 *Curcuma wenyujin* Y.H.Chen et C.Ling、姜黄 *Curcuma longa* L.、广西莪术 *Curcuma kwangsiensis* S.G.Lee et C.F.Liang 或蓬莪术 *Curcuma phaeocaulis* Val. 的干燥块根。前两者分别习称"温郁金"和"黄丝郁金",其余按性状不同习称"桂郁金"或"绿丝郁金"。冬季茎叶枯萎后采挖,除去泥沙及细根,洗净,蒸或煮至透心,干燥。药材外观以质坚实,外皮皱纹细、断面色黄者为佳。

【炮制方法】

1. 郁金* 取原药材,除去杂质,洗净,润透,切薄片,干燥。

2. 醋郁金* 取净郁金片,用定量米醋拌匀,闷润至米醋被吸尽后,置于预热的炒制设备内,用文火炒干,取出,晾凉,筛去药屑(本品收载于《中国药典》成方制剂"黄疸肝炎丸"处方中)。

每100kg净郁金片,用米醋10kg。

【性状】　郁金为椭圆形或长条形薄片,外表皮灰黄色、灰褐色至灰棕色,具不规则的纵皱纹,切面灰棕色、橙黄色至灰黑色,角质样,内皮层环明显,气微香,温郁金味微苦,黄丝郁金味辛辣。

醋郁金色泽加深,略有醋气。

【炮制作用】　郁金味辛、苦,性寒。归肝、心、肺经。具有活血止痛,行气解郁,清心凉血,利胆退黄的功能。

郁金临床多生用。郁金生品长于疏肝行气以解郁,活血祛瘀以止痛。多用于气血凝滞引起的胸胁刺痛,胸痹心痛,热病神昏,癫痫发狂,血热吐衄,黄疸尿赤。

醋郁金能引药入血分,增强疏肝止痛作用。用于厥心痛,肝郁气滞经闭,痛经,乳房胀痛,经前腹痛。

【炮制研究】

郁金生品和醋制品均有显著的镇痛作用,醋制品作用更强而持久。

【贮藏】　置干燥处,防蛀。

【备注】　郁金的炮炙古代有醋炒、醋煮、酒浸、酒炒、麸炒、皂荚水浸煮或炒、防风 - 皂荚 - 巴豆河水煮、甘草水煮、火炮、焙制、湿纸煨、炒炭等方法。近代有醋炙、醋蒸、醋煮、酒炒、炒黄等方法。现行多生用,有醋炙法。

艾叶

【处方用名】　艾叶,醋艾炭,醋艾叶炭,艾叶炭,醋艾叶,艾绒。

【来源】　本品为菊科植物艾 *Artemisia argyi* Levl.et Vant. 的干燥叶。夏季花未开时采摘,除去杂质,晒干。药材外观以背面灰白色、绒毛多、香气浓郁、无杂质者为佳。

【炮制方法】

1. **艾叶*** 取原药材,除去杂质及梗,筛去灰屑。本品含桉油精($C_{10}H_8O$)不得少于 0.050%;含龙脑($C_{10}H_{18}O$)不得少于 0.020%。

2. **醋艾炭*** 取净艾叶,置于预热的炒制设备内,用中火炒至表面焦黑色,喷淋定量米醋,灭尽火星,炒干,取出,及时摊晾,凉透,筛去药屑。

每 100kg 净艾叶,用米醋 15kg。

3. **艾叶炭*** 取净艾叶,置于预热的炒制设备内,用中火炒至表面焦黑色,喷淋清水少许,灭尽火星,炒至微干,取出,摊开晾干(本品收载于《中国药典》成方制剂"七制香附丸"处方中)。

4. **醋艾叶** 取净艾叶,用定量米醋拌匀,闷润至米醋被吸尽后,置于预热的炒制设备内,用文火炒干,取出,晾凉,筛去药屑。

每 100kg 净艾叶,用米醋 15kg。

5. **艾绒** 取净艾叶,放铁研船内串压,或放石臼、捣筒中反复锤打,至呈棉花绒状,拣去梗茎及叶柄,筛去碎屑杂质,即得艾绒。

【性状】　艾叶多皱缩、破碎,有短柄。完整叶片展平后呈卵状椭圆形,羽状深裂,裂片椭圆状披针形,边缘有不规则的粗锯齿,上表面灰绿色或深黄绿色,有稀疏的柔毛及腺点,下表面密生灰白色绒毛,质柔软,气清香,味苦。

醋艾炭呈不规则碎片,表面为黑褐色,有细条状叶柄,具醋香气。

艾叶炭为黑褐色,多卷曲,破碎。

醋艾叶形如艾叶,清香气淡,略有醋气。

艾绒为棉花样的绒状。

【炮制作用】　艾叶味辛、苦,性温;有小毒。归肝、脾、肾经。具有温经止血,散寒止痛;外用祛湿止痒的功能。

　　艾叶生品芳香性燥，对胃有刺激性，长于理气血，祛寒燥湿；外用祛湿止痒。用于吐血、衄血，崩漏，月经过多，胎漏下血，少腹冷痛，经寒不调，宫冷不孕；外治皮肤瘙痒。捣绒做成艾卷或艾炷，用以烧灸，具有温煦气血，通达经络的作用。用于各种寒证、痛证。

　　艾叶炭和醋艾叶炭辛散之性大减，增强温经止血作用。用于虚寒性出血证。

　　醋艾叶温而不燥，可缓和对胃的刺激性，增强逐寒止痛作用。用于妇女冲任虚损，崩漏下血，月经过多或妊娠下血等症。

　　艾绒是制作艾炷、艾条等艾灸产品的原材料。

　　【炮制研究】　艾叶经加热炮制后，挥发油的含量大幅度降低，且随温度的升高和时间的延长而逐渐降低。煅炭品挥发油含量较其他制炭品高。艾叶各炮制品鞣质含量顺序为：炒炭品＞闷煅炭品＞醋艾炭＞生艾叶＞炒焦品。

　　【贮藏】　置阴凉干燥处。

　　【备注】　艾叶的炮炙古代有醋制、酒制、酒醋制、香附酒醋制、盐制、泔制、枣制、米炒、焙、熬制、炒黄、炒焦、炒炭等方法。近代有醋炙、醋炒焦、炒炭后加醋炒、炒焦、炒炭、制艾绒等方法。现行用醋炙、炒炭、炒炭后喷醋法、制艾绒法。

延胡索（元胡）

　　【处方用名】　延胡索，元胡，醋元胡，醋延胡索，酒元胡，酒延胡索。

　　【来源】　本品为罂粟科植物延胡索 *Corydalis yanhusuo* W.T.Wang 的干燥块茎。夏初茎叶枯萎时采挖，除去须根，洗净，置于沸水中煮至恰无白心时，取出，晒干。药材外观以个大、饱满、质坚实、断面色黄者为佳。

　　【炮制方法】

　　1. 延胡索 *　取原药材，除去杂质，洗净，润透，切厚片，干燥。或用时捣碎。本品含醇溶性浸出物不得少于 13.0%；含延胡索乙素（$C_{21}H_{25}NO_4$）不得少于 0.040%。

　　2. 醋延胡索 *

　　（1）醋炙 *：取净延胡索片或颗粒，用定量米醋拌匀，闷润至米醋被吸尽后，置于预热的炒制设备内，用文火炒干，取出，晾凉，筛去药屑。

　　（2）醋煮 *：取净延胡索（个货），置煮制设备内，加定量米醋和适量清水（以平药面为宜），浸润至透，用文火煮至透心、液汁被吸尽，取出，晾至六成干，切厚片，晒干。或晒干后捣碎。

　　每 100kg 净延胡索，用米醋 20kg。

　　醋延胡索含醇溶性浸出物不得少于 13.0%；含延胡索乙素（$C_{21}H_{25}NO_4$）不得少于 0.040%。

　　3. 酒延胡索　取净延胡索片，用定量黄酒拌匀，闷润至酒被吸尽后，置于预热的炒制设备内，用文火炒干，取出，晾凉，筛去药屑。

　　每 100kg 净延胡索，用黄酒 15kg。

　　【性状】　延胡索为不规则的圆形厚片或颗粒状，外表皮黄色或黄褐色，有不规则细皱纹，切面黄色，角质样，具蜡样光泽，气微，味苦。

　　醋延胡索表面及切面黄褐色，质较硬，味苦，微具醋香气。

　　酒延胡索颜色同醋延胡索，略有酒气。

　　【炮制作用】　延胡索味辛、苦，性温。归肝、脾经。具有活血，行气，止痛的功能。

　　延胡索生品止痛的有效成分不易煎出，影响其临床疗效，故多用醋炙品。

　　醋延胡索行气止痛作用增强。广泛应用于身体各部位的多种疼痛证候，如胸胁、脘腹疼痛，胸痹心痛，经闭，痛经，产后瘀阻等。

　　酒延胡索增强活血止痛作用。用于心血瘀滞的胸痛，胸闷，心悸，跌打损伤，瘀血疼痛。

【炮制研究】 延胡索含有多种生物碱。其中的延胡索甲素、乙素、丑素是其止痛的主要有效成分。

1. 工艺研究

（1）烘法：研究表明，延胡索醋制工艺中以醋烘法最佳。用正交试验优选出醋烘的最佳工艺为：100kg 延胡索，用 20kg 醋，闷润 4.5 小时，120℃烘干。

（2）醋煮：用正交试验优选出醋煮的最佳工艺为：每 100kg 药物，用醋 20kg，润 1 小时，煮至醋被吸尽后，晾干。

（3）醋蒸：有人以总生物碱含量为指标，比较了醋蒸和醋煮法，结果表明，以 10% 或 20% 浓度的醋蒸制延胡索，其总生物碱浸出量最高。

2. 药理研究 延胡索中的季铵碱（如去氢延胡索甲素等），是治疗冠心病的有效成分，加热醋炒使季铵碱含量下降，作用减弱，所以治疗冠心病时，以延胡索生品为佳。

3. 炮制原理研究 延胡索主要含生物碱，已分离近 20 余种，其中延胡索乙素、丑素、甲素是其止痛有效成分。但游离生物碱难溶解于水，醋炙后，游离生物碱与醋酸结合生成醋酸盐，易溶于水，提高有效成分的煎出率，从而增强了止痛作用。这与传统的醋炙增强止痛作用的观点相一致。

【贮藏】 置干燥处，防蛀。

【备注】 延胡索的炮炙古代有醋炒、醋蒸、醋煮、醋纸包煨、酒磨、酒炒、酒蒸、酒煮、酒焙、盐炒、熬制、米炒、炮、煨炒、炒制等方法。近代有醋炙、醋煮、醋蒸、盐水炒、酒炙等方法。现行用醋炙、醋煮、酒炙等方法。

三 棱

【处方用名】 三棱，醋三棱，麸炒三棱。

【来源】 本品为黑三棱科植物黑三棱 *Sparganium stoloniferum* Buch.-Ham. 的干燥块茎。冬季至次年春采挖，洗净，削去外皮，晒干。药材外观以体重、质坚实、色白者为佳。

【炮制方法】

1. 三棱 * 取原药材，除去杂质，浸泡，闷润至透，切薄片，干燥。本品含醇溶性浸出物不得少于 7.5%。

2. 醋三棱 * 取净三棱片，用定量米醋拌匀，闷润至米醋被吸尽后，置于预热的炒制设备内，用文火炒至色变深，取出，晾凉，筛去药屑。本品含醇溶性浸出物不得少于 7.5%。

每 100kg 净三棱片，用米醋 15kg。

3. 麸炒三棱 * 将麦麸撒入温度适宜的热锅内，用中火加热，待起烟时，立即投入净三棱片，快速炒至呈淡黄色时，取出，筛去麸皮，放凉（本品收载于《中国药典》成方制剂"小儿化食口服液"处方中）。

每 100kg 净三棱片，用麦麸 10kg。

【性状】 三棱为类圆形薄片，外表皮灰棕色，切面灰白色或黄白色，粗糙，有多数明显的细筋脉点，质坚实，气微，味淡，嚼之微有麻辣感。

醋三棱切面黄色或灰棕色，偶见焦黄斑，微有醋香气。

麸炒三棱呈淡黄色，偶见焦斑，有焦麸香气。

【炮制作用】 三棱味辛、苦，性平。归肝、脾经。具有破血行气，消积止痛的功能。

三棱生品为血中气药，长于破血行气，消积止痛。用于血滞经闭，产后瘀滞腹痛，癥瘕积聚，食积痰滞，脘腹胀痛，慢性肝炎或迁延性肝炎。

醋三棱主入血分,其破瘀散结,止痛作用增强。用于瘀滞经闭腹痛,癥瘕积聚,胸痹心痛,胁下胀痛。

麸炒三棱增强消食化滞作用。与焦神曲、焦麦芽、焦山楂、焦槟榔、醋莪术配伍,用于食滞化热所致的积滞,症见厌食、烦躁、恶心呕吐、口渴、脘腹胀满、大便干燥。

【炮制研究】　三棱主要含挥发油、黄酮类、皂苷类成分。

1. 成分研究　研究表明,三棱中的黄酮芒柄素及皂苷类成分是活血化瘀的主要成分。对三棱不同炮制品(生品、醋煮品、清蒸品、醋炙品、麸炒品)中黄酮含量进行测定,结果以醋炙品含量最高。

2. 药理研究　三棱醋炙品及醋炙后的提取物其镇痛作用较生品有明显增强,其中醋炙三棱镇痛作用强而持久。这与传统中医理论认为醋炙后增强三棱散瘀止血作用一致。三棱生品、清蒸品、醋炒品、醋煮品、麸炒品均能显著抑制血小板聚集,其中醋炒品对血小板聚集抑制率最高。

【贮藏】　置通风干燥处,防蛀。

【备注】　三棱的炮炙古代有醋炒、醋煮后炒、醋煮、醋浸后煨、酒浸、酒炒、酒煮后熬膏、酒浸后巴豆火炮、蒸制、米煮、乌头炒、干漆炒、湿纸裹煨、面裹煨、火煅、炒炭等方法。近代有醋炙、醋蒸、醋煮等方法。现行用醋炙、麸炒法。

莪　术

【处方用名】　莪术,醋莪术,酒莪术。

【来源】　本品为姜科植物蓬莪术 *Curcuma phaeocaulis* Valeton、广西莪术 *Curcuma kwangsiensis* S.G. Lee et C.F.Liang 或温郁金 *Curcuma wenyujin* Y.H. Chen et C.Ling 的干燥根茎。后者习称"温莪术"。冬季茎叶枯萎后采挖,洗净,蒸或煮至透心,晒干或低温干燥后除去须根及杂质。药材外观以个均匀、质坚实、气香者为佳。

【炮制方法】

1. 莪术 *　取原药材,除去杂质,略泡,洗净,蒸软,切厚片,干燥。本品含醇溶性浸出物不得少于7.0%;含挥发油不得少于1.0%(ml/g)。

2. 醋莪术 *

(1)醋煮 *:取净莪术(个货),置于煮制设备内,加入定量米醋和适量水浸没药面,用文火煮至透心,醋液被吸尽,取出,稍凉,切厚片,干燥,筛去药屑。本品含醇溶性浸出物不得少于7.0%;含挥发油不得少于1.0%(ml/g)。

每100kg净莪术,用米醋20kg。

(2)醋炙:取净莪术片,用定量米醋拌匀,闷润至米醋被吸尽后,置于预热的炒制设备内,用文火炒干,略带焦斑时,取出,晾凉,筛去药屑。

每100kg净莪术片,用米醋20kg。

3. 酒莪术 *　取净莪术片,用定量黄酒拌匀,闷润至酒被吸尽后,置于预热的炒制设备内,用文火炒干,略带焦斑时,取出,晾凉,筛去药屑(本品收载于《中国药典》成方制剂"乳癖散结胶囊"处方中)。

每100kg净莪术片,用黄酒10kg。

【性状】　莪术为类圆形或椭圆形厚片,外表皮灰黄色或灰棕色,有时可见环节或须根痕,切面黄绿色、黄棕色或棕褐色,内皮层环纹明显,散在"筋脉"小点,气微香,味微苦而辛。

醋莪术片色泽加深,角质样,微有醋香气。

酒莪术片色泽加深,角质样,微有酒香气。

【炮制作用】　莪术味辛、苦,性温。归肝、脾经。具有行气破血,消积止痛的功能。

莪术生品长于行气止痛,破血祛瘀,为血中气药。多用于饮食积滞,胸腹痞满胀痛,瘀滞经闭,小腹胀痛。

醋莪术主入肝经血分,增强破血消癥作用。用于瘀滞经闭,胁下癥块。

酒莪术增强行气活血作用。用于气滞血瘀所致的乳腺增生病。

【炮制研究】

1. 成分研究　莪术及其不同炮制品挥发油含量顺序为:生品 > 炒制品 > 醋制品 > 酒制品。

2. 药理研究　莪术醋炙品和醋煮品对二甲苯所致的耳廓肿胀及醋酸所致的毛细血管通透性增加都有明显的抑制作用。其中以醋煮品作用较强。莪术各炮制品都有一定程度的镇痛作用,其中醋炙品镇痛作用强而持久。

【贮藏】　置干燥处,防蛀。

【备注】　莪术的炮炙古代有醋磨、醋浸、醋炒、醋煮、醋煨、酒醋制、酒磨、酒洗、酒炒、慢火炮、巴豆芝麻油煎制、煨制、虻虫制、羊血拌炒或鸡血拌炒、蒸熟炮等方法。近代有醋炙、醋煮、醋浸、醋煮后再蒸、面烫煮、清炒等方法。现行用醋炙、醋煮、酒炙法。

乳香

【处方用名】　乳香,醋乳香,炒乳香。

【来源】　本品为橄榄科植物乳香树 *Boswellia carterii* Birdw. 及同属植物 *Boswellia bhaw dajiana* Birdw. 树皮渗出的树脂。分索马里乳香和埃塞俄比亚乳香,每种乳香又分为乳香珠和原乳香。春、夏两季均可采收,将树干的皮部由下向上顺序切伤,使树脂从伤口渗出,数天后凝成块状,即可采收。药材外观以淡黄色颗粒状、半透明、粉末粘手、气芳香者为佳。

【炮制方法】

1. 乳香＊　取原药材,除去杂质,捣碎。索马里乳香含挥发油不得少于 6.0%(ml/g),埃塞俄比亚乳香含挥发油不得少于 2.0%(ml/g)。

2. 醋乳香＊　取净乳香,置于预热的炒制设备内,用文火炒至冒烟,表面微熔时,喷淋定量米醋,再炒至表面光亮,迅即取出,摊开放凉,筛去药屑。

每100kg 净乳香,用米醋 5kg。

3. 炒乳香＊　取净乳香,置于预热的炒制设备内,用文火炒表面熔化显光亮时,立即取出,摊开放凉,筛去药屑(本品收载于《中国药典》成方制剂"冠脉宁胶囊""跌打活血散"等多个处方中)。

【性状】　乳香为不规则长卵形滴乳状、类圆形小颗粒或黏结成的不规则块状物,表面黄白色,半透明,附有黄白色粉末,久存则颜色加深,稍有光泽,质脆,遇热软化,破碎面有玻璃样或蜡样光泽,有特异香气,味微苦。

醋乳香表面深黄色,显油亮光泽,略透明,微有醋气。

炒乳香表面油黄色,略透明,质坚脆,有特异香气。

【炮制作用】　乳香味辛、苦,性温。归心、肝、脾经。具有活血定痛,消肿生肌的功能。

乳香生品长于活血消肿止痛,但气味辛烈,对胃有刺激性,易引起呕吐,多外用,也可内服。用于胸痹心痛,胃脘疼痛,痛经,经闭,产后瘀阻,癥瘕腹痛,风湿痹痛,筋脉拘挛,跌打损伤,痈肿疮疡。

醋乳香引药入肝,增强活血止痛,收敛生肌作用;并能矫臭矫味,减少刺激性,利于粉碎。用于痛经,经闭,产后腹痛,跌打损伤。

炒乳香可缓和刺激性,便于粉碎,作用与醋乳香基本相同。用于心腹疼痛,风湿痹痛,肠痛。

【炮制研究】

1. 成分研究　乳香加热炮制后挥发油含量降低,含量顺序为:生品 > 清炒 > 醋炒 > 麦麸制 > 灯心草制。

2. 药理研究　乳香挥发油、生品、清炒品均有较强的镇痛作用，且时间较长。乳香树脂具有镇痛作用，且高温使其树脂类成分发生变化，故乳香炮制温度不宜过高。

【贮藏】　置阴凉干燥处。

【备注】　乳香的炮炙古代有醋制、酒制、姜制、蜜炙、童便酒制、炙制、乳制、黄连制、灯心制、竹叶制、去油制、煮制、煅制、焙制、炒制等方法。近代有醋炙、炒制、麸炒、灯心炒、茯苓炒、煮制等方法。现行用醋炙、炒制等方法。

没药

【处方用名】　没药，醋没药，炒没药。

【来源】　本品为橄榄科植物地丁树 *Commiphora myrrha* Engl. 或哈地丁树 *Commiphora molmol* Engl. 的干燥油胶树脂。分为天然没药和胶质没药。11 月至次年 2 月间，将树刺伤，使树脂从伤口流出，在空气中渐渐变成红棕色硬块。采收，除去杂质。药材外观以块大、棕红色、香气浓者为佳。

【炮制方法】

1. 没药*　取原药材，除去杂质，捣碎或砸碎。本品含挥发油天然没药不得少于 4.0%（ml/g），胶质没药不得少于 2.0%（ml/g）。

2. 醋没药*　取净没药，置于预热的炒制设备内，用文火炒至冒烟，表面微熔时，喷淋定量米醋，再炒至表面光亮，取出，摊开放凉，筛去药屑。本品含挥发油不得少于 2.0%（ml/g）。

每 100kg 净没药，用米醋 5kg。

3. 炒没药*　取净没药，置于预热的炒制设备内，用文火炒至表面熔化，显光亮时，立即取出，摊开放凉（本品收载于《中国药典》成方制剂"风湿马钱片"等多个处方中）。

【性状】　天然没药为不规则颗粒性团块，大小不等，表面黄棕色或红棕色，近半透明部分呈棕黑色，被有黄色粉末，质坚脆，破碎面不整齐，无光泽，有特异香气，味苦而微辛；胶质没药为不规则块状和颗粒，多黏结成大小不等的团块，表面棕黄色至棕褐色，不透明，质坚实或疏松，有特异香气，味苦而有黏性。

醋没药为小块状或圆颗粒状，表面棕褐色或黑褐色，有光泽，具特异香气，略有醋香气，味苦而微辛。

炒没药为小碎块或圆颗粒，表面黑褐色或棕黑色，显油亮光泽，气微香。

【炮制作用】　没药味辛、苦，性平。归心、肝、脾经。具有散瘀定痛，消肿生肌的功能。

没药生品气味辛烈，对胃有刺激性，易引起呕吐，多外用，也可内服，长于化瘀。用于胸痹心痛，胃脘疼痛，痛经，经闭，产后瘀阻，癥瘕腹痛，风湿痹痛，筋脉拘挛，跌打损伤，痈肿疮疡。

醋没药活血止痛，收敛生肌作用增强，并能矫臭矫味，缓和对胃的刺激性，利于粉碎。用于经闭，痛经，脘腹疼痛，痈疽肿痛。

炒没药可缓和刺激性，利于粉碎。用于疗疮肿痛，肠痈，风湿痹痛，漏眼脓血。

【炮制研究】　生没药和醋没药均具有止痛作用，醋没药作用显著增强。生没药几乎没有降低血小板黏附性的作用，而醋没药具有显著降低血小板黏附性的作用。

【贮藏】　置阴凉干燥处。

【备注】　没药的炮炙古代有酒制、童便酒制、童便制、蒸制、去油制、灯心炒、炒制等方法。近代有醋炙、煮制、香附炒、灯心炒、炒黄、炒焦等方法。现行用醋炙、清炒法。

五灵脂

【处方用名】　五灵脂，醋五灵脂，酒五灵脂。

【来源】 本品为鼯鼠科动物复齿鼯鼠 *Trogopterus xanthipes* Milne-Edwards 的干燥粪便。全年均可采收，除去杂质，干燥。药材外观块状五灵脂以黑棕色、有光泽者为佳，颗粒状以体轻、黑棕色、断面黄绿色者为佳。

【炮制方法】

1. 五灵脂* 取原药材，除去杂质及灰屑；灵脂块，捣碎（本品收载于《中国药典》四部，但未列净制方法）。

2. 醋五灵脂* 取净五灵脂，置于预热的炒制设备内，用文火炒至有腥气逸出时，喷淋定量米醋，炒至微干、有光泽时，取出，晾凉，筛去药屑（本品收载于《中国药典》成方制剂"十香止痛丸"等处方中）。

每 100kg 净五灵脂，用米醋 10kg。

3. 酒五灵脂 取净五灵脂，置于预热的炒制设备内，用文火炒至有腥气逸出、色黄黑时，立即取出，趁热均匀喷淋定量黄酒，摊开晾干，筛去药屑。

每 100kg 净五灵脂，用黄酒 10kg。

【性状】 五灵脂为长椭圆形颗粒或不规则块状，大小不一，表面黑棕色、红棕色或灰棕色，有油润性光泽，断面黄棕色或棕褐色，不平坦，纤维性，质疏松或有黏性，气腥臭。

醋五灵脂表面灰褐色或焦褐色，稍有光泽，断面黄褐色或棕褐色，质较松，略有醋气。

酒五灵脂表面黄黑色，略有酒气。

【炮制作用】 五灵脂性咸、甘，性温。归肝经。具有活血止痛，化瘀止血的功能。

五灵脂生品具有止痛止血的作用，但有腥臭味，不利于服用，多外用。用于治疗虫蛇咬伤。

醋五灵脂能引药入肝，增强散瘀止血作用，并可矫臭矫味，便于服用。用于产后恶露不快，吐血，月经过多。

酒五灵脂活血止痛作用增强，并可矫臭矫味，便于服用。用于经闭腹痛，痛经，产后瘀阻腹痛。

【贮藏】 置通风干燥处。

【备注】 五灵脂的炮炙古代有醋熬、醋炒、醋面煨、酒研、酒洗、姜炙、煮制、火炮、烧制、土炒、微炒、制炭等方法。近代有醋炙、酒炙、炒黄、炒炭等方法。现行用醋炙、酒炙法。

第三节 盐 炙 法

将待炮制品加入定量食盐水拌匀，闷透，置于预热的炒制设备内，用文火炒至规定程度的方法，称盐炙法，亦称盐水炒法。

食盐味咸，性寒。具有清热凉血，软坚散结，润燥的作用。食盐能引药"入肾""引火归原"，故盐炙法多用于补肾固精、疗疝、利尿和泻相火的药物。

（一）操作方法

1. 先拌盐水后炒药 适用于大多数需盐炙的药物。如泽泻、巴戟天、益智仁、杜仲等。

（1）净制：取待炮制品，除去杂质，大小分档。

（2）盐水的制备：取定量食盐，加入 4～5 倍的饮用水溶解、过滤，即得食盐水溶液。

（3）拌润：取分档的待炮制品，与定量盐水拌匀，闷润至盐水被药物吸尽。

除另有规定外，一般每 100kg 净药物，用食盐 2kg。

（4）预热：用文火加热，使炒药锅或炒药机锅体的热度达到待炮制品盐炙所需要的温度。

（5）炒制：将拌润后的药物，置于预热的炒制设备内，用文火加热，炒干，至药物符合规定程度时，取出，晾凉，除去药屑。

（6）收贮：将符合成品质量标准的饮片，按药典规定方法收贮。

2．先炒药后加盐水　适用于含黏液质较多的药物。如知母、车前子等。

（1）净制：取待炮制品，除去杂质，大小分档。

（2）预热：用文火加热，使炒药锅或炒药机锅体的热度达到待炮制品盐炙时所要求的温度。

（3）炒制：取待炮制品，置于预热的炒制设备内，用文火加热，炒至一定程度时，均匀喷洒定量的盐水，再文火炒干，至药物符合规定程度时，取出，晾凉，除去药屑。

除另有规定外，一般每100kg净药物，用食盐2kg。

（4）收贮：将符合成品质量标准的饮片，按药典规定方法收贮。

（二）成品质量

1．盐炙品色泽应较生品加深，或略有焦斑，微有咸味。

2．成品含生片、糊片不得超过2%，含药屑、杂质不得超过1%，含水分不得超过13%。

（三）注意事项

1．用水溶化食盐时，用水量以食盐的4～5倍量为宜。水量过多，则盐水不能被药物吸尽；水量过少，又不易与药物拌匀。

2．含黏液质较多的药物，应采用先炒药后喷盐水法。此类药物遇水易发黏，盐水不易渗入，炒时又易粘锅。先炒药可使药物质变疏松，再喷淋盐水利于渗入。

3．一般用文火加热（盐杜仲用中火）。采用先炒药后加盐水法时，更应控制火力，以免加入盐水后水分迅速蒸发，食盐粘附于锅上，达不到盐炙的目的。

（四）炮制目的

1．引药下行，增强疗效　如杜仲、巴戟天、韭菜子等补肾的药物，盐炙后增强补肝肾作用；益智仁、沙苑子等固精缩尿的药物，盐炙后增强补肾固涩作用；小茴香、橘核、荔枝核、胡芦巴等疗疝止痛的药物，盐炙后可增强温肾散寒，疗疝止痛作用；车前子、泽泻等利尿的药物，盐炙后增强泄热利尿作用。

2．增强滋阴降火作用　如黄柏、知母等清热药，盐炙后能增强滋阴降火，清热凉血的作用。

3．缓和辛燥之性　如补骨脂、益智仁等药物辛温而燥，容易伤阴，盐炙后可拮抗其辛燥之性，并能增强补肾固精作用。

黄　柏

【处方用名】　黄柏，川黄柏，关黄柏，盐黄柏，酒黄柏，黄柏炭。

【来源】　本品为芸香科植物黄皮树 *Phellodendron chinense* Schneid. 或黄檗 *Phellodendron amurense* Rupr. 的干燥树皮。前者习称"川黄柏"，后者习称"关黄柏"。剥取树皮后，除去粗皮，晒干。药材外观以皮厚、断面色鲜黄、去净粗皮者为佳。

【炮制方法】

1．黄柏 *　取原药材，抢水洗净，润透，切丝，干燥。川黄柏含小檗碱以盐酸小檗碱（$C_{20}H_{17}NO_4$·HCl）计不得小于 3.0%，含黄柏碱以盐酸黄柏碱（$C_{20}H_{23}NO_4$·HCl）计不得小于 0.34%。关黄柏含盐酸小檗碱（$C_{20}H_{17}NO_4$·HCl）不得小于 0.60%，含盐酸巴马汀（$C_{21}H_{21}NO_4$·HCl）不得小于 0.30%。

2．盐黄柏 *　取净黄柏丝，用定量食盐水拌匀，闷润至盐水被吸尽后，置于预热的炒制设备内，用文火炒干，取出，晾凉，筛去药屑。本品含量要求同上述黄柏。

每100kg净黄柏丝，用食盐2kg。

3．酒黄柏 *　取净黄柏丝或块，用定量黄酒拌匀，闷润至黄酒被吸尽后，置于预热的炒制设备内，用文火炒干，取出，晾凉，筛去药屑（本品收载于《中国药典》成方制剂"木香槟榔丸"等处方中）。

每100kg净黄柏丝，用黄酒10kg。

4.黄柏炭* 取净黄柏丝,置于预热的炒制设备内,用武火炒至表面焦黑色,内部焦褐色时,喷淋清水少许,灭尽火星,取出,及时摊晾,凉透,筛去药屑。

【性状】 黄柏呈丝条状。川黄柏外表面黄褐色或黄棕色,内表面暗黄色或淡棕色,具纵棱纹,切面纤维性,呈裂片状分层,深黄色,味极苦;关黄柏外表面黄绿色或淡棕黄色,内表面黄色或黄棕色,切面鲜黄色或黄绿色,有的呈片状分层,气微,味极苦。

盐黄柏表面深黄色,偶有焦斑,味极苦,微咸。

黄柏炭表面焦黑色,内部深褐色或棕黑色,体轻,质脆,易折断,味苦涩。

酒黄柏表面深黄色,偶有焦斑,略有酒气。

【炮制作用】 黄柏味苦,性寒。归肾、膀胱经。具有清热燥湿,泻火除蒸,解毒疗疮的功能。

黄柏生品苦燥,性寒而沉,长于清热燥湿,解毒疗疮。用于湿热泻痢,黄疸尿赤,带下阴痒,热淋涩痛,脚气痿蹙,骨蒸劳热,盗汗,遗精,疮疡肿毒,湿疹湿疮。

盐黄柏可缓和苦燥之性,不伤脾胃,并引药入肾,长于滋阴降火。用于阴虚火旺,骨蒸潮热,盗汗,遗精,痿痹,咳嗽咯血。

酒黄柏可缓和苦寒之性,免伤脾胃,并能借酒的升腾之力,引药上行,清上焦之热。用于热壅上焦诸证及足痿。

黄柏炭清湿热中兼有涩性,长于止血。用于便血,尿血,崩漏下血。

【炮制研究】 黄柏含生物碱,其中以小檗碱含量较高。另含挥发油、黄酮类化合物等成分。

黄柏经浸泡切丝后,组织中的小檗碱有转移的现象,并且小檗碱已损失一半;酒炒、盐炒、清炒黄柏的小檗碱含量变化不大;黄柏炭经高温处理,小檗碱几乎损失殆尽。而小檗碱是黄柏抗菌的有效成分,因此,中医用黄柏炭治疗崩漏等出血症,而不用于治痢疾。

黄柏经炮制后,小檗碱含量均有下降。其小檗碱含量的高低顺序是黄柏(只除粗皮)>黄柏丝(润透切丝)>盐黄柏>酒黄柏>黄柏炭。黄柏炭小檗碱含量极低。

【贮藏】 置通风干燥处,防潮。

【备注】 黄柏的炮炙古代有盐水炒、酒炒、醋渍、姜汁炒黑、蜜炙、酒蜜盐同制、乳汁炒、童便炒、米泔制、附子汁制、煅炭、炒、炒炭等方法。近代有盐炙、酒炙、微炒、炒焦、炒炭等方法。现行用盐炙、酒炙、炒炭法。

知 母

【处方用名】 知母,盐知母,炒知母。

【来源】 本品为百合科植物知母 *Anemarrhena asphodeloides* Bge. 的干燥根茎。春、秋二季采挖,除去须根及泥沙,晒干,习称"毛知母";或除去外皮,晒干。药材外观以条粗、质硬、断面色黄白者为佳。

【炮制方法】

1.知母* 取原药材,除去杂质,洗净,润透,切厚片,干燥,去毛屑。本品含芒果苷($C_{19}H_{18}O_{11}$)不得少于0.50%,含知母皂苷BⅡ($C_{45}H_{76}O_{19}$)不得少于3.0%。

2.盐知母* 取净知母片,先用文火炒至色泽加深时,喷淋定量食盐水,炒干,取出,晾凉。或取净知母片,先用定量食盐水拌匀,闷润至盐水被吸尽后,稍晾,再置于预热的炒制设备内,用文火炒干,取出,晾凉,筛去药屑。本品含芒果苷($C_{19}H_{18}O_{11}$)不得少于0.40%,含知母皂苷BⅡ($C_{45}H_{76}O_{19}$)不得少于2.0%。

每100kg净知母片,用食盐2kg。

【性状】 知母为不规则类圆形厚片,外表皮黄棕色或棕色,可见少量残存的黄棕色叶基纤维和凹陷或突起的点状根痕,切面黄白色至黄色,质硬,易折断,气微,味微甜略苦,嚼之带黏性。

盐知母表面黄色，偶见焦斑，气微，味微咸，嚼之有黏性。

【炮制作用】 知母味苦、甘，性寒。归肺、胃、肾经。具有清热泻火，滋阴润燥的功能。

知母生品苦寒滑利，长于清热泻火，生津润燥，尤以泻肺、胃之火见长。用于温病壮热烦渴，肺热咳嗽或胃热壅盛，大便燥结。

盐知母能引药下行，专于入肾，增强滋阴降火作用，并善清虚热。用于肝肾阴亏，虚火上炎，骨蒸潮热，盗汗遗精，腰膝酸痛及阴虚尿闭。

【炮制研究】 知母含芒果苷、知母皂苷、异菝葜皂苷等成分。

采用薄层扫描法测定知母各炮制品中菝葜皂苷元的含量，结果表明，知母不同炮制品中菝葜皂苷元含量都比生品高，其中盐炙品增加最为明显。增高顺序为盐炙 > 麸炒 > 清炒 > 酒炙品 > 生品，初步证明了传统炮制方法的合理性。从实验结果可知，知母炮制起到杀酶保苷作用，有利于饮片的保存。

【贮藏】 置通风干燥处，防潮。

【备注】 知母的炮炙古代有盐水炒、盐酒拌炒、酒洗、酒浸、酒炒、酒拌炒黑、人乳汁盐酒炒、姜汤浸、蜜炒、童便浸、煨制、焙制、炒制等方法。近代有盐炙、麸炒、蜜炙、酒炙等方法。现行用盐炙法。

泽泻

【处方用名】 泽泻，盐泽泻，麸炒泽泻。

【来源】 本品为泽泻科植物泽泻 *Alisma orientale*（Sam.）Juzep. 的干燥块茎。冬季茎叶开始枯萎时采挖，洗净，干燥，除去须根及粗皮。药材外观以个大、质坚、色黄白、粉性足者为佳。

【炮制方法】

1. 泽泻* 取原药材，除去杂质，稍浸，润透，切厚片，干燥。本品含醇溶性浸出物不得少于 10.0%；含 23- 乙酰泽泻醇 B（$C_{32}H_{50}O_5$）和 23- 乙酰泽泻醇 C（$C_{32}H_{48}O_6$）的总量不得少于 0.10%。

2. 盐泽泻* 取净泽泻片，用定量食盐水拌匀，闷润至盐水被吸尽后，置于预热的炒制设备内，用文火炒干，取出，晾凉，筛去药屑。本品含醇溶性浸出物不得少于 9.0%；含 23- 乙酰泽泻醇 B（$C_{32}H_{50}O_5$）不得少于 0.040%。

每 100kg 净泽泻片，用食盐 2kg。

3. 麸炒泽泻 将麦麸均匀撒入温度适宜的热锅内，用中火加热，待起烟时，投入净泽泻片，炒至黄色时，取出，筛去麸皮，放凉。

每 100kg 净泽泻片，用麸皮 10kg。

【性状】 泽泻为类圆形或椭圆形厚片，外表皮淡黄色至淡黄棕色，可见细小突起的须根痕，切面黄白色至淡黄色，粉性，有多数细孔，气微，味微苦。

盐泽泻表面淡黄棕色或黄褐色，偶见焦斑，味微咸。

麸炒泽泻表面黄色，偶见焦斑，微有焦香气，味微苦。

【炮制作用】 泽泻味甘、淡，性寒。归肾、膀胱经。具有利水渗湿，泄热，化浊降脂的功能。

泽泻生品长于利水泻热。用于小便不利，水肿胀满，泄泻尿少，痰饮眩晕，热淋涩痛，高脂血症。

盐泽泻能引药下行，增强滋阴，泻热，利尿作用，且利尿而不伤阴。用于小便淋涩，遗精淋漓，腰部重痛。

麸炒泽泻寒性缓和，长于渗湿和脾，降浊以升清为主。用于脾虚泄泻，痰湿眩晕。

【炮制研究】 泽泻含有多种四环三萜酮醇衍生物，如泽泻醇 A、B、C 等。尚含胆碱、卵磷脂、氨基酸、脂肪酸等成分。

1. 成分研究 实验结果表明，泽泻经炮制后，其水溶性煎出物均有不同程度的增加，尤以盐制品最高。

2. 药理研究 泽泻及其炮制品抗炎作用强弱顺序为盐炙品＞麸炒品＞生品。泽泻及其炮制品都能明显对抗小鼠急性肝损伤，其中以盐炙品作用最强。

【贮藏】 置干燥处，防蛀。

【备注】 泽泻的炮炙古代有盐炙、盐水拌、酒浸、酒拌、酒炙、酒拌烘、酒蒸、米泔浸后蒸或炒、清蒸、皂角水浸焙、蒸焙、煨制、微炒等方法。近代有盐炙、麸炒、蜜麸炒、酒炙、炒焦、土炒等方法。现行用盐炙、麸炒、蜜麸炒法。

车前子

【处方用名】 车前子，盐车前子，炒车前子。

【来源】 本品为车前科植物车前 *Plantago asiatica* L. 或平车前 *Plantago depressa* Willd. 的干燥成熟种子。夏、秋二季种子成熟时采收果穗，晒干，搓出种子，除去杂质。药材外观以粒大、均匀饱满、色黑者为佳。

【炮制方法】

1. 车前子* 取原药材，除去杂质，筛去灰屑。本品含京尼平苷酸（$C_{16}H_{22}O_{10}$）不得少于 0.50%，毛蕊花糖苷（$C_{29}H_{36}O_{15}$）不得少于 0.40%。

2. 盐车前子* 取净车前子，置于预热的炒制设备内，用文火炒至略有爆鸣声时，喷淋适量食盐水，炒干，取出，晾凉。本品含京尼平苷酸（$C_{16}H_{22}O_{10}$）不得少于 0.40%，毛蕊花糖苷（$C_{29}H_{36}O_{15}$）不得少于 0.30%。

每 100kg 净车前子，用食盐 2kg。

3. 炒车前子 取净车前子，置于预热的炒制设备内，用文火炒至略有爆鸣声，并有香气逸出时，取出，放凉。

【性状】 车前子呈椭圆形、不规则长圆形或三角状长圆形，略扁，表面黄棕色至黑褐色，有细皱纹，一面有灰白色凹点状种脐，质硬，气微，味淡。

盐车前子表面黑褐色，气微香，味微咸。

炒车前子略鼓起，表面黑褐色或黄棕色，略有焦香气。

【炮制作用】 车前子味甘，性微寒。归肝、肾、肺、小肠经。具有清热利尿通淋，渗湿止泻，明目，祛痰的功能。

车前子生品长于利水通淋，清肺化痰，清肝明目。用于热淋涩痛，水肿胀满，暑湿泄泻，目赤肿痛，痰热咳嗽。

盐车前子能引药下行，长于泄热利尿而不伤阴，又能益肝明目。用于肾虚脚肿，眼目昏暗。

炒车前子寒性稍减，并能提高煎出效果，作用与生品相似，长于渗湿止泻。用于湿浊泄泻，小便短少。

【炮制研究】 车前子主要含多种黄酮类成分，车前烯醇酸，琥珀酸，腺嘌呤，胆碱等。

研究表明，车前子炮制后黄酮类成分无质的变化，但含量有差异，炒车前子含量较高，盐车前子次之，生品较低。

【贮藏】 置通风干燥处，防潮。

【备注】 车前子的炮炙古代有盐水炒、酒浸、酒炒、酒蒸、酒煮、米泔水浸、焙制、微炒等方法。近代有盐炙、酒炙、炒黄等方法。现行用炒黄、盐炙法。

小茴香

【处方用名】 小茴香，盐小茴香。

【来源】　本品为伞形科植物茴香 *Foeniculum vulgare* Mill. 的干燥成熟果实。秋季果实初熟时采割植株,晒干,打下果实,除去杂质。药材外观以颗粒均匀、饱满、黄绿色、香气浓厚者为佳。

【炮制方法】

1. 小茴香＊　取原药材,除去杂质及残梗,筛去灰屑。本品含反式茴香脑($C_{10}H_{12}O$)不得少于 1.4%。

2. 盐小茴香＊　取净小茴香,用定量食盐水拌匀,闷润至盐水被吸尽后,置于预热的炒制设备内,用文火炒至微黄色,有香气逸出时,取出,晾凉,筛去药屑。本品含反式茴香脑($C_{10}H_{12}O$)不得少于 1.3%。

每 100kg 净小茴香,用食盐 2kg。

【性状】　小茴香为双悬果,呈圆柱形,有的稍弯曲,表面黄绿色或淡黄色,两端略尖,顶端残留有黄棕色突起的花柱基,基部有时有细小的果梗,分果呈长椭圆形,背面有纵棱 5 条,接合面平坦而较宽,横切面略呈五边形,背面的四边约等长,有特异香气,味微甜辛。

盐小茴香微鼓起,色泽加深,偶有焦斑,香气浓,味微咸。

【炮制作用】　小茴香味辛,性温。归肝、肾、脾、胃经。具有散寒止痛,理气和胃的功能。

小茴香生品辛散之性较强,长于理气,温胃止痛。用于胃寒呕吐,小腹冷痛,脘腹胀痛。

盐小茴香辛散之性缓和,专行下焦,长于温肾祛寒,疗疝止痛。用于疝气疼痛,睾丸坠痛及肾虚腰痛。

【贮藏】　置阴凉干燥处。

【备注】　小茴香的炮炙古代有盐水炒、盐制、青盐酒制、盐楝肉制、酒浸炒、生姜制、黑牵牛制、斑蝥制、巴豆制、吴萸制、火炮、焙、隔纸焙、麸炒、微炒、炒、制炭等方法。近代有盐炙、盐水拌匀晾干、盐酒醋童便制、清炒等方法。现行用盐炙法。

橘核

【处方用名】　橘核,炒橘核,盐橘核。

【来源】　本品为芸香科植物橘 *Citrus reticulata* Blanco 及其栽培变种的干燥成熟种子。果实成熟后收集,洗净,晒干。药材外观以粒均匀、饱满、色黄白者为佳。

【炮制方法】

1. 橘核＊　取原药材,除去杂质,洗净,干燥。用时捣碎。

2. 盐橘核＊　取净橘核,用定量食盐水拌匀,闷润至盐水被吸尽后,置于预热的炒制设备内,用文火炒干,取出,晾凉。用时捣碎。

每 100kg 净橘核,用食盐 2kg。

【性状】　橘核略呈卵形,表面淡黄白色或淡灰白色,光滑,一侧有种脊棱线,一端钝圆另端渐尖成小柄状,外种皮薄而韧,内种皮菲薄,种仁黄绿色,有油性,气微,味苦。

盐橘核表面淡黄色,多有裂纹,略有咸味。

【炮制作用】　橘核味苦,性平。归肝、肾经。具有理气,散结,止痛的功能。

橘核生品长于理气散结。用于肝胃气滞疼痛,乳痈乳癖。

盐橘核能引药下行,专于入肾,增强疗疝止痛作用。用于疝气疼痛,睾丸肿痛。

【炮制研究】　橘核及盐橘核均具有镇痛、抗炎及促进肠运动的作用。盐橘核镇痛作用较强,且能显著增强正常小鼠的肠推进运动。

【贮藏】　置干燥处,防霉,防蛀。

【备注】　橘核的炮炙古代有盐炒、青盐拌炒、酒炒、酒焙、盐酒炒、炒制、炒焦等方法。近代有盐炙、炒黄法。现行用盐炙法。

荔枝核

【处方用名】 荔枝核,盐荔枝核。

【来源】 本品为无患子科植物荔枝 *Litchi chinensis* Sonn. 的干燥成熟种子。夏季采摘成熟果实,除去果皮及肉质假种皮,洗净,晒干。药材外观以粒大、饱满、光亮者为佳。

【炮制方法】

1. 荔枝核 * 取原药材,除去杂质,洗净,干燥。用时捣碎。

2. 盐荔枝核 * 取净荔枝核,捣碎,用定量食盐水拌匀,闷润至盐水被吸尽后,置于预热的炒制设备内,用文火炒干,取出,晾凉。用时捣碎。

每100kg净荔枝核,用食盐 2kg。

【性状】 荔枝核呈长圆形或卵圆形,略扁,表面棕红色或紫棕色,平滑,有光泽,略有凹陷及细波纹,一端有类圆形黄棕色的种脐,质硬,气微,味微甘苦涩。

盐荔枝核呈碎块状,无光泽,断面棕褐色,偶有焦斑,味苦涩而微咸。

【炮制作用】 荔枝核味甘、微苦,性温。归肝、肾经。具有行气散结,祛寒止痛的功能。

荔枝核生品长于疏肝,理气,止痛。用于肝郁气滞,胃脘疼痛,妇女小腹刺痛。

盐荔枝核偏入肝经血分,行血中之气,长于疗疝止痛。用于寒疝疼痛,睾丸肿痛。

【贮藏】 置干燥处,防蛀。

【备注】 荔枝核的炮炙古代有盐水浸炒、烧存性、火炮、焙制、煨熟、炒黄等方法。近代和现行用盐炙法。

胡芦巴

【处方用名】 胡芦巴,炒胡芦巴,盐胡芦巴。

【来源】 本品为豆科植物胡芦巴 *Trigonella foenum-graecum* L. 的干燥成熟种子。夏季果实成熟时采割植株,晒干,打下种子,除去杂质。药材外观以粒大、饱满、坚实者为佳。

【炮制方法】

1. 胡芦巴 * 取原药材,除去杂质,洗净,干燥。用时捣碎。本品含醇溶性浸出物不得少于18.0%;含胡芦巴碱($C_7H_7NO_2$)不得少于 0.45%。

2. 盐胡芦巴 * 取净胡芦巴,用定量食盐水拌匀,闷润至盐水被吸尽后,置于预热的炒制设备内,用文火炒至鼓起,有香气逸出时,取出,晾凉。用时捣碎。本品含醇溶性浸出物不得少于18.0%;含胡芦巴碱($C_7H_7NO_2$)不得少于 0.45%。

每100kg净胡芦巴,用食盐 2kg。

3. 炒胡芦巴 取净胡芦巴,置于预热的炒制设备内,用文火炒至有爆裂声,色泽加深,有香气逸出时,取出,放凉。用时捣碎。

【性状】 胡芦巴呈斜方形或矩形,表面黄绿色或黄棕色,平滑,两侧各具一深斜沟,相交处有点状种脐,质坚硬,不易破碎,气香,味微苦。

盐胡芦巴微鼓起,表面黄棕至棕色,偶有焦斑,略具香气,味微咸。

炒胡芦巴微鼓起,有裂口,色泽加深,有香气。

【炮制作用】 胡芦巴味苦,性温。归肾经。具有温肾助阳,祛寒止痛的功能。

胡芦巴生品长于散寒逐湿。用于寒湿脚气。

盐胡芦巴引药入肾,长于温补肾阳。用于寒疝腹痛,阳痿,肾虚腰痛。

炒胡芦巴作用与生品相似,但苦燥之性稍缓,温补肾阳作用略胜于生品,逐寒湿作用逊于生品，兼具温肾逐湿作用。用于肾虚冷胀，寒邪凝滞的痛经。

【贮藏】　置干燥处。

【备注】　胡芦巴的炮炙古代有盐炒、酒洗、酒浸、酒炒、酒蒸、酒浸焙、芝麻炒、海金沙制、海金沙巴豆制、山茱萸炒、火炮、炒、微炒等方法。近代有盐炙、酒炙、炒黄、炒焦等方法。现行用炒黄、盐炙法。

杜仲

【处方用名】　杜仲，炒杜仲，盐杜仲。

【来源】　本品为杜仲科植物杜仲 *Eucommia ulmoides* Oliv. 的干燥树皮。4～6 月剥取，刮去粗皮，堆置"发汗"至呈紫褐色，晒干。药材外观以皮厚、内表面色暗紫者为佳。

【炮制方法】

1. 杜仲 *　取原药材，除去杂质，刮去残留粗皮，洗净，切块或丝，干燥。本品含醇溶性浸出物不得少于 11.0%；含松脂醇二葡萄糖苷（$C_{32}H_{42}O_{16}$）不得少于 0.10%。

2. 盐杜仲 *

（1）盐炙 *：取净杜仲块或丝，用定量食盐水拌匀，闷润至盐水被吸尽后，置于预热的炒制设备内，用中火炒至丝易断，表面焦黑色时，取出，晾凉，筛去药屑。本品含醇溶性浸出物不得少于 12.0%；含松脂醇二葡萄糖苷（$C_{32}H_{42}O_{16}$）不得少于 0.10%。

（2）炒炭：取净杜仲块或丝，置于预热的炒制设备内，用中火炒至丝易断，表面焦黑色时，喷洒盐水，再炒干，取出，晾凉，筛去药屑。

（3）砂烫：将净砂置于锅内，用武火加热，待砂呈轻松滑利状态时，投入净杜仲块或丝，炒至丝易断，表面黑褐色时，取出，筛去砂，趁热投入盐水中浸淬，捞出，干燥，筛去药屑。

每 100kg 净杜仲块或丝，用食盐 2kg。

【性状】　杜仲为小方块或丝条状，外表面淡棕色或灰褐色，有明显的皱纹，内表面暗紫色，光滑，断面有细密、银白色、富弹性的橡胶丝相连，气微，味稍苦。

盐杜仲表面焦黑色或黑褐色，内表面褐色，折断时胶丝弹性较差，味微咸。

【炮制作用】　杜仲味甘，性温。归肝、肾经。具有补肝肾，强筋骨，安胎的功能。

杜仲生品性温偏燥，补肝肾，强筋骨。用于肾虚兼夹风湿腰痛。但生品应用很少，仅用于浸酒。临床多用其制品。

盐杜仲能引药入肾，直达下焦，温而不燥，增强补肝肾，强筋骨，安胎作用。用于肝肾不足，腰膝酸痛，筋骨无力，头晕目眩，妊娠漏血，胎动不安。

【炮制研究】　杜仲有效成分为松脂醇二葡萄糖苷。尚含多种环烯醚萜类，酚性成分及多种氨基酸。另含有杜仲胶，属于硬性橡胶类。

1. 工艺研究　去粗皮杜仲块的煎出率比未去粗皮杜仲块的煎出率高，且粗皮占药材的 20% 以上，故应去粗皮后入药。

2. 成分研究　杜仲盐炙后，京尼平苷酸、绿原酸、松脂素二葡萄糖苷、中脂素二葡萄糖苷、丁香脂醇二葡萄糖苷等的含量降低，而中脂素、松脂素、表松脂素、阿魏醛等的含量增高。

3. 药理研究　生杜仲、盐杜仲和砂烫盐杜仲均能使兔、狗血压下降，杜仲炭和砂烫品作用强度基本一致，均比生品强，盐杜仲对猫的降压作用比生品大一倍。

杜仲能使动物离体子宫自主收缩减弱，并能拮抗子宫收缩剂的作用而解痉，盐制品又强于生品，这与中医用杜仲，特别是盐杜仲治疗胎动不安是一致的。

【贮藏】　置通风干燥处。

【备注】　杜仲的炮炙古代有盐水炒、酒炒、醋炙、姜汁炙、姜蜜炒、蜜炙、酥蜜炙、童便浸焙、麸炒、糯米炒、炒黑等方法。近代有盐炙、盐水拌润蒸、盐麸炒、煅炭、砂烫、炒炭等方法。现行用盐炙法。

补骨脂

【处方用名】 补骨脂,盐补骨脂。

【来源】 本品为豆科植物补骨脂 *Psoralea corylifolia* L. 的干燥成熟果实。秋季果实成熟时采收果序,晒干,搓出果实,除去杂质。药材外观以颗粒饱满、黑褐色者为佳。

【炮制方法】

1. 补骨脂[*] 取原药材,除去杂质。用时捣碎。本品含补骨脂素($C_{11}H_6O_3$)和异补骨脂素($C_{11}H_6O_3$)的总量不得少于 0.70%。

2. 盐补骨脂[*] 取净补骨脂,用定量食盐水拌匀,闷润至盐水被吸尽后,置于预热的炒制设备内,用文火炒至微鼓起,有香气逸出时,取出,晾凉。用时捣碎。本品含补骨脂素($C_{11}H_6O_3$)和异补骨脂素($C_{11}H_6O_3$)的总量不得少于 0.70%。

每 100kg 净补骨脂,用食盐 2kg。

【性状】 补骨脂呈肾形,略扁,表面黑色、黑褐色或灰褐色,具细微网状皱纹,顶端圆钝,有一小突起,凹侧有果梗痕,质硬,果皮薄与种子不易分离,种子 1 枚,有油性,气香,味辛微苦。

盐补骨脂表面黑色或黑褐色,微鼓起,气微香,味微咸。

【炮制作用】 补骨脂味辛、苦,性温。归肾、脾经。具有温肾助阳,纳气平喘,温脾止泻的功能;外用消风祛斑。

补骨脂生品辛热而燥,温肾作用强,长于温补脾肾,止泻痢。多用于脾肾阳虚,五更泄泻;外治银屑病,白癜风,扁平疣,斑秃。

盐补骨脂可缓和辛窜温燥之性,避免伤阴,并引药入肾,增强补肾纳气作用。用于肾阳不足,阳痿遗精,遗尿尿频,腰膝冷痛,肾虚作喘。

【炮制研究】

补骨脂以补骨脂素、异补骨脂素的总含量及出膏率为指标,优化最佳微波炮制工艺为:取补骨脂 50g,加入 20% 食盐水 75ml,浸泡 6 小时,微波强档加热 270 秒。

【贮藏】 置干燥处。

【备注】 补骨脂的炮炙古代有与盐同炒、盐炙、盐酒炒、盐酒芝麻制、黄柏盐酒制、米泔黄柏盐制、酒炒、酒浸焙、酒蒸、酒麸炒、醋炒、童便乳浸、童便浸蒸、乳拌蒸、苍术苓甘草制、芝麻制、泽泻制、胡桃肉炒、麸炒、面炒、麻子仁炒、炒等方法。近代有盐炙、盐水蒸、羊脂油炙、麸炒、清炒等方法。现行用盐炙法。

益智

【处方用名】 益智,益智仁,盐益智仁,炒益智仁。

【来源】 本品为姜科植物益智 *Alpinia oxyphylla* Miq. 的干燥成熟果实。夏、秋间果实由绿变红时采收,晒干或低温干燥。药材外观以个大、饱满、气味浓者为佳。

【炮制方法】

1. 益智仁[*] 取原药材,除去杂质及外壳,筛取种子。用时捣碎。本品含挥发油不得少于 1.0%(ml/g)。

2. 盐益智仁[*] 取净益智仁,用定量食盐水拌匀,闷润至盐水被吸尽后,置于预热的炒制设备内,用文火炒干,色泽加深时,取出,晾凉。用时捣碎。

每 100kg 净益智仁,用食盐 2kg。

【性状】 益智仁为集结成团的种子,中有隔膜将种子团分为 3 瓣,去壳碾压后多数为不规则碎块或单粒种子,种子呈不规则的扁圆形,略有钝棱,表面灰褐色或灰黄色,质硬,有特异香气,味辛微苦。

盐益智仁表面褐色或棕褐色,略有咸味。

【炮制作用】 益智仁味辛,性温。归脾、肾经。具有暖肾固精缩尿,温脾止泻摄唾的功能。

益智仁生品辛温而燥,长于温脾止泻,收摄唾涎。用于脾寒泄泻,腹中冷痛,口多唾涎。

盐益智仁辛燥之性缓和,专行下焦,长于固精,缩尿。用于肾虚遗尿,小便频数,遗精白浊。

【炮制研究】 益智仁主要含有挥发油、维生素、氨基酸、脂肪酸和无机元素等。

1. 工艺研究 以挥发油、水溶性浸出物、诺卡酮含量为指标,优化益智仁盐炙工艺为:将 2g 食盐加 40ml 水溶解后,与 100g 净益智仁拌匀,闷润 30 分钟,在 250℃下炒炙 8 分钟。

2. 药理研究 益智仁生品和盐炙品均呈剂量依赖性,对乙酰胆碱引起的膀胱逼尿肌兴奋具有显著的拮抗作用,可降低肌条收缩的平均张力,且盐炙品效果优于生品。

【贮藏】 置阴凉干燥处。

【备注】 益智的炮炙古代有取仁盐炒、青盐酒煮、酒炒、姜汁炒、蜜制、米泔制、焙制、去壳炒、炒黑等方法。近代有盐炙、盐水蒸、蜜炙等方法。现行用盐炙法。

沙苑子

【处方用名】 沙苑子,盐沙苑子。

【来源】 本品为豆科植物扁茎黄芪 *Astragalus complanatus* R.Br. 的干燥成熟种子。秋末冬初果实成熟尚未开裂时采割植株,晒干,打下种子,除去杂质。晒干。药材外观以粒大、饱满、绿褐色者为佳。

【炮制方法】

1. 沙苑子＊ 取原药材,除去杂质,洗净,干燥。本品含沙苑子苷($C_{28}H_{32}O_{16}$)不得少于 0.060%。

2. 盐沙苑子＊ 取净沙苑子,用定量食盐水拌匀,闷润至盐水被吸尽后,置于预热的炒制设备内,用文火炒干,取出,晾凉。本品含沙苑子苷($C_{28}H_{32}O_{16}$)不得少于 0.050%。

每 100kg 净沙苑子,用食盐 2kg。

【性状】 沙苑子略呈肾形而稍扁,表面光滑,褐绿色或灰褐色,边缘一侧微凹处具圆形种脐,质坚硬,不易破碎,气微,味淡,嚼之有豆腥味。

盐沙苑子表面鼓起,深褐绿色或深灰褐色,气微,味微咸,嚼之有豆腥味。

【炮制作用】 沙苑子味甘,性温。归肝、肾经。具有补肾助阳,固精缩尿,养肝明目的功能。

沙苑子生品温而不燥,补肾助阳作用和缓,长于养肝明目。用于肝虚眩晕,目暗昏花。

盐沙苑子药性更平和,能平补阴阳,并能引药入肾,增强补肾固精,缩尿作用。用于肾虚腰痛,遗精早泄,遗尿尿频,白浊带下。

【炮制研究】

沙苑子以总黄酮含量、水溶性浸出物为指标,优选盐炙最佳工艺为:投料量 20kg,用药材量 20% 的食盐水闷润 4 小时,在 160℃下炒炙 25 分钟。

【贮藏】 置通风干燥处。

【备注】 沙苑子的炮炙古代有盐水炒、酒炒、酒蒸、酥炙、乳蒸焙干、微焙、微炒、炒等方法。近代有盐炙、盐水蒸、清炒等方法。现行用盐炙法。

菟丝子

【处方用名】 菟丝子,盐菟丝子,炒菟丝子,酒蒸菟丝子。

【来源】 本品为旋花科植物南方菟丝子 Cuscuta australis R.Br. 或菟丝子 Cuscuta chinensis Lam. 的干燥成熟种子。秋季果实成熟时采收植株,晒干,打下种子,除去杂质。药材外观以粒饱满者为佳。

【炮制方法】

1.菟丝子[*] 取原药材,除去杂质,洗净,干燥。本品含金丝桃苷($C_{21}H_{20}O_{12}$)不得少于0.10%。

2.盐菟丝子[*] 取净菟丝子,用定量食盐水拌匀,闷润至盐水被吸尽后,置于预热的炒制设备内,用文火炒至略鼓起,微有爆裂声,并有香气逸出时,取出,晾凉。本品含金丝桃苷($C_{21}H_{20}O_{12}$)不得少于0.10%。

每100kg净菟丝子,用食盐2kg。

3.炒菟丝子[*] 取净菟丝子,置于预热的炒制设备内,用文火炒至微黄色,有爆裂声时,取出,放凉(本品收载于《中国药典》成方制剂"三宝胶囊"处方中)。

4.酒蒸菟丝子[*] 取净菟丝子,用适量水煮至开裂,不断搅拌,待水液被吸尽,全部呈黏丝绸粥状时,加入定量黄酒和白面拌匀,取出,压成饼,蒸熟,切成约1cm小方块,干燥(本品收载于《中国药典》成方制剂"首乌丸"处方中)。

每100kg净菟丝子,用黄酒15kg,白面15kg。

【性状】 菟丝子呈类球形,表面灰棕色或棕褐色,粗糙,种脐线形或扁圆形,质坚实,不易以指甲压碎,气微,味淡。

盐菟丝子表面棕黄色,裂开,略有香气,味微咸。

炒菟丝子表面黄棕色,可见裂口,气微香,味淡。

酒蒸菟丝子呈小方块状,表面灰棕色或黄棕色,略有酒气。

【炮制作用】 菟丝子味辛、甘,性平。归肝、肾、脾经。具有补益肝肾,固精缩尿,安胎,明目,止泻的功能;外用消风祛斑。

菟丝子生品偏温,补阳胜于补阴,长于养肝明目。用于目昏耳鸣。外治白癜风。

盐菟丝子不温不寒,平补阴阳,增强补肾固精安胎作用。用于肝肾不足,腰膝酸软,阳痿遗精,遗尿尿频,肾虚胎漏,胎动不安,脾肾虚泻。

炒菟丝子利于粉碎和制剂,提高煎出效果,其功用与生品相似,多入丸、散剂。

酒菟丝子能增强温补脾肾作用,并提高煎出效果。用于腰膝酸软,肾虚胎漏,脾虚便溏。

【炮制研究】 菟丝子主要含黄酮、多糖、生物碱、挥发油等。

1.工艺研究 菟丝子以总黄酮含量、总多糖含量及醇、水浸出物为指标,采优选炒制工艺为:每50g净菟丝子,在150℃加热炒制140秒。酒炙工艺为:每100g净菟丝子,加30%黄酒,闷润9小时,在100℃烘制60分钟。盐炙工艺为:每100g净菟丝子,加2%食盐,闷润1小时,在170℃烘制60分钟。

2.成分研究 菟丝子清炒、盐炙后,金丝桃苷和槲皮素含量均比生品增高,清炒品中金丝桃苷含量增加2倍以上,槲皮素含量增加10倍以上。

【贮藏】 置通风干燥处。

【备注】 菟丝子的炮炙古代有与盐同炒、盐炙、盐水蒸、酒浸、酒洗、酒浸炒作饼、酒蒸、酒煮、酒米拌炒、白酒米泔制、酒煨作饼、苦酒黄精汁浸、蜜拌制饼、单蒸制饼、米泔淘洗、四物汤制、麸炒、炒黄等方法。现行用盐炙、酒制饼、清炒等方法。

韭菜子

【处方用名】 韭菜子,盐韭菜子。

【来源】 本品为百合科植物韭菜 Allium tuberosum Rottl.ex Spreng. 的干燥成熟种子。秋季果实成熟时采收果序,晒干,搓出种子,除去杂质。药材外观以粒饱满、色黑者为佳。

【炮制方法】

1. 韭菜子＊　取原药材,除去杂质,筛去灰屑。用时捣碎。

2. 盐韭菜子＊　取净韭菜子,用定量食盐水拌匀,闷润至盐水被吸尽后,置于预热的炒制设备内,用文火炒干,取出,晾凉。用时捣碎。

每100kg净韭菜子,用食盐2kg。

【性状】　韭菜子呈半圆形或半卵圆形,略扁,表面黑色,一面凸起,粗糙,有细密的网状皱纹,另一面微凹,皱纹不甚明显,顶端钝,基部稍尖,有点状突起的种脐,质硬,气特异,味微辛。

盐韭菜子色泽加深,有香气,味咸微辛。

【炮制作用】　韭菜子味辛、甘,性温。归肝、肾经。具有温补肝肾,壮阳固精的功能。

韭菜子生品性温燥,散寒作用强。用于肝肾亏虚,腰膝酸痛,阳痿遗精,遗尿尿频,白浊带下。

盐韭菜子辛味减弱,引药入肾,增强补肾固精作用。用于阳痿,遗精,尿频,遗尿。

【贮藏】　置干燥处。

【备注】　韭菜子的炮炙古代有酒浸、酒浸炒、酒煮、酒浸爆干微炒、枣酒制、醋炒、醋煮炒香、汤浸、蒸熟炒、焙制、炒等方法。近代有盐炙、炒黄等方法。现行用盐炙法。

砂仁

【处方用名】　砂仁,阳春砂,盐砂仁。

【来源】　本品为姜科植物阳春砂 *Amomum villosum* Lour.、绿壳砂 *Amomum villosum* Lour. var. *xanthioides* T.L. Wu et Senjen 或海南砂 *Amomum longiligulare* T.L. Wu 的干燥成熟果实。夏、秋二季果实成熟时采收,晒干或低温干燥。药材外观以个大、坚实、仁饱满、气味浓者为佳。

【炮制方法】

1. 砂仁＊　取原药材,除去杂质及果柄。用时捣碎。

2. 盐砂仁　取净砂仁,用定量食盐水拌匀,闷润至盐水被吸尽后,置于预热的炒制设备内,用文火炒干,取出,晾凉。用时捣碎。

每100kg净砂仁,用食盐2kg。

【性状】　阳春砂和绿壳砂呈椭圆形或卵圆形,有不明显的三棱,表面棕褐色,密生刺状突起,顶端有花被残基,基部常有果柄,果皮薄而软,种子集结成团,具三钝棱,中有白色隔膜,将种子团分成3瓣,种子为不规则多面体,表面棕红色或暗褐色,气芳香浓烈,味辛凉、微苦;海南砂呈长椭圆形或卵圆形,有明显的三棱,表面被片状分枝的软刺,果皮厚而硬,种子团较小,气味稍淡。

盐砂仁色泽加深,辛香气略减,味微咸。

【炮制作用】　砂仁味辛,性温。归脾、胃、肾经。具有化湿开胃,温脾止泻,理气安胎的功能。

砂仁生品辛香,长于化湿行气,醒脾和胃,温脾止泻。用于脾胃湿阻气滞,脘腹胀痛,纳呆食少,呕吐泄泻。

盐砂仁可缓和辛燥之性,温而不燥,并能引药下行,增强温中暖肾,理气安胎,温肾缩尿作用。用于妊娠恶阻,胎动不安,小便频数,遗尿。

【炮制研究】

砂仁各炮制品中挥发油含量顺序为:生品＞炒黄品＞土炒品＞麸炒品＞炒焦品＞炒炭品,炒焦和炒炭后挥发油含量显著降低。

【贮藏】　置阴凉干燥处。

【备注】　砂仁的炮炙古代有盐水炒、酒炒、姜汁拌、姜汁炒、熟地拌蒸、萝卜汁浸透焙、焙、火煅存性、煨、炒等方法。近代有盐炙、姜汁炒、微炒等方法。现行用盐炙法。

第四节　姜　炙　法

将待炮制品加入定量姜汁拌匀,置于预热的炒制设备内,用文火炒至姜汁被吸尽,或至规定程度的方法,称姜炙法,亦称姜汁炒法。

生姜味辛,性温。具有解表散寒,温中止呕,化痰止咳的作用。故姜炙法多用于祛痰止咳,降逆止呕的药物。

（一）操作方法

1. 先拌姜汁后炒药　适用于大多数需姜炙的药物。如厚朴、草果、黄连等。

（1）净制:取待炮制品,除去杂质,大小分档。

（2）姜汁的制备:①捣汁(榨汁):将生姜洗净切碎,置于适宜容器内,捣烂,加入适量水,压榨取汁;残渣再加水共捣,压榨取汁,如此反复2～3次,合并得姜汁;②煮汁(煎汁):取净生姜片,放置于锅内,加入适量水煎煮,过滤,残渣再加水煮,过滤,合并两次滤液,适当浓缩,得姜汁。两法制得的姜汁与生姜的比例均以1:1为宜。炮制用姜以生姜为宜。若无生姜,可用干姜煎汁,用量为生姜的三分之一。

（3）拌润:将分档的待炮制品与定量姜汁拌匀,加盖闷润,至姜汁被药物吸尽。

除另有规定外,一般每100kg净药物,用生姜10kg。

（4）预热:用文火加热,使炒药锅或炒药机锅体的热度达到待炮制品姜炙时所需要的温度。

（5）炒制:将拌润后的药物,置于预热的炒制设备内,用文火加热,炒至药物近干,达到规定程度时,取出,晾凉,除净药屑。

（6）收贮:将符合成品质量标准的饮片,按药典规定方法收贮。

2. 姜煮　此法一般适用于个货药材(如厚朴)的姜炙。

（1）净制:取个货厚朴,用刀刮去栓皮,扎成捆。

（2）煮制:将成捆的药材置于煮制设备内,加入定量姜汁(也可直接加入生姜片)和适量水,以平药面为宜,文火煮约2小时,待姜汁被药物吸尽。

除另有规定外,一般每100kg净药物,用生姜10kg。

（3）切制:将煮制后的药物,取出,润至适合切制的程度时,切丝。若煮后有剩余的姜汁,应拌入饮片中,干燥,除净药屑。

（4）收贮:将符合成品质量标准的饮片,按药典规定方法收贮。

（二）成品质量

1. 姜炙品应色泽加深,略有焦斑,具姜的辛辣气味。

2. 成品含生片、糊片不得超过2%,含药屑、杂质不得超过1%。姜煮制品未煮透者不得超过2%,含水分不得超过13%。

（三）注意事项

1. 制备姜汁时,要控制水量,一般所得姜汁与生姜的比例以1:1为宜。

2. 药物与姜汁拌匀后,要充分闷润,待姜汁被吸尽后,再用文火炒干,否则,达不到姜炙的目的。

（四）炮制目的

1. 缓和药物寒性,增强和胃止呕作用　如黄连生品性味过于苦寒,姜炙后可缓和其寒性,免伤脾阳,并增强止呕作用。

2. 降低药物副作用,增强疗效　如厚朴对咽喉有刺激性,姜炙后可缓和其刺激性,并能增强温中化湿作用。

厚朴

【处方用名】　厚朴，川厚朴，姜厚朴。

【来源】　本品为木兰科植物厚朴 *Magnolia officinalis* Rehd.et Wils. 或凹叶厚朴 *Magnolia officinalis* Rehd.et Wils. var. *biloba Rehd*.et Wils. 的干燥干皮、根皮及枝皮。4～6月剥取，根皮及枝皮直接阴干；干皮置于沸水中微煮后，堆置阴湿处，"发汗"至内表面变紫褐色或棕褐色时，蒸软，取出，卷成筒状，干燥。药材外观以肉厚、内表面紫棕色、油性足、断面有小亮星、香气浓者为佳。

【炮制方法】

1. 厚朴*　取原药材，刮去粗皮，洗净，润透，切丝，晒干。本品含厚朴酚（$C_{18}H_{18}O_2$）与和厚朴酚（$C_{18}H_{18}O_2$）的总量不得少于2.0%。

2. 姜厚朴*

（1）姜炙*：取净厚朴丝，用定量姜汁拌匀，闷润至姜汁被吸尽后，置于预热的炒制设备内，用文火炒干，取出，晾凉，筛去药屑。本品含厚朴酚（$C_{18}H_{18}O_2$）与和厚朴酚（$C_{18}H_{18}O_2$）的总量不得少于1.6%。

（2）姜煮：取定量生姜切片，加水煎汤，另取刮净粗皮的个货厚朴，扎成捆，置姜汤中，用文火煮至姜汤被吸尽后，取出，切丝，干燥。

每100kg净厚朴，用生姜10kg。

【性状】　厚朴呈丝条状，外表面灰褐色，内表面紫棕色或深紫褐色，较平滑，切面颗粒状，有油性，有的可见多数小亮星，气香，味辛辣微苦。

姜厚朴丝表面灰褐色，偶见焦斑，略有姜辣气。

【炮制作用】　厚朴味苦、辛，性温。归脾、胃、肺、大肠经。具有燥湿消痰，下气除满的功能。

厚朴生品味辛辣，对咽喉有刺激性，一般内服不生用。

姜厚朴能消除对咽喉的刺激性，增强宽中和胃止呕作用。用于湿阻气滞，脘腹胀满或呕吐泻痢，积滞便秘，痰饮喘咳，梅核气。

【炮制研究】　厚朴主含木脂素类、挥发油、生物碱类成分等。木脂素类成分主要有厚朴酚、和厚朴酚、四氢厚朴酚等；挥发油类成分有 α、β、γ- 桉叶醇等；生物碱类成分有厚朴碱、木兰剑毒碱等。其中，厚朴酚能显著抑制胃液的分泌，并有抗溃疡作用；厚朴碱具有明显的降压作用，可能也是厚朴的主要毒性成分。

1. 工艺研究　以厚朴酚及和厚朴酚的含量为指标，比较了产地加工厚朴的方法，结果表明，水煮法和发汗法为优。水煮的方法是：剥取茎干树皮，卷成筒，于沸水中煮20分钟，晒干。发汗法的方法是：剥取干皮水煮10分钟，取出，上下铺盖青草，堆置，发汗5小时，至内表面颜色变紫褐，有芳香气时，取出，晒干。

2. 成分研究　厚朴的栓皮中基本不含厚朴酚及和厚朴酚，为非药用部位，故炮制时要求除去粗皮是合理的。同株厚朴中地下部分或接近地下部分的树皮中厚朴酚及和厚朴酚的含量较地上部分树皮中的含量高，经产地加工者比未经产地加工者的含量稍高。

厚朴各炮制品中，挥发油含量为姜汁炒＞姜汁煮＞生品；水煎液中厚朴酚及和厚朴酚含量为生品＞姜汁浸＞姜汁炒＞姜汁煮。

【贮藏】　置通风干燥处。

【备注】　厚朴的炮炙古代有姜炙、姜煮、生姜枣制、姜焙、姜蜜制、酒制、醋炒、浸后醋淬、盐制、糯米粥制、酥炙等方法。近代有姜炙、姜煮、姜汁浸、姜汁蒸、生姜紫苏汁蒸、生姜紫苏加水煮等方法。现行用姜炙、姜煮法。

竹茹

【处方用名】 竹茹,姜竹茹。

【来源】 本品为禾本科植物青秆竹 *Bambusa tuldoides* Munro、大头典竹 *Sinocalamus beecheyanus* (Munro) McClure var.*pubescens* P.F.Li 或淡竹 *Phyllostachys nigra* (Lodd.) Munro var. *henonis* (Mitf.) Stapf ex Rendle 的茎秆的干燥中间层。全年均可采制,取新鲜茎,除去外皮,将稍带绿色的中间层刮成丝条,或削成薄片,捆扎成束,阴干。前者称"散竹茹",后者称"齐竹茹"。药材外观以色黄绿、丝均匀、细软者为佳。

【炮制方法】

1．竹茹 * 取原药材,除去杂质和硬皮,切段或揉成小团。本品含水溶性浸出物不得少于 4.0%。

2．姜竹茹 * 取净竹茹段或团,用定量姜汁拌匀,闷润至姜汁被吸尽后,置于预热的炒制设备内,用文火如烙饼法将两面烙至黄色时,取出,晾凉,筛去药屑。本品含水溶性浸出物不得少于 4.0%。

每 100kg 净竹茹,用生姜 10kg。

【性状】 竹茹为卷曲成团的不规则丝条或呈长条形薄片状,宽窄厚薄不等,浅绿色、黄绿色或黄白色,体轻松,质柔韧,有弹性,气微,味淡。

姜竹茹表面黄色,有少许焦斑,微有姜香气。

【炮制作用】 竹茹味甘,性微寒。归肺、胃、心、胆经。具有清热化痰,除烦,止呕的功能。

竹茹生品长于清热化痰,除烦。用于痰热咳嗽,胆火夹痰,惊悸不宁,心烦失眠,中风痰迷,舌强不语,胃热呕吐,妊娠恶阻,胎动不安。

姜竹茹可增强降逆止呕作用。用于胃热呕吐,呃逆。

【贮藏】 置干燥处,防霉,防蛀。

【备注】 竹茹的炮炙古代有姜炙、醋浸、朱砂制、炒制、微炒、炒焦等方法。近代有姜制、朱砂制、炒制等方法。现行用姜炙法。

草果

【处方用名】 草果,草果仁,姜草果仁。

【来源】 本品为姜科植物草果 *Amomum tsao-ko* Crevost et Lemaire 的干燥成熟果实。秋季果实成熟时采收,除去杂质,晒干或低温干燥。药材外观以。药材外观以个大、饱满、色红棕、气味浓者为佳。

【炮制方法】

1．草果仁 * 取原药材,除去杂质,用中火炒至外壳焦黄色并微鼓起时,取出,稍凉,去壳取仁。用时捣碎。本品含挥发油不得少于 1.0%（ml/g）。

2．姜草果仁 * 取净草果仁,用定量姜汁拌匀,闷润至姜汁被吸尽后,置于预热的炒制设备内,用文火炒干,取出,晾凉。用时捣碎。本品含挥发油不得少于 0.7%（ml/g）。

每 100kg 净草果仁,用生姜 10kg。

【性状】 草果仁为圆锥状多面体,表面棕色至红棕色,有的可见外被残留灰白色膜质的假种皮,种脊为一条纵沟,尖端有凹状的种脐,胚乳灰白色至黄白色,有特异香气,味辛、微苦。

姜草果仁表面棕褐色,偶见焦斑,有特异香气,味辛辣、微苦。

【炮制作用】 草果仁味辛,性温。归脾、胃经。具有燥湿温中,截疟除痰,辟瘴解瘟的功能。

草果仁辛温燥烈,长于燥湿散寒,除痰截疟。用于寒湿内阻,脘腹胀痛,痞满呕吐,疟疾寒热,瘟疫发热。

姜草果仁可缓和燥烈之性,长于温中止呕。用于寒湿阻滞脾胃,脘腹胀满疼痛,呕吐。

【贮藏】 置阴凉干燥处。

【备注】 草果的炮炙古代有姜制、醋煮、茴香制、麝香制、面裹煨、火炮、炒存性、焙制、去壳炒、炒黄等方法。近代有姜炙、盐制、煨制、砂烫、炒制等方法。现行用姜炙法。

第五节 蜜 炙 法

将待炮制品加入定量炼蜜拌匀,闷透,置于预热的炒制设备内,用文火炒至规定程度的方法,称蜜炙法,亦称蜜炒法。

蜂蜜味甘,性平。具有补中益气,润肺止咳,缓和药性,矫味的作用。故蜜炙法多用于止咳平喘,补脾益气的药物。

(一)操作方法

1.先拌蜜后炒药 适用于大多数蜜炙的药物。如甘草、黄芪等。

(1)净制:取待炮制品,除去杂质,大小分档。

(2)炼制蜂蜜:将蜂蜜置于非铁质锅内,加热至徐徐沸腾后,改用文火,保持微沸,及时除去泡沫及上浮蜡质,然后用细罗滤去死蜂等杂质,再继续加热至116~118℃,满锅起淡黄色"鱼眼泡",手捻之有黏性,两手指分开时无长白丝出现时,迅速出锅。其含水量为14%~16%。

(3)拌润:取定量炼蜜,加入适量开水稀释,趁热与药物拌匀,闷润至蜜被药物吸尽。

炼蜜的用量,具体应视药物的吸蜜程度而定。质地疏松、纤维性强的药物用蜜量宜大;质地坚实、黏性较强、油分较多的药物用蜜量宜少。除另有规定外,一般每100kg净药物,用炼蜜25kg。

(4)预热:用文火加热,使炒药锅或炒药机锅体的热度达到蜜炙时所要求的温度。

(5)炒制:将拌润后的药物,置于预热的炒制设备内,用文火加热,炒至药物色泽加深,不粘手时,取出,摊晾。

(6)收贮:将符合成品质量标准的饮片,按药典规定方法收贮。

2.先炒药后加蜜 适用于质地致密,蜜不易被吸收的药物。如百合、槐角等。此法可通过先炒药,除去药物部分水分,使质地略变酥脆,蜜较易被吸收。

(1)净制:取待炮制品,除去杂质,大小分档。

(2)预热:用文火加热,使炒药锅或炒药机锅体的热度达到待炮制品蜜炙时所需要的温度。

(3)炒制:取分档的待炮制品,置于预热的炒制设备内,用文火加热,炒至色泽加深或鼓起时,再加入定量热蜜,迅速翻动,使蜜与药物拌匀,炒至不粘手时,取出,摊晾。

蜜的用量,一般为每100kg净药物,用炼蜜5kg。

(4)收贮:将符合成品质量标准的饮片,按药典规定方法收贮。

(二)成品质量

1.蜜炙品应呈黄色或深黄色,或色泽加深,微带焦斑,有光泽,微有黏性但不粘手,气焦香,味甜。

2.成品含生片、糊片不得超过2%,含水量不得超过15%。

(三)注意事项

1.炼制蜂蜜时应控制火力,以免蜜溢出锅外或焦糊。

2.炼蜜以中蜜为宜。若过于浓稠不易与药物拌匀时,可用适量开水稀释。

3.炒制时用文火,以免焦糊。炒制时间可稍长,尽量除去内含水分,避免贮存时发霉。

4.蜜炙品须凉透后及时密闭贮存,贮存的环境应阴凉通风干燥,以免吸潮发黏或发霉变质。

（四）炮制目的

1. 增强润肺止咳作用　如百部、紫菀、款冬花、百合等止咳平喘化痰的药物，经蜜炙后，蜂蜜与药物起协同作用，增强其润肺止咳作用。

2. 增强补脾益气作用　如黄芪、甘草、党参等补脾益气的药物，经蜜炙后，蜂蜜与药物起协同作用，增强其补中益气作用。

3. 缓和药性　如麻黄，生品发汗作用较猛，蜜炙后能缓和发汗之力，并可增强润肺止咳平喘作用。

4. 矫其苦味，消除副作用　如马兜铃、白前、百部生品味苦，对胃有刺激性，甚至能引起恶心呕吐，蜜炙能缓其苦味，消除副作用，还能增强润肺止咳作用。

黄　芪

【处方用名】　黄芪，炙黄芪，蜜黄芪，酒黄芪。

【来源】　本品为豆科植物蒙古黄芪 *Astragalus membranaceus*（Fisch.）Bge. var. *mongholicus*（Bge.）Hsiao 或膜荚黄芪 *Astragalus membranaceus*（Fisch.）Bge. 的干燥根。春、秋二季采挖，除去须根及根头，晒干。药材外观以条粗长、质硬而绵、粉性足、味甜者为佳。

【炮制方法】

1. 黄芪* 　取原药材，除去杂质，洗净，润透，切厚片，干燥。本品含黄芪甲苷（$C_{41}H_{68}O_{14}$）不得少于 0.080%，含毛蕊异黄酮葡萄糖苷（$C_{22}H_{22}O_{10}$）不得少于 0.020%。

2. 炙黄芪* 　取炼蜜，加入适量开水稀释，淋入净黄芪片中拌匀，闷润至蜜被吸尽后，置于预热的炒制设备内，用文火炒至深黄色，不粘手时，取出，晾凉，筛去药屑。本品含黄芪甲苷（$C_{41}H_{68}O_{14}$）不得少于 0.060%，含毛蕊异黄酮葡萄糖苷（$C_{22}H_{22}O_{10}$）不得少于 0.020%。

每 100kg 净黄芪片，用炼蜜 25kg。

3. 酒黄芪* 　取净黄芪片，加入定量黄酒拌匀，闷润至酒被吸尽后，置于预热的炒制设备内，用文火炒干，取出，晾凉，筛去药屑（本品收载于《中国药典》成方制剂"参茸白凤丸"处方中）。

每 100kg 净黄芪片，用黄酒 10kg。

【性状】　黄芪为类圆形或椭圆形的片，外表皮黄白色至淡棕褐色，可见纵皱纹或纵沟，切面皮部黄白色，木部淡黄色，有放射状纹理及裂隙，有的中心偶有枯朽状，黑褐色或呈空洞，气微，味微甜，嚼之有豆腥味。

炙黄芪外表皮淡棕黄或淡棕褐色，略有光泽，切面皮部黄白色，木质部淡黄色，具蜜香气，味甜，略带黏性，嚼之微有豆腥味。

酒黄芪片面淡黄色至黄色，微带焦斑，有酒香气。

【炮制作用】　黄芪味甘，性微温。归肺、脾经。具有补气升阳，固表止汗，利水消肿，生津养血，行滞通痹，托毒排脓，敛疮生肌的功能。

黄芪生品长于固表止汗，利水消肿，托毒排脓。用于表虚自汗，气虚水肿，内热消渴，血虚萎黄，半身不遂，痹痛麻木，痈疽难溃，久溃不敛。

炙黄芪味甘，性温，长于益气补中。用于气虚乏力，食少便溏，中气下陷，久泻脱肛，便血崩漏。

酒黄芪增强益气固表作用。与人参、鹿茸、党参、酒当归、熟地黄等配伍，可益气补血，调经安胎。用于气血不足，月经不调，经期腹痛，经漏早产。

【炮制研究】　黄芪主要含黄芪多糖、黄芪甲苷、毛蕊异黄酮葡萄糖苷等成分。

1. 工艺研究　黄芪以黄芪甲苷为指标，优选的切制和蜜炙工艺分别为：切制前不浸泡，润软 4 小时后切片，干燥温度 80℃；加 30% 炼蜜，炒制温度 300℃，炒制 2 分钟；以总黄酮、皂苷、水溶性浸出物含量为指标，优选的微波蜜黄芪炮制工艺为：炮制时间 81 秒、蜂蜜用量 34%、微波火力

82%、闷润时间 6.1 小时。

2. 成分研究　黄芪蜜炙后总磷脂含量下降，磷脂酸和溶血磷脂酰胆碱含量较生品增加，而其他磷脂组分含量则有所下降，多糖含量增加。

3. 药理研究　黄芪生品和蜜炙品均能提高小白鼠巨噬细胞吞噬能力，蜜炙品强于生品；蜜炙品对人体受损伤的保护作用强于生品；蜜炙品的补气作用强于生品。

【贮藏】　置通风干燥处，防潮，防蛀。

【备注】　黄芪的炮炙古代有蜜炙、蜜蒸、盐蜜炙、酒炙、酒煮、盐炙、盐浸焙、盐水润蒸、姜炙、米泔拌炒、人乳制、蒸、炒、九制黄芪等方法。近代有蜜炙、酒炙、盐炙、麸炒后盐制、米炒、清炒等方法。现行用蜜炙、酒炙法。

红芪

【处方用名】　红芪，炙红芪，蜜红芪。

【来源】　本品为豆科植物多序岩黄芪 *Hedysarum polybotrys* Hane.-Mazz. 的干燥根。春、秋二季采挖，除去须根及根头，晒干。

【炮制方法】

1. 红芪*　取原药材，除去杂质，洗净，润透，切厚片，干燥。本品含醇溶性浸出物不得少于 25.0%。

2. 炙红芪*　取炼蜜，加入适量开水稀释，淋入净红芪片中拌匀，闷润至蜜被吸尽后，置于预热的炒制设备内，用文火炒至老黄色，不粘手时，取出，晾凉，筛去药屑。本品含醇溶性浸出物不得少于 35.0%。

每 100kg 净红芪片，用炼蜜 25kg。

【性状】　红芪为类圆形或椭圆形的厚片，外表皮红棕色或黄棕色，切面皮部黄白色，形成层环浅棕色，木质部淡黄棕色，呈放射状纹理，气微，味微甜，嚼之有豆腥味。

炙红芪外表皮红棕色，切面皮部浅黄色，木部浅黄棕色至浅棕色，微有光泽，略带黏性，味甜，嚼之有豆腥味。

【炮制作用】　红芪味甘，性微温。归肺、脾经。具有补气升阳，固表止汗，利水消肿，生津养血，行滞通痹，托毒排脓，敛疮生肌的功能。

红芪生品长于固表止汗，利水消肿，行滞通痹，托毒排脓。用于表虚自汗，气虚水肿，内热消渴，血虚萎黄，半身不遂，痹痛麻木，痈疽难溃，久溃不敛。

炙红芪长于补中益气。用于气虚乏力，食少便溏，中气下陷，久泻脱肛，便血崩漏。

【贮藏】　置通风干燥处，防潮，防蛀。

【备注】　红芪传统作黄芪用。现今《中国药典》将其分列出来。

甘草

【处方用名】　甘草，炙甘草，蜜甘草。

【来源】　本品为豆科植物甘草 *Glycyrrhiza uralensis* Fisch.、胀果甘草 *Glycyrrhiza inflata* Bat. 或光果甘草 *Glycyrrhiza glabra* L. 的干燥根及根茎。春、秋二季采挖，除去须根，晒干。药材外观以外皮细紧、色红棕、质坚实、粉性足、断面黄白色者为佳。

【炮制方法】

1. 甘草*　取原药材，除去杂质，洗净，润透，切厚片，干燥。本品含甘草苷（$C_{21}H_{22}O_9$）不得少于 0.45%，含甘草酸（$C_{42}H_{62}O_{16}$）不得少于 1.8%。

2. 炙甘草 * 取炼蜜,加入适量开水稀释,淋入净甘草片中拌匀,闷润至蜜被吸尽后,置于预热的炒制设备内,用文火炒至黄色至深黄色,不粘手时,取出,晾凉。本品含甘草苷($C_{21}H_{22}O_9$)不得少于0.50%,含甘草酸($C_{42}H_{62}O_{16}$)不得少于1.0%。

每100kg净甘草片,用炼蜜25kg。

【性状】 甘草为类圆形或椭圆形厚片或斜片,表面红棕色或灰棕色,切面黄白色,具纤维性,中间有明显的棕色形成层环纹及射线,质坚,有粉性,气微,微甜而特殊。

炙甘草表面老黄色,微有光泽,质稍黏,具焦香气,味甜。

【炮制作用】 甘草味甘,性平。归心、肺、脾、胃经。具有补脾益气,清热解毒,祛痰止咳,缓急止痛,调和诸药的功能。

甘草生品味甘偏凉,长于泻火解毒,化痰止咳。用于痰热咳嗽,咽喉肿痛,痈疽疮毒,食物中毒及药物中毒。

炙甘草性平偏温,长于补脾和胃,益气复脉。用于脾胃虚弱,倦怠乏力,心动悸,脉结代。

【炮制研究】 甘草主要含三萜皂苷和黄酮类。前者主要为甘草甜素和甘草次酸。后者主要为甘草素、甘草苷、异甘草素等。此外,尚含部分微量元素。其中主要有效成分是甘草甜素、甘草素、异黄酮类等。

1. 工艺研究

(1)软化工艺:甘草切片前软化,若用水长时间浸泡,甘草酸和水浸出物的损失可达50%或更多。若用的浸润法软化,则甘草酸和水浸出物的损失很少,故甘草切片前的软化应少泡多润。

(2)烘法工艺:蜜拌润后烘法和蜜拌润后炒法炮制甘草,两法所得成品中甘草酸的含量无显著差异,均有相同的促肾上腺皮质激素样作用和拮抗地塞米松对下丘脑-垂体-肾上腺皮质轴的抑制作用,且烘制蜜甘草的急性毒性低于炒制蜜甘草的毒性,可考虑应用烘制法代替炒制法。

2. 成分研究 比较甘草蜜炙前后甘草酸含量,结果表明,样品计重时若扣除蜜量,甘草酸含量无明显区别,也与蜜量无关;样品计重时若不扣除蜜量,则蜜甘草的甘草酸含量减少20%。另有报道,甘草酸的含量与炮制温度有关,炮制时温度越高,其甘草酸含量下降越多。

3. 药理研究 炙甘草能抗多种心律失常;蜜炙品的免疫功能改善作用强于生品,而镇咳祛痰作用有所降低;蜜炙品较生品止痛作用明显,且并不是单纯的甘草与蜂蜜作用的累加,而是炮制后发生了某些变化,使其作用明显加强。

【贮藏】 置通风干燥处,防蛀。

【备注】 甘草的炮炙古代有蜜炙、蜜煎、酒炒、酒蒸后炙酥、盐炙、姜炙、油炙、酥制、涂麻油炙、淡浆水炙、猪胆汁炙、乌药汁炒、炭火炙、长流水浸透、纸裹醋浸煨、泥裹煨、燀制、火炮、炮黄、炒存性、麸炒、米炒、微炒等方法。近代有蜜炙、麸炒、炒等方法。现行用蜜炙法。

麻 黄

【处方用名】 麻黄,麻黄绒,炙麻黄,蜜麻黄,蜜麻黄绒。

【来源】 本品为麻黄科植物草麻黄 *Ephedra sinica* Stapf、中麻黄 *Ephedra intermedia* Schrenk et C.A.Mey. 或木贼麻黄 *Ephedra equisetina* Bge. 的干燥草质茎。秋季采割绿色的草质茎,晒干。药材外观以淡绿或黄绿、内心色红棕、手拉不脱节、味苦涩者为佳。

【炮制方法】

1. 麻黄 * 取原药材,除去残根、木质茎等杂质,洗净,润透,切段,干燥。本品含盐酸麻黄碱($C_{10}H_{15}NO \cdot HCl$)与盐酸伪麻黄碱($C_{10}H_{15}NO \cdot HCl$)的总量不得少于0.80%。

2. 蜜麻黄 * 取炼蜜,加入适量开水稀释,淋入净麻黄段中拌匀,闷润至蜜被吸尽后,置于预热的炒制设备内,用文火炒至深黄色,不粘手时,取出,晾凉,筛去药屑。本品含盐酸麻黄碱

$(C_{10}H_{15}NO \cdot HCl)$ 与盐酸伪麻黄碱 $(C_{10}H_{15}NO \cdot HCl)$ 的总量不得少于0.80%。

每100kg净麻黄，用炼蜜20kg。

3.麻黄绒　取净麻黄段，碾绒，筛去粉末。

4.蜜麻黄绒　取炼蜜，加入适量开水稀释，淋入净麻黄绒中拌匀，闷润至蜜被吸尽后，置于预热的炒制设备内，用文火炒至深黄色，不粘手时，取出，晾凉，筛去药屑。

每100kg净麻黄绒，用炼蜜25kg。

【性状】　麻黄为圆柱形短段，表面淡黄绿色至黄绿色，粗糙，有细纵脊线，节上有细小鳞叶，切面中心显红黄色，气微香，味涩微苦。

蜜麻黄表面深黄色，微有光泽，略具黏性，有蜜香气，味甜。

麻黄绒为松散的纤维绒状，黄绿色，体轻，质韧。

蜜麻黄绒为有黏性的纤维绒状，深黄色，质韧，有蜜香气，味微甜。

【炮制作用】　麻黄味辛、微苦，性温。归肺、膀胱经。具有发汗散寒，宣肺平喘，利水消肿的功能。

麻黄生品长于发汗解表，利水消肿。用于外感风寒表实证，风水浮肿，风湿痹痛。

蜜麻黄缓和辛散发汗作用，并且蜂蜜与麻黄起协同作用，长于润肺止咳。多用于表证已解，气喘咳嗽。

麻黄绒可缓和辛散发汗作用。适用于老人、幼儿及虚人风寒感冒。

蜜麻黄绒辛散发汗作用更缓和。用于表证已解而喘咳未愈的年老体弱患者。

【炮制研究】　麻黄主要有效成分为麻黄碱、伪麻黄碱及挥发油。其中麻黄碱具平喘作用，伪麻黄碱具利尿作用，挥发油具发汗作用。

1.成分研究

（1）不同部位化学成分的差异：草质茎中麻黄碱型生物碱含量最高，且主要在节间，尤其是髓部含量最高，节中麻黄型生物碱含量仅为节间的1/3，但节的伪麻黄碱含量比节间高。木质茎不含有效成分麻黄碱，因此认为木质茎为非药用部位，应在加工时除去。麻黄根含黄酮和其他类型的生物碱，如大环精胺生物碱，具止汗作用。

（2）不同炮制方法对成分的影响：麻黄炮制后总生物碱有所下降，挥发油含量显著降低。生物碱含量以麻黄生品最高，蜜麻黄绒最低。挥发油降低顺序是：蜜炙品＞清炒老品＞清炒嫩品。麻黄制绒后，挥发油较生品降低了20.6%，炙麻黄绒较麻黄绒挥发油降低了51.9%。并且挥发油中所含成分的种类也发生了变化。在炒麻黄挥发油中有6种成分未检出，在蜜炙品挥发油中另检出了4种生品所没有的化合物，在炒制品挥发油中检出了9个新成分。蜜炙品中具有平喘作用的 $L\text{-}\alpha\text{-}$ 萜品烯醇、四甲基吡嗪、石竹烯及具有镇咳祛痰、抗菌、抗病毒作用的柠檬烯、芳樟醇的含量增高；在炒麻黄中，以上成分增高更加明显，同时发现了具有祛痰作用的菲兰烯。

2.炮制原理研究　麻黄蜜炙后，具发汗作用的挥发油显著降低（约减少了一半），具平喘作用及镇咳、祛痰、抗菌、抗病毒作用的成分含量增高，从而说明了麻黄蜜炙后发汗作用降低，而平喘作用增强。

【贮藏】　置通风干燥处，防潮。

【备注】　麻黄的炮炙古代有蜜炒、蜜酒拌炒、蜜酒煮黑、酒熬成膏、滚醋汤泡、姜汁浸、沸汤煮、去节汤泡、去根节炒、焙制、烧存性、微炙、炒黄、炒黑等方法。近代有蜜炙、制绒、制绒后蜜炙、生姜甘草复制、炒制等方法。现行用蜜炙、制绒、制绒后蜜炙等方法。

百部

【处方用名】　百部，炙百部，蜜百部。

【来源】 本品为百部科植物直立百部 *Stemona sessilifolia*（Miq.）Miq.、蔓生百部 *Stemona japonica*（Bl.）Miq. 或对叶百部 *Stemona tuberosa* Lour. 的干燥块根。春、秋二季采挖，除去须根、洗净，置于沸水中略烫或蒸至无白心，取出，晒干。药材外观以条粗壮、质坚实者为佳。

【炮制方法】

1. 百部* 取原药材，除去杂质，洗净，润透，切厚片，干燥。

2. 蜜百部* 取炼蜜，加入适量开水稀释，淋入净百部片中拌匀，闷润至蜜被吸尽后，置于预热的炒制设备内，用文火炒至不粘手时，取出，晾凉，筛去药屑。

每100kg净百部，用炼蜜12.5kg。

【性状】 百部为不规则厚片或不规则条形斜片，表面灰白色或棕黄色，有深纵皱纹，切面灰白色、淡黄棕色或黄白色，角质样，皮部较厚，中柱扁缩，质柔润，气微，味甘苦。

蜜百部表面棕黄色或褐棕色，略带焦斑，稍有黏性，味甜。

【炮制作用】 百部味甘、苦，性微温。归肺经。具有润肺下气止咳，杀虫灭虱的功能。

百部生品长于止咳化痰，灭虱杀虫。用于外感咳嗽，疥癣，头虱，体虱，蛲虫。但生品有小毒，对胃有一定的刺激性，因此内服用量不宜过大。

蜜百部可缓和对胃的刺激性，增强润肺止咳作用。用于肺虚久咳，阴虚痨嗽，痰中带血以及顿咳。

【贮藏】 置通风干燥处，防潮。

【备注】 百部的炮炙古代有酒浸、酒浸炒、酒洗、酒洗炒、蒸后炒、蒸焙、焙制、炒制等方法。近代有蜜炙、甘草制、炒制等方法。现行用蜜炙法。

白 前

【处方用名】 白前，炙白前，蜜白前。

【来源】 本品为萝藦科植物柳叶白前 *Cynanchum stauntonii*（Decne.）Schltr.ex Levl. 或芫花叶白前 *Cynanchum glaucescens*（Decne.）Hand.-Mazz. 的干燥根茎和根。秋季采挖，洗净，晒干。药材外观以根粗、须根长者为佳。

【炮制方法】

1. 白前* 取原药材，除去杂质，洗净，润透，切段，干燥。

2. 蜜白前* 取炼蜜，加入适量开水稀释，淋入净白前段中拌匀，闷润至蜜被吸尽后，置于预热的炒制设备内，用文火炒至表面深黄色，不粘手时，取出，晾凉，筛去药屑。

每100kg净白前，用炼蜜12.5kg。

【性状】 白前为圆柱形小段，表面黄白色或黄棕色、灰黄色或灰绿色，节明显，断面中空，质脆或较硬，气微，味微甜。

蜜白前表面深黄色，微有光泽，略有黏性，味甜。

【炮制作用】 白前味辛、苦，性微温。归肺经。具有降气，消痰，止咳的功能。

白前生品对胃有一定的刺激性，但性微温而不燥热，长于解表理肺，降气化痰。用于风寒咳嗽，痰湿咳喘，也可用于肺热咳嗽。

蜜白前可缓和对胃的刺激性，增强润肺降气，化痰止咳作用。用于肺虚咳嗽，肺燥咳嗽，咳嗽多痰。

【贮藏】 置通风干燥处。

【备注】 白前的炮炙古代有甘草水浸焙、焙制、蒸等方法。近代以来主要用蜜炙法。

马兜铃

【处方用名】　马兜铃，蜜马兜铃。

【来源】　本品为马兜铃科植物北马兜铃 Aristolochia contorta Bge. 或马兜铃 Aristolochia debilis Sieb.et Zucc. 的干燥成熟果实。秋季果实由绿变黄时采收，干燥。药材外观以个大、完整、色黄绿、种子充实者为佳。

【炮制方法】

1. 马兜铃　取原药材，除去杂质，筛去灰屑，搓碎。

2. 蜜马兜铃　取炼蜜，加入适量开水稀释，淋入净马兜铃中拌匀，闷润至蜜被吸尽后，置于预热的炒制设备内，用文火炒至不粘手时，取出，晾凉，筛去药屑。

每100kg净马兜铃，用炼蜜25kg。

【性状】　马兜铃为不规则碎片，果皮黄绿色、灰绿色或棕褐色，有纵棱线，种子扁平而薄，钝三角形或扇形，边缘有翅，中央棕色，周边淡棕色，种仁心形，乳白色，有油性，气特异，味苦。

蜜马兜铃表面深黄色，略具光泽，有黏性，味微苦甜。

【炮制作用】　马兜铃味苦，性微寒。归肺、大肠经。具有清肺降气，止咳平喘，清肠消痔的功能。

马兜铃生品长于清肺降气，止咳平喘，清肠消痔。用于肺热咳嗽，肺热喘逆，痔疮肿痛，肝阳上亢之眩晕、头痛。但生品味苦劣，易致恶心呕吐，临床多用蜜制品。

蜜马兜铃可缓和苦寒之性，矫味，减少恶心呕吐的副作用，增强润肺止咳作用。用于肺虚有热的咳嗽。

【炮制研究】　马兜铃含马兜铃酸，可引起肾脏损害等不良反应，不宜过量和长期使用。儿童及老年人慎用，孕妇、婴幼儿及肾功能不全者禁用。蜜炙后，马兜铃酸A含量下降。

【贮藏】　置干燥处。

【备注】　马兜铃的炮炙古代有酥制、炮、烧、焙、微炒、炒等方法。近代有蜜炙、炒焦后再蜜拌炒、清炒等方法。现行用蜜炙法。因马兜铃所含马兜铃酸对肾脏有损害，《中国药典》2020年版不再收载马兜铃药材和饮片。

紫菀

【处方用名】　紫菀，炙紫菀，蜜紫菀。

【来源】　本品为菊科植物紫菀 Aster tataricus L.f. 的干燥根及根茎。春、秋二季采挖，除去有节的根茎（习称"母根"）和泥沙，编成辫状晒干，或直接晒干。药材外观以根长、色紫、质柔韧者为佳。

【炮制方法】

1. 紫菀*　取原药材，除去残茎及杂质，洗净，稍润，切厚片或段，干燥。本品含紫菀酮（$C_{30}H_{50}O$）不得少于 0.15%。

2. 蜜紫菀*　取炼蜜，加入适量开水稀释，淋入净紫菀片或段中拌匀，闷润至蜜被吸尽后，置于预热的炒制设备内，用文火炒至棕褐色，不粘手时，取出，晾凉，筛去药屑。本品含紫菀酮（$C_{30}H_{50}O$）不得少于 0.10%。

每100kg净紫菀，用炼蜜25kg。

【性状】　紫菀为不规则的厚片或段，根外皮紫红色或灰红色，有纵皱纹，切面淡棕色，中心具棕黄色的木心，气微香，味甜微苦。

蜜紫菀表面棕褐色或紫棕色,有蜜香气,味甜。

【炮制作用】 紫菀味辛、苦,性温。归肺经。具有润肺下气,消痰止咳的功能。

紫菀生品长于散寒降气祛痰。用于风寒咳喘,痰饮咳喘,新久咳嗽。

蜜紫菀增强润肺祛痰作用。用于肺虚久咳,痨瘵咳嗽,痰中带血或肺燥干咳。

【炮制研究】 紫菀蜜炙后止咳效果更佳。生品、清炒品、酒洗品、蜜炙品、醋制品和蒸制品均有一定的祛痰作用,其中以蜜炙品为佳。

【贮藏】 置阴凉干燥处,防潮。

【备注】 紫菀的炮炙古代有蜜浸焙、蜜炒、酒洗、醋炒、姜汁制、童便洗、蒸、焙制、微炒等方法。近代有蜜炙、蒸制、麸炒、炒黄等方法。现行用蜜炙法。

枇 杷 叶

【处方用名】 枇杷叶,炙枇杷叶,蜜枇杷叶。

【来源】 本品为蔷薇科植物枇杷 *Eriobotrya japonica*(Thunb.)Lindl. 的干燥叶。全年均可采收,晒至七八成干时,扎成小把,再晒干。药材外观以叶大、色灰绿、不破碎者为佳。

【炮制方法】

1. 枇杷叶[*] 取原药材,除去杂质及枝梗,刷净绒毛,喷淋清水,润软,切丝,干燥。本品含齐墩果酸($C_{30}H_{48}O_3$)和熊果酸($C_{30}H_{48}O_3$)的总量不得少于 0.70%。

2. 蜜枇杷叶[*] 取炼蜜,加入适量开水稀释,淋入净枇杷丝中拌匀,闷润至蜜被吸尽后,置于预热的炒制设备内,用文火炒至表面老黄色,不粘手时,取出,晾凉,筛去药屑。本品含齐墩果酸($C_{30}H_{48}O_3$)和熊果酸($C_{30}H_{48}O_3$)的总量不得少于 0.70%。

每 100kg 净枇杷叶,用炼蜜 20kg。

【性状】 枇杷叶为丝条状,上表面灰绿色、黄棕色或红棕色,较光滑,下表面密被黄色绒毛,主脉显著突起,革质,脆而易折断,味微苦。

蜜枇杷叶表面棕黄色或红棕色,微有光泽,略带黏性,具蜜香气,味微甜。

【炮制作用】 枇杷味苦,性微寒。归肺、胃经。具有清肺止咳,降逆止呕的功能。

枇杷叶生品长于清肺止咳,降逆止呕。用于肺热咳嗽,气逆喘急,胃热呕哕或口渴。

蜜枇杷叶润肺止咳作用增强。用于肺燥或肺阴不足,咳嗽痰稠。

【炮制研究】 枇杷叶主要含齐墩果酸、熊果酸等成分。

枇杷叶的绒毛与叶的化学成分基本相同,绒毛中并不含有能致咳或产生其他副作用的特异性化学成分,只是叶中皂苷的含量明显高于绒毛中的含量。古代所谓"去毛不净,射入肺令咳不已",主要是由于绒毛从呼吸道直接吸入刺激咽喉黏膜而引起咳嗽。但在煎煮过程中绒毛并不容易脱落,在单位体积煎液内,未刷毛比刷毛的绒毛略多一点,用细筛加强过滤后,二者绒毛皆能完全除净。因此,枇杷叶作为制膏原料可以不去毛,只需加强过滤即可。若作细粉原料及汤剂配方,则仍需刷净绒毛,以免直接刺激咽喉而引起咳嗽。

【贮藏】 置干燥处。

【备注】 枇杷叶的炮炙古代有蜜炙、去毛炙、甘草汤洗后酥炙、枣汁炙、姜炙等方法。近代有蜜炙、姜制、焙制、炒制等方法。现行用蜜炙法。

款 冬 花

【处方用名】 款冬花,炙款冬花,蜜款冬花。

【来源】 本品为菊科植物款冬 *Tussilago farfara* L. 的干燥花蕾。12月或地冻前当花尚未出土时采集,除去花梗及泥沙,阴干。药材外观以朵大、色紫红、花梗短者为佳。

【炮制方法】

1. 款冬花[*] 取原药材,除去杂质及残梗,筛去灰屑。本品含款冬酮（$C_{23}H_{34}O_5$）不得少于0.070%。

2. 蜜款冬花[*] 取炼蜜,加入适量开水稀释,淋入净款冬花中拌匀,闷润至蜜被吸尽后,置于预热的炒制设备内,用文火炒至棕黄色,不粘手时,取出,晾凉,筛去药屑。本品含款冬酮（$C_{23}H_{34}O_5$）不得少于 0.070%。

每100kg净款冬花,用炼蜜 25kg。

【性状】 款冬花呈长圆棒状,单生或2～3个连生,外面被有多数鱼鳞状苞片,苞片外表面紫红色或淡红色,内表面密被白色絮状茸毛,体轻,气香,味微苦而辛。

蜜款冬花表面棕黄色或棕褐色,稍带黏性,味微甜。

【炮制作用】 款冬花味辛、微苦,性温。归肺经。具有润肺下气,止咳化痰的功能。

款冬花生品长于散寒止咳。用于风寒咳喘或痰饮咳嗽。

蜜款冬花药性温润,增强润肺止咳作用。用于肺虚久咳或阴虚燥咳。

【贮藏】 置通风干燥处,防潮,防蛀。

【备注】 款冬花的炮炙古代有蜜炙、甘草水浸、甘草水浸后再款冬叶制、焙、炒等方法。近代有蜜炙、焙、甘草水制、炒等方法。现行用蜜炙法。

旋覆花

【处方用名】 旋覆花,炙旋覆花,蜜旋覆花。

【来源】 本品为菊科植物旋覆花 *Inula japonica* Thunb. 或欧亚旋覆花 *Inula britannica* L. 的干燥头状花序。夏、秋二季花开放时采收,除去杂质,阴干或晒干。药材外观以朵大、完整、色黄绿者为佳。

【炮制方法】

1. 旋覆花[*] 取原药材,除去梗、叶及杂质。

2. 蜜旋覆花[*] 取炼蜜,加入适量开水稀释,淋入净旋覆花中拌匀,闷润至蜜被吸尽后,置于预热的炒制设备内,用文火炒至不粘手时,取出,晾凉,筛去药屑。本品含醇溶性浸出物不得少于 16.0%。

每100kg净旋覆花,用炼蜜 25kg。

【性状】 旋覆花呈扁球形或类球形,总苞由多数苞片组成,呈覆瓦状排列,灰黄色,舌状花1列,黄色,多卷曲,管状花多数,棕黄色,体轻,易散碎,气微,味微苦。

蜜旋覆花深黄色,稍带黏性,有蜜香气,味微甜。

【炮制作用】 旋覆花味苦、辛、咸,性微温。归肺、脾、胃、大肠经。具有降气,消痰,行水,止呕的功能。

旋覆花生品苦辛之味较强,降气化痰止呕力胜,而止咳作用较弱。用于痰饮内停的胸膈满闷及胃气上逆的呕吐。

蜜旋覆花苦辛之味和降逆止呕作用弱于生品,药性温润,作用偏重于肺,长于润肺止咳,降气平喘。用于咳嗽痰喘而兼恶心呕吐者。

【贮藏】 置干燥处,防潮。

【备注】 旋覆花的炮炙古代有蒸、焙、炒等方法。近代有蜜炙、蒸、焙制、清炒等方法。现行用蜜炙法。

前胡

【处方用名】　前胡,炙前胡,蜜前胡。

【来源】　本品为伞形科植物白花前胡 *Peucedanum praeruptorum* Dunn 的干燥根。冬季至次春茎叶枯萎或未抽花茎时采挖,除去须根,洗净,晒干或低温干燥。药材外观以条粗壮、质柔软、香气浓者为佳。

【炮制方法】

1. 前胡 *　取原药材,除去杂质及残茎,洗净,润透,切薄片,晒干。本品含白花前胡甲素（$C_{21}H_{22}O_7$）不得少于 0.90%,含白花前胡乙素（$C_{24}H_{26}O_7$）不得少于 0.24%。

2. 蜜前胡 *　取炼蜜,加入适量开水稀释,淋入净前胡片中拌匀,闷润至蜜被吸尽后,置于预热的炒制设备内,用文火炒至不粘手时,取出,晾凉,筛去药屑。本品含白花前胡甲素（$C_{21}H_{22}O_7$）不得少于 0.90%,含白花前胡乙素（$C_{24}H_{26}O_7$）不得少于 0.24%。

每 100kg 净前胡片,用炼蜜 25kg。

【性状】　前胡为类圆形或不规则的薄片,外表皮黑褐色或灰黄色,有时可见残留的纤维状叶鞘残基,切面黄白色至淡黄色,皮部散有多数棕黄色油点,可见一棕色环纹及放射状纹理,气芳香,味微苦辛。

蜜前胡表面黄褐色,略有光泽,滋润,味微甜。

【炮制作用】　前胡味苦、辛,性微寒。归肺经。具有降气化痰,散风清热的功能。

前胡生品长于降气化痰,散风清热。用于肺气不降,喘咳,痰稠,胸痞满闷,外感风热郁肺咳嗽。

蜜前胡长于润肺止咳。用于肺燥咳嗽,咳嗽痰黄,咽喉干燥,胸闷气促,胸膈不利,呕吐不食。

【贮藏】　置阴凉干燥处,防霉,防蛀。

【备注】　前胡的炮炙古代有姜炙、甜竹沥浸、熬制、焙制等方法。近代有蜜炙、蜜麸炒、炒等方法。现行用蜜炙法。

桑白皮

【处方用名】　桑白皮,炙桑白皮,蜜桑白皮。

【来源】　本品为桑科植物桑 *Morus alba* L. 的干燥根皮。秋末叶落至次春发芽前采挖根部,刮去黄棕色粗皮,纵向剖开,剥取根皮,晒干。药材外观以色白、皮厚、质柔韧、粉性足者为佳。

【炮制方法】

1. 桑白皮 *　取原药材,除去杂质,洗净,润透,切丝,干燥。

2. 蜜桑白皮 *　取炼蜜,加入适量开水稀释,淋入净桑白皮丝中,拌匀,闷润至蜜被吸尽后,置于预热的炒制设备内,用文火炒至表面深黄色,不粘手时,取出,晾凉,筛去药屑。

每 100kg 净桑白皮,用炼蜜 25kg。

【性状】　桑白皮呈卷曲丝条状,外表面类白色或淡黄白色,内表面黄白色或灰黄色,有细纵纹,切面纤维性,体轻,质韧,气微,味微甜。

蜜桑白皮表面深黄色,略有光泽,味甜。

【炮制作用】　桑白皮味苦、甘,性寒。归肺经。具有泻肺平喘,利水消肿的功能。

桑白皮生品长于泻肺行水。用于水肿,尿少,面目肌肤浮肿,肺热痰多的喘咳。

蜜桑白皮缓和寒泻之性,性寒偏润,可润肺止咳。用于肺虚咳喘。

【贮藏】　置通风干燥处,防潮,防蛀。

【备注】　桑白皮的炮炙古代有蜜炙、蜜蒸、酒炒、豆腐制、豆煮、烧灰存性、焙、麸炒、微炙、炙令黄黑、炒等方法。近代有蜜炙、炒制、焙制等方法。现行用蜜炙法。

瓜蒌

【处方用名】　瓜蒌,蜜瓜蒌。

【来源】　本品为葫芦科栝楼 *Trichosanthes kirilowii* Maxim. 或双边栝楼 *Trichosanthes rosthornii* Harms 的干燥成熟果实。秋季果实成熟时,连果梗剪下,置通风处阴干。药材外观以个大皮厚、糖性足者为佳。

【炮制方法】

1. 瓜蒌*　取原药材,压扁,切丝或切块。本品含水溶性浸出物不得少于31.0%。

2. 蜜瓜蒌　取炼蜜,加适量沸水稀释,淋入净瓜蒌丝或块内拌匀,闷透,置于预热的炒制设备内,用文火加热,炒至不粘手时,取出,晾凉。

每100kg净瓜蒌丝或块,用炼蜜15kg。

【性状】　瓜蒌呈不规则的丝或块状,外表面橙红色或橙黄色,皱缩或较光滑;内表面黄白色,有红黄色丝络,果瓤橙黄色,与多数种子黏结成团,具焦糖气,味微酸、甜。

蜜瓜蒌呈棕黄色,带黏性,味甜。

【炮制作用】　瓜蒌味甘、微苦,性寒。归肺、胃、大肠经。具有清热涤痰,宽胸散结,润燥滑肠的功能。

瓜蒌生品清热涤痰,宽胸散结作用强。用于肺热咳嗽,痰浊黄稠,胸痹心痛,结胸痞满,乳痈,肺痈,肠痈,大便秘结。

蜜瓜蒌润燥作用增强。常与贝母等配伍,用于咳嗽呛急,咳痰不爽,咽喉干燥哽痛,苔白而干。

【贮藏】　贮干燥容器内,制品密封,置阴凉干燥处。防霉,防蛀。

【备注】　瓜蒌的炮炙古代有炒、蛤粉炒、蒸、焙、白面作饼焙干、同蛤粉或明矾捣和干燥研制成霜、加煅蛤蜊蚬壳捣和制饼、纸包煨、烧存性、煅炭存性等方法。现行有蜜炙法,《中国药典》收载有瓜蒌。

瓜蒌皮

【处方用名】　瓜蒌皮,蜜瓜蒌皮,炙瓜蒌皮,炒瓜蒌皮。

【来源】　本品为葫芦科栝楼 *Trichosanthes kirilowii* Maxim. 或双边栝楼 *Trichosanthes rosthornii* Harms 的干燥成熟果皮。秋季采摘成熟果实,剖开,除去果瓤及种子,阴干。药材外观以外表面色橘红、内表面色黄白、皮厚者为佳。

【炮制方法】

1. 瓜蒌皮*　取瓜蒌皮,洗净,稍晾,切丝,晒干。

2. 蜜瓜蒌皮　取炼蜜,加适量沸水稀释,淋入净瓜蒌皮丝内拌匀,闷润,文火加热,炒至黄棕色、不粘手时,取出,晾凉。

每100kg瓜蒌皮,用炼蜜25kg。

3. 炒瓜蒌皮　净瓜蒌皮丝,置于预热的炒制设备内,用文火炒至棕黄色,微带焦斑时,取出,放凉。

【性状】　瓜蒌皮呈丝条状,边缘向内卷曲,外表面橙红色或橙黄色,皱缩,有时可见残存果梗;内表面黄白色,质较脆易折断,具焦糖气,味淡、微酸。

蜜瓜蒌皮黄棕色,有光泽,略带黏性,味甜。

炒瓜蒌皮棕黄色,微带焦斑。

【炮制作用】 瓜蒌皮味甘,性寒。归肺、胃经。具有清热化痰,利气宽胸的功能。

瓜蒌皮生品清热化痰作用强。用于痰热咳嗽,胸闷胁痛。

蜜瓜蒌皮润燥作用强。用于肺燥伤阴,久咳少痰、咳痰不爽。

炒瓜蒌皮清热化痰作用增强。用于痰热咳嗽,胸闷胁痛。

【贮藏】 贮干燥容器内,置阴凉干燥处。防霉,防蛀。

【备注】 古代多以全瓜蒌入药,近代才把瓜蒌皮单独药用。现行有蜜炙和清炒法等。《中国药典》收载有瓜蒌皮。

金樱子

【处方用名】 金樱子,金樱子肉,蜜金樱子。

【来源】 本品为蔷薇科植物金樱子 *Rosa laevigata* Michx. 的干燥成熟果实。10～11月果实成熟变红时采收,干燥,除去毛刺。药材外观以个大、色红黄者为佳。

【炮制方法】

1. 金樱子肉* 取净金樱子,略浸,润透,纵切两瓣,除去毛、核,干燥。本品含金樱子多糖以无水葡萄糖($C_6H_{12}O_6$)计不得少于25.0%。

2. 蜜金樱子 取炼蜜,加适量沸水稀释,淋入金樱子内拌匀,闷透,置于预热的炒制设备内,用文火炒至表面红棕色、不粘手时,取出,晾凉。

每100kg金樱子,用炼蜜20kg。

【性状】 金樱子肉呈倒卵形纵剖瓣,表面红黄色或红棕色,有突起的棕色小点,顶端有花萼残基,下部渐尖。花托壁内面淡黄色,残存淡黄色绒毛,气微,味甘、微涩。

蜜金樱子表面暗棕色,有蜜的焦香气,味甜。

【炮制作用】 金樱子味酸、甘、涩,性平。归肾、膀胱、大肠经。具有固精缩尿,固崩止带,涩肠止泻的功能。

金樱子生品固涩止脱作用强。用于遗精滑精,遗尿尿频,崩漏带下。

蜜金樱子偏于补中涩肠。用于脾虚久泻久痢。

【贮藏】 贮干燥容器内,置通风干燥处,防潮,防蛀。

【备注】 金樱子的炮炙古代有酒浸、酒洗、焙、蒸、炒等方法。现行有蜜炙等。《中国药典》收载有金樱子肉。

罂粟壳

【处方用名】 罂粟壳,蜜罂粟壳,醋罂粟壳。

【来源】 本品为罂粟科植物罂粟 *Papaver somniferum* L. 的干燥成熟果壳。秋季将成熟果实或已割取浆汁后的成熟果实摘下,破开,除去种子及枝梗,干燥。药材外观以个大、色黄白、质坚、皮厚者为佳。

【炮制方法】

1. 罂粟壳* 取原药材,除去杂质及柄,洗净,润透,切丝,干燥。或除去杂质及柄,捣碎。本品含吗啡($C_{17}H_{19}O_3N$)应为0.06%～0.40%。

2. 蜜罂粟壳* 取定量炼蜜,加入适量开水稀释,加入净罂粟壳丝中拌匀,闷润至蜜液被吸尽后,置于预热的炒制设备内,用文火炒至不粘手时,取出,晾凉,筛去药屑。本品含吗啡($C_{17}H_{19}O_3N$)应为0.06%～0.40%。

每100kg净罂粟壳,用炼蜜25kg。

3.醋罂粟壳 取净罂粟壳丝,用定量米醋拌匀,闷润至米醋被吸尽后,置于预热的炒制设备内,用文火炒干,取出,晾凉,筛去药屑。

每100kg净罂粟壳丝,用米醋20kg。

【性状】 罂粟壳为不规则丝条状,表面黄白色或淡棕色,平滑略有光泽,内面有粒状突起小点或黄色隔膜,质坚脆,气微清香,味微苦。

蜜罂粟壳表面微黄色,略有黏性,味甜微苦。

醋罂粟壳表面色泽加深,略有醋气。

【炮制作用】 罂粟壳味酸、涩,性平;有毒。归肺、大肠、肾经。具有敛肺,涩肠,止痛的功能。本品易成瘾,不宜常服;孕妇及儿童禁用;运动员慎用。

罂粟壳生品长于止痛,收敛。用于久咳,久泻,脱肛,脘腹疼痛。

蜜罂粟壳润肺止咳作用增强。用于肺虚久咳。

醋罂粟壳涩肠止泻作用增强。用于泻痢长久不愈。

【贮藏】 置干燥处,防蛀。

【备注】 罂粟壳的炮炙古代有醋炙、醋煮、姜汁炒、蜜炙、蜜酒炒、盐豉的沸汤浸后再蜜炒、焙制、炒制、炒黄、炒炭等方法。近代和现行都用醋炙、蜜炙法。

百 合

【处方用名】 百合,炙百合,蜜百合,蒸百合。

【来源】 本品为百合科植物卷丹 *Lilium lancifolium* Thunb.、百合 *Lilium brownii* F. E. Brown var. *viridulum* Baker 或细叶百合 *Lilium pumilum* DC. 的干燥肉质鳞叶。秋季采挖,洗净,剥取鳞叶,置于沸水中略烫,干燥。药材外观以肉厚、质硬、色白者为佳。

【炮制方法】

1.百合* 取原药材,除去杂质,筛净灰屑。

2.蜜百合* 取净百合,置于预热的炒制设备内,用文火炒至颜色加深时,加入用开水稀释的炼蜜,并继续用文火炒至黄色至深黄色,不粘手时,取出,晾凉。或用开水稀释的炼蜜与净百合拌匀,稍闷,用文火炒至不粘手时,取出,晾凉。

每100kg净百合,用炼蜜5kg。

3.蒸百合 取净百合片,置于笼屉或适宜的蒸制设备内,蒸熟,取出,晒干。

【性状】 百合为长椭圆形鳞片,表面类白色、淡棕黄色或微带紫色,有数条纵直平行的白色维管束,顶端稍尖,基部较宽,边缘薄,微波状,略向内弯曲,质硬而脆,断面较平坦,角质样,气微,味微苦。

蜜百合表面黄色或深黄色,偶有焦斑,略带黏性,味甜。

蒸百合淡黄棕色,半透明,味苦甘。

【炮制作用】 百合味甘,性寒。归心、肺经。具有养阴润肺,清心安神的功能。

百合生品性寒,长于清心安神。用于热病后余热未清,虚烦惊悸,失眠多梦,精神恍惚。

蜜百合缓和寒凉之性,增强润肺止咳作用。用于肺虚燥咳,肺痨咳嗽,劳嗽咳血及肺阴亏损,虚火上炎。

蒸百合寒性略减,归肺、胃、心经,养阴润肺,益肺和胃。用于肺燥咳嗽,失眠心烦,胃热恶心。

【贮藏】 置通风干燥处。

【备注】 百合的炮炙古代有炙法、蜜蒸、炒制、蒸、酒蒸、炒黄等方法。近代有蜜炙、蒸法。现行用蜜炙法。

槐角

【处方用名】 槐角，炙槐角，蜜槐角，炒槐角，槐角炭。

【来源】 本品为豆科植物槐 Sophora japonica L. 的干燥成熟果实。冬季采收，除去杂质，干燥。药材外观以饱满、色黄绿、质柔润者为佳。

【炮制方法】

1. 槐角[*] 取原药材，除去杂质。用时捣碎。本品含槐角苷($C_{21}H_{20}O_{10}$)不得少于4.0%。

2. 蜜槐角[*] 取净槐角，置于预热的炒制设备内，用文火炒至鼓起时，加入用开水稀释的炼蜜，并继续用文火炒至光亮，不粘手时，取出，晾凉。用时捣碎。本品含槐角苷($C_{21}H_{20}O_{10}$)不得少于3.0%。

每100kg净槐角，用炼蜜5kg。

3. 炒槐角[*] 取净槐角，置于预热的炒制设备内，用文火炒至鼓起，微黄色，微带焦斑，取出，放凉。用时捣碎（本品收载于《中国药典》成方制剂"槐角丸"处方中）。

4. 槐角炭 取净槐角，置于预热的炒制设备内，用武火炒至表面焦黑色，内部黄褐色时，喷淋清水少许，灭尽火星，取出，晾凉。用时捣碎。

【性状】 槐角呈连珠状，表面黄绿色或黄褐色，皱缩而粗糙，背缝线一侧呈黄色，质柔润，干燥皱缩，易在收缩处折断，断面黄绿色，有黏性，种子肾形，棕黑色，表面光滑，一侧有灰白色圆形种脐，质坚硬，果肉气微，味苦，种子嚼之有豆腥气。

蜜槐角表面黄棕色至黑褐色，稍鼓起，有光泽，略带黏性，味稍甜苦。

炒槐角稍鼓起，微黄色，微带焦斑。

槐角炭表面焦黑色，内部黄褐色，味苦。

【炮制作用】 槐角味苦，性寒。归肝、大肠经。具有清热泻火，凉血止血的功能。

槐角生品长于清热凉血。用于血热妄行出血证，肝火目赤，肝热头痛、眩晕，阴疮湿痒，肠热便血和痔肿出血。

蜜槐角苦寒之性较缓和，清热凉血之力不及生品，有润肠作用。尤宜于便血、痔血兼有便秘者。

炒槐角苦寒之性降低。常与地榆炭、黄芩、麸炒枳壳、当归、防风等配伍，用于清肠疏风，凉血止血。治疗血热所致的肠风便血、痔疮肿痛。

槐角炭寒性降低，并具收涩之性，长于收敛止血。用于便血，痔血，崩漏等出血证。

【炮制研究】 槐角炒、蜜炙后，芦丁含量升高，如温度超过215℃，芦丁会全部分解。不同炮制品中槐角苷的含量依次为：生品＞蜜炙品＞炭品。

【贮藏】 置通风干燥处，防蛀。

【备注】 槐角的炮炙古代有乳汁制、胆汁制、清蒸、黑豆汁蒸、煮制、烧灰、麸炒、炒、炒黄、炒炭等方法。近代有蜜炙、盐制、蒸制、炒发泡、炒黄、炒焦等方法。现行用蜜炙、炒黄、炒炭法。

第六节 油 炙 法

待炮制品与定量食用油脂共同加热处理的方法，称油炙法，亦称酥炙法。

油炙法主要有羊脂油炙（油炒）、油炸和油脂涂酥烘烤3种方法。

油炙法所用的辅料主要有植物油和动物脂（习称动物油）两类。常用的有麻油（芝麻油）、羊脂油。此外，菜油、酥油也可使用。

麻油味甘，性微寒。具有清热，润燥，生肌的作用。因沸点高，常用于油炸和涂酥烘烤的辅料,故麻油制多适用于质地坚硬或有毒的药物。

羊脂油味甘,性热。具有温散寒邪,补肾助阳的作用。故羊脂油炙适用于补虚助阳的药物。

(一)操作方法

1. 羊脂油炙(油炒) 先将羊脂切碎,放置于锅内炼油去渣。然后取定量羊脂油置于锅内,加热熔化后,倒入待炮制品,用文火炒至油被吸尽,药物表面微黄色,显油亮时,取出,摊晾。

一般每100kg净药物,用羊脂油(炼油)20kg。

2. 油炸 取植物油,放置于锅内加热至沸腾时,倒入待炮制品,用文火炸至一定程度,取出,沥去油,粉碎。

所用植物油的量,视药物的量而定,以适量为宜。

3. 油脂涂酥烘烤 将动物类药物切成块或锯成短节,放无烟炉火上烤热,用酥油或麻油涂布,加热烘烤,待油脂渗入药物内部后,再涂再烤,反复操作,直至药物质地酥脆,晾凉或粉碎。

所用酥油或麻油的量,以能使药物质地酥脆为宜。

(二)成品质量

1. 羊脂油炙品应呈微黄色,具油亮光泽,有羊脂油气。油炸品应呈黄色或色泽加深,鼓起或质地酥脆,有油炸香气。油脂涂酥烘烤品应呈黄色或色泽加深,质地酥脆,有油香气。

2. 成品含生片、糊片不得超过2%。

(三)注意事项

1. 要控制温度和时间,油炸时更需注意,以免将药物炒焦、烤焦或炸焦,使药效降低或丧失。

2. 油脂涂酥烘烤时,需反复操作直至药物酥脆为止。

(四)炮制目的

1. 增强疗效 如淫羊藿经羊脂油炙后,能增强温肾助阳作用。

2. 降低毒性 如生马钱子有毒,油炸后毒性降低。

3. 利于粉碎,便于服用 如三七、蛤蚧等,经油炸或涂酥后,质变酥脆,易于粉碎,并可矫正不良气味。

淫羊藿

【处方用名】 淫羊藿,炙淫羊藿。

【来源】 淫羊藿为小檗科植物淫羊藿 *Epimedium brevicornu* Maxim.、箭叶淫羊藿 *Epimedium sagittatum*(Sieb.et Zucc.)Maxim.、柔毛淫羊藿 *Epimedium pubescens* Maxim. 或朝鲜淫羊藿 *Epimedium koreanum* Nakai 的干燥叶。夏、秋季茎叶茂盛时采收,晒干或阴干。药材外观以叶多、色黄绿、不破碎者为佳。

【炮制方法】

1. 淫羊藿* 取原药材,除去杂质,喷淋清水,稍润,切丝,干燥。本品含总黄酮以淫羊藿苷($C_{33}H_{40}O_{15}$)计不得少于5.0%。含总黄酮醇苷(朝藿定 A、朝藿定 B、朝藿定 C 和淫羊藿苷)的总量,朝鲜淫羊藿不得少于0.40%,淫羊藿、柔毛淫羊藿、箭叶淫羊藿均不得少于1.2%。

2. 炙淫羊藿* 取定量羊脂油置于锅内,加热熔化,倒入淫羊藿丝,用文火炒至油被吸尽,药物表面微黄色,显均匀的油亮光泽时,取出,摊晾。本品含和宝藿苷 I($C_{27}H_{30}O_{10}$)不得少于0.030%;含总黄酮醇苷(朝藿定 A、朝藿定 B、朝藿定 C 和淫羊藿苷)的总量,朝鲜淫羊藿不得少于0.40%,淫羊藿、柔毛淫羊藿、箭叶淫羊藿均不得少于1.2%。

每100kg净淫羊藿,用羊脂油(炼油)20kg。

【性状】 淫羊藿呈丝片状,上表面绿色、黄绿色或浅黄色,下表面灰绿色,网脉明显,中脉及细脉凸出,边缘具黄色刺毛状细锯齿,近革质,气微,味微苦。

炙淫羊藿表面浅黄色,显油亮光泽,微有羊脂油气。

【炮制作用】 淫羊藿味辛、甘,性温。归肝、肾经。具有补肾阳,强筋骨,祛风湿的功能。

淫羊藿生品长于祛风湿,强筋骨。用于筋骨痿软,风湿痹痛,麻木拘挛,中风偏瘫及小儿麻痹症,慢性支气管炎,肾阳虚衰。

炙淫羊藿增强温肾助阳作用。用于肾阳虚衰,阳痿遗精,不孕。

【炮制研究】 药理研究证明,淫羊藿促进精液分泌的作用依次为:淫羊藿叶 > 果实 > 茎枝。因此摘取淫羊藿叶片入药有科学依据。动物实验表明,淫羊藿生品无促进性功能作用,炮制品能明显提高性功能作用。

【贮藏】 置通风干燥处。

【备注】 淫羊藿的炮炙古代有羊脂炙、鹅脂炙、酒浸、酒炒、酒焙、酒蒸、酒煮、蒸制、醋炒、蜜炙、米泔水浸等方法。近代羊脂油炙、米泔水浸、酒炒、酒蒸、醋炒、牛乳炙等方法。现行用羊脂油炙法。

巫山淫羊藿

【处方用名】 巫山淫羊藿,炙巫山淫羊藿。

【来源】 本品为小檗科植物巫山淫羊藿 *Epimedium wushanense* T. S. Ying 的干燥叶。夏、秋季茎叶茂盛时采收,晒干或阴干。药材外观以叶长、色黄绿、不破碎者为佳。

【炮制方法】

1. 巫山淫羊藿* 取原药材,除去杂质,喷淋清水,稍润,切丝,干燥。

2. 炙巫山淫羊藿* 取定量羊脂油置于锅内,文火加热熔化,加入巫山淫羊藿丝,文火炒至油被吸尽,药物表面微黄色,显均匀的油亮光泽时,取出,摊晾。

每 100kg 净巫山淫羊藿,用羊脂油(炼油)20kg。

【性状】 巫山淫羊藿呈较长的丝片状,下表面被绵毛或秃净,边缘具刺齿,近革质,气微,味微苦。

炙巫山淫羊藿表面浅黄色,显油亮光泽,微有羊脂油气。

【炮制作用】 巫山淫羊藿味辛、甘,性温。归肝、肾经。具有补肾阳,强筋骨,祛风湿的功能。

巫山淫羊藿生品长于补肾阳,强筋骨,祛风湿。用于肾阳虚衰,阳痿遗精,筋骨痿软,风湿痹痛,麻木拘挛,绝经期眩晕。

炙巫山淫羊藿增强温肾助阳作用。用于肾阳虚衰,阳痿遗精,不孕。

【贮藏】 置通风干燥处。

【备注】 巫山淫羊藿从古至今在产区一直作淫羊藿用,1975 年才作为新种开展相关药物学研究,并将其单列为一个饮片品种。现行用羊脂油炙法。

三七

【处方用名】 三七,三七粉,熟三七。

【来源】 本品为五加科植物三七 *Panax notoginseng*(Burk)F.H.Chen 的干燥根。秋季花开前采挖,洗净,分开主根、支根及茎基,干燥。支根习称"筋条",茎基习称"剪口"。药材外观以个大、坚实、体重皮细、断面灰黑色、无裂隙、俗称"铜皮铁骨"者为佳。

【炮制方法】

1. 三七* 取原药材,除去杂质,用时捣碎。

2. 三七粉* 取三七,洗净,干燥,研细粉。本品含人参皂苷 Rg_1($C_{42}H_{72}O_{14}$)、人参皂苷 Rb_1($C_{54}H_{92}O_{23}$)及三七皂苷 R_1($C_{47}H_{80}O_{18}$)的总量不得少于 5.0%。

3. 熟三七

（1）油炸：取植物油适量，置于锅内加热至沸腾后，加入大小分档的净三七块，用文火炸至表面棕黄色时，取出，沥去油，放凉，研细粉。

（2）清蒸：取净三七，洗净，蒸透，取出，及时切片，干燥。

【性状】 三七呈类圆锥形或圆柱形，表面灰褐色或灰黄色，有断续的纵皱纹及支根痕，顶端有茎痕，周围有瘤状突起，体重，质坚实，断面灰绿色、黄绿色或灰白色，角质样，有光泽，木部微呈放射状排列，气微，味苦回甜；筋条呈圆柱形或圆锥形；剪口呈不规则的皱缩状或条状，表面有数个明显的茎痕及环纹，断面中心灰绿色或白色，边缘深绿色或灰色。

三七粉呈灰黄色或黄绿色，气微，味苦回甜。

熟三七，油炸品为棕黄色细粉末，略有油气，味微苦；清蒸品为类圆形薄片，表面棕黄色，角质样，有光泽，质坚硬，易折断，气微，味苦回甜。

【炮制作用】 三七味甘、微苦，性温。归肝、胃经。具有散瘀止血，消肿定痛的功能。

三七生品长于散瘀止血，消肿定痛。具有止血而不留瘀，化瘀而不会导致出血的特点。用于咯血，吐血，衄血，便血，崩漏，外伤出血，胸腹刺痛，跌仆肿痛。

熟三七长于滋补，止血化瘀作用较弱。用于身体虚弱，气血不足的患者。

【炮制研究】 三七主要含皂苷、黄酮类、三七素、糖类、挥发油、氨基酸等成分。

三七素既是毒性成分，又是止血成分，采用干热处理使三七毒性大大降低，而用作滋补强壮药。研究表明，熟三七能促使高脂饲料喂养的大鼠血清胆固醇、三酰甘油及 β- 脂蛋白水平升高，而三七生品在一定程度上可减轻其血清胆固醇升高幅度。经 110℃ 加热 1 小时处理后的三七，其止血、抗炎作用明显降低，而扶正固本作用增强。在益智方面，油炒制的三七作用最明显。

【贮藏】 置阴凉干燥处，防蛀。

【备注】 三七的炮制方法历代记载极少，明代始见为末的方法。清代有研、焙法。近代有油炸、酒制、黄精汁制、蒸制等方法。现行用研粉、油炸、蒸制等方法。

蛤蚧

【处方用名】 蛤蚧，酒蛤蚧，酥蛤蚧。

【来源】 本品为壁虎科动物蛤蚧 *Gekko gecko* Linnaeus 的干燥体。全年均可捕捉，除去内脏，拭净，用竹片撑开，使全体扁平顺直，低温干燥。药材外观以体大、尾全、不破碎者为佳。

【炮制方法】

1. 蛤蚧 * 取原药材，除去竹片，洗净，除去头足及鳞片，切成小块。本品含醇溶性浸出物不得少于 8.0%。

2. 酒蛤蚧 * 取净蛤蚧块，用黄酒浸润后，烘干。或用定量黄酒拌匀，闷润至酒被吸尽后，置于预热的炒制设备内，用文火炒干，取出，晾凉。本品含醇溶性浸出物不得少于 8.0%。

每 100kg 净蛤蚧块，用黄酒 20kg。

3. 酥蛤蚧 取净蛤蚧，涂以麻油，用无烟火烤至稍黄质脆，除去头足及鳞片，切成小块。

【性状】 蛤蚧为不规则的片状小块，表面灰黑色或银灰色，有棕黄色的斑点及鳞甲脱落的痕迹，切面黄白色或灰黄色，脊椎骨及肋骨突起，气腥，味微咸。

酒蛤蚧微有酒香气，味微咸。

酥蛤蚧色稍黄，质较脆。

【炮制作用】 蛤蚧味咸，性平。归肺、肾经。具有补肺益肾，纳气定喘，助阳益精的功能。

蛤蚧生品和酥蛤蚧功效相同，酥后易粉碎，减少腥气。长于补肺益肾，纳气平喘。用于肺肾不足，虚喘气促，劳嗽咳血。

酒蛤蚧质酥易碎,矫味,便于服用,补肾壮阳作用增强。用于肾阳不足,精血亏损的阳痿、遗精。

【炮制研究】 对蛤蚧头、爪、皮、躯干、四肢及尾部进行研究,结果各部位所含成分并无显著差异,含眼头部与尾部均未见毒性反应。古人有"毒在眼,效在尾"之说,但用蛤蚧眼和头足做急性毒性试验,结果均未见不良反应。

【贮藏】 用木箱严密封装,常用花椒拌存,置阴凉干燥处,防蛀。

【备注】 蛤蚧的炮炙古代有酒浸酥制、酒浸、酒浸炒、酒浸焙、酒洗、青盐酒炙、醋制、蜜制、蜜涂炙、煅制等方法。近代有酒酥制、酒浸、酒洗、酒炙、酒焙、酒煮、蜜炙、砂烫等方法。现行用酒炙、酒浸、酥制等方法。

(李科伟 佘 丹)

? 复习思考题

1. 何谓炙法?炙法与加辅料炒法的区别有哪些?

2. 写出黄连常用的饮片规格和作用特点。

3. 蟾酥有毒,入丸散剂或外用如何制成细粉?

4. 炙法中哪些药物需用"先炒药后加辅料"法炮制?说明其原因。

5. 简述醋延胡索的炮制原理。

6. 试述蜜麻黄的炮制作用,并用现代理论加以解释。

ER-9-3

扫一扫,测一测

PPT课件

第十章　煅　　法

学习目标

　　1. 掌握各种煅法的操作方法、成品质量、注意事项及炮制目的；常用药物的成品性状、炮制作用。
　　2. 熟悉各煅法的特点、适用药物、淬液的选择和用量。
　　3. 了解各种煅法的含义、某些药物的现代研究。
　　4. 会进行明煅、煅淬法、扣锅煅法的操作。

知识导览及
重点难点

　　将待炮制品直接放于无烟炉火中或置于适宜的耐火设备内煅烧的方法，称煅法。

　　煅法，始源甚早，唐代以前称燔、烧、炼等。如《五十二病方》中就有用燔法处理矿物药、动物药和少量植物药的记载。汉代《金匮玉函经》中提出"有须烧炼炮炙，生熟有定"，其中的"烧"和"炼"是不同程度的燔，两者只是温度高低、时间长短的差别。唐代在承袭前人方法的基础上，根据当时的情况提出了"煅法"，其炮制方法此时已经相当进步，其中的某些煅制方法历经各代，一直沿用至今。

　　煅法根据操作方法、炮制目的和要求不同，又分为明煅、煅淬和扣锅煅（闷煅）法。不同的煅法，适用的药材不同。如明煅和煅淬法大多适用于质地坚硬的矿物类、动物贝壳及化石类药材；扣锅煅法适用于炒炭时易于灰化和较难成炭的动植物类药材。药物经高温煅烧后，能改变其原有性状，质地变得酥松，利于粉碎和煎煮，故有"煅者去坚性"之说。煅烧还能除去药物中有害的硫、砷等易挥发性物质，也能使某些成分发生氧化、分解等反应，从而降低或消除副作用，提高疗效，或产生新药效。

第一节　明　煅　法

　　将待炮制品直接放于无烟炉火中或装入适宜的耐火设备内，不隔绝空气进行煅烧的方法，称明煅法。其中，直接放于无烟炉火中煅烧，又称直接煅或直火煅法，装入适宜的耐火设备内煅烧，又称间接煅。

　　明煅法多适用于较易煅制的矿物类和动物贝壳、化石类药材。此类药材一般经一次煅烧即能达到质地酥脆的程度。

（一）操作方法

1. 直接煅法　亦称直火煅法。一般适用于体积较大、质地坚硬，且煅制时不易破碎的药物。如石膏、赤石脂、石决明、牡蛎等。

（1）净制：取待炮制品，除去杂质，大小分档。

（2）煅制：将炉膛内的燃料点燃，利用鼓风机将火吹旺，将药物直接置于无烟炉火中煅烧，矿物类药物煅至通体红透、贝壳类药物煅至微微发红时，取出，放凉。

（3）粉碎：将煅后的药物碾或粉碎成粗粉。

（4）收贮：将符合成品质量标准的饮片，按药典规定方法收贮。

2.间接煅法 亦称锅煅法，包括铁锅煅、坩埚煅。其中，铁锅煅法适用于大多数含结晶水的矿物药，如白矾、硼砂、绿矾等；坩埚煅法适用于粒度较小或煅时易碎的药物，如花蕊石、青礞石、金礞石、龙骨等。

（1）净制：取待炮制品，除去杂质，打碎成小颗粒。

（2）煅制：①将炉膛内的燃料点燃，利用鼓风机将火吹旺，将不含结晶水的药物装于坩埚或适宜的耐火设备内，置于无烟炉火中煅烧，矿物类药物煅至通体红透、贝壳类药物煅至微微发红时，取出，放凉；②含结晶水的药物，取适量小碎块，置于铁锅或砂锅等煅制设备内，武火加热，煅至完全失去结晶水，取出，放凉。

（3）粉碎：将煅后的药物碾或粉碎成粗粉。

（4）收贮：将符合成品质量标准的饮片，按药典规定方法收贮。

目前，大量生产多用平炉煅和反射炉煅。

平炉煅药炉（图10-1）由炉体、炉堂、煅药池、炉盖及鼓风机等部分组成。煅药池由耐火砖砌成。炉盖是为保温而用，不需保温时可以取下。操作时，先将药物砸成小块，置于煅药池内，均匀铺平，装量约占药池容积的2/3，然后将炉膛内的燃料点燃，利用鼓风机将火吹旺，使药池内温度升高，药物在高温下被煅至红透或质地酥脆。煅制过程中，可翻动1～2次，使药物受热均匀。

此法煅制效率高，适用范围较广。但对于煅温不宜过高的药物，如蛤壳、石决明、牡蛎等，操作中应注意火候，以免灰化。

高温反射炉（图10-2）由炉体、炉堂、火焰反射管、煅药室、鼓风机及除尘引风装置等部分组成。整个设备由耐火砖砌成并密封，以防热量散失。为了获得足够的热量，保证煅药后药物色泽均匀一致，燃料使用优质无烟煤或焦炭。操作时，先将分档后的净药材，从进药口放入煅药室内，摊开，封闭进药口。再将燃料点燃，待煤烟冒尽，用泥封固燃料口，利用鼓风机将火吹旺，使炉堂内火焰通过火焰反射管喷射到煅药室内，室内的药物在高温下煅烧，当药物煅至一定程度时，停止吹风，取出，放凉。

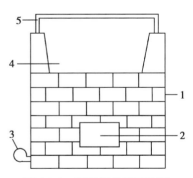

图10-1 平炉煅药炉示意图

1.炉体；2.炉堂；3.鼓风机；4.煅药池；5.保温盖

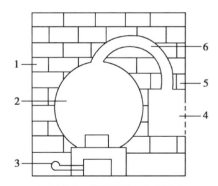

图10-2 高温反射炉示意图

1.炉体；2.炉堂；3.鼓风机；4.煅药室；
5.除尘引风罩；6.火焰反射管

此法最高温度可达1 000℃以上，煅制药材效率较高，使用范围较广，可大量生产。适用于矿物类药物，动物贝壳、化石类药物，但含结晶水的矿物药及在煅制时易燃烧灰化的药材不可用此法煅制。

（二）成品质量

1.矿物类药物应质地酥松，失去光泽；动物贝壳、化石类药物应呈灰白色或青灰色，质地酥脆，失去光泽；含结晶水的矿物药物应完全失去结晶水，呈白色或绛红色、质地酥松的块状固体或粉末。

2. 成品含未煅透者不得超过 3%，含药屑、杂质不得超过 2%。

（三）注意事项

1. 药物须大小分档，分别进行煅制，以防生熟不均。

2. 药物应一次煅透，中途不得停火，以免出现夹生现象。

3. 煅制温度和时间要适度，应根据药物的性质而定。如主含云母类、石棉类、石英类矿物药，虽然煅烧短时间即能达到"红透"，但其理化性质很难改变，因此煅时温度应高，时间要长。含铁量高而又夹有黏土、砷的药物，粒度要小，温度不一定太高，但时间应稍长。含有结晶水的无机盐类药物，不要求煅红，但需使结晶水蒸发至尽，或全部成为蜂窝状固体。

4. 煅烧时易爆溅的药物应加盖，但不密闭，以确保安全。

（四）炮制目的

1. 使药物质地酥松，易于粉碎和煎出有效成分　如花蕊石、钟乳石、石决明等，生品质地坚硬，煅后质变酥脆，便于粉碎和煎煮。

2. 增强疗效　如白矾、龙骨、牡蛎等，煅后收敛生肌、固涩作用增强。

3. 改变药性，产生新的药效　如石膏，生品味甘辛，性大寒，具有清热泻火，除烦止渴的功能；煅后增加了涩味，寒性减弱，具有收湿，生肌，敛疮，止血的作用。

白矾

【处方用名】　白矾，明矾，枯矾，煅白矾，炙白矾。

【来源】　本品为硫酸盐类矿物矾石族明矾石经加工提炼制成。主含含水硫酸铝钾 $[KAl(SO_4)_2 \cdot 12H_2O]$。药材外观以无色透明者为佳。

【炮制方法】

1. 白矾*　取原药材，除去杂质，用时捣碎。本品含含水硫酸铝钾 $[KAl(SO_4)_2 \cdot 12H_2O]$ 不得少于 99.0%。

2. 枯矾*　取净白矾，砸成小块，置于铁锅等适宜耐火设备内，用武火加热至熔化，煅至水分完全蒸发，无气体放出，膨胀松泡呈白色蜂窝状固体时，停火，取出，放凉，碾成细粉。

3. 炙白矾　取黄连 1kg，用水煎煮 2 次，煎汁适当浓缩至约 1kg 为宜。另取白矾砸成小块，置铁锅或砂锅内，武火加热煅成枯矾，将上述黄连汁与枯矾搅拌，使黄连汁全部被枯矾吸收，取出，干燥。

【操作注意】　①煅枯矾时，白矾宜轧成碎末，且装量宜少，使很快熔化和煅枯；②一次煅透，中途不得停火，否则凉后会产生蜡状的"结顶"；③不得搅拌，否则会产生结晶性"夹生"，还会使杂质混在枯矾内部，影响成品质量；④温度不可过高，以防失去水后的枯矾受高温继续分解；⑤锅要干净，若用铁锅应除去铁锈，也可用砂锅。

【性状】　白矾呈不规则块状、颗粒或粉末。无色，白色或淡黄白色，透明或半透明，表面略平滑或凹凸不平或呈蜂窝状，具细密纵棱，无玻璃样光泽，体轻质松，手捻易碎，气微，味酸、微甘而极涩。

枯矾呈不透明、白色、蜂窝状或海绵状的固体块状物或细粉，无结晶样物质，体轻质松，手捻易碎，味酸、涩。

炙白矾为棕黄色的固体块状物或细粉，体轻质松，手捻易碎，味酸、涩、苦。

【炮制作用】　白矾味酸、涩，性寒。归肺、脾、肝、大肠经。外用解毒杀虫，燥湿止痒；内服止血止泻，祛除风痰。外治用于湿疹，疥癣，脱肛，痔疮，聤耳流脓；内服用于久泻不止，便血，崩漏，癫痫发狂。

枯矾酸寒之性降低，增强收湿敛疮，止血化腐作用。用于湿疹湿疮，脱肛，痔疮，聤耳流脓，阴痒带下,鼻衄,齿衄,鼻息肉。

炙白矾增加了苦味,增强清热消肿,泻火解毒作用。多用于配制中成药,治疗喉痹。

【炮制研究】 明矾石为碱性硫酸铝钾[$KAl_3(SO_4)_2(OH)_6$],白矾为含水硫酸铝钾[$KAl(SO_4)_2 \cdot 12H_2O$],枯矾为无水硫酸铝钾[$KAl(SO_4)_2$]。

1. 工艺研究 研究表明,煅温控制在 180～260℃,煅 4 小时,可保证白矾主成分不被破坏,杂质含量少,煅制后,白矾抑菌作用较强,刺激黏膜的副作用较小。另有报道,在烤箱 180℃(±1℃)的条件下,烤制 4 小时,干燥失重为 45.5%(即已完全失去结晶水),或用远红外线炮制枯矾,温度 220℃(±20℃),煅制 2 小时,成品色泽洁白,酥松易碎,其质量均符合《中国药典》和传统规定指标。

用铁锅煅白矾时,紧贴锅底的白矾会与铁发生反应,生成红色的三氧化二铁,使成品铁盐含量超标,因此煅白矾以惰性容器为好。

2. 成分研究 白矾含水量按分子式中所含结晶水计算为 45.53%。有研究表明,白矾在 200℃左右时已失去大部分结晶水。在 600℃或以上煅烧时部分硫酸铝钾分解成三氧化二铝并放出氧化硫。另有报道,白矾煅制时,50℃开始失重,120℃出现大量吸热过程,失去大量结晶水,260℃左右脱水基本完成,300℃开始分解,但 300～600℃分解较缓慢,750℃无水硫酸铝钾发生大量脱硫过程,分解成硫酸钾、三氧化二铝并放出三氧化硫,810℃以上持续熔融,成品水溶性差,出现浑浊并有沉淀。故煅制温度宜控制在 180～260℃。

3. 药理研究 内服白矾过量能刺激胃黏膜而引起反射性呕吐。白矾在肠内不被吸收,适量白矾能抑制肠黏膜分泌而起到止泻作用。煅成枯矾后,内服可与黏膜蛋白络合,形成保护膜,覆盖于溃疡面上,保护黏膜不再受腐蚀,并有利于黏膜再生;还可抑制黏膜分泌和吸附肠异物。煅后酸涩味消除,因此消除了引吐作用,增强了止血止泻作用。外用能和蛋白化合物生成难溶于水的蛋白质而沉淀,减少疮面渗出物而起生肌保护作用。

枯矾(100 目细粉)配 0.75% 的生理盐水,对烧伤常见的铜绿假单胞菌、大肠埃希菌、溶血性金黄色葡萄球菌等有明显的抑制作用。对霉菌也有一定的抑制作用。

【贮藏】 置干燥处。

【备注】 白矾的炮炙古代有烧、炼、煅、水飞、同巴豆煅枯、同五倍子煅枯、姜汁浸、药汁制、硫黄炒、与陈皮同炒、麸炒黑等方法。近代以来,主要用明煅(煅枯)法。

皂矾(绿矾)

【处方用名】 皂矾,绿矾,煅皂矾,醋皂矾,矾红。

【来源】 本品为硫酸盐类矿物水绿矾的矿石。主含含水硫酸亚铁($FeSO_4 \cdot 7H_2O$)。全年均可采挖。采得后,去净杂质,打碎,加水加热溶化,蒸发部分水分,放凉待自然结晶。药材外观以色淡绿、无杂质者为佳。

【炮制方法】

1. 皂矾* 取原药材,除去杂质,打碎。

2. 煅皂矾* 取净皂矾碎块,置于适宜的耐火设备内,用武火加热,煅至汁尽,红透时,取出,放凉,碾粉。

3. 醋皂矾(矾红) 取净皂矾打碎,置于适宜的耐火设备内,加入醋,加盖,用武火加热,待皂矾溶解后搅拌均匀,继续煅至汁尽,全部呈绛色时,取出,放凉,碾粉。

每 100kg 净皂矾,用米醋 20kg。

【性状】 皂矾为不规则碎块,浅绿色或黄绿色,半透明,具光泽,表面不平坦,质硬脆,断面具玻璃样光泽,有铁锈气,味先涩后微甜。

煅皂矾失水干枯,呈绛红色,为细粒疏松的集合体或细粉状,光泽消失,味涩。

醋皂矾为绛红色或红棕色细粉,质地疏松,味涩,有醋香气。

【炮制作用】 皂矾味酸,性凉。归肝、脾经。具有解毒燥湿,杀虫补血的功能。

皂矾生品一般不内服,多作外用洗涂剂,偏于燥湿止痒,杀虫。用于湿疹,疥癣,疮毒。

煅皂矾供内服,煅后失水变枯,不溶于水,降低了致呕吐的副作用,增强了燥湿止痒作用。用于湿疮疥癣,喉痹口疮。

醋皂矾不仅降低了致呕吐作用,利于内服,并增强了入肝补血,解毒杀虫的功效。用于黄肿胀满,血虚萎黄,疳积久痢,肠风便血。

【炮制研究】 皂矾主要成分为七水硫酸亚铁($FeSO_4 \cdot 7H_2O$)。皂矾易失水,在干燥空气中逐渐风化成粉,置于湿空气中迅速氧化,氧化后色变黄棕色。

皂矾煅后呈绛色,吸潮性强。历代皂矾内服时大部分制成绛矾,多用于治疗萎黄,水肿,痞块等症。皂矾对人体的舌和喉部均有强烈刺激性,醋制后可缓和其酸、涩味和刺激性,便于内服。内服后部分铁被血液吸收,提供造血原料,并刺激造血系统使红细胞新生旺盛,可治缺铁引起的贫血性“水肿”。其治疗与硫酸亚铁相似,但肠道副作用比硫酸亚铁轻。

【贮藏】 置阴凉干燥处,防潮,防尘。

【备注】 皂矾的炮炙古代有煅赤、醋淬、姜汁制、童便制、面裹煨、米炒等方法。近代以来一直沿用明煅、火煅醋制法。

硼砂

【处方用名】 硼砂,煅硼砂。

【来源】 本品为硼酸盐类硼砂族矿物硼砂经精制而成的结晶。主要成分为含水四硼酸钠($Na_2B_4O_7 \cdot 10H_2O$)。将硼砂溶于沸水中,滤净后置容器中,冷却,析出结晶,取出,晾干。药材以色青白、纯净、半透明、能溶于水者为佳。

【炮制方法】

1. 硼砂* 取原药材,除去杂质,捣碎或碾成细粉(本品收载于《中国药典》四部,但未列净制方法)。

2. 煅硼砂* 取净硼砂,捣碎,置于铁锅等适宜耐火设备内,用武火加热,煅至鼓起小泡成雪白酥松的块状时,取出,放凉,碾细(本品收载于《中国药典》成方制剂“桂林西瓜霜”处方中)。

【性状】 硼砂为不规则的块状,无色透明或白色半透明,有玻璃样光泽,质较重易破碎,味甜略带咸。

煅硼砂为白色粉末,不透明,体轻,质酥松,无光泽。

【炮制作用】 硼砂味甘、咸,性凉。归肺、胃经。具有清热解毒,清肺化痰,防腐的功能。

硼砂多生用、外用。生品宜入清热剂中,外用性凉可清热消肿防腐,用于治疗口舌生疮;内服多作含化剂,可清热化痰,治疗咽喉肿痛,咳嗽痰稠。

煅硼砂味微咸,性平。具有燥湿收敛的作用。能促进溃疡愈合,常作辅助之品用于吸湿剂中,治溃疡创面有渗出物者,可吸收局部渗出物,且质地酥松细腻,碾细粉能减少刺激性,多用于喉科散药。治疗咽喉肿痛,口舌生疮及目赤肿痛。

【炮制研究】 硼砂主要成分为含水四硼酸钠($Na_2B_4O_7 \cdot 10H_2O$)。天然硼砂成分不够稳定,现代多用人工制品。

1. 工艺研究 用干燥箱制备煅硼砂,能避免传统煅制时出现的结底(锅底呈板硬块)、夹生(煅不透心)、污边(接触锅边的部分显黄白色)等现象。方法是:将硼砂打碎成粗粒状(如黄豆粒大小),均匀铺在搪瓷盘内,厚度约1cm,置于干燥箱内加热,温度至120℃时,可见有气泡产生并渐成黏稠液状,继续加热至140℃,4小时后,取出放凉,打碎。

2. 成分研究 据报道,煅硼砂的质量很不稳定,$Na_2B_4O_7$ 的含量从 52.88%~91.57% 不等。这是由于传统炮制方法对工艺条件无明确的规定,各地的生产条件和习惯不一致而使产品质量不稳定。经研究,当温度达 80℃时,即失去 8 个结晶水,200℃时失去 9 个结晶水,340℃时失去全部结晶水,878℃时熔融。因此有人建议,硼砂煅制温度以 350℃为宜,用温控电炉煅制,产品质量以 $Na_2B_4O_7$ 的含量大于 80% 为限。

【贮藏】 密闭防风化,置干燥处,防尘,防潮。

【备注】 硼砂的炮炙古代有细研、熬干、熬膏、火飞、焙、烧干、药汁制、煮等方法。近代有明煅、水飞、武火炒等方法。现行用明煅法。

石膏

【处方用名】 石膏,生石膏,煅石膏。

【来源】 本品为硫酸盐类矿物石膏族石膏。主含含水硫酸钙($CaSO_4 \cdot 2H_2O$)。采挖后,除去泥沙及杂石。药材外观以色白、半透明、纵断面如丝者为佳。

【炮制方法】

1. 生石膏* 取原药材,洗净,干燥,打碎,拣去杂石,粉碎成粗粉。

2. 煅石膏* 取净石膏,置于无烟炉火中或适宜的耐火设备内,用武火煅至红透,取出,放凉,碾碎。本品含硫酸钙($CaSO_4$)不得少于 92.0%,含重金属不得超过百万分之十。

【性状】 石膏为纤维状的集合体,呈长块状、板块状或不规则块状,白色、灰白色或淡黄色,有的半透明,体重,质软,纵断面具绢丝样光泽,气微,味淡。

煅石膏为白色的粉末或酥松块状物,表面透出微红色的光泽,不透明,体较轻,质软,易碎,捏之成粉,气微,味淡。

【炮制作用】 石膏味甘、辛,性大寒。归肺、胃经。具有清热泻火,除烦止渴的功能。

生石膏清热泻火,除烦止渴。用于外感热病,高热烦渴,肺热喘咳,胃火亢盛,头痛,牙痛。

煅石膏味甘、辛、涩,性寒。清热力较缓,具有收湿,生肌,敛疮,止血的功能。外用治疗溃疡不敛,湿疹瘙痒,水火烫伤,外伤出血。

【炮制研究】 石膏主要成分为含水硫酸钙($CaSO_4 \cdot 2H_2O$)。尚含有机物、硫化物等杂质。

研究表明,生石膏加热至 80~90℃开始失水,至 225℃可全部脱水转化成煅石膏。石膏以酥脆程度、失水率及 $CaSO_4$ 含量为指标,优选煅制最佳工艺为:石膏粒度控制在 100 目至直径 0.5cm,温度 650℃,煅制 1.5 小时。

石膏表层的红棕色及灰黄色矿物质和质次的硬石膏中含砷量较高,接近《中国药典》规定的限量。有服用石膏导致死亡的报道,主要原因是石膏中混有含砷化合物,故应注意石膏的来源与质量。

【贮藏】 置干燥处。

【备注】 石膏的炮炙古代有煅法、火煅醋淬、炭火烧、生甘草水飞、水飞、同硫黄煮、火煨熟、湿纸裹炮令透、糖拌炒、炙、雪水浸后研、炒等方法。近代有煅法、蜜炒法。现行用明煅法。

寒水石

【处方用名】 寒水石,寒水石(平制),寒水石(奶制),寒水石(酒炙),煅寒水石。

【来源】 本品有北寒水石和南寒水石两种。北寒水石为硫酸盐类矿物硬石膏族红石膏,主含含水硫酸钙($CaSO_4 \cdot 2H_2O$);南寒水石为碳酸盐类矿物方解石族方解石,主含碳酸钙($CaCO_3$)。

全年均可采挖,采得后,除去泥沙及杂质。药材外观以色白、透明、易碎者为佳。

【炮制方法】

1. **寒水石**＊ 取原药物,除去杂质,洗净,打碎成小块或碾成细粉(北寒水石、南寒水石均收载于《中国药典》四部,但未列净制方法)。

2. **寒水石(平制)**＊ 取净寒水石,置于适宜的耐火设备内,用武火煅至白色,取出,立即投入"拉达"(脱脂牛奶)中淬酥,取出,干燥,粉碎(本品收载于《中国药典》四部)。

3. **寒水石(奶制)**＊ 取净寒水石1 000g,砸碎,加硝石10g与水适量,煮沸3小时,倾去水液,用水反复洗涤10～15次,至洗液澄清为止,晾干,粉碎成细粉,加牛奶适量,搅成面团状,做成直径约10cm、厚3cm以下的圆饼,阴干(本品收载于《中国药典》四部)。

4. **寒水石(酒制)**＊ 取净寒水石碎块,置于无烟炉火中或适宜的耐火设备内,用武火煅至红透,取出,趁热投入酒中浸淬,捞出,放凉,碾成细粉(本品收载于《中国药典》成方制剂"帕朱丸"中)。

5. **煅寒水石**＊ 取净寒水石碎块,置于无烟炉火中(北寒水石)或适宜的耐火设备内(南寒水石),用武火煅至红透,取出,放凉,碾成细粉(本品收载于《中国药典》成方制剂"六味安消胶囊"中)。

【操作注意】 北寒水石(红石膏)可直接置于无烟炉火中煅制,但取出放凉后,应先刷去灰屑,再打碎。南寒水石(方解石)应置于耐火设备内煅烧,否则崩裂成为碎片,无法收集。

【性状】 红石膏为不规则块状,纵断面呈纤维状纹理,表面灰白色或粉红色,半透明,光泽明显,体重质松,易成小块,无臭,无味。方解石为不规则块状,表面光滑,有玻璃样光泽,无色或白色或黄白色,透明或半透明,体重质松,易碎成方形或长方形小块。

寒水石(平制)为碎块或粉末,白色或黄白色,不透明,质疏易成粉。

寒水石(奶制)为圆饼状,白色或黄白色,不透明,质疏易成粉。

寒水石(酒制)为大小不规则块状,白色或黄白色,不透明,质疏易成粉。煅寒水石中,煅红石膏为大小不规则块状,纹理被破坏,光泽消失,黄白色,不透明,质地酥松,手捻易碎;煅方解石为白色或黄白色,不透明,体轻质松,易成粉。

【炮制作用】 寒水石味辛、咸,性大寒。归心、胃、肾经。具有清热降火,利窍消肿的功能。

寒水石为蒙、藏医方剂中常用的矿物药。

寒水石生品长于清热降火,除烦止渴。多用于湿热证,热入气分,积热烦渴。

寒水石平制和奶制多用于成方制剂中。

酒寒水石是藏族验方"帕朱丸"的主要组成药物,该方由寒水石(酒制)与肉桂、石榴子等11味药物组成,具有健胃散寒,除痰,破痞瘤,养荣强壮的功能。用于剑突痰病,胃痞瘤木布病引的消化不良、胃胀、胃烧泛酸、胃肝不适。

煅寒水石降低了大寒之性,消除了攻伐脾阳的副作用,缓和了清热泻火的功效,增强了收敛固涩的作用,且煅后质地酥松,易于粉碎和煎出有效成分。用于风热火眼,水火烫伤,诸疮肿毒。

【炮制研究】 南寒水石主要成分是碳酸钙,加热分解,释放出CO_2,生成氧化钙,因此煅后主要成分是氧化钙,在临床上具有钙剂的全部活性。炮制可使寒水石钙离子的含量增加。

【贮藏】 置干燥处。

【备注】 寒水石的炮炙古代有烧制、煅赤、火煅醋淬、火煅酒淬、姜汁煮、炒、煨等方法。自宋代以来"煅制法"成为主流的炮制方法。现代主要用煅制、平制、奶制、酒制等方法。

花蕊石

【处方用名】 花蕊石,煅花蕊石。

【来源】 本品为变质岩类岩石蛇纹大理岩。主含碳酸钙（$CaCO_3$）。采挖后，除去杂石及泥沙。药材外观以质坚硬、色白带"彩晕"者为佳。

【炮制方法】

1. 花蕊石 取原药材，除去杂质，洗净，干燥，砸成碎块。

2. 煅花蕊石 取净花蕊石碎块，置无烟炉火上或置于适宜的耐火设备内，用武火煅至红透，取出，放凉，碾碎。

【性状】 花蕊石为粒状和致密块状的集合体，呈不规则的块状，具棱角而不锋利，白色或浅灰白色，其中夹有点状或条状的蛇纹石，呈浅绿色或淡黄色，习称"彩晕"，对光观察有闪星状光泽，体重，质硬，不易破碎，气微，味淡。

煅花蕊石为大小不等的颗粒状碎粒，色泽变暗，粉白色间有黄白色，质地松脆，无光泽。

【炮制作用】 花蕊石味酸、涩，性平。归肝经。具有化瘀止血的功能。

花蕊石生品质地坚硬，难以粉碎。一般均煅用。

煅花蕊石质地酥松，易于粉碎，且能缓和酸涩之性，消除伤脾伐胃的副作用，利于内服。用于咯血，吐血，外伤出血，跌仆伤痛。

【贮藏】 置干燥处，防尘。

【备注】 花蕊石的炮炙古代有烧、烧存性、醋煅、合硫黄煅、煅后水飞等方法。近代有明煅、火煅醋淬、火煅水淬等方法。现行用明煅法。

钟乳石

【处方用名】 钟乳石，煅钟乳石。

【来源】 本品为碳酸盐类矿物方解石族方解石。主含碳酸钙（$CaCO_3$）。采得后，除去杂石，洗净，晒干。药材外观以色白或灰白、圆锥形、断面有亮光者为佳。

【炮制方法】

1. 钟乳石 取原药材，除去杂质，洗净，干燥，砸成小块。

2. 煅钟乳石 取净钟乳石小块，置于适宜的耐火设备内，用武火煅至红透，取出，放凉，碾碎或研末。

【性状】 钟乳石为钟乳状集合体，略呈圆锥形或圆柱形，表面白色、灰白色或棕黄色，粗糙，凸凹不平，体重，质硬，断面较平整，白色至浅灰白色，对光观察有闪星状亮光，近中心常有一圆孔，圆孔周围有多数浅橙黄色同心环层，气微，味微咸。

煅钟乳石为灰白色不规则碎块或粉末，质地酥松，光泽度降低或消失。

【炮制作用】 钟乳石味甘，性温。归肺、肾、胃经。具有温肺，助阳，平喘，制酸，通乳的功能。

钟乳石以生品多用。用于寒痰咳喘，阳虚冷喘，腰膝冷痛，胃痛泛酸，乳汁不通。

煅钟乳石易于粉碎和煎出有效成分，增强温阳补虚作用，也用于消肿毒。

【炮制研究】 钟乳石主含碳酸钙（$CaCO_3$），在汤剂中，生品钙的溶出率比煅品更大。钟乳石有时含有微量砷，但含量不稳定，煅制可部分或大部分除去。

【贮藏】 置干燥处。

【备注】 钟乳石的炮炙古代有炼、煅、煅后人乳浸并饭上蒸、与沉香等多种药物煮后研细、水煮后水飞、竹叶地榆煮、甘草水煮、醋洗、药汤煮、牡丹皮煮汁泡等方法。现行用明煅法。

青礞石

【处方用名】 青礞石，煅青礞石，硝煅青礞石。

【来源】 本品为变质岩类黑云母片岩或绿泥石化云母碳酸盐片岩。采挖后，除去泥沙和杂石。药材外观以色青、块整、断面有星点者为佳。

【炮制方法】

1. 青礞石* 取原药材，除去杂质，砸成小块。

2. 煅青礞石* 取净青礞石，置于适宜的耐火设备中，用武火煅至红透，取出，放凉，碾成细粉。

3. 硝煅青礞石* 取净青礞石小块，加硝石（青礞石∶硝石＝10∶3）混匀，置于耐火设备内，加盖，武火加热，煅至烟尽，取出放凉，水飞成极细粉（本品收载于《中国药典》成方制剂"竹沥达痰丸"处方中）。

【性状】 黑云母片岩为鳞片状或片状集合体，呈不规则扁块状或长斜块状，无明显棱角，褐黑色或绿黑色，具玻璃样光泽，质软，易碎，断面呈较明显的层片状，碎粉为绿黑色鳞片，有似星点样的闪光，气微，味淡。

绿泥石化云母碳酸盐片岩为鳞片状或粒状集合体，呈灰色或绿灰色，夹有银色或淡黄色鳞片，具光泽，质松，易碎，粉末为灰绿色鳞片和颗粒，片状者具星点样闪光，气微，味淡。

煅青礞石质地酥松，光泽消失。

硝煅青礞石成极细粉，绿褐色，稍有火硝味。

【炮制作用】 青礞石味甘、咸，性平。归肺、心、肝经。具有坠痰下气，平肝镇惊的功能。

青礞石生品较少应用。一般多煅用。

煅青礞石质地酥松，便于粉碎，易于煎出有效成分。用于顽痰胶结，咳逆喘急，癫痫发狂，烦躁胸闷，惊风抽搐。

硝煅青礞石可增强下气坠痰功效，能逐陈积伏匿之疾。

【贮藏】 置干燥处，防尘。

【备注】 青礞石的炮炙古代有硝石煅、密闭硝煅、水飞去硝毒、缩砂制等方法。近代有硝石煅、明煅法。现行用煅法、硝煅法。

金礞石

【处方用名】 金礞石，煅金礞石，硝煅金礞石。

【来源】 本品为变质岩类蛭石片岩或水黑云母片岩。采挖后，除去杂石及泥沙。药材外观以块整、色金黄者为佳。

【炮制方法】

1. 金礞石* 取原药材，除去杂石，砸碎。

2. 煅金礞石* 取净金礞石小块，置于适宜的耐火设备中，用武火加热，煅至红透，取出，放凉，碾粉。

3. 硝煅金礞石 取净金礞石小块，加等量火硝混匀，置于耐火设备内，加盖，武火加热，煅至红透，取出，放凉，水飞成细粉。

【性状】 金礞石为鳞片状集合体，呈不规则块状或碎片，无明显棱角，棕黄色或黄褐色，带有金黄色或银白色光泽，质脆，手捻易碎成金黄色闪光小片，具滑腻感，气微，味淡。

煅金礞石呈粉末状，黄褐色，闪金星更明显。

硝煅金礞石手可捻碎，碎片为麦麸状，气、味皆无。

【炮制作用】 金礞石味甘、咸，性平。归肺、心、肝经。具坠痰下气，平肝镇惊的功能。

金礞石生品较少应用。一般多煅用。

煅金礞石质地酥松,便于粉碎,易于煎出有效成分。用于顽痰胶结,咳逆喘急,癫痫发狂,烦躁胸闷,惊风抽搐。

硝煅金礞石可增强下气坠痰功效,能逐陈积伏匿之疾。

【贮藏】 置干燥处。

【备注】 传统上金礞石和青礞石都作礞石用。《中国药典》将二者分开。

赤石脂

【处方用名】 赤石脂,煅赤石脂,醋赤石脂。

【来源】 本品为硅酸盐类矿物多水高岭石族多水高岭石。主含四水硅酸铝[$Al_4(Si_4O_{10})(OH)_8 \cdot 4H_2O$]。采挖后,除去杂质,选取红色滑腻的块状体。药材以色红、光滑油腻、易碎、吸水性强者为佳。

【炮制方法】

1. 赤石脂[*] 取原药材,除去杂质,捣碎或研细粉。

2. 煅赤石脂[*] 取净赤石脂,碾成细粉,用醋及适量水调匀,搓条,切段,干燥后,置于无烟炉火上,用武火加热,煅至红透时,取出。用时捣碎。

每100kg净赤石脂,用米醋30kg。

【性状】 赤石脂为块状集合体,呈不规则的块状,表面粉红色、红色至紫红色,或有红白相间的花纹,质软,易碎,断面有的具蜡样光泽,吸水性强,有黏土气,味淡,嚼之无沙粒感。

煅赤石脂为火煅醋淬品,为深红色或红褐色细粉。

【炮制作用】 赤石脂味甘、酸、涩,性温。归胃、大肠经。具有涩肠,止血,生肌敛疮的功能。用于久泻久痢,大便出血,崩漏带下;外治疮疡久溃不敛,湿疮脓水浸淫。

煅赤石脂能增强固涩收敛作用。

【炮制研究】 赤石脂主含四水硅酸铝[$Al_4(Si_4O_{10})(OH)_8 \cdot 4H_2O$]。尚含少量的铁、铝等元素。

研究表明,含水硅酸铝有吸附作用,能吸附消化道内的有毒物质、细菌毒素及食物异常发酵的产物,并能保护消化道黏膜,止胃肠道出血。赤石脂煅后能使钙、铝溶出量增多,铁的溶出量减少,有利于止血和止泻,水飞能除去部分铅,可降低毒性。

【贮藏】 置干燥处,防潮。

【备注】 赤石脂的炮炙古代有烧、煅、醋淬、醋炒、水飞、煨等方法。现行用明煅、醋制后明煅法。

白石脂

【处方用名】 白石脂,煅白石脂。

【来源】 本品为硅酸盐类矿物高岭石族的一种白色高岭土,主含含水硅酸铝[$Al_4(Si_4O_{10})(OH)_8 \cdot 4H_2O$]。药材外观以色白、细腻黏舌、无泥土砂石等杂质为佳。

【炮制方法】

1. 白石脂[*] 取原药材,除去杂质,砸成粒度小于1cm的小块,筛去灰屑(本品收载于《中国药典》四部)。

2. 煅白石脂[*] 取净白石脂细粉,用醋拌匀,搓条,切长段,干燥后,置于无烟炉火上,煅至红透时,取出。用时捣碎或碾成细粉(本方法收载于《中国药典》四部)。

每100kg净白石脂,用米醋25kg。

【性状】 白石脂为不规则形的小块,白色、类白色、黄白色或淡青灰色,手摸之有滑腻感,具吸水性,有黏舌感,质较软,易碎,气微,味淡。

煅白石脂为细粉状,表面黄棕色,手捻微感发涩,具醋气。

【炮制作用】 白石脂味甘、酸,性平。归肺、大肠经。具有涩肠止血,收湿敛疮的功能。用于久痢久泻,崩漏带下,遗精,湿疮。

煅白石脂增强涩肠,止血功能。多用于中成药,治久泻久痢,血崩带下,吐血衄血,遗精等。

【贮藏】 置干燥处。

【备注】 白石脂的炮炙古代有捣罗为末、煅赤、火煅水飞等方法。醋煅法始于近代。现行用醋制后明煅法。

海浮石

【处方用名】 浮石,海浮石,浮海石,煅海浮石,煅浮海石。

【来源】 本品为火成岩类岩石形成的多孔状石块(浮石)或胞孔科动物脊突苔虫 *Costazia aculeate* Canu et Bassler 的干燥骨骼(浮海石)。主含二氧化硅(SiO_2)。从海中捞出,用清水洗净盐质和泥沙,晒干。浮石药材外观以淡灰白色、松脆轻浮、浮水者为佳;浮海石以体轻、灰黄色、浮水者为佳。

【炮制方法】

1. 海浮石* 取原药材,除去杂质,洗净,晒干。用时捣碎(本品收载于《中国药典》四部,称浮海石。一部成方制剂"清热镇咳糖浆"处方中为浮海石,"荡石胶囊"处方中为海浮石)。

2. 煅海浮石 取净海浮石小块,置于适宜的耐火设备内,用武火煅至红透,取出,放凉,捣碎。

【性状】 海浮石为不规则似海绵状或珊瑚状的碎块,表面灰白色或灰黄色,不平坦,有多数细孔,质较硬,可打碎,入水不沉,气微腥,味微咸。

煅海浮石灰白色,质酥松易碎,气微,味淡。

【炮制作用】 海浮石味咸,性寒。归肺、肾经。具有清热化痰,软坚通淋的功能。

海浮石长于清肺化痰。用于痰热咳嗽,肺火咯血。

煅海浮石质地酥松,利于粉碎,软坚散结力强。用于瘰疬结核,癥瘕痞块。

【贮藏】 置干燥处。

【备注】 海浮石的炮炙古代有火煅醋淬、烧酒樟脑升炼取粉、炒黑等方法。近代有火煅、醋淬、研细水飞等方法。现行用明煅法。

金精石

【处方用名】 金精石,煅金精石。

【来源】 本品为硅酸盐类水云母-蛭石族矿物水金云母、水黑云母或蛭石。采挖后,除去泥沙,杂石,挑选纯净的块片。药材外观以块片大、色金黄、质柔软、无杂质者为佳。

【炮制方法】

1. 金精石 取原药材,除去杂质,洗净,干燥,砸碎。

2. 煅金精石 取净金精石小碎块,置于适宜的耐火设备内,用武火煅至红透,取出,放凉。

【性状】 金精石为不规则碎片状,呈金黄色、暗棕褐色至墨绿色,表面光滑,有玻璃样光泽,质稍软有韧性,烧之卷曲,断面显层状,可单层剥离,气微,味淡。

煅金精石表面暗黄色,体轻质酥松,无光泽,气微,味淡。

【炮制作用】 金精石味咸、淡,性平。归心、肝、肾经。具有镇惊安神,明目去翳的功能。用于目生翳障,视物模糊,心悸怔忡,夜不安眠。

煅金精石质地酥松,易于粉碎和煎出有效成分。用于小儿疳积,目生翳障。

【炮制研究】 研究表明,金精石属云母类,煅短时间虽然红透,但其理化性质不会有大的变化,故煅红的时间应长。其煅后吸附性、离子交换性的变化取决于煅制的时间与温度。

【贮藏】 置干燥处。

【备注】 金精石的炮炙古代有火煅水飞的方法。近代有火煅水飞、火煅醋淬等方法。现行用明煅法。

云母石

【处方用名】 云母石,煅云母石。

【来源】 本品为单斜晶系硅酸盐类矿物白云母的矿石。主要成分为含钾、铝的铝硅酸盐 $[KAl_2(AlSi_3O_{10})(OH)_2]$。全年均可采挖。采后除去杂质。药材外观以薄片状、无色透明者为佳。

【炮制方法】

1. 云母石 取原药材,除去杂质,洗净,干燥,砸成薄片。

2. 煅云母石 取净云母石薄片,置于适宜的耐火设备内,用武火煅至红透,取出,放凉,碾碎。

【性状】 云母石为不规则的薄片碎块,薄片可层层剥离,多呈白色,亦有无色、绿色或带黄褐色、黑色等色调,含铁多时,颜色加深,有玻璃样光泽,薄片光滑,有弹性,质韧能曲折,不易打碎,断面不平坦,有土腥气,无味。

煅云母石为灰白色细粉,易破碎,失去光泽,微有焦土气,无味。

【炮制作用】 云母石味甘,性平。归肺、心、肝经。具有明目退翳、敛疮止血的功能。云母石临床一般不生用。

煅云母石质地松脆,易于粉碎和煎出有效成分。用于虚喘,眩晕,惊悸,癫痫,寒疟,久痢,金疮出血,痈疽疮毒。

【贮藏】 置干燥处。

【备注】 云母石的炮炙古代有烧、炼粉、火煅醋淬后水飞、甘草等药汁制、与盐花同捣等方法。现行用明煅法。

蛇含石

【处方用名】 蛇含石,煅蛇含石。

【来源】 本品为铁的氢氧化物类矿物褐铁矿。主含三氧化二铁 (Fe_2O_3)。全年可采,采得后,除去泥土杂质。

【炮制方法】

1. 蛇含石 取原药材,除去杂质,洗净,干燥,砸碎。

2. 煅蛇含石 取净蛇含石碎块,置于适宜的耐火设备内,用武火煅至红透,取出,放凉,碾碎。

【性状】 蛇含石为不规则碎块状,黄棕色或深棕色,表面粗糙,质坚硬,断面黄白色,有金属光泽,气微,味淡。

煅蛇含石为不规则细粒状或粗粉状,深黄棕色,质酥松,无光泽。

【炮制作用】 蛇含石味甘,性寒。归心包、肝经。具有安神,镇惊,止血定痛的功能。

蛇含石生品质坚硬,历代多煅用。安神,镇惊,生品和煅品都有应用。

煅蛇含石质地酥松,易于粉碎与制剂。多用于心悸惊痫,肠风血痢,心痛,骨节酸痛。

【贮藏】 置干燥处。

【备注】 蛇含石的炮炙古代有火煅醋淬、醋浸后火煅、火煅酒淬、火煅蘸胆汁淬、火煅童便淬、煅后研细、煅后甘草水浸等方法。现行用明煅法。

鹅管石

【处方用名】　鹅管石,煅鹅管石。

【来源】　本品为腔肠动物树珊瑚科栎珊瑚 *Balanophyllia* sp. 或笛珊瑚 *Sysingora* sp. 的石灰质骨骼。全年均可采挖,采得后,拣去杂质,取条状物,洗净,干燥。药材外观以管细、质硬脆、色白者为佳。

【炮制方法】

1. 鹅管石　取原药材,除去杂质,洗净,干燥,碾碎或捣碎。

2. 煅鹅管石　取净鹅管石,置于适宜的耐火设备中,用武火煅至红透,取出,放凉,碾碎或捣碎。

【性状】　鹅管石为不规则的碎块,表面乳白色或白色,具纵直细纹,质硬而脆,断面有多数中隔,无臭,味微咸。

鹅管石灰白色,质松脆。

【炮制作用】　鹅管石味甘,性温。归肺、肾、肝经。具有温肺,壮阳,通乳的功能。

鹅管石生品长于温肺化痰,通利乳汁。用于肺虚咳喘,乳汁不下。

煅鹅管石质地酥松,易于粉碎,以温肾壮阳力强。用于肾虚气喘,阳痿不举。

【贮藏】　置干燥处。

【备注】　鹅管石的炮炙古代有火煅醋淬、火煅酒淬、火煅细研等方法。历代以煅或火煅醋淬法为多用。现行用明煅法。

龙骨

【处方用名】　龙骨,煅龙骨。

【来源】　本品为古代哺乳动物三趾马、犀类、鹿类、牛类、象类等的骨骼化石或象类门齿的化石。前者习称"龙骨",象类门齿的化石习称"五花龙骨"。挖出后,除去泥土及杂质。龙骨以质硬、色白、吸湿性强者为佳;五花龙骨以体轻、质酥脆、分层、有花纹、吸湿性强者为佳。

【炮制方法】

1. 龙骨*　取原药材,除去杂质及灰骨,刷净泥土,捣碎(本品收载于《中国药典》四部,未列净制方法)。

2. 煅龙骨*　取净龙骨,置于适宜的耐火设备内,用武火煅至红透,取出,放凉,碾碎(本品收载于《中国药典》成方制剂"复方珍珠散"等处方中)。

【性状】　龙骨为不规则碎块状,表面类白色,灰白色或浅黄色,附有细黄末,较光滑,质较酥轻,易打碎,断面骨腔部分酥松,有土腥气,吸舌。五花龙骨为不规则块状,表面有瓷釉状光泽,黄白色与白色相间花纹,可见层状结构,体较轻,手掰开,断面显粉性,吸舌力强。

煅龙骨颜色变暗,呈灰白色或灰褐色,质轻,酥脆易碎,表面显粉性,吸舌力强。

【炮制作用】　龙骨味甘、涩,性微寒。归心、肝、肾经。具有镇惊安神,平肝潜阳,收敛固涩的功能。

龙骨生品长于平肝潜阳,镇惊安神。多用于心悸失眠,惊痫癫狂,头目眩晕等。

煅龙骨味甘、涩,性平。归心、肝、肾、大肠经。长于收敛固涩,生肌敛疮。多用于盗汗,自汗,遗精,崩漏,白带,久泻久痢,疮口不敛等。

【炮制研究】　龙骨主要含碳酸钙、磷酸钙等成分。

1. 工艺研究　以 Ca^{2+} 含量为指标,用正交试验法优选出煅龙骨的最佳条件为:温度660℃,

时间 10 分钟,醋淬一次。

2. 成分研究 龙骨火煅醋淬后,其煎液中钙离子含量明显高于火煅不淬的龙骨,证明煅淬能显著提高钙离子的煎出率。

【贮藏】 置干燥处,防潮。

【备注】 龙骨的炮炙古代有烧赤、煅、火煅童便浸、水飞、酒浸、酒煮焙干、醋煮、黑豆蒸、僵蚕 - 防风 - 当归 - 川芎等合炙、竹叶包煨等方法。近代有明煅、火煅盐水淬、朱砂拌等方法。现行用明煅法。

龙 齿

【处方用名】 龙齿,煅龙齿。

【来源】 本品为古代哺乳动物如三趾马、犀类、鹿类、牛类、象类等的牙齿化石。多与龙骨相伴产生。采挖后,除去泥沙,敲去牙床。药材以断面吸湿性强者为佳。

【炮制方法】

1. 龙齿 * 取原药材,除去泥土及杂质,打碎(本品收载于《中国药典》四部,未列净制方法)。

2. 煅龙齿 * 取净龙齿小块,置于适宜的耐火设备内,用武火煅至红透,取出,放凉,碾细(本品收载于《中国药典》成方制剂"健脑丸"处方中)。

【操作注意】 ①煅时用武火,但要控制时间,以防灰化;②煅时有爆裂声,为防止爆溅,要在容器上加盖。

【性状】 龙齿为齿状化石碎块,偶见完整齿化石,表面青灰色、灰褐色(青龙齿)或白色、黄白色(白龙齿),有的表面可见有光泽的釉质层(珐琅质),质坚硬,较重,断面粗糙,无臭,微吸舌。

煅龙齿色泽变暗,原有的颜色环带色彩加深,体较轻,质酥脆,无光泽,吸舌性强。

【炮制作用】 龙齿味甘、涩,性凉。归心、肝经。具有安神,潜阳,收敛的功能。

龙齿生品功专镇惊安神,性凉可除烦退热。多用于惊痫,癫狂,心悸,怔忡等。

煅龙齿味涩,寒凉之性缓和,收敛之性增强,且质地酥脆易碎,便于制剂,煎熬,长于安神定志。用于心神恍惚,惊悸,失眠,多梦等。

【贮藏】 置干燥处。

【备注】 龙齿的炮炙古代有煅、煅存性、火煅醋淬、水飞、黑豆蒸、远志苗醋煮、炙法、酥炙等方法。近代有明煅、火煅盐水淬、朱砂拌等方法。现行用明煅法。

石 决 明

【处方用名】 石决明,煅石决明,盐石决明。

【来源】 本品为鲍科动物杂色鲍 *Haliotis diversicolor* Reeve、皱纹盘鲍 *Haliotis discus hannai* Ino、羊鲍 *Haliotis ovina* Gmelin、澳洲鲍 *Haliotis ruber*(Leach)、耳鲍 *Haliotis asinina* Linnaeus 或白鲍 *Haliotis laevigata*(Donovan)的贝壳。夏、秋二季捕捉,去肉,洗净,干燥。药材外观以个大、壳厚、内面光彩鲜艳者为佳。

【炮制方法】

1. 石决明 * 取原药材,除去杂质,洗净,干燥,捣碎。本品含碳酸钙($CaCO_3$)不得少于93.0%。

2. 煅石决明 * 取净石决明,置于无烟炉火上或适宜的耐火设备内,用武火煅至质地酥脆时,取出放凉,碾碎。本品含碳酸钙($CaCO_3$)不得少于95.0%。

3. 盐石决明 取净石决明,煅至酥脆时,取出,喷淋盐水,干燥,碾碎。

每 100kg 净石决明,用食盐 2kg。

【性状】 石决明为不规则的碎块，灰白色，有珍珠样彩色光泽，质坚硬，气微，味微咸。

煅石决明呈不规则的碎块或粗粉，灰白色，无光泽，质酥脆，断面呈层状。

盐石决明形如煅石决明，无臭，味咸。

【炮制作用】 石决明味咸，性寒。归肝经。具有平肝潜阳，清肝明目的功能。

石决明生品长于平肝潜阳。用于头痛眩晕，惊痫等症。

煅石决明咸寒之性降低，平肝潜阳作用缓和，增强了固涩收敛，明目的作用。且煅后质地酥脆，便于粉碎，有利于有效成分的煎出。用于目赤翳障，视物昏花，青盲雀目。

盐石决明引药入肾，增强平肝、清肝明目作用。

【炮制研究】

1. 工艺研究 石决明煅淬品优于明煅品，醋淬优于盐水淬。高温煅制后其水煎液 pH 值显著升高，$CaCO_3$ 转化为 CaO，故石决明不宜高温煅制，以300℃左右煅制为宜。

2. 成分研究 煅石决明煎液中的钙含量显著增高，为生品的 4.5 倍。石决明煅制对外观性状、质地、成品得率、总钙含量和煎出量、成分煎出率、微量元素含量均有影响，煅制品质量优于生品。

【贮藏】 置干燥处。

【备注】 石决明的炮炙古代有烧制、盐煅、火煅童便制、醋制、盐炒、蜜制、煮制、盐水洗后五花皮与地榆和阿胶煮、面煨、焙存性等方法。近代有明煅、糠煅、火煅盐淬、烧制、药汁制等方法。现行用明煅法。

牡蛎

【处方用名】 牡蛎，煅牡蛎。

【来源】 本品为牡蛎科动物长牡蛎 *Ostrea gigas* Thunberg、大连湾牡蛎 *Ostrea talienwhanensis* Crosse 或近江牡蛎 *Ostrea rivularis* Gould 的贝壳。全年均可捕捞，去肉，洗净，晒干。药材外观以质坚、内面光洁、色白者为佳。

【炮制方法】

1. 牡蛎[*] 取原药材，除去杂质及附着物，洗净，干燥，碾碎。本品含碳酸钙（$CaCO_3$）不得少于 94.0%。

2. 煅牡蛎[*] 取净牡蛎，置于无烟炉火上或适宜的耐火设备内，用武火煅至质地酥脆时，取出，放凉，碾碎。本品含碳酸钙（$CaCO_3$）不得少于 94.0%。

【性状】 牡蛎为不规则的碎块，白色，质硬，断面层状，气微，味微咸。

煅牡蛎为不规则的碎块或粗粉，灰白色，质酥脆，断面层状。

【炮制作用】 牡蛎味咸，性微寒。归肝、胆、肾经。具有重镇安神，潜阳补阴，软坚散结的功能。

牡蛎生品重镇安神，潜阳补阴，软坚散结。用于惊悸失眠，眩晕耳鸣，瘰疬痰核，癥瘕痞块。

煅牡蛎质地酥脆，便于粉碎和煎出药效，增强收敛固涩，制酸止痛的作用。用于自汗盗汗，遗精滑精，崩漏带下，胃痛吐酸。

【炮制研究】 牡蛎主要含碳酸钙，火煅醋淬品水煎液中钙离子的含量高于煅品和生品。生品水煎液中蛋白质的含量略高于醋淬品和煅品。煅后人体必需的微量元素如锌、锰等的煎出率较生品显著增加。

【贮藏】 置干燥处。

【备注】 牡蛎的炮炙古代有熬制、煅制、醋煅、酒煅、火烧通赤、童便煅、醋煮、煨制、炙制、炒制等方法。近代有明煅、糠煅、煅淬等方法。现行用明煅法。

瓦楞子

【处方用名】　瓦楞子，煅瓦楞子。

【来源】　本品为蚶科动物毛蚶 *Arca subcrenata* Lischke、泥蚶 *Arca granosa* Linnaeus 或魁蚶 *Arca inflata* Reeve 的贝壳。秋、冬至次年春捕捞，洗净，置于沸水中略煮，去肉，干燥。药材外观以个均匀、洁净、无残肉者为佳。

【炮制方法】

1. 瓦楞子*　取原药材，用水洗净，捞出干燥，碾碎。

2. 煅瓦楞子*　取净瓦楞子碎片，置于适宜的耐火设备内，用武火煅至质地酥脆，取出，放凉，碾碎。

【性状】　瓦楞子为不规则碎片或粒状，白色或灰白色，较大碎块仍显瓦楞线，有光泽，质坚硬，研粉后呈白色粉末，无臭，味淡。

煅瓦楞子为不规则碎片或颗粒，灰白色，光泽消失，质地酥脆，研粉后呈深灰色粉末，无颗粒。

【炮制作用】　瓦楞子味咸，性平。归肺、胃、肝经。具有消痰化瘀，软坚散结，制酸止痛的功能。

瓦楞子生品长于消痰化瘀，软坚散结。用于顽痰积结，痰稠难咯，瘿瘤，瘰疬，癥瘕痞块。

煅瓦楞子质地酥脆，便于粉碎，制酸止痛力强。偏于治胃酸过多，胃痛泛酸。

【炮制研究】　瓦楞子主要含碳酸钙，火煅醋淬品中碳酸钙及水煎出物的含量均明显高于生品、火煅品和火煅盐淬品，并且醋制后还有助于钙离子的煎出。建议瓦楞子炮制采用火煅醋淬法。另有研究表明，煅品水煎液中钙的含量较生品增加了 56 倍。

【贮藏】　置通风干燥处。

【备注】　瓦楞子的炮炙古代有明煅、火煅醋淬、火煅盐水淬、醋制、醋煮、炙制等方法。现行用明煅法。

蛤壳

【处方用名】　蛤壳，煅蛤壳。

【来源】　本品为帘蛤科动物文蛤 *Meretrix meretrix* Linnaeus 或青蛤 *Cyclina sinensis* Gmelin 的贝壳。夏、秋二季捕捞，去肉，洗净，干燥。药材外观以光滑、色黄白、紫口者为佳。

【炮制方法】

1. 蛤壳*　取原药材，洗净，干燥，碾碎或碾粉。

2. 煅蛤壳*　取净蛤壳碎片，置于适宜的耐火设备内，用武火煅至质地酥脆，取出，放凉，打碎。本品含碳酸钙（$CaCO_3$）不得少于 95.0%。

【性状】　蛤壳为不规则碎片，外面黄褐色或棕红色，可见同心生长纹，内面白色，质坚硬，断面有层纹，气微，味淡。

煅蛤壳为不规则碎片或粗粉，灰白色，碎片外面有时可见同心生长纹，质酥脆，断面有层纹。

【炮制作用】　蛤壳味苦、咸，性寒。归肺、肾、胃经。具有清热化痰，软坚散结，制酸止痛的功能；外用收湿敛疮。

蛤壳生品偏于软坚散结。用于瘰疬，瘿瘤痰核等。

煅蛤壳质地酥脆，易于粉碎，增强了化痰制酸的作用。用于痰火咳嗽，胸胁疼痛，痰中带血，胃痛吞酸；外治湿疹，烫伤。

【炮制研究】　蛤壳主含碳酸钙，火煅后能使碳酸钙受热分解成氧化钙，质地变得酥松，易于粉碎。氧化钙外用时渗湿收敛的作用较碳酸钙强，内服后收敛制酸作用优于生品。采用多指标评价优选蛤壳的最佳煅制温度为700℃左右。

【贮藏】　置干燥处。

【备注】　蛤壳的炮炙古代有研炼、烧通赤细研、煅制、醋淬、烙制、药汁制、童便制、煨制、炒制等方法。近代有明煅法、水飞法。现行用明煅法。

珍珠母

【处方用名】　珍珠母,煅珍珠母。

【来源】　本品为蚌科动物三角帆蚌 Hyriopsis cumingii (Lea)、褶纹冠蚌 Cristaria plicata (Leach)或珍珠贝科动物马氏珍珠贝 Pteria martensii (Dunker)的贝壳。去肉,洗净,干燥。药材外观以片大、色白、酥松而不碎、有"珠光"者为佳。

【炮制方法】

1. 珍珠母* 　取原药材,除去杂质及灰屑,打碎。

2. 煅珍珠母* 　取净珍珠母块状,置于适宜的耐火设备内,用武火煅至质地酥脆,取出,放凉,打碎或碾粉。

【性状】　珍珠母为不规则碎块状,白色或灰白色,有光泽,习称"珠光",质硬而重,气微腥,味淡。

珍珠母为不规则细块或粉状,青灰色,"珠光"微显或消失,质松酥脆,无臭,味咸。

【炮制作用】　珍珠母味咸,性寒。归肝、心经。具有平肝潜阳,安神定惊,明目退翳的功能。

珍珠母生品长于平肝潜阳,定惊安神。用于头痛眩晕,惊悸失眠,目赤翳障,视物昏花。

煅珍珠母长于收涩制酸,且质地酥脆,细研吞服,能治胃酸过多,还可治疗湿疮,吐血,崩漏。

【炮制研究】　珍珠母煅后,质地酥脆,易于粉碎,碳酸钙含量增加。珍珠母煅后总氨基酸含量明显下降,所以治疗虚阳上亢,应以生用为宜。火煅后碳酸钙分解生成氧化钙,钙离子在水中的溶解度增大,增强定惊、止血作用。

【贮藏】　置干燥处,防尘。

【备注】　珍珠母古代都是研细用。现行主要研碎生用或明煅后用。

第二节　煅　淬　法

将待炮制品按明煅法烧至红透后,立即投入规定的液体辅料(淬液)中,使之骤然冷却,达到酥松的方法,称煅淬法。

常用的淬液有米醋、黄酒、药汁、清水等。

煅淬法适用于质地坚硬,经高温仍不能疏松的矿物药,以及临床上因特殊需要而必须煅淬的药物。此类药物一般需经多次煅烧和浸淬,才能达到质地酥松的程度。

(一) 操作方法

1. 净制　取净药材,打碎成小块。

2. 煅制　将炉膛内的燃料点燃,利用鼓风机将火吹旺,将药物装于坩埚内或适宜的耐火设备内,置于无烟炉火中煅烧,煅至通体红透。

3. 淬制　将煅红后的药物取出,立即投入规定量的液体辅料中,使其酥松,取出,晾干。若不酥,要再煅,再淬,直至达到质地酥松的程度,干燥。

淬液的用量:一般每100kg净药物,醋淬时,用米醋30kg;酒淬时,用黄酒20kg;三黄汤淬时,用黄芩、黄连、黄柏各12.5kg;水淬时,用饮用水适量。

4. 粉碎 将煅淬后的药物碾或粉碎成粗粉。

5. 收贮 将符合煅制成品质量标准的饮片,按药典规定方法收贮。

(二)成品质量

1. 煅淬品应质地酥松或成粉末,无光泽或微有光泽,有淬液的气味。临床特殊要求的炉甘石药物应纯洁细腻。

2. 成品含未煅透者不得超过3%。

(三)注意事项

1. 药物应砸成小块,以减少煅淬次数。

2. 应煅至药物质地全部酥松,辅料被吸尽为度。

(四)炮制目的

1. 使药物质地酥松,易于粉碎和煎出成分 质地坚硬的矿物类药物经高温煅烧,受热膨胀后投入淬液中冷却,外部晶格遇冷迅速收缩、裂解,从而产生裂隙,外部酥松。再煅、再淬,内部没有裂解的部分产生新的裂隙,直至晶格间完全裂解,达到酥松的目的。

2. 产生新的成分,增强疗效 某些药物经煅淬后,化学成分发生改变,增强疗效。如自然铜煅后生成硫化亚铁,炉甘石煅后生成氧化锌,含铁矿物药煅后醋淬有醋酸亚铁生成。

3. 除去杂质和毒性成分,洁净药物 如自然铜、磁石、炉甘石等,夹有杂质,甚至含砷、锶、铅等有毒成分,煅淬后可除去。

自然铜

【处方用名】 自然铜,煅自然铜。

【来源】 本品为硫化物类矿物黄铁矿族黄铁矿。主含二硫化铁(FeS_2)。采挖后,除去杂质。药材外观以块整齐、色黄而光亮、断面有金属光泽者为佳。

【炮制方法】

1. 自然铜 * 取原药材,除去杂质,洗净,干燥,砸碎。

2. 煅自然铜 * 取净自然铜小块,置于适宜的耐火设备内,用武火煅至暗红,立即投入醋液中淬,待冷却后取出,继续煅烧醋淬数次,至呈黑褐色,外表脆裂,光泽消失,质地酥松,淬液被吸尽时,取出,放凉,干燥后碾碎。

每100kg净自然铜,用米醋30kg。

【操作注意】 自然铜在煅制过程中会产生有害气体,应在空气流通的地方操作,并采取防护措施。

【性状】 自然铜为大小不一的方块状,表面亮淡黄色,有金属光泽;有的黄棕色或棕褐色,无金属光泽,具条纹,条痕绿黑色或棕红色,体重,质坚硬或稍脆,易砸碎,断面黄白色,有金属光泽;或断面棕褐色,可见银白色亮星。

煅自然铜为不规则的碎粒,呈黑褐色,无金属光泽,质地酥松,易打碎,有醋香气。

【炮制作用】 自然铜味辛,性平。归肝经。具有散瘀止痛,续筋接骨的功能。

自然铜一般很少生用,多煅后应用。

煅自然铜质地酥松,便于粉碎加工,利于煎出有效成分,增强散瘀止痛的作用。临床多用于跌打损伤,筋骨折伤,瘀肿疼痛。

【炮制研究】 自然铜主要含二硫化铁。尚含砷、镍、锑、铜等杂质。

1. 工艺研究 自然铜的炮制工艺研究较多。有报道,在马福炉中以400℃,煅制4小时的方法最好。也有研究认为450℃条件下煅制最为合理。

煅制温度和时间是影响炮制品质量的主要因素。温度过高对有效成分的溶出不利,如900℃

会使生成的 FeS 再分解成 Fe_3O_4；温度过低二硫化铁又尚未分解。所以有待制定合理的自然铜炮制工艺。

2. 成分研究 自然铜经火煅后，二硫化铁分解生成硫化亚铁（FeS），经醋淬后表面部分生成醋酸亚铁。煅自然铜水煎液中 Fe^{2+} 的含量是生品的 53～80 倍。而铁能加强创伤组织愈合，增强机体抗感染的能力。这与传统所说的煅自然铜能增强散瘀、接骨、止痛的作用相吻合。

砷含量生品比煅品高约 10 倍，因此煅后可除去或降低其毒性。

【贮藏】 置干燥处。

【备注】 自然铜的炮炙古代有甘草煮后醋浸火煅、火煅醋淬、火煅酒淬、火煅水淬、火煅童便浸再醋淬、煅存性、酒磨、水飞、醋炒等方法。近代有火煅醋淬、煅后水飞等方法。现行用火煅醋淬法。

赭石

【处方用名】 赭石，代赭石，煅赭石。

【来源】 本品为氧化物类矿物刚玉族赤铁矿。主含三氧化二铁（Fe_2O_3）。采挖后，除去杂石。药材外观以色棕红、断面显层叠状、有"钉头"者为佳。

【炮制方法】

1. 赭石* 取原药材，除杂质，砸碎成小块。

2. 煅赭石* 取净赭石小块，置于适宜的耐火设备内，用武火煅至红透，立即投入规定量的醋液中淬制。如此反复至质地酥松，淬液用尽为度，放凉，碾成粗粉。

每 100kg 净赭石，用米醋 30kg。

【性状】 赭石为鲕状、豆状、肾状的集合体，多呈不规则扁平块状，暗棕红色或灰黑色，条痕樱红色或红棕色，有的有金属光泽，一面多有圆形的突起，习称"钉头"，另一面与突起相对处有同样大小的凹窝，体重，质硬，砸碎后断面显层叠状，气微，味淡。

醋赭石为粗粉末，暗褐色或紫褐色，光泽消失，质地酥松易碎，磁性有所增强，微有醋香气。

【炮制作用】 赭石味苦，性寒。归肝、心、肺、胃经。具有平肝潜阳，重镇降逆，凉血止血的功能。

赭石生品平肝潜阳，清火降逆下气。用于眩晕耳鸣，呕吐，噫气，呃逆，喘息，以及血热所致的吐血，衄血，崩漏下血。

醋赭石味甘、涩，性平。苦寒之性缓和，引药入肝经血分，具有养血益肝，收敛止血作用。且质地酥松，易于粉碎和煎出有效成分。用于吐血，衄血，崩漏下血，泄泻。

【炮制研究】 赭石主要成分为三氧化二铁。尚含钙、镁、锰、砷等元素。

1. 工艺研究 以亚铁离子为含量指标，赭石在 650℃ 条件下，煅 40 分钟为佳。火煅醋淬更有利于赭石的酥松和亚铁离子的溶出。研究表明，煅制的温度以控制内外红赤，采用多次反复煅淬为宜。且温度不宜过高，以避免多量的磁性氧化铁产生。

2. 成分研究 赭石经 650℃ 煅至暗红色后醋淬，其氧化亚铁含量最高。并且煅淬的次数与亚铁离子含量成正比。赭石生品夹带的黏土中含有一定量的砷，大量服用可导致砷中毒。有人对赭石用不同方法炮制所得的炮制品作含砷量比较，结果表明，以煅、醋淬、水飞为最好的除砷方法。有经 700℃ 煅制后，砷的含量减少近 2/3 的报道。证明古人对赭石"煅赤醋淬……研末水飞"的说法是科学的。煅制有利于临床用药的有效与安全。

3. 药理研究 赭石主含铁离子，可刺激胃肠道，有加快肠蠕动作用，这对旋覆代赭汤的降逆疗效是有利的。说明铁离子是其有效成分之一。由于亚铁离子与肠道内硫化氢结合，故而减少了高价铁离子对肠道的刺激，也减少了硫化氢对肠道的刺激性，降低了副作用。

【贮藏】 置干燥处。

【备注】　赭石的炮炙古代有火煅醋淬、水飞、煨赤研、煨醋淬、酒醋煮等方法。现行用火煅醋淬法。

磁　石

【处方用名】　磁石,灵磁石,煅磁石。

【来源】　本品为氧化物类矿物尖晶石族磁铁矿。主含四氧化三铁(Fe_3O_4)。采挖后,除去杂石。药材以色灰黑、断面致密有光泽、能吸铁者为佳。

【炮制方法】

1. 磁石*　取原药材,除去杂质,碾碎。本品含铁(Fe)不得少于50.0%。

2. 煅磁石*　取净磁石小块,置于适宜的耐火设备内,用武火煅至红透,立即投入醋液中淬,冷却后取出,反复煅淬至酥松,取出,干燥,碾成粗粉。本品含铁(Fe)不得少于45.0%。

每100kg净磁石,用米醋30kg。

【性状】　磁石为不规则的碎块,灰黑色或褐色,条痕黑色,有金属光泽,质坚硬,具有磁性,有土腥气,味淡。

煅磁石为不规则的碎块或颗粒,表面黑色,质硬而酥,无磁性,有醋香气。

【炮制作用】　磁石味咸,性寒。归肝、心、肾经。具有镇惊安神,平肝潜阳,聪耳明目,纳气平喘的功能。

磁石生品长于平肝潜阳,镇惊安神。多用于惊悸失眠,头晕目眩。

煅磁石聪耳明目,补肾纳气力强,并易于粉碎与制剂。多用于耳鸣耳聋,视物昏花,肾虚气喘。

【炮制研究】　磁石主要含四氧化三铁。磁石放置日久则磁性减退,磁性完全消失的“死磁石”不能入药用。

磁石煅后保留了原有的Fe_3O_4,而Fe_2O_3基本消失,晶粒变大,表面变疏松,而Fe_3O_4在水中溶解度很小,其他成分占水煎出物98%以上。成分研究表明,火煅醋淬后再水飞品、火煅醋淬品和醋煮品三种醋制品与生品含铁量之间有显著性差异,这说明古代醋制磁石有一定的科学性。

对磁石煅制前后含砷量进行比较,结果表明,经煅淬后砷含量显著降低,生品比煅品高5～25倍。粉碎程度大时,其表面积增大,更易除去砷。采用原子发射光谱分析,煅磁石中的有害元素钛、锰、铝、铬、钡、镉、铅、锶等均有变化,尤其锶煅制后未检出,说明磁石经炮制后,可除去或降低毒性。

【贮藏】　置干燥处。

【备注】　磁石的炮炙古代有烧醋淬后水飞、药汁煮后水飞、研后水浮去浊汁、烧酒淬等方法。近代以来用火煅醋淬法。

紫石英

【处方用名】　紫石英,醋紫石英,煅紫石英。

【来源】　本品为氟化物类矿物萤石族萤石。主含氟化钙(CaF_2)。采挖后,除去杂石。药材外观以色紫、透明者为佳。

【炮制方法】

1. 紫石英*　取原药材,除去杂质,洗净,干燥,碾碎。本品含氟化钙(CaF_2)不得少于85.0%。

2. 煅紫石英*　取净紫石英小块,置于适宜的耐火设备内,加盖,用武火煅至红透,立即投入醋液中淬酥,取出,再煅淬一次,干燥,捣碎。本品含氟化钙(CaF_2)不得少于80.0%。

每100kg净紫石英,用米醋30kg。

【操作注意】　①紫石英煅时易爆溅，应加盖；②淬制时药物冷后应迅速取出，不宜长期浸泡，时间过长药物颜色转白，影响质量。

【性状】　紫石英为不规则碎块，紫色或绿色，半透明至透明，有玻璃样光泽，气微，味淡。

醋紫石英为不规则碎块或粉末，表面黄白色、棕色或紫色，无光泽，质酥脆，有醋香气，味淡。

【炮制作用】　紫石英味甘，性温。归心、肺、肾经。具有温肾暖宫，镇心安神，温肺平喘的功能。

紫石英生品长于镇心安神。用于心悸易惊，癫痫抽搐。

醋紫石英质酥易碎，醋入肝经走血分，增强温肺气、暖下焦的作用。用于肾阳亏虚，宫冷不孕，惊悸不安，失眠多梦，虚寒咳喘。

【炮制研究】　紫石英主要含氟化钙。常有杂质氧化铁（Fe_2O_3）和稀土元素。

1. 工艺研究　以CaF_2含量及水煎液中Ca、Fe元素为指标，对紫石英不同炮制品成分进行了比较，认为临床用紫石英炮制品以火煅醋淬品为佳。

2. 药理研究　紫石英主要成分为氟化钙，人体摄入过多，便可出现骨氟症，牙齿、骨骼损伤，对神经系统、肾脏、心血管及甲状腺等也有损害，因此认为紫石英不能久服。

研究认为，紫石英的镇静安神作用可能与所含Ca、Fe有关，特别是Fe应有一定的关系，所以紫石英临床上用于镇心安神，温肺暖宫时，宜用炮制品。

【贮藏】　置干燥处。

【备注】　紫石英的炮炙古代有火煅后研、醋淬捣为末、醋淬水飞、煨制等方法。宋代至今多沿用火煅醋淬法。

禹余粮

【处方用名】　禹余粮，煅禹余粮，醋禹余粮。

【来源】　本品为氢氧化物类矿物褐铁矿。主含碱式氧化铁[FeO(OH)]。采挖后，除去杂石。药材外观以灰棕与红棕色相间、质硬但易击碎成粉、断面显层次、无杂石者为佳。

【炮制方法】

1. 禹余粮　取原药材，除去杂质，打碎。

2. 煅禹余粮　取净禹余粮小块，置于适宜的耐火设备内，用武火煅至红透，立即投入醋中淬酥，取出，干燥，碾粉。

每100kg净禹余粮，用米醋30kg。

【性状】　禹余粮为不规则斜方块状，表面红棕色、灰棕色或浅棕色，多凹凸不平或附有黄色粉末，断面多显深棕色与淡棕色或浅黄色相间的层纹，各层硬度不同，体重，质硬，气微，味淡，嚼之无沙粒感。

煅禹余粮呈细粉状，黄褐色或褐色，具醋香气。

【炮制作用】　禹余粮味甘、涩，性微寒。归胃、大肠经。具有涩肠止泻，收敛止血的功能。

禹余粮生品与煅制品作用基本相同。

煅禹余粮质地酥松，便于粉碎入药，易于煎出有效成分，并能增强收敛作用。用于久泻久痢，大便出血，崩漏带下。

【贮藏】　置干燥处。

【备注】　禹余粮的炮炙古代有炼、烧、煅、煅醋淬、火煨醋淬、煅酒淬、黑豆黄精煮、炒等方法。现行用明煅、火煅醋淬法。

石燕

【处方用名】　石燕,煅石燕,醋石燕。

【来源】　本品为石燕科动物中华弓石燕 Cyrtiospirifer sinensis（Graban）或弓石燕 Cyrtiospirifer sp. 的化石。主含碳酸钙（CaCO$_3$）。药材外观以个大、完整、未附杂质者为佳。

【炮制方法】

1. 石燕*　取原药材,除去不成形的石块等杂质,洗净,干燥。碾碎或捣碎（本品收载于《中国药典》四部,但未列净制方法）。

2. 煅石燕*　取净石燕小块,置无烟炉火上或适宜设备内,煅至红透,取出,放冷,研成细粉（本品收载于《中国药典》成方制剂"疳积散"处方中）。

3. 醋石燕　取净石燕小块,置无烟炉火上或适宜设备内,煅至红透,取出,立即投入醋内,淬至质地酥脆时,取出,漂净,干燥,研成细粉。

每100kg净石燕,用米醋20kg。

【性状】　石燕为不规则的碎粒或碎末。表面青灰色或土棕色,有的具瓦楞状痕,质坚硬如石,可打碎,气微,味淡。

煅石燕表面青灰色或灰棕色,质酥脆,呈细粉状。

醋石燕表面灰褐色,质酥松,呈细粉状,具醋气。

【炮制作用】　石燕味咸,性凉。归肾、膀胱经。具有除湿热,利小便,退目翳的功能。用于淋病,小便不利,湿热带下,尿血便秘,肠风痔漏,眼目障翳。

煅石燕和醋石燕易于粉碎,增强收涩作用。

【贮藏】　置干燥处,防尘。

【备注】　石燕的炮炙古代有甘草制、硫黄煮、煅制、水飞、炒制、醋制、煨制、烧制、纸裹炮、雪制、糖炒等方法。近代以来,主要有煅制、火煅醋淬等方法。

铁屑

【处方用名】　铁屑,铁落,制铁屑（诃子制）,煅铁落,煅铁落。

【来源】　本品为生铁加工铁制品时,煅烧红赤后外层被氧化,锤打落下的氧化铁小片和碎粒,主含四氧化三铁（Fe$_3$O$_4$）,除净煤、土等杂质,洗净,晒干。药材外观以片薄、均匀、无锈、无杂质为佳。

【炮制方法】

1. 铁屑　取原药材,除去杂质,簸去灰屑,洗净,晒干,碾粉。

2. 制铁屑（诃子制）*

（1）取西河柳130g,加水100ml,煮沸3小时,滤过,得煎煮液。滤液中加入细铁屑500g,加水适量使浸没,煮沸3小时,倾去水液,铁屑用水洗涤3次,得铁屑。铁屑中加食盐50g与水1 000ml,煮沸2小时,倾出水液,铁屑再用水洗涤4次,加诃子肉细粉2 500g,混匀,加热开水1 800ml,搅拌,放置3天,每天搅拌3次,第4天倒出,摊开阴干,用吸铁石吸去未作用的铁屑,研细,过筛（本炮制方法收载于《中国药典》四部,饮片收载于《中国药典》成方制剂"二十五味松石丸""七味铁屑丸"等处方中）。

（2）取净铁屑,加诃子汤浸泡3～7天至炭黑色,不见铁屑时,取出,晾干;或用诃子汤煮4～6小时,不见铁屑时,取出,晾干（本炮制方法收载于《中华本草》）。

每100g净铁屑,用诃子4kg（加水煎汤至10升）。

3. 煅铁屑　取净铁屑，置于适宜的耐火设备内，用武火煅至红透，取出，立即投入米醋中浸淬，捞出，干燥。

每 100g 净铁屑，用米醋 25kg。

【操作注意】　药典规定，诃子制铁屑不宜夏季制备。

【性状】　铁屑为不规则的小片或碎粒，大小不一，表面深黑色或灰黑色，有金属光泽，体重，质坚，气微，味淡。

铁屑（诃子制）为黑色粉末，无金属光泽。

煅铁屑为黑色粉末，无金属光泽，用手捻有砂质感，不粘手，体重，质坚，略具醋气。

【炮制作用】　铁屑味酸、辛，性凉。归心、肝经。具有平肝镇惊，解毒敛疮，补血的功能。

铁屑是治疗"血虚风盛证"的重要药物。用于惊痫癫狂，热病谵语，心悸，易惊善怒，疮疡肿毒，贫血。

诃子制铁屑，为藏药的炮制方法。制后生成易溶于水的亚铁盐，便于人体吸收，具有解毒、清肝热、消肿、明目的功能。藏药用于行气活血、平肝清热止痛的"七味铁屑丸"等方中的铁屑用诃子炮制。

铁屑经火煅醋淬后，生成醋酸亚铁，便于人体吸收，增强补血、除湿利水的作用。

【炮制研究】　铁屑主含四氧化三铁（Fe_3O_4），尚含有少量铁（Fe）。诃子是藏、蒙医最常用的药材，被誉为"药中之王"。诃子除自身有很多炮制方法外，还可作为主要辅料制铁屑。

1. 工艺研究　以 Fe^{2+} 含量为指标的诃子制铁屑工艺为：较小粒度铁屑 1kg 在水柏枝溶液中煎煮 3 小时后，加诃子粉 2kg，加入适量开水（以没过铁屑和诃子粉混合物为准），25℃密封 5 天，阴干后，用磁铁吸出未反应的铁，剩余的黑色粉末即为诃子制铁屑。

铁屑粒度对 Fe^{2+} 含量有显著性差异（$P<0.05$）。诃子汤浸泡铁屑的最佳炮制工艺：铁屑过 40 目筛子，诃子汤用量为药材的 15 倍，浸泡时间为 7 天，烘干温度为 50℃。

2. 成分研究　铁屑生品中 Fe^{2+} 含量很少（0.000 3%），而诃子汤煮、浸泡后的铁屑中 Fe^{2+} 分别升高到 3.07% 和 1.02%。诃子含有机酸达 30%～40%，其中没食子酸 1.67%、柯里拉京 2.23%、诃黎勒酸 9.33%、鞣花酸 1.18%、诃子酸 24.70%。诃子制铁屑后有机酸含量明显降低，诃子汤煮、诃子浸泡制铁屑中没食子酸量含量下降，其余 4 种有机酸量均降为零。

3. 炮制原理研究　铁屑诃子制后，能使铁屑中的 Fe^{3+} 转化为人体易于吸收的 Fe^{2+}。剩余的没食子酸留在铁屑制品中，能起到抗氧化剂的作用，防止 Fe^{2+} 被氧化为 Fe^{3+}，延长制品的保存期。

【贮藏】　置干燥处，防潮，防锈。

【备注】　《神农本草经》称铁落，《新修本草》称铁屑，二者实为同一药物，主含四氧化三铁（Fe_3O_4）。而针砂是磨钢针时产生的钢末，主含铁（Fe），其与铁屑有一定的区别。铁屑古代主要有醋炒、醋煮、醋淬、烧红酒淬等方法。近代以来中医主要用火煅醋淬法，藏蒙医药多用诃子制。

阳起石

【处方用名】　阳起石，酒阳起石，煅阳起石。

【来源】　本品为硅酸盐类矿物角闪石族透闪石。主含含水硅酸镁钙[$Ca_2Mg_5(Si_4O_{11})_2(OH)_2$]。采挖后，除去沉沙及杂石。药材外观以色灰白、有光泽、质松软者为佳。

【炮制方法】

1. 阳起石[*]　取原药材，除去杂质，洗净，干燥，砸成小块（本品收载于《中国药典》四部，但未列净制方法）。

2. 酒阳起石[*]　取净阳起石小块，置于适宜的耐火设备内，用武火煅至红透，立即投入黄酒中浸淬,如此反复煅淬至药物酥松,酒尽为度,取出,晾干,研碎(本品收载于《中国药典》成方制剂"强阳保肾丸"等处方中)。

每100kg净阳起石,用黄酒20kg。

3. 煅阳起石 取净阳起石小块,置于适宜的耐火设备内,用武火煅至红透,取出,放凉,研碎。

【性状】 阳起石为不规则块状,通常呈纤维状、针状、棒状集合体,呈白色、灰白色或淡绿白色,具有绢丝光泽,体重,较坚硬,可打碎,气微,味淡。

煅阳起石色泽无明显变化,纤维明显分离,质较酥,用手可捻碎,纤维有光滑感,气、味皆无。

酒阳起石,质较酥,用手可捻碎,纤维有光滑感,研细后为青褐色粉末,稍带酒气。

【炮制作用】 阳起石味咸,性微温。归肾经。具有温肾壮阳,暖下焦,除冷痹的功能。

阳起石临床上均煅用。煅阳起石质地酥松,易于粉碎,偏于有效成分的煎出。用于下焦虚寒。

酒淬阳起石质地更酥松,利于加工制剂,并可增强温肾壮阳作用。用于下焦虚寒,腰膝酸软,遗精,阳痿,宫冷不孕,崩漏。

【炮制研究】 阳起石中 Ca、Mg、Zn、Fe、Cu、Al、Mn 元素在水煎液中的含量顺序为:煅赤酒淬 7 次 > 煅赤酒淬 3 次 > 煅赤酒淬 1 次 > 煅赤水淬 3 次 > 生品,所以以黄酒作淬液,煅淬 7 次为佳。

【贮藏】 置干燥处,防尘。

【备注】 阳起石的炮炙古代有煅、火煅酒淬、醋淬、酒浸、酒渍、酒煮、驴鞭汁制等方法。现行用明煅、火煅酒淬法。

炉甘石

【处方用名】 炉甘石,煅炉甘石,黄连汤制炉甘石,三黄汤制炉甘石。

【来源】 本品为碳酸盐类方解石族菱锌矿。主含碳酸锌($ZnCO_3$)。采挖后,洗净,晒干,除去杂石。药材外观以体轻、质松、色白者为佳。

【炮制方法】

1. 炉甘石* 取原药材,去净杂质,打碎。本品含氧化锌(ZnO)不得少于 40.0%。

2. 煅炉甘石* 取净炉甘石,置于适宜的耐火设备内,用武火煅至红透,取出,立即投入水中浸淬,搅拌,倾取上层水中混悬液,残渣再反复煅淬 3～4 次,至不能混悬为度,合并混悬液,静置,待澄清后倾去上层清水,干燥,研散成细粉。本品含氧化锌(ZnO)不得少于 56.0%。

3. 黄连汤制炉甘石 取净黄连,加水煎汤 2～3 次,过滤去渣,合并药汁浓缩,加入煅炉甘石细粉中拌匀,吸尽后,干燥。

每 100kg 炉甘石细粉,用黄连 12.5kg。

4. 三黄汤制炉甘石 取净黄连、黄柏、黄芩加水煎汤 2～3 次,至苦味淡薄,过滤去渣,煎液加入煅炉甘石细粉中拌匀,吸尽后,干燥。

每 100kg 炉甘石细粉,用黄芩、黄连、黄柏各 12.5kg。

【性状】 炉甘石为不规则碎块状,表面灰白色或淡红色,表面粉性,无光泽,凹凸不平,多孔,似蜂窝状,体轻,易碎,气微,味微涩。

煅炉甘石呈白色、淡黄色或粉红色的粉末,体轻,质松软而细腻光滑,气微,味微涩。

制炉甘石为黄色或深黄色极细粉,质轻松,味苦。

【炮制作用】 炉甘石味甘,性平。归肝、脾经。具有解毒明目退翳,收湿止痒敛疮的功能。

炉甘石一般不生用,不作内服,专作外用。

煅炉甘石质地纯净细腻,消除了对黏膜、创面的刺激,增强了收敛吸湿作用。适用于眼科及皮肤科。用于目赤肿痛,睑弦赤烂,翳膜遮睛,胬肉攀睛,溃疡不敛,脓水淋漓,湿疮瘙痒。

制炉甘石可增强清热明目，敛疮收湿作用。用于目赤肿痛，眼缘赤烂，皮肤瘙痒。

【炮制研究】　炉甘石主要含碳酸锌。尚含氧化铝、氧化铁、氧化镁、氧化锰以及毒性成分铅。

1.工艺研究　以 ZnO 含量为指标，用正交试验法得出煅炉甘石的最佳工艺条件是：700℃恒温煅烧 30 分钟，水淬一次。煅淬后氧化锌的含量比未煅品高出 20% 左右。或砸成 8cm 小块，300℃煅制 4 小时，研磨 20 分钟。

2.成分研究　炉甘石生品主含碳酸锌 $ZnCO_3$，煅后变为氧化锌 ZnO，后者能部分溶解并吸收创面分泌物，具收敛，保护作用，并能抑制葡萄球菌的繁殖和生长，故能治创面炎症。炉甘石抑菌活性大小主要与氧化锌的含量和粒径大小有关，与碳酸锌无关。氧化锌含量越高、粒径越小，则抑菌活性越强。炉甘石煅制后氧化锌含量升高约 36%。

炉甘石生品溶出物中铅含量大于 3%，而煅、水飞后只含 0.4%。说明水飞时只取上部混悬液，沉而不浮者应弃去是有道理的。

3.药理研究　氧化锌内服不吸收，外敷于黏膜疮疡面有收敛吸湿消炎等作用。氧化锌在眼内吸收可参与维生素 A 还原酶的构成，从而治疗暗适应能力下降等症。用黄连汤等药汁制后可增加新的成分，并可形成络合物而促进锌吸收。

【贮藏】　置干燥处。

【备注】　炉甘石的炮炙古代有火煅黄连水淬、火煅三黄汤制、火煅童便淬、火煅黄连汁童便共淬、水飞、龙胆制等方法。现行用火煅水淬、黄连汤制、三黄汤制等方法。

第三节　扣锅煅法

待炮制品在高温缺氧条件下煅烧成炭的方法，称扣锅煅法。从炮制程度角度命名，又称煅炭法；从操作方法角度命名，又称密闭煅法、闷煅法、暗煅法。

扣锅煅法适用于质地疏松、炒炭时易灰化或有特殊需要及某些中成药在制备过程中需要综合制炭（如砒枣散）的药物。

（一）操作方法

1.净制　取待炮制品，除去杂质，大小分档。

2.煅制　取一装量适宜的大铁锅，将分档的待炮制品置于锅内，药物不要压紧，上盖一较小的无耳铁锅，两锅结合处先用湿纸封堵，再用盐泥封严，盖锅上压一重物（防止锅内气体膨胀而冲开盖锅），盖锅底部贴一白纸条或放几粒大米。待盐泥稍干后，先用文火后用武火加热，煅至白纸或大米呈焦黄色，药物全部炭化存性为度。离火，待冷却后，将两锅倒扣，除去封堵物，取出煅好的药物。

扣锅煅时若符合下列三个条件之一，即可判定锅内药物煅制程度适中：①煅至盖锅脐处贴的白纸条或放置的大米，显焦黄色；②滴水于盖锅底部时，水立即沸腾并成珠滚下；③在两锅盐泥封闭处留一小孔，用筷子塞住，煅烧时，时时观察小孔处的烟雾，当有白烟，到黄烟，转成青烟减少，至基本无烟时，即为煅制程度适中。

3.收贮　将符合煅炭成品质量标准的饮片，按药典规定方法收贮。

（二）成品质量

1.扣锅煅品应符合"全黑存性"的炭药标准。

2.成品含未煅透及灰化者不得超过 3%。

（三）注意事项

1.锅内装药量一般为锅容量的 2/3，且不宜压得过紧，以免煅不透。变化剧烈的血余、干漆等，装量不得超过锅容量的 1/3，以免产生多量气体将盖锅顶开。

2. 待封堵的盐泥半干时再煅烧。煅烧中若有气体或浓烟从锅缝中喷出，应随时用湿盐泥封堵，以防空气进入，使药物灰化。

3. 煅透后应放冷后再开启，以免药物遇空气燃烧而灰化。

（四）炮制目的

1. 增强或产生止血作用　如血余炭和棕榈炭，生品不入药，煅炭后产生止血作用；荷叶、莲房等煅炭后增强止血作用。

2. 降低毒性和刺激性　如干漆等有毒性和有刺激性的药物，煅炭后毒性降低或消除。

血余炭

【处方用名】　血余炭。

【来源】　本品为人头发制成的炭化物。血余炭外观以体轻、色黑光亮者为佳。

【炮制方法】

血余炭* 　取头发，除去杂质，用稀碱水洗去油垢，漂净，干燥后放置于锅内，照扣锅煅法装好，盖锅压上重物，盖锅底部贴一白纸条或放几粒大米，待盐泥半干时，用文武火加热，煅 5～6 小时，至白纸或大米呈焦黄色为度，离火，放凉后取出，剁成小块。本品含酸不溶性成分不得超过 10.0%。

【性状】　血余炭为不规则块状，乌黑光亮，有多数细孔，体轻，质脆，用火烧之有焦发气，味苦。

【炮制作用】　血余炭味苦，性平。归肝、胃经。具有收敛止血，化瘀，利尿的功能。

本品不生用，入药必须煅成炭，煅成炭后有止血作用。用于吐血，咯血，衄血，血淋，尿血，便血，崩漏，外伤出血，小便不利。

【炮制研究】　头发主要含纤维蛋白。尚含脂肪及黑色素和钙、铁、锌、铜、镁等。血余炭主含碳素及钙、铁、锌等离子。

研究表明，煅成血余炭后有良好的止血作用。但不同年龄的人发炮制成的血余炭，其缩短实验动物凝血时间的作用不同，以青、中年人的头发最佳。

除去血余炭中的钙、铁离子后，其凝血时间延长。说明血余炭止血与其所含的钙、铁离子有关。再者，血余炭乌黑发亮，呈蜂窝状，有吸附作用，故能止血。

血余炭的药理活性与炮制温度有关。350℃的血余炭口服止血作用最强，300℃以下炮制的血余炭煎剂注射则表现为中枢兴奋作用。

【贮藏】　置干燥处。

【备注】　血余炭的炮炙古代有燔制、烧灰、煅炭、炙制、焙制、炒制等方法。煅炭法一直沿用至今。

棕榈

【处方用名】　棕榈，陈棕炭，棕榈炭。

【来源】　本品为棕榈科植物棕榈 *Trachycarpus fortunei*（Hook.f.）H. Wendl. 的干燥叶柄。采棕时割取旧叶柄下延部分及鞘片，除去纤维状的棕毛，晒干。棕榈以片大、质厚、棕红色、陈久者为佳。

【炮制方法】

1. 棕榈* 　取原药材，除去杂质，洗净，润软，切块，干燥。

2. 棕榈炭*

（1）煅炭*：取净棕榈块，置于锅内，照扣锅煅法装好，盖锅压上重物，盖锅底部贴一白纸条或放几粒大米，待盐泥半干时，用文武火加热，煅 4～5 小时，至白纸条或大米呈焦黄色时，离火，冷却后，取出，筛去药屑。

（2）炒炭：取净棕榈段，置于预热的炒制设备内，用武火炒至表面黑褐色，内部焦褐色时，喷淋清水少许，灭尽火星，取出，摊晾，凉透，筛去药屑。

【性状】 棕榈为不规则的小段，表面红棕色，粗糙，有纵直皱纹，一面有明显的凸出纤维，纤维的两侧附有多数棕色茸毛，质硬而韧，不易被折断，切面纤维性，气微，味淡。

棕榈炭呈不规则块状，大小不一，表面黑褐色至黑色，有光泽，有纵直条纹，触之有黑色炭粉，内部焦黄色，纤维性，略具焦香气，味苦涩。

【炮制作用】 棕榈味苦、涩，性平。归肺、肝、大肠经。棕榈生品不入药，棕榈炭具有收敛止血的功能。用于吐血，衄血，尿血，便血，崩漏。

【炮制研究】 棕榈中的d-儿茶素、没食子酸分别为缩合鞣质与水解鞣质的单体，系棕榈的主要止血成分。

1. 工艺研究

（1）砂烫制炭：即棕榈与砂（20目）以1∶15质量比，砂温250℃，烫8分钟左右，至棕榈表面深褐色，内部棕褐色的新工艺，具有产品得率高、质量好、疗效高等优点，值得推广。

（2）烘法制炭：即棕榈在150℃恒温箱中烘烤1小时至质脆，切碎后再以200℃恒温烘烤2小时左右，适当翻动至全部呈黑褐色的新工艺，具有操作简便、节约能源、减少污染、产品质量稳定等优点。

2. 成分研究 棕榈制炭后所含化学成分的组成和含量发生了复杂的变化。总鞣质含量有所下降；棕榈主要止血有效成分之一，d-儿茶素生品中未检出，但制炭后则可检出；没食子酸等成分含量也随制炭后升高，这种变化可能是在高温加热过程中，生品中大分子鞣质裂解成小分子鞣质单体所致。实验表明，这些鞣质单体含量越高止血作用越强。

3. 应用研究 研究表明，棕榈的叶鞘纤维称棕皮，其干燥叶柄称棕板，棕皮的止血、凝血效果明显优于棕板，因此，古人和全国大部分地区将棕皮作为棕榈的主要药用部位是有道理的，同时认为棕榈入药以"陈久者良"，并应以煅炭入药为宜。

【贮藏】 置干燥处。

【备注】 棕榈的炮炙古代有烧灰、煅炭、炒炭等方法。近代有煅炭、烧灰、炒炭等方法。现行用煅炭法、炒炭法。

灯心草

【处方用名】 灯心草，灯心炭，朱砂拌灯心草，青黛拌灯心草。

【来源】 本品为灯心草科植物灯心草 *Juncus effusus* L. 的干燥茎髓。夏末至秋季割取茎，晒干，取出茎髓，理直，扎成小把。药材外观以条长、粗壮、色白者为佳。

【炮制方法】

1. 灯心草* 取原药材，除去杂质，扎成小把，剪成段。

2. 灯心炭* 取净灯心草，扎成把，置于锅内，照扣锅煅法装好，盖锅上压一重物，并贴一白纸条或放几粒大米，待盐泥半干时，用文武火加热，煅5～6小时，至白纸条或大米呈焦黄色时，离火，待锅冷透后，取出。

3. 朱砂拌灯心草 取灯心草段，置于盆内，喷淋清水少许，微润，加朱砂细粉，撒布均匀，并随时翻动，至表面挂匀朱砂为度，取出，晾干。

每100kg净灯心草，用朱砂细粉6.25kg。

4. 青黛拌灯心草 取灯心草段，置于盆内，喷淋清水少许，微润，加青黛粉，撒布均匀，并随时翻动，至表面挂匀青黛为度，取出晾干。

每100kg净灯心草，用青黛2kg。

【操作注意】 煅制灯心炭时裂隙处不得出烟,否则灯心草很易灰化。

【性状】 灯心草为细圆柱形,表面白色或淡黄白色,有细纵纹,体轻,质软,略有弹性,易拉断,断面白色,气微,味淡。

灯心炭呈细圆柱形的段,表面黑色,体轻,质松脆,易碎,气微,味微涩。

朱砂拌灯心草表面披朱砂细粉。

青黛拌灯心草表面披青黛细粉。

【炮制作用】 灯心草味甘、淡,性微寒。归心、肺、小肠经。具有清心火,利小便的功能。

灯心草生品长于清心火,利水通淋。多用于心烦失眠,尿少涩痛,口舌生疮。灯心炭凉血止血,清热敛疮,多作外用。用于咽痹,乳蛾,阴疳。

朱砂拌灯心偏于清心安神,宜入丸散剂。多用于心烦失眠,小儿夜啼。

青黛拌灯心偏于凉血清肝热,入丸散剂。用于治疗小儿惊痫。

【贮藏】 置干燥处。

【备注】 灯心草的炮炙古代有烧炭、煅炭、朱砂拌制等方法。近代有煅炭法、竹节筒煅炭法、盐与地龙煎液浸透后再扣锅煅法。现行用煅炭法。

荷 叶

【处方用名】 荷叶,荷叶炭,酒蒸荷叶。

【来源】 本品为睡莲科植物莲 *Nelumbo nucifera* Gaertn. 的干燥叶。夏、秋二季采收,晒至七八成干时,除去叶柄,折成半圆形或折扇形,干燥。药材外观以叶大、色绿、无斑点、不破碎者为佳。

【炮制方法】

1. 荷叶＊ 取原药材,除去杂质及叶柄,抢水洗净,稍润,切丝,干燥。

2. 荷叶炭＊ 将整张荷叶刷净后折成半圆形,若是折好的荷叶则要使其松散,然后再交叉而整齐地将半圆形的叶平铺于锅中,中心的叶柄处码成一四方形空洞,使叶排成"井"字形,最后盖上锅并封堵好,盖锅上压一重物,盖锅底部贴一白纸条或放几粒大米,待盐泥半干时,点火后热气通过方洞在锅内回流,使炭化的程度均匀,用文武火煅2～2.5小时,至白纸条或大米呈焦黄色时,离火,冷后开启煅锅,即得黑色、不变形、发脆的荷叶炭。

3. 酒蒸荷叶 取净荷叶丝,与定量黄酒拌匀,置铜罐内,剩余的黄酒一并倒入罐内,密闭,用武火加热,炖约8小时,取出,阴干或烘干。

每100kg净荷叶,用黄酒30kg。

【性状】 荷叶为不规则的丝状,上表面深绿色或黄绿色,较粗糙,下表面淡灰棕色,较光滑,叶脉明显突起,质脆易碎,稍有清香气,味微苦。

荷叶炭呈不规则的片状,表面棕褐色或黑褐色,气焦香,味涩。

酒蒸荷叶呈丝状,色泽棕褐色,有酒香气。

【炮制作用】 荷叶味苦,性平。归肝、脾、胃经。具有清暑化湿,升发清阳,凉血止血的功能。用于暑热烦渴,暑湿泄泻,脾虚泄泻,血热吐衄,便血崩漏。

荷叶炭收涩化瘀止血力强。用于多种出血证及产后血晕。

酒蒸荷叶,酒能引药势增强散瘀作用。酒蒸荷叶与荷叶炭量各半,制成荷叶丸,散瘀而不耗气,止血不留瘀,达到"去恶血留好血"的目的。

【贮藏】 置干燥处。

【备注】 荷叶的炮炙古代有煅、烧令烟尽、焙制、燀制、熬制、炒黄、炙等方法。近代有煅炭、炒法、酒蒸法。现行用煅炭法。

蜂 房

【处方用名】 蜂房，蜂房炭。

【来源】 本品为胡蜂科昆虫果马蜂 Polistes olivaceous（DeGeer）、日本长脚胡蜂 Polistes japonicus Saussure 或异腹胡蜂 Parapolybia varia Fabricius 的巢。秋、冬二季采收，晒干，或略蒸，除去死蜂死蛹，晒干。药材外观以体轻、略有弹性者为佳。

【炮制方法】

1.**蜂房*** 取原药材，刷净泥灰，除去杂质，切块，筛去灰屑。

2.**煅蜂房** 取净蜂房块，置于锅内，照扣锅煅法装好，盖锅压上重物，盖锅底部贴一白纸条或放几粒大米，待盐泥半干时，用中火加热，煅至白纸条或大米呈焦黄色时，离火，冷却后，取出。用时掰碎或研细。

【性状】 蜂房为大小不规则的扁块状或圆盘状，表面灰白色或灰褐色，有多数整齐的六角形房孔，背面有一个或数个黑色短柄，体轻，质韧，略有弹性，气微，味辛淡。

煅蜂房为大小不规则的块状，黑褐色，质轻，无臭，味涩。

【炮制作用】 蜂房味甘，性平。归胃经。具有攻毒杀虫，祛风止痛的功能。

蜂房生品有小毒，多作外用，内服多用炮制品。

煅蜂房毒性降低，疗效增强，利于粉碎和制剂。用于疮疡肿毒，乳痈，瘰疬，皮肤顽癣，鹅掌风，牙痛，风湿痹痛。

【贮藏】 置干燥处，防压、防蛀、防潮。

【备注】 蜂房的炮炙古代有烧制、熬制、烙制、微炒、炙制、酒制、醋制、盐制、乳制等方法。近代有煅炭、炒炭、炒黄、炒焦、酒炒、蜜炙、甘草煮等方法。现行用煅炭法。

莲 房

【处方用名】 莲房，莲房炭。

【来源】 本品为睡莲科植物莲 Nelumbo nucifera Gaertn. 的干燥花托。秋季果实成熟时采收，除去果实，晒干。药材外观以个大、完整、色紫棕者为佳。

【炮制方法】

1.**莲房*** 取原药材，除去杂质及灰屑，切碎。

2.**莲房炭***

（1）煅炭*：取净莲房碎块，置于锅内，照扣锅煅法装好，盖锅压上重物，盖锅底部贴一白纸条或放几粒大米，待盐泥半干时，用文武火加热，煅至白纸条或大米呈焦黄色时，离火，待锅冷却后，取出。

（2）炒炭：取净莲房碎块，放置于预热的炒制设备内，用武火加热，炒至表面焦黑色，内部焦褐色时，喷淋清水少许，灭尽火星，取出，晾干。

【性状】 莲房为倒圆锥状或漏斗状，多撕裂成小块，表面灰棕色至紫棕色，具细纵纹及皱纹，有的可见圆形孔穴，质疏松，破碎面海绵样，棕色，气微，味微涩。

莲房炭表面焦黑色，内部焦褐色，味苦涩。

【炮制作用】 莲房味苦、涩，性温。归肝经。具有化瘀止血的功能。

莲房生品少用，长于化瘀，止血力较弱。可用于胞衣不下，痔疮等。

莲房炭收涩止血力强，化瘀力较弱。用于崩漏，尿血，痔疮出血，产后瘀阻，恶露不尽。

【贮藏】 置干燥处，防潮。

【备注】 莲房的炮炙古代有煅炭、烧存性、炒法等。近代有煅炭、炒至表面焦黑色,内部焦褐色。现行用煅炭法。

干 漆

【处方用名】 干漆,干漆炭,煅干漆。

【来源】 本品为漆树科植物漆树 *Toxicodendron vernicifluum*(Stokes)F.A.Barkl. 的树脂经加工后的干燥品。一般收集盛漆器具底部留下的漆渣,干燥。药材外观以块整、色黑、坚硬、漆臭重者为佳。

【炮制方法】

1. 干漆* 取干漆,除去杂质。

2. 干漆炭* 取净干漆,置火上烧枯,取出,放凉。或取干漆,砸成小块,置锅中用武火加热,炒至焦枯,黑烟冒尽,取出,放凉。

3. 煅干漆* 取净干漆块,置于煅锅内,照扣锅煅法装好,盖锅压上重物,盖锅底部贴一白纸条或放几粒大米,待盐泥半干时,用文武火加热,煅至白纸条或大米呈焦黄色时,停火,冷却,取出,碾碎(本品收载于《中国药典》成方制剂"化癥回生片"处方中)。

【操作注意】 扣锅煅干漆,开始时火力宜小。因干漆受热后,开始先变为液体,产生大量浓烟,并从裂隙处涌出,此时可以不用随时封堵,待烟转淡时再封堵,煅4～5小时即可达到程度要求。

【性状】 干漆呈不规则块状,黑褐色或棕褐色,表面粗糙,有蜂窝状细小孔洞或呈颗粒状,质坚硬,不易折断,断面不平坦,具特殊臭气。

干漆炭表面棕褐色至黑色,粗糙,呈蜂窝状或颗粒状,质松脆,断面有空隙,微具特殊臭气。

煅干漆呈大小不一的块状或粒状,黑色或棕褐色,有光泽,质松脆,断面多孔隙,气微,味淡,嚼之有沙粒感。

【炮制作用】 干漆味辛,性温;有毒。归肝、脾经。具有破瘀通经,消积杀虫的功能。

干漆生品辛温有毒,伤营血,损脾胃。不宜生用。

干漆经烧枯、炒炭或煅炭后,均能降低其毒性和刺激性。用于瘀血经闭,癥瘕积聚,虫积腹痛。

【炮制研究】 干漆主含漆酚50%～60%,最高可达80%,可导致过敏性皮炎。生漆中尚含有漆敏内酯,可使人产生过敏性皮炎。漆酚与漆敏内酯为干漆中具有刺激性毒性的物质,经煅制后,可免除刺激性毒性。据研究,干漆炭对实验动物能缩短出血和凝血时间。

【贮藏】 密闭保存,防火。

【备注】 干漆的炮炙古代有熬绝烟、烧、煅炭、捣熬筛为末、炒至烟尽等方法。近代有烧、炒、煅炭等方法。

蚕 茧

【处方用名】 蚕茧,绵帛,蚕茧炭,煅蚕茧,煅蚕丝,蚕丝炭。

【来源】 本品为蚕蛾科昆虫家蚕 *Bombyx mori* L. 的干燥茧壳。家蚕作茧后收集,剪开或置沸水中烫死后,去蛹干燥;或取蚕蛾孵化后的蚕茧。药材外观以壳色白、丝纹紧密、质轻而韧、洁净有丝光者为佳。

【炮制方法】

1. 蚕茧 取原药材,除去杂质,剪开,去尽内部杂质。

2. 蚕茧炭

（1）煅蚕茧：取净蚕茧壳，置于锅内，照扣锅煅法装好，盖锅压上重物，盖锅底部贴一白纸条或放几粒大米，煅至白纸条或大米呈焦黄色时，停火，冷后，取出。

（2）煅蚕丝（绵帛）：取整块的蚕丝，抖落轻松后置于锅内，照扣锅煅法装好，盖锅压上重物，盖锅底部贴一白纸条或放几粒大米，煅5～6小时，至白纸条或大米呈焦黄色时，停火，冷却，得蚕丝（绵帛）炭。

【性状】　蚕茧呈长椭圆形或中央稍凹陷，一端有破口，表面白色，具凹凸不平的网状皱纹，并可见缠附杂乱的丝，内壁丝纹坚密有序，体轻质韧，气微，味淡。

煅蚕茧形如蚕茧，表面黑色，略显光泽，质轻松易碎。

煅蚕丝炭形如蚕丝，蓬松，表面黑色，略有光泽，质轻松易碎。

【炮制作用】　蚕茧味甘，性温。归脾、膀胱经。具有止消渴的功能。用于多饮多尿。

煅蚕茧或煅蚕丝，具有收敛止血作用。用于吐血，衄血，便血，崩漏，小便过多，疳疮。

【贮藏】　置干燥处。

【备注】　蚕茧的炮炙古代有研、烧研等方法。现行用煅炭法。

（黄丽芸）

？　复习思考题

1. 明煅、煅淬、扣锅煅法各适用于什么类型的药物？

2. 简述煅制枯矾的注意事项。

3. 炉甘石应选何法炮制，为什么常用水作为淬液？

4. 从自然铜成分的变化来说明煅自然铜的炮制作用。

5. 扣锅煅时，应注意哪些问题？如何判断药物的程度是否适中？

6. 试述血余炭止血的作用机制。

ER-10-3

扫一扫，测一测

第十一章 蒸煮焯法

学习目标

1. 掌握蒸煮焯法的操作方法,常见中药的炮制方法、成品性状、炮制作用。
2. 熟悉蒸煮焯法的目的、成品质量、注意事项。
3. 了解蒸煮焯法的含义和某些药物的现代研究。
4. 具有对常见中药进行蒸煮焯法操作的能力,能正确判定炮制后药物的成品质量。

知识导览及
重点难点

思政元素

中药要在传承的基础上创新发展

熟地黄是生地黄经过酒蒸或酒炖炮制而成的,具有滋阴补肾、补血益气作用,是临床很常用滋补类中药。而生地黄具有清热凉血的作用,为了使生地黄转变为熟地黄,传统要求"九蒸九晒"达到"黑如漆,甜如饴"的特征,才被认为质量上乘。但九蒸九晒工艺繁琐,现代研究发现生地黄用酒蒸(或酒炖)一次即可,但时间要达到24小时,不仅简化了炮制工艺,提高生产效率,而且保证了饮片质量。

思政点拨:中医药传承创新要"遵古而不泥古,创新而不忘古"。中药炮制技术既要传承古法,又要用先进的科技手段进行科学研究,不断创新发展。

蒸法、煮法、焯法既要用火加热,又要用水传热,在三类分类法和五类分类法中属于"水火共制"的一类方法。其中,蒸法和煮法往往还需要加入某些液体辅料或固体辅料,如黄酒、米醋、药汁、豆腐等,以满足不同的用药要求。

第一节 蒸 法

将待炮制品加辅料或不加辅料装入蒸制设备内,加热蒸透或蒸至规定程度的方法,称蒸法。其中,不加辅料的蒸法称清蒸法;加辅料的蒸法称加辅料蒸法。置于笼屉或木甑等蒸制设备内直接利用流通蒸汽蒸制者,称直接蒸法,亦称笼屉蒸法;置于铜罐或瓷罐等密闭设备内隔水蒸制者,称间接蒸法,亦称炖法。

蒸制时间视待炮制品的炮制目的不同而不同,可以是几十分钟、几小时、十几小时或更长。如黑豆汁蒸何首乌需数十小时,地黄制备熟地黄传统要求蒸、闷、晒结合反复蒸制(九蒸九晒)。

九蒸九晒

　　传统的"九蒸九晒",并非要求蒸九次、晒九次,而是指要多次蒸、闷、晒操作,以利于药物成分和色泽的变化。例如,地黄反复蒸闷晒,是为了使地黄中的梓醇有充足的时间发生水解,生成苷元和单糖,苷元再聚合生成黑色的聚合体,达到"黑如漆、甜如饴"的质量标准。现代炮制一般蒸一次即可,但要保证蒸制时间和程度。例如,研究证明何首乌至少需用黑豆汁蒸制32小时、色泽变为棕褐色或黑色,才能达到缓和泻下作用,增强补益作用的目的。

　　蒸法包括清蒸、酒蒸、醋蒸、黑豆汁蒸、豆腐蒸等方法。

(一)操作方法

　　1. 清蒸法　适用于需软化切片或为了便于保存的药物。如黄芩、木瓜、人参、桑螵蛸等。

　　(1)净制:取待炮制品,除去杂质,大小分档。

　　(2)蒸制:取分档的待炮制品,用水洗涤干净(黄芩不可水洗,质地坚硬者蒸前可适当用水浸润1～2小时以加速蒸的效果),置于笼屉或适宜的蒸制设备内,用水蒸气蒸透或蒸软,取出,趁热润至适合切制的程度,切片,干燥,除净药屑。

　　(3)收贮:将符合成品质量标准的饮片,按药典规定方法收贮。

　　2. 酒蒸法

　　(1)净制:取待炮制品,除去杂质,大小分档。

　　(2)蒸制:有酒炖、酒蒸两种方法:①酒炖:取分档的待炮制品,用定量黄酒拌匀,润透,将药物以及剩余的黄酒一同倒入瓷罐(铜罐、不锈钢罐)等适宜的炖制设备内,密闭,隔水加热或用蒸汽加热,炖至酒被吸尽,药物色黑润时,取出,晾至六成干,切片,干燥;②酒蒸:取分档的待炮制品,用黄酒拌匀,闷润至酒完全被吸尽,置于笼屉或木甑等适宜的蒸制设备内,水蒸气蒸至药物色泽黑润时,取出,晾至六成干,切片或段,干燥,除净药屑。

　　除另有规定外,一般每100kg净药物,用黄酒20～30kg。

　　(3)收贮:将符合成品质量标准的饮片,按药典规定方法收贮。

　　3. 醋蒸法

　　(1)净制:取待炮制品,除去杂质,大小分档。

　　(2)蒸制:净药物加定量米醋拌匀,闷润至醋被吸尽,置于笼屉或适宜的蒸制设备内,水蒸气蒸至药物色泽黑润时,取出,干燥,除净药屑。

　　除另有规定外,一般每100kg净药物,用米醋20kg。

　　(3)收贮:将符合成品质量标准的饮片,按药典规定方法收贮。

　　4. 黑豆汁蒸法

　　(1)净制:取待炮制品,除去杂质,大小分档。

　　(2)黑豆汁的制备:取黑豆10kg,加水适量,煮约4小时,滤过,得煎汁约15kg;豆渣再加水煮约3小时,得煎汁约10kg。合并两次煎汁,得黑豆汁约25kg。

　　(3)蒸制:有黑豆汁炖、黑豆汁蒸两种方法:①黑豆汁炖:取净生首乌片或块,用黑豆汁拌匀,润透,将药物与剩余的黑豆汁一同倒入瓷罐等非铁质设备内,密闭,隔水加热或用蒸汽加热,炖至内外色泽均呈棕褐色,汁液被吸尽时,取出,干燥;②黑豆汁蒸:取净生首乌片或块,用黑豆汁拌匀,闷润至液汁完全被吸尽,置于笼屉等蒸制设备内,蒸至内外色泽均呈棕褐色时,取出,干燥。

　　一般每100kg净药物,用黑豆10kg。

　　(4)收贮:将符合成品质量标准的饮片,按药典规定方法收贮。

5. 豆腐蒸法

（1）净制：取待炮制品，除去杂质。

（2）蒸制：取适宜大小的方形豆腐置于盘内，中间挖一不透底的方形槽，将待炮制置于槽内，上面用豆腐片盖严，连同盘子一起置笼屉内蒸 3～4 小时，待药物完全熔化，取出，放凉，待药物凝固后，去豆腐，干燥。

除另有规定外，一般每 100kg 净药物，用豆腐 300kg。

（3）收贮：将符合成品质量标准的饮片，按药典规定方法收贮。

（二）成品质量

1. 清蒸品应蒸透或变软，以利于切制或贮存。酒蒸、醋蒸、黑豆汁蒸品色泽黑润，内无生心。豆腐蒸品呈黄褐色，表面粗糙，断面显蜡样光泽。

2. 成品含未蒸透者不得超过 3%，含水分不得超过 13%。

（三）注意事项

1. 蒸前要将药物大小分档，使蒸制药物的程度均匀一致。

2. 须用液体辅料拌蒸的药物应待辅料被吸尽后再蒸制。

3. 蒸制时一般先用武火，待"圆汽"后改用文火，以保持有足够的蒸汽即可。但酒蒸时，若在非密闭容器中要一直用文火，防止酒快速挥发而达不到酒蒸的目的。

4. 要控制蒸制时间，时间过短达不到程度要求，过久则影响药效，某些药物还可能"上水"，难以干燥。须长时间蒸制时，要防止水煮干，应不断添加开水。

5. 加液体辅料蒸后，若剩余部分辅料，应拌入药物后再干燥。

（四）炮制目的

1. 改变药物性能，扩大用药范围　如地黄生品性寒，清热凉血，蒸制后药性由寒转温，功效由清变补，滋阴补血。

2. 减少副作用　如黄精生用刺激咽喉，蒸后刺激性消失；大黄生用气味重浊，走而不守，直达下焦，泻下作用峻烈，易伤胃气，酒蒸后泻下作用缓和，能减轻腹痛等副作用。

3. 降低毒性　如藤黄生品有大毒，经豆腐蒸后，毒性降低，便于内服。

4. 保存药效，利于贮存　如黄芩蒸后破坏了酶类成分，保存苷类有效成分；桑螵蛸蒸后使虫卵失去活性，便于贮存。

5. 利于软化　如木瓜质地坚硬，用冷水浸润水分不易渗入；天麻含糖类较多，久泡易损失有效成分。用蒸法软化效率高、效果好，切出的饮片外表美观，且容易干燥。

一、清　蒸　法

将待炮制品，装入蒸制设备内，用水蒸气蒸制的方法，称清蒸法。

清蒸法多适用于难以软化和贮存的药材和饮片。

黄　芩

【处方用名】　黄芩，酒黄芩，黄芩炭。

【来源】　本品为唇形科植物黄芩 *Scutellaria baicalensis* Georgi 的干燥根。春、秋二季采挖，除去须根及泥沙，晒后撞去粗皮，晒干。药材外观以条长、质坚实、色黄、味苦、无粗皮者为佳。

【炮制方法】

1. 黄芩片*

（1）清蒸*：取净黄芩，置于笼屉等适宜的蒸制设备内，蒸半小时，取出，趁热闷透，切薄片，干燥（避免暴晒，以防饮片变红），除净药屑。

（2）清水煮*：取净黄芩，除去杂质，置于沸水中煮 10 分钟，取出，闷透，切薄片，干燥（避免暴晒），除净药屑。

黄芩片含黄芩苷（$C_{21}H_{18}O_{11}$）不得少于 8.0%。

2. 酒黄芩* 取净黄芩片，用定量黄酒拌匀，闷润至酒被吸尽，置于预热的炒制设备内，用文火炒干，取出，放凉，筛去药屑。本品含黄芩苷（$C_{21}H_{18}O_{11}$）不得少于 8.0%。

每 100kg 净黄芩，用黄酒 10kg。

3. 黄芩炭* 取净黄芩片，置于预热的炒制设备内，用武火炒至表面焦黑色、内部焦褐色时，喷淋清水少许，灭尽火星，取出，凉透，筛去药屑（本品收载于《中国药典》成方制剂"荷叶丸"处方中）。

【性状】 黄芩为类圆形或不规则薄片，外表皮黄棕色或棕褐色，切面黄棕色或黄绿色，具放射状纹理，有的中央呈暗棕色或棕黑色枯朽状，质硬而脆，气微，味苦。

酒黄芩外表皮棕褐色，切面黄棕色，略带焦斑，中心部分有的呈棕色，略有酒香气。

黄芩炭外部黑褐色，内部存性，有焦炭气。

【炮制作用】 黄芩味苦，性寒。归肺、胆、脾、大肠、小肠经。具有清热燥湿，泻火解毒，止血，安胎的功能。

黄芩生品性味苦寒，清热泻火力强。用于湿温、暑湿，胸闷呕恶，湿热痞满，泻痢，黄疸，肺热咳嗽，高热烦渴，血热吐衄，痈肿疮毒，胎动不安。

酒黄芩入血分，并可借酒向上升腾和外行，用于上焦肺热及四肢肌表之湿热；同时苦寒作用缓和，避免损伤脾阳，导致腹痛；加热炮制后还能杀酶保苷。

黄芩炭长于清热止血。多用于吐血，衄血。

【炮制研究】 黄芩主要含黄酮类成分，如黄芩苷、黄芩苷元、汉黄芩苷等。尚含氨基酸、挥发油及糖类。

1. 工艺研究 通过测定不同炮制品中黄芩酶的活性，结果表明，蒸是一种好方法，蒸 30 分钟基本上已能达到抑酶的效果，煮法也可以，但时间以 10 分钟为宜。蒸法加工的黄芩，外观整齐，颜色鲜明，黄芩苷含量高；煮法加工的黄芩，外观形状差，颜色不鲜明，且能造成黄芩苷的损失，故应以蒸法为首选。

酒黄芩的最佳炮制条件为：加酒量 10%、加热时间 10 分钟、温度 120℃。

2. 炮制原理研究 黄芩在软化过程中，如果用冷水处理，易变绿色。这是由于黄芩中所含的酶在一定温度和湿度下，能酶解其主要有效成分黄芩苷和汉黄芩苷，生成黄芩素和汉黄芩素，而其中的黄芩素是一种邻位三羟基黄酮，本身性质不稳定，容易被氧化成醌类物质而变绿。实验表明，黄芩经过蒸制或沸水煮制，既可杀酶保苷，又可使药物软化，便于切片，保证了饮片的质量和原有的色泽。

3. 成分研究 利用高效液相色谱法对黄芩炮制品中黄芩苷的含量进行测定，结果生黄芩、酒黄芩、炒黄芩、黄芩炭中黄芩苷的含量依次降低，加热时间越长、温度越高，损失越多，其中黄芩炭中黄芩苷的含量仅存很少。

4. 药理研究 黄芩具有抗菌、解热、消炎、镇痛、抗氧化、抗抑郁、保肝等多种药理作用，黄芩酒制后其药理作用会产生一定的变化。通过对黄芩的不同炮制品进行体外抑菌实验，发现酒炒黄芩对宋氏痢疾杆菌的抑菌活性高于生品。另有研究表明，酒黄芩对金黄色葡萄球菌、白色葡萄球菌、铜绿假单胞菌、流感杆菌等多种细菌的体外抑制作用优于生黄芩。

【贮藏】 置通风干燥处，防潮。

【备注】 黄芩的炮炙古代有酒洗、酒炒、酒浸焙、醋炙、姜汁炒、姜汁作饼、童便炒、猪胆汁炒、米泔浸、炒制、皂角子仁与侧柏制、吴茱萸制、柴胡制、芍药制、桑白皮制、白术制、土炒、微炒、炒焦、炒紫黑、煅存性等方法。近代有清蒸、清水煮、酒洗、酒炙、酒蒸、酒煮、姜炙、蜜炙、炒黄、炒焦、炒炭等方法。现行用清蒸、清水煮、酒炙和炒炭法。

桑螵蛸

【处方用名】 桑螵蛸,盐桑螵蛸。

【来源】 本品为螳螂科昆虫大刀螂 *Tenodera sinensis* Saussure、小刀螂 *Statilia maculata*（Thunberg）或巨斧螳螂 *Hierodula patellifera*（Serville）的干燥卵鞘。以上 3 种分别习称“团螵蛸”“长螵蛸”及“黑螵蛸”。深秋到次春采收,除去杂质,蒸至虫卵死后,干燥。

【炮制方法】

1．桑螵蛸* 取原药材,除去杂质,置于笼屉等适宜的蒸制设备内,用武火蒸至虫卵死后,手指挤压不冒浆液,颜色加深,取出,干燥。用时剪碎。

2．盐桑螵蛸 取净桑螵蛸,加盐水拌匀,闷润至盐水被吸尽后,置于预热的炒制设备内,用文火炒至有香气逸出时,取出,放凉。

每 100kg 净桑螵蛸,用食盐 2.5kg。

【性状】 团螵蛸略呈圆柱形或半圆形,由多层膜状薄片叠成,表面浅黄褐色,上面带状隆起不明显,底面平坦或有凹沟,体轻,质松而韧,横断面可见外层为海绵状,内层为许多放射状排列的小室,室内各有一细小椭圆形卵,深棕色,有光泽,气微腥,味淡或微咸。长螵蛸略呈长条形,一端较细,表面灰黄色,上面带状隆起明显,带的两侧各有一条暗棕色浅沟和斜向纹理,质硬而脆。黑螵蛸略呈平行四边形,表面灰褐色,上面带状隆起明显,两侧有斜向纹理,近尾端微向上翘,质硬而韧。

蒸桑螵蛸椭圆形卵凝固,手指挤压不冒浆液,表面浅黄褐色至灰褐色,气微腥,味淡或微咸。

盐桑螵蛸表面焦黄色,略有焦斑,味咸。

【炮制作用】 桑螵蛸味甘、咸,性平。归肝、肾经。具有固精缩尿,补肾助阳的功能。

桑螵蛸生品可使人泄泻。蒸后既可消除致泻的副作用,又可杀死虫卵,有利于保存药效。用于遗精滑精,遗尿尿频,小便白浊,阳痿早泄。

盐桑螵蛸引药下行,增强了益肾固精,缩尿止遗的作用。用于肾虚阳痿,遗精,遗尿,小便白浊等。常与远志、菖蒲、龙骨、人参等同用,能补益心肾,可用于心肾两虚,健忘,尿频,遗尿,如桑螵蛸散。

【贮藏】 置通风干燥处,防蛀。

【备注】 桑螵蛸的炮炙古代有蒸制、酒制、醋制、盐制、蜜制、酥制、米泔水煮、面炒制、烧存性、麸炒、炒制等方法。近代有清蒸、酒制、盐炙、盐蒸、水烫、炒黄、炒焦等方法。现行用清蒸和盐炙法。

玄参

【处方用名】 玄参,蒸玄参。

【来源】 本品为玄参科植物玄参 *Scrophularia ningpoensis* Hemsl. 的干燥根。冬季茎叶枯萎时采挖。除去根茎、幼芽、须根及泥沙,晒或烘至半干,堆放 3～6 天,反复数次至完全干燥。药材外观以条粗壮、质坚实、断面黑色、无裂隙者为佳。

【炮制方法】

1．玄参* 取原药材,除去残留的根茎及杂质,洗净,润透,切薄片,干燥。本品含水溶性浸出物不得少于 60.0%,含哈巴苷（$C_{15}H_{24}O_{10}$）和哈巴俄苷（$C_{24}H_{30}O_{11}$）的总量不得少于 0.45%。

2．蒸玄参* 取净玄参,微泡,置于蒸制设备内,蒸透（约 4 小时）,至内外色泽呈黑色时,取出，稍凉，切薄片，干燥，筛去药屑。本品含水溶性浸出物不得少于 60.0%，含哈巴苷（$C_{15}H_{24}O_{10}$）和哈巴俄苷（$C_{24}H_{30}O_{11}$）的总量不得少于 0.45%。

【性状】　玄参为类圆形或椭圆形的薄片，周边表皮灰黄色或灰褐色，切面黑色，微有光泽，油润柔软，质坚实，气特异似焦糖，味甘微苦。

蒸玄参表面和切面乌黑色，微有光泽，有的具裂隙，气特异似焦糖，味甘微苦。

【炮制作用】　玄参味甘、苦、咸，性微寒。归肺、胃、肾经。具有清热凉血，滋阴降火，解毒散结的功能。

玄参生品泻火解毒力强。用于温毒发斑，目赤咽痛，痈疽肿痛。与生地黄、竹叶心、麦冬等同用，具有凉血养阴的作用，如清营汤。

蒸玄参减缓了寒性，且便于软化切片，以凉血滋阴为佳。用于热病伤阴，舌绛烦渴，津伤便秘，骨蒸劳嗽。常与牡蛎（煅、醋研）、贝母（蒸）同用，具有清热滋阴、化痰散结的作用，用于肝肾阴亏所致的瘰疬，如清瘰丸。

【炮制研究】　玄参含玄参素、哈巴苷、哈巴俄苷等成分。

1. 工艺研究　玄参含大量的黏性物质，用切药机切制容易粘刀。用冷水处理法可达到理想的效果。一种方法是将待切玄参盛入筐内，放入冷水槽中及时用冷水冲洗令其洁净后，稍晾（夏天冲洗时间可稍长），用切片机切片，晾干或烘干；另一种方法是在切药机的刀片部增加一水龙头，自来水均匀地喷在刀片上冲洗刀片，即可防止粘刀。

有人以哈巴苷和哈巴俄苷含量、饮片性状、含水量为指标，优选玄参饮片最佳炮制工艺，结果表明，闷润温度和时间对哈巴苷、哈巴俄苷含量无显著影响，干燥温度对哈巴苷和哈巴俄苷量总量有显著影响，确定玄参药材最佳炮制工艺为：软化温度为 5～35℃，闷润时间为 4～26 小时，润透时吸水量为 23%～27%，干燥温度为 50～60℃，干燥时间为 3.5～4.5 小时。

2. 成分研究　玄参中所含的哈巴苷在空气中吸潮后逐渐变黑，所以加工炮制后的饮片均变黑色。

【贮藏】　置干燥处，防霉，防蛀。

【备注】　玄参的炮炙古代有用蒲草重重相隔蒸、焙制、炒制、酒蒸、酒洗、微炒、酒浸、酒炒等方法。近代有生切制、清蒸、盐制、麻油蜂蜜制等方法。现行用清蒸法。

木瓜

【处方用名】　木瓜，炒木瓜。

【来源】　本品为蔷薇科植物贴梗海棠 *Chaenomeles speciosa*（Sweet）Nakai 的干燥近成熟果实。夏、秋二季果实绿黄时采收，置于沸水中烫至外皮灰白色，对半纵剖，晒干。药材外观以质坚实、肉厚、色紫红、味酸者为佳。

【炮制方法】

1. 木瓜＊　取原药材，洗净，略泡（约 4 小时），置于笼屉等适宜的蒸制设备内，蒸透（4～5 小时），药材呈紫红色或棕红色时，取出，趁热切薄片；或润透后，切薄片，晒干，筛去药屑。本品含醇溶性浸出物不得少于 15.0%。

2. 炒木瓜　取净木瓜片，置于预热的炒制设备内，用文火炒至表面色泽加深时，取出，放凉，筛去药屑。

【操作注意】　木瓜要当天蒸制，当天趁软切片和干燥。

【性状】　木瓜为类月牙形薄片，外表紫红色或棕红色，有不规则的深皱纹，切面棕红色，中心部分凹陷，呈棕黄色，质坚硬，气微清香，味酸。

炒木瓜表面暗棕色，有焦斑，味稍酸涩。

【炮制作用】 木瓜味酸，性温。归肝、脾经。具有舒筋活络，和胃化湿的功能。

木瓜水润或蒸制，主要是为了软化药材，便于切片，二者作用基本相同，偏于舒筋除痹。用于湿痹拘挛，腰膝关节酸重疼痛，暑湿吐泻，转筋挛痛，脚气水肿。

炒木瓜酸味减弱，偏于和胃化湿，亦能转筋。多用于呕吐，泄泻，转筋。配吴茱萸、茴香、紫苏、炙甘草、生姜，可治吐泻不已，转筋胸闷，具有化湿和中，舒筋止痉作用。

【炮制研究】 木瓜含有黄酮类、皂苷、鞣质、还原糖、蔗糖、氨基酸等成分。

成分研究表明，木瓜不同炮制品中总黄酮含量依次为炒木瓜 > 蒸制木瓜 > 生木瓜，说明加热处理对木瓜总黄酮含量有显著的影响。

【贮藏】 置阴凉干燥处，防潮，防蛀。

【备注】 木瓜的炮炙古代有乳汁拌蒸、蒸制、酒洗、酒炒、酒浸焙干、姜汁炒、辰砂附子制、炒制等方法。近代以来主要用润切、清蒸切、炒制等方法。

人参

【处方用名】 人参，园参，林下参，红参，糖参。

【来源】 本品为五加科植物人参 *Panax ginseng* C.A.Mey. 的干燥根及根茎。多于秋季采挖，洗净经晒干或烘干。栽培的俗称"园参"；播种在山林野生状态下自然生长的又称"林下山参"，习称"籽海"。药材外观以芦长条粗、体丰坚实、支大、腿长者为佳。

【炮制方法】

1. 人参片 * 取人参原药材（园参或林下山参），洗净，润透，切薄片，干燥，或用时粉碎、捣碎。本品含人参皂苷 Rg_1（$C_{42}H_{72}O_{14}$）和人参皂苷 Re（$C_{48}H_{82}O_{18}$）的总量不得少于 0.27%，人参皂苷 Rb_1（$C_{54}H_{92}O_{23}$）不得少于 0.18%。

2. 红参 * 取人参原药材（只用园参，林下山参不作红参的原料），洗净，经蒸软或稍浸后烤软，切薄片，干燥。或直接粉碎、捣粉。

3. 糖参 取人参原药材（林下山参或园参）鲜根，洗净，置于沸水中浸烫 3~7 分钟，取出，入凉水中浸泡 10 分钟左右，取出，晒干，用特制的针沿人参平行与垂直方向刺小孔后，浸入浓糖水中（每 100ml 水溶液中加冰糖 135g）24 小时，取出暴晒一天，再用湿毛巾打潮，软化，第二次刺孔，再浸入浓糖水中 24 小时，取出后冲去浮糖，干燥。

【性状】 生晒园参主根呈纺锤形或圆柱形，表面灰黄色，上部或全体有疏浅断续的粗横纹及明显的纵皱，须根多而细长，有不明显的细小疣状突起，断面淡黄白色，显粉性。生晒林下参主根多与根茎近等长或较短，呈圆柱形、菱角形或人字形，表面灰黄色，具纵皱纹，须根少而细长，清晰不乱，有较明显的疣状突起。二者均香气特异，味微苦、甘。

人参片呈圆形或类圆形薄片，外表皮灰黄色，切面淡黄白色或类白色，显粉性，形成层环纹棕黄色，皮部有黄棕色的点状树脂道及放射性裂隙。体轻，质脆。香气特异，味微苦、甘。

红参表面半透明，红棕色，质硬而脆，断面平坦，角质样，气微香而特异，味甘、微苦。

糖参表面淡白色或黄白色，外皮松泡，常有刺孔残痕和糖样结晶，质疏松，气特殊而香，味先甜后微苦，嚼之可溶化。

【炮制作用】 人参味甘、微苦，性平。归脾、肺、心经。具有大补元气，复脉固脱，补益脾肺，生津养血，安神益智的功能。

生晒参偏于补气生津，复脉固脱，补益脾肺。多用于体虚欲脱，肢冷脉微，脾虚食少，肺虚喘咳，津伤口渴，内热消渴，气血亏虚，久病虚羸，惊悸失眠，阳痿，宫冷。

生晒山参功同生晒参而力胜，糖参功同生晒参而力逊。

红参味甘而厚，性偏温，以温补见长，具有大补元气，复脉固脱，益气摄血的功能。多用于气血虚亏,脉微肢冷,气不摄血,崩漏下血。

【炮制研究】　人参中含有 30 余种成分,包括人参皂苷、蛋白质、酶类、多肽类、氨基酸、糖类、有机酸、生物碱、萜类、酯类、挥发油、维生素、果胶和无机元素等。

1. 工艺研究　比较常压蒸制和加压蒸制(高压蒸汽消毒柜)加工红参,结果表明,加压蒸制的红参形体美观,质量优,成本低,经济效益明显。微波干燥参片外观性状明显优于自然晾干参片和烘箱烘干参片。

人参芦头所含人参总皂苷比人参根高 2 倍以上,动物实验及临床观察也未发现人参芦有催吐的作用,且人参芦占整个人参根重量的 12%～15%,去掉芦头是一个很大的浪费,建议人参可不去芦。但参芦总皂苷有较强的溶血作用,不能用于静脉注射,制剂使用时宜去芦。

2. 成分研究　人参的主要药效成分是人参皂苷,其可被人参含酶水解,生成皂苷元,造成药效降低或丧失。酶在 35℃ 左右活性最强,70℃ 以上加热可使酶变性失活。人参蒸制成红参,可破坏酶,防止人参皂苷的水解。

实验表明,生晒参、红参、白参(去掉表皮的人参)、冻干参所含的成分在种类和数量上都有所不同。红参中含有特有的皂苷成分及麦芽酸,使其具有较强的抗肝毒作用和抗衰老作用。冻干参中多糖保存较好。

在制备红参时,淀粉经过蒸制和烘烤而糊化,转变为白糊精,最后变为红糊精,使颜色变红。红参质地坚硬,角质样透明,既隔绝空气又隔绝水,对人参皂苷具有机械性保护作用。

3. 药理研究　人参具有增强记忆力,提高免疫力,改善心血管、延缓衰老和抗肿瘤等多种药理作用。研究发现,人参中的人参皂苷含有多种抗肿瘤作用的物质成分,如人参皂苷 Rg_3 具有抗肿瘤转移的作用,能够阻止肿瘤细胞周期循环,并促进肿瘤细胞的细胞凋亡,降低与化疗药物的结合时的耐受性。红参比生晒参的抗肝毒活性更强,而在降压、抗疲劳和促进小鼠体重增长方面生晒参强于红参。

【贮藏】　置阴凉干燥处,密闭保存,防蛀。

【备注】　人参的炮炙古代有蒸、酒浸、盐炒、蜜炙、人乳制、焙、黄泥裹煨、微炒、制炭、去芦等方法。近代有清蒸切、润切、焙熟蒸切、烘切、糖制等方法。现行用清蒸切、润切、糖制等方法。

天麻

【处方用名】　天麻,炒天麻。

【来源】　本品为兰科植物天麻 *Gastrodia elata* Bl. 的干燥块茎。立冬后至次年清明前采挖,立即洗净,蒸透,敞开低温干燥。药材外观以质地坚实沉重、有鹦哥嘴、断面明亮、无空心者(冬麻)为佳。

【炮制方法】

1. 天麻*　取原药材,洗净,浸泡至三四成透时,取出,润透。或置于蒸制设备内,蒸软,切薄片,干燥。本品含醇溶性浸出物不得少于 15.0;含天麻素($C_{13}H_{18}O_7$)和对羟基苯甲醇($C_7H_8O_2$)的总量不得少于 0.25%。

2. 炒天麻

(1)炒黄:取净天麻片,置于预热的炒制设备内,用文火炒至黄色,略见焦斑时,取出,摊凉,筛去药屑。

(2)麸炒:取麦麸撒入热锅内,待起烟时,投入净天麻片,用中火炒至黄色,略见焦斑时,取出,筛去焦麦麸,摊凉。

每 100kg 净天麻,用麦麸 10kg。

【性状】　天麻为不规则的薄片,外表皮淡黄色至淡黄棕色,有时可见点状排列的横环纹,切面黄白色至淡棕色,角质样,半透明,气微,味甘。

炒天麻表面黄色,略见焦斑,气香。

【炮制作用】 天麻味甘,性平。归肝经。具有息风止痉,平抑肝阳,祛风通络的功能。

临床多用生品,平肝息风止痉,善治一切风证。用于小儿惊风,癫痫抽搐,破伤风,头痛眩晕,手足不遂,肢体麻木,风湿痹痛。

天麻蒸制主要是为了便于软化切片,同时经加热可破坏酶,保存苷类成分。

炒天麻可减少黏腻性,便于服用。用于小儿慢惊风,吐泻不止,脾困昏沉,默默不食。

【炮制研究】 天麻主要含天麻素、对羟基苯甲醇等成分。

1. 工艺研究

(1)采收加工:天麻的加工以趁鲜除去外皮,洗净,蒸透,低温干燥为合理,或洗净后用4%明矾水溶液蒸或煮至透心,然后低温干燥,商品外观好,天麻素含量高。

(2)软化工艺:将天麻用减压冷浸法软化,可使其内外湿度均匀,表面不起泡,内部无干心,极易切片,切出的片形平整光滑,色泽好。用烘法软化,即以120~130℃,烘30分钟,至质地变软时趁热迅速切薄片,无粘刀和粘连现象,片面平整,损耗率低(仅3%以下)。将天麻洗净后润5小时,常压下100℃蒸80分钟的软化方法,适于大量生产。

2. 成分研究 测定不同方法加工的天麻中天麻素及其苷元的含量表明,蒸法加工和干燥加工都能使天麻素显著增加,苷元相应减少。说明加热可灭活分解天麻素的酶,保护天麻素不被分解。

3. 药理研究 天麻有一定毒副作用,天麻中毒剂量为40g以上,中毒潜伏期为1~6小时。

【贮藏】 置通风干燥处,防蛀。

【备注】 天麻的炮炙古代有蒸制、炙制、酒浸、酒浸炒、酒洗后焙干、姜制、药汁制、面裹煨、焙制、火煅、火炮、麸炒、微炒等方法。近代有清蒸切、润切、清炒、麸炒、姜制、煨制等方法。现行用清蒸切、润切、清炒、麸炒法。

二、酒蒸法

将待炮制品用黄酒拌匀,润透,置于蒸制设备内,用水蒸气蒸制的方法,称酒蒸法。其中,装入密闭容器内,隔水加热者,称酒炖法。

酒蒸法多适用于具有滋补作用的药物。

地 黄

【处方用名】 鲜地黄,生地黄,熟地黄,生地炭,熟地炭。

【来源】 本品为玄参科植物地黄 *Rehmannia glutinosa* Libosch. 的新鲜或干燥块根。秋季采挖,除去芦头、须根及泥沙,鲜用;或将地黄缓缓烘焙至约八成干。前者习称"鲜地黄",后者习称"生地黄"。药材外观以块大、体重、断面乌黑色者为佳。

【炮制方法】

1. 鲜地黄 取鲜药材,洗净泥土,除去杂质,用时切厚片或绞汁。

2. 生地黄 取原药材,用水稍泡,洗净,闷润,切厚片,干燥。本品含水溶性浸出物不得少于65.0%。含梓醇($C_{15}H_{22}O_{10}$)不得少于0.20%,含毛蕊花糖苷($C_{29}H_{36}O_{15}$)不得少于0.020%,含地黄苷D($C_{27}H_{42}O_{20}$)不得少于0.10%。

3. 熟地黄

(1)酒炖:取净生地黄,大小分档,加黄酒拌匀,润透,置于罐等适宜设备内,密闭,隔水加热或用蒸汽加热,炖至酒被吸尽,饮片呈乌黑色,有光泽,取出,晒至外皮黏液稍干,切厚片或块,干燥。

每100kg净生地黄,用黄酒30～50kg。

(2)清蒸*:取净生地黄,大小分档,置于笼屉等适宜的蒸制设备内,用水蒸气蒸至黑润,取出,晒至约八成干,切厚片或块,干燥。

(3)九蒸九晒:取净生地黄,大小分档,加入定量黄酒拌匀,闷润,置笼屉内水蒸气蒸制。从笼屉圆汽开始计时,蒸4小时后,再在笼屉内闷12小时,取出,晒至外皮微干,完成了笼蒸法的第一遍蒸制操作(此时切开检视,地黄仅外部变黑)。将剩余的黄酒再拌匀,闷润,置笼屉内进行第二遍、第三遍甚或多次的蒸、闷、晒操作,直至熟地黄外表和断面乌黑发亮,达到"黑似漆、甜如饴"的质量标准,晾晒至外皮黏液微干时,切厚片或块,干燥。置阴凉通风处或装罐贮藏。

每100kg净生地黄用黄酒30～50kg。

熟地黄含水溶性浸出物不得少于65.0%,含地黄苷D($C_{27}H_{42}O_{20}$)不得少于0.050%。

4.生地炭

(1)炒炭:取净生地片,置于预热的炒制设备内,用武火炒至发泡鼓起,外部焦黑色,内部焦褐色时,喷洒清水少许,灭尽火星,取出,放凉,筛去药屑。

(2)煅炭:取净生地片,置于锅内,照扣锅煅法装好,盖锅压上一重物,盖锅底部贴一白纸条或放几粒大米,待盐泥半干时,用文武火加热,煅7～8小时,至白纸条或大米呈焦黄色时,离火,冷却后,取出,筛去药屑。

5.熟地炭

(1)炒炭:取净熟地块或片,置于预热的炒制设备内,用武火炒至外皮焦黑色,喷洒清水少许,灭尽火星,取出,放凉,筛去药屑。

(2)煅炭:取净熟地块或片,置于锅内,照扣锅煅法装好,盖锅压上一重物,盖锅底部贴一白纸条或放几粒大米,待盐泥半干时,用文武火加热,煅7～8小时,至白纸条或大米呈焦黄色时,离火,冷却后,取出,筛去药屑。

【性状】 鲜地黄呈纺锤形或条状,外皮薄,表面浅红黄色,肉质,切面淡黄白色,可见橘红色油点,中部有放射状纹理,气微,味微甜、微苦。

生地黄为类圆形或不规则的厚片,表面棕黑色或棕灰色,极皱缩,具不规则的横曲纹,切面棕黑色或乌黑色,有光泽,具黏性,气微,味微甜。

熟地黄为不规则的块片或碎块,大小和厚薄不一,表面乌黑色,有光泽,黏性大,质柔软而带韧性,不易折断,断面乌黑色,有光泽,气微,味甜。

生地炭呈不规则块片,表面焦黑色,质轻松鼓胀,外皮焦脆,中心部呈棕黑色并有蜂窝状裂隙,有焦苦味。

熟地炭呈不规则块片,表面焦黑而光亮,质脆,味甜微苦涩。

【炮制作用】 鲜地黄味甘、苦,性寒。归心、肝、肾经。具有清热生津,凉血,止血的功能。用于热病伤阴,舌绛烦渴,温病发斑,吐血,衄血,咽喉肿痛等症。鲜地黄含汁液较多,以清热生津、凉血止血为主。

生地黄味甘,性寒。归心、肝、肾经。具有清热凉血,养阴生津的功能。用于热入营血,温毒发斑,吐血衄血,热病伤阴,舌绛烦渴,津伤便秘,阴虚发热,骨蒸劳热,内热消渴。

熟地黄味甘,性微温。归肝、肾经。具有滋阴补血,益精填髓的功能。用于血虚萎黄,心悸怔忡,月经不调,崩漏下血,肝肾阴虚,腰膝酸软,骨蒸潮热,盗汗遗精,内热消渴,眩晕,耳鸣,须发早白。

生地炭主入血分,以凉血止血为主。用于血热引起的咯血、衄血、便血、尿血、崩漏等各种出血证。

熟地炭以补血止血为主。用于崩漏或虚损性出血。常与艾叶炭、炮姜、棕榈炭等同用，具有补血止血的作用，用于冲任虚损，崩中漏下，及血虚出血证。

【炮制研究】　地黄主要含环烯醚萜、单萜及其苷类成分。如梓醇、二氢梓醇、乙酰梓醇、毛蕊花糖苷等多种成分。

1. 工艺研究　立体烘干法较传统的土焙法、平面烘干法加工的干地黄，其出干率提高（2%），梓醇含量显著提高（提高3倍）。且立体烘干法总耗资减少50%～90%，值得推广。

将生地黄用水润透再蒸，质量较好，可节省加热时间；加热蒸一定时间后，再闷一夜的效果较好，可促使糖类成分转化完全。

采用高压蒸制法加工熟地黄，生产周期短、燃料消耗少，节约时间、污染少、效率高，且"热压"对药物穿透力强，受热快。加压蒸制4小时的熟地黄符合"黑似漆，甜如饴"的质量要求。

2. 成分研究　地黄炮制后，其梓醇含量可降低40%～80%，但熟地酒蒸品与清蒸品之间、生地炭与熟地炭之间，梓醇含量无显著差异。

生地黄含有多种糖类成分，在加工成熟地黄的过程中，由于长时间加热蒸闷，部分多糖和低聚糖可水解转化为单糖，单糖含量熟地黄较生地黄高2倍以上。另据研究，随着蒸制时间的增加，还原糖含量也增加，熟地黄的还原糖含量较生地黄增加3倍左右。常压蒸制24小时的熟地黄还原糖含量最高。说明蒸制后的熟地黄补益作用增强。5-羟甲基糠醛是地黄炮制过程中生成的成分，熟地黄中5-羟甲基糠醛含量增加20倍左右。

【贮藏】　鲜地黄埋在沙土中，防冻；生地黄置通风干燥处，防霉，防蛀；熟地黄置通风干燥处。

【备注】　地黄古代有蒸后绞汁、酒蒸、酒九蒸九晒、酒炒、酒煮、酒与砂仁九蒸九晒、砂仁茯苓酒煮多次蒸制、砂仁酒姜拌蒸、醋炒、盐水炒、盐煨浸炒、姜汁炒、姜酒拌炒、姜汁浸焙后火煅、蜜煎、蜜拌、乳汁浸、人乳炒、人乳山药拌蒸、煮制、砂仁茯苓煮、童便煮、童便拌炒、红花炒、蛤粉烫、砂仁炒、砂仁沉香制、黄连制、熬制、烧存性、烧令黑、煨制、炒焦等方法。近代有清蒸、酒蒸、砂仁黄酒蒸、酒炒制、煅炭、炒炭等方法。现行主要用酒蒸、酒炖、清蒸、炒炭、煅炭等方法。

黄精

【处方用名】　黄精，酒黄精，制黄精，蒸黄精。

【来源】　本品为百合科植物滇黄精 *Polygonatum kingianum* Coll.et Hemsl.、黄精 *Polygonatum sibiricum* Red. 或多花黄精 *Polygonatum cyrtonema* Hua 的干燥根茎。按形状不同，习称"大黄精""鸡头黄精""姜形黄精"。春、秋二季采挖，除去须根，洗净，置于沸水中略烫或蒸至透心，干燥。药材外观以块大、肥润、色黄、断面透明、味甜者为佳。

【炮制方法】

1. 黄精[*]　取原药材，除去杂质，洗净，略润，切厚片，干燥。本品含醇溶性浸出物不得少于45.0%；含黄精多糖以无水葡萄糖（$C_6H_{12}O_6$）计不得少于7.0%。

2. 酒黄精[*]

（1）酒炖[*]：取净黄精，用黄酒拌匀，润透，置于罐等适宜的蒸制设备内，密闭，隔水加热或用蒸汽加热，炖至内外滋润、色黑，且酒被吸尽后，取出，稍晾，切厚片，干燥，除净药屑。

（2）酒蒸[*]：取净黄精，用黄酒拌匀，闷润至酒被吸尽后，置于笼屉等适宜的蒸制设备内，蒸至内外滋润、色黑时，取出，稍晾，切厚片，干燥，除净药屑。

每100kg净黄精，用黄酒20kg。

酒黄精含醇溶性浸出物不得少于45.0%；含黄精多糖以无水葡萄糖（$C_6H_{12}O_6$）计不得少于4.0%。

3. 蒸黄精　取净黄精，润透，置于笼屉等适宜的蒸制设备内，反复蒸至内外滋润，呈黑色时，取出，切厚片，干燥，除净药屑。

【性状】　黄精为不规则的厚片,外表皮淡黄色至黄棕色,切面略呈角质样,淡黄色至黄棕色,可见多数淡黄色筋脉小点,质硬而韧,气微,味甜,嚼之有黏性。

酒黄精表面棕褐色至黑色,有光泽,中心棕色至浅褐色,质地柔软,味甜,微有酒香气。

蒸黄精全体乌黑色,滋润,有光泽,质柔软,味甜,微带焦糖气。

【炮制作用】　黄精味甘,性平。归脾、肺、肾经。具有补气养阴,健脾润肺,益肾的功能。

黄精生品具麻味,易刺激人的咽喉。一般不直接入药,多蒸后用。

酒黄精借酒助其药势,滋而不腻,能更好地发挥补益作用。

蒸黄精补气养阴,健脾润肺作用增强,并可除去麻味,以免刺激咽喉。用于脾胃气虚,体倦乏力,胃阴不足,口干食少,肺虚燥咳,劳嗽咳血,精血不足,腰膝酸软,须发早白,内热消渴。

【炮制研究】　黄精含多糖、氨基酸、黏液质等。

1. 工艺研究　改用"润 - 蒸 - 闷"的方法,能缩短炮制时间。即:取净黄精,用水湿润,旺火蒸 2 小时,淋水一次,使所有黄精都淋到水,再蒸 24 小时,闷一夜,取出,干燥。加压蒸黄精优化工艺参数为:温度 120℃,时间 6 小时。

2. 成分研究　对黄精炮制前后成分进行测定,结果表明,蒸黄精的浸出物、醇浸出物、还原糖均显著增加,总糖量略有减少。

3. 药理研究　黄精作为药食同源药物,生品刺人咽喉,其黏液质、挥发油等均对咽喉有刺激性。炮制可使其刺激性明显降低。

【贮藏】　置通风干燥处,防霉,防蛀。

【备注】　黄精的炮炙古代有蒸制、酒蒸、砂锅蒸、九蒸九曝、蔓荆子水蒸九曝、黑豆煮、黄精煎膏与黑豆末作饼等方法。近代有酒蒸、清蒸、黑豆制、熟地制、蜜制、黑豆生姜蜜制等方法。现行用酒炖、酒蒸、清蒸法。

▌ 肉苁蓉 ▌

【处方用名】　肉苁蓉,淡苁蓉,酒苁蓉。

【来源】　本品为列当科植物肉苁蓉 Cistanche deserticola Y.C.Ma 或管花肉苁蓉 Cistanche tubulosa(Schrenk)Wight 的干燥带鳞叶的肉质茎。春季苗刚出土时或秋季冻土之前采挖,除去茎尖。切段,晒干。药材外观以条粗壮、密被鳞叶、色棕褐、质柔润者为佳。

【炮制方法】

1. 肉苁蓉＊　取原药材,除去杂质,洗净,润透,切厚片,干燥。肉苁蓉含醇溶性浸出物不得少于 35.0%;含松果菊苷($C_{35}H_{46}O_{20}$)和毛蕊花糖苷($C_{29}H_{36}O_{15}$)的总量不得少于 0.30%。管花肉苁蓉含醇溶性浸出物不得少于 25.0%;含松果菊苷($C_{35}H_{46}O_{20}$)和毛蕊花糖苷($C_{29}H_{36}O_{15}$)的总量不得少于 1.5%。

2. 酒苁蓉＊

(1)酒炖＊:取净肉苁蓉片,用黄酒拌匀,润透,置于罐等适宜的蒸制设备内,密闭,隔水加热或用蒸汽加热,炖至酒被吸尽,药物表面呈黑色时,取出,干燥。

(2)酒蒸＊:取净肉苁蓉片,用黄酒拌匀,闷润至酒被吸尽后,置于笼屉等适宜的蒸制设备内,蒸约 4 小时至透,至药物表面呈黑色时,取出,干燥。

每 100kg 净肉苁蓉,用黄酒 20kg。

酒肉苁蓉含醇溶性浸出物不得少于 35.0%;含松果菊苷($C_{35}H_{46}O_{20}$)和毛蕊花糖苷($C_{29}H_{36}O_{15}$)的总量不得少于 0.30%。酒管花肉苁蓉含醇溶性浸出物不得少于 25.0%;含松果菊苷($C_{35}H_{46}O_{20}$)和毛蕊花糖苷($C_{29}H_{36}O_{15}$)的总量不得少于 1.5%。

【操作注意】　传统上,春季采集晒干者,称甜大芸;秋季采收肥大者,投入盐湖内或盐池内盐渍，经年后，取出，干燥，称盐苁蓉。制成盐苁蓉的目的是利于保存和运输，不作药用。药用前须将盐苁蓉用水漂3～4天，至盐分除净后，晒至七八成干，切厚片，干燥。

【性状】 肉苁蓉为不规则的厚片，表面棕褐色或灰棕色，有的可见肉质鳞叶，切面有淡棕色或棕黄色点状维管束，排列成不规则的波状环纹，气微，味甜微苦。

酒苁蓉为不规则的厚片，表面黑棕色，质柔润，略有酒香气，味甜微苦。

【炮制作用】 肉苁蓉味甘、咸，性温。归肾、大肠经。具有补肾阳，益精血，润肠通便的功能。

肉苁蓉生品以补肾止浊，滑肠通便力强。多用于肾阳不足，精血亏虚，阳痿不孕，腰膝酸软，筋骨无力，肠燥便秘。常与当归、地黄、白芍等同用，能润燥滑肠，可用于老人血虚肠燥之大便秘结，如苁蓉润肠汤。

酒苁蓉补肾助阳力强。多用于阳痿，腰痛，不孕。常与杜仲、续断、菟丝子等同用，能补肝肾，强腰膝，可用于肝肾不足之腰膝疼痛，如肉苁蓉丸。

【炮制研究】 肉苁蓉主要含松果菊苷、毛蕊花糖苷、甜菜碱、甘露醇、麦角甾苷、氨基酸等。

1. 工艺研究 采用正交试验法，以甜菜碱、甘露醇、麦角甾苷、氨基酸的含量为指标，优选出酒肉苁蓉的最佳炮制工艺为：加入黄酒30%，水25%，拌匀闷润3小时，置于密闭罐内隔水炖12小时。

2. 成分研究 肉苁蓉加热炮制后，甜菜碱含量提高，麦角甾苷含量降低。酒苁蓉的甜菜碱和氨基酸含量明显升高，而黄酒中就含有丰富的氨基酸，氨基酸对人体具有补益作用，所以用黄酒炮制肉苁蓉可增强其补益作用是有道理的。

3. 药理研究 研究表明，肉苁蓉生品有通便作用，炮制后通便作用减弱。

【贮藏】 置通风干燥处，防蛀。

【备注】 肉苁蓉的炮炙古代有酒酥制、酒洗、浸、酒炒、酒蒸、酒煮、酥炒、水煮、焙、煨等方法。近代有酒炖、酒蒸、酒浸、清蒸、黑豆煮等方法。现行用酒炖、酒蒸法。

山茱萸

【处方用名】 山茱萸，山萸肉，酒萸肉，酒山茱萸。

【来源】 本品为山茱萸科植物山茱萸 *Cornus officinalis* Sieb.et Zucc. 的干燥成熟果肉。秋末冬初果皮变红时采收果实，用文火烘或置于沸水中略烫后，及时除去果核，干燥。药材外观以无核皮、肉厚、色紫红、质润柔软、有光泽者为佳。

【炮制方法】

1. 山萸肉[*] 取原药材，除去杂质及残留果核，洗净，干燥。本品含莫诺苷（$C_{17}H_{26}O_{11}$）和马钱苷（$C_{17}H_{26}O_{10}$）的总量不得少于1.2%。

2. 酒萸肉[*]

（1）酒炖[*]：取净山萸肉，用黄酒拌匀，润透，置于罐等适宜的蒸制设备内，密闭，隔水加热或用蒸汽加热，炖至酒被吸尽，山萸肉色变黑润时，取出，干燥。

（2）酒蒸[*]：取净山萸肉，用黄酒拌匀，润透，闷润至酒被吸尽后，置于笼屉等适宜的蒸制设备内，蒸至山萸肉色变黑润时，取出，干燥。

每100kg山萸肉，用黄酒20kg。

酒萸肉含水溶性浸出物不得少于50.0%；含莫诺苷（$C_{17}H_{26}O_{11}$）和马钱苷（$C_{17}H_{26}O_{10}$）的总量不得少于0.70%。

【性状】 山茱萸呈不规则的片状或囊状，表面紫红色至紫黑色，皱缩，有光泽，顶端有的有圆形宿萼痕，基部有果梗痕，质柔软，气微，味酸涩微苦。

酒山萸肉表面紫黑色或黑色，质滋润柔软，微有酒香气。蒸山萸肉表面紫黑色，质滋润柔软。

【炮制作用】 山茱萸味酸、涩,性微温。归肝、肾经。具有补益肝肾,收涩固脱的功能。

山茱萸生品长于敛汗固脱。用于自汗或大汗不止,阴虚盗汗。常与黄芪、熟地黄、五味子、白芍等同用,能益气养血,敛汗固表,用于大病之后,气血大虚,腠理不能自闭,汗出不止,如摄阳汤。

酒山萸肉补肝肾作用增强。常与龟甲、熟地黄、煅磁石、龙胆草等同用,能滋阴潜阳,清肝泻热,可用于肾水不足,肝热上升,头晕目眩,耳鸣重听。

【炮制研究】 山茱萸主要含山茱萸鞣质、没食子酸等鞣质类成分;马钱苷、山茱萸苷等糖苷类成分。

1. 工艺研究 采用正交实验设计,以山茱萸莫诺苷、马钱素的总量为指标,优化酒炖山茱萸的最佳工艺为:加20%黄酒闷润1小时,炖6小时。以山茱萸多糖得率为指标,优选酒蒸山茱萸工艺为:用酒量25%,闷润2小时,蒸制4小时。采用热压酒蒸制山茱萸的工艺为:温度115℃,蒸30分钟,60℃干燥2小时。

2. 成分研究 不同方法和辅料炮制后山茱萸中齐墩果酸含量顺序为酒蒸品>酒浸品>酒炖品>清蒸品>生品,炮制能使齐墩果酸含量升高。

【贮藏】 置干燥处,防蛀。

【备注】 山茱萸的炮炙古代有酒蒸、酒洗、酒浸去核、盐炒、羊油炙、熬制、焙、微烧、麸炒、微炒、慢火炒等方法。近代有清蒸、酒炖、酒蒸、醋蒸、醋拌润、盐水拌蒸、蜜水蒸等方法。现行用清蒸、酒炖、酒蒸等方法。

女贞子

【处方用名】 女贞子,酒女贞子,盐女贞子。

【来源】 本品为木犀科植物女贞 *Ligustrum lucidum* Ait. 的干燥成熟果实。冬季果实成熟时采收,除去枝叶,稍蒸或置于沸水中略烫后,干燥;或直接干燥。药材外观以粒大饱满、色灰黑、质坚实者为佳。

【炮制方法】

1. 女贞子 * 取原药材,除去杂质,洗净,干燥。用时捣碎。本品含醇溶性浸出物不得少于25.0%;含特女贞苷($C_{31}H_{42}O_{17}$)不得少于0.70%。

2. 酒女贞子 *

(1)酒炖 *:取净女贞子,用黄酒拌匀,润透,置于罐等适宜的蒸制设备内,密闭,炖至酒被吸尽,女贞子色变黑润时,取出,干燥。用时捣碎。

(2)酒蒸 *:取净女贞子,用黄酒拌匀,闷润至酒被吸尽后,置于笼屉等适宜的蒸制设备内,蒸约4小时,至色变黑润时,取出,干燥。用时捣碎。

每100kg净女贞子,用黄酒20kg。

酒女贞子含醇溶性浸出物不得少于25.0%;含红景天苷($C_{14}H_{20}O_7$)不得少于0.20%。

3. 盐女贞子 * 取净女贞子,用定量食盐水拌匀,润透,置于预热的炒制设备内,文火炒干,取出,晾凉(本品收载于《中国药典》成方制剂"抗骨增生丸"处方中)。

【性状】 女贞子呈卵形、椭圆形或肾形,表面紫黑色或灰黑色,皱缩不平,体轻,外果皮薄,中果皮松软,易剥离,内果皮木质,黄棕色,具纵棱,剖开后种子通常为1粒,肾形,紫黑色,油性,气微,味甘微苦涩。

酒女贞子表面紫黑色或黑褐色,附有白色粉霜,味甘而微苦涩,微有酒气。

盐女贞子表面紫黑色或灰黑色,附有白色粉霜,气微,味咸。

【炮制作用】 女贞子味甘、苦,性凉。归肝、肾经。具有滋补肝肾,明目乌发的功能。

女贞子生品长于滋阴润燥,清肝明目。多用于肝热目赤,肠燥便秘。常与生地黄、天花粉、龟甲、石斛等同用,能养阴补肾,用于肾受燥热,真阴受损,小便频数,口渴咽干,腰脚酸软,如女贞汤。

酒女贞子寒滑之性减弱,补肝肾作用增强。常与地黄、山茱萸、白芍、枸杞子、磁石等同用,能补养肝肾,用于肝肾阴虚,头目眩晕,耳鸣,腰膝酸软。

盐女贞子增加补腰肾,强筋骨作用。用于骨性关节炎肝肾不足、瘀血阻络证。

【炮制研究】 女贞子主要含齐墩果酸、甘露醇、葡萄糖等成分。

1. 工艺研究 采用正交试验法优选酒炙女贞子的最佳条件为:10% 的黄酒拌润,120℃烘制2小时。

2. 成分研究 女贞子经炮制后表面析出的一层白色粉霜为齐墩果酸,酒制改变了分子细胞壁的通透性,产生了某些助溶和脱吸附作用,使女贞子中的齐墩果酸能较好地从药材组织内溶解扩散出来,从而提高了齐墩果酸的溶出效率。女贞子蒸后多糖含量逐渐降低,5-羟甲基糠醛含量逐渐增加。

【贮藏】 置干燥处。

【备注】 女贞子的炮炙古代有酒蒸、酒浸、酒蜜蒸、酒和墨旱莲及地黄制、盐炙、饭上蒸、黑豆同蒸、白芥子车前水浸等方法。近代有酒炖、酒蒸、醋蒸、盐炒、盐蒸等方法。现行用酒蒸、酒炖、盐炙品。

豨莶草

【处方用名】 豨莶草,酒豨莶草,蜜酒炙豨莶草。

【来源】 本品为菊科植物豨莶 *Siegesbeckia orientais* L.、腺梗豨莶 *Siegesbeckia pubescens* Makino 或毛梗豨莶 *Siegesbeckia glabrescens* Makino 的干燥地上部分。夏、秋二季花开前及花期均可采割,除去杂质,晒干。药材外观以身干、叶多、肢嫩、色深绿者为佳。

【炮制方法】

1. 豨莶草* 取原药材,除去杂质,洗净,稍润,切段,干燥。本品含奇壬醇($C_{20}H_{34}O_4$)不得少于 0.050%。

2. 酒豨莶草*

(1)酒蒸*:取净豨莶草段,用黄酒拌匀,闷润至透,置于笼屉等适宜的蒸制设备内,蒸透,取出,晒干。本品含奇壬醇($C_{20}H_{34}O_4$)不得少于 0.050%。

每 100kg 净豨莶草,用黄酒 20kg。

(2)酒炖:取净豨莶草段,用黄酒拌匀,稍闷,与剩余的黄酒一同置于罐等适宜的蒸制设备内,密闭,隔水加热蒸透,取出,晒干。

每 100kg 净豨莶草,用黄酒 20kg。

3. 蜜酒炙豨莶草* 取净豨莶草,加定量蜂蜜、黄酒拌匀,蒸透,取出,干燥(本品收载于《中国药典》成方制剂"豨莶通栓丸"处方中)。

每 100kg 净豨莶草,用蜂蜜、黄酒各 12.5kg。

【性状】 豨莶草为不规则的段,茎略呈方柱形,表面灰绿色、黄棕色或紫棕色,有纵沟或细纵纹,被灰色柔毛,切面髓部类白色,叶多破碎,灰绿色,边缘有钝锯齿,两面皆具白色柔毛,有的可见黄色头状花序,气微,味微苦。

酒豨莶草表面褐绿色或黑绿色,微具酒香气。

蜜酒炙豨莶草表面黑绿色,有蜜酒香气。

【炮制作用】 豨莶草味辛、苦,性寒。归肝、肾经。具有祛风湿,利关节,解毒的功能。

豨莶草生品长于清肝热,解毒邪。多用于痈肿疔疮,风疹,湿疹,风湿热痹,湿热黄疸。

酒豨莶草以祛风湿,强筋骨力强。多用于风湿痹痛,筋骨无力,腰膝酸软,半身不遂,头痛眩晕。

蜜酒炙豨莶草能缓和苦寒之性,多用于中成药中。常与胆南星、清半夏、天麻、酒当归等同用,活血化瘀,祛风化痰,舒筋活络,醒脑开窍。用于缺血性中风风痰痹阻脉络引起的半身不遂、偏身麻木、口舌歪斜、语言謇涩。

【贮藏】　置通风干燥处。

【备注】　豨莶草的炮炙古代有酒蒸、酒炒、蜜酒蒸、九蒸九曝、清炒等方法。近代有酒蒸、酒浸、酒蒸后蜜炙、蜜蒸等方法。现行用酒蒸、蜜酒蒸法。

▌枸杞子▐

【处方用名】　枸杞子,酒枸杞子,盐枸杞子。

【来源】　本品为茄科植物宁夏枸杞 *Lycium barbarum* L. 的干燥成熟果实。夏、秋二季果实呈红色时采收,热风烘干,除去果梗,或晾至皮皱后,晒干,除去果梗。

【炮制方法】

1. 枸杞子[*]　取原药材,除去残留果梗等杂质,干燥。本品含水溶性浸出物不得少于 55.0%;含枸杞多糖以葡萄糖($C_6H_{12}O_6$)计不得少于 1.8%,含甜菜碱($C_5H_{11}NO_2$)不得少于 0.50%。

2. 酒枸杞子[*]　取净枸杞子,用黄酒拌匀,闷润至透,置笼屉等适宜的蒸制设备内,蒸透,取出,晒干(本品收载于《中国药典》成方制剂"七宝美髯颗粒"等处方中)。

每 100kg 净枸杞子,用黄酒 20kg。

3. 盐枸杞子[*]　取净枸杞子,用定量盐水拌匀,闷润至透,置于预热的炒制设备内,文火炒干,取出,晒干(本品收载于《中国药典》成方制剂"全鹿丸"处方中)。

每 100kg 净枸杞子,用食盐 2kg。

【性状】　枸杞子呈类纺锤形或椭圆形,表面红色或暗红色,顶端有小突起状的花柱痕,基部有白色的果梗痕,果皮柔韧皱缩;果肉肉质柔润,种子类肾形,扁而翘,表面浅黄色或棕黄色,气微,味甜。

酒枸杞子表面棕褐色或黑褐色,有酒香气,味甜。

盐枸杞子表面色泽较生品稍深,气微,微咸、甜。

【炮制作用】　枸杞子味甘,性平。归肝、肾经。具有滋补肝肾,益精明目的功能。

枸杞子生品长于滋补肝肾,益精明目。用于虚劳精亏,腰膝酸痛,眩晕耳鸣,阳痿遗精,内热消渴,血虚萎黄,目昏不明。

酒枸杞子长于滋补肝肾。与制何首乌、补骨脂等配伍,用于肝肾不足,须发早白,遗精早泄,头眩耳鸣,腰酸背痛。

盐枸杞子长于补肾填精。用于脾肾两亏所致的老年腰膝酸软、神疲乏力、畏寒肢冷。

【贮藏】　置阴凉干燥处,防闷热,防潮,防蛀。

【备注】　枸杞子的炮炙古代有药汁制,炒、蒸、酒制、焙制、制炭、乳制、童便制等方法。近代主要用生品、酒蒸、盐炙品。

三、醋　蒸　法

将待炮制品加入定量米醋拌匀,润透,置于蒸制设备内,用水蒸气蒸制的方法,称醋蒸法。

▌五味子▐

【处方用名】　五味子,醋五味子,酒五味子,蜜五味子。

【来源】 本品为木兰科植物五味子 Schisandra chinensis（Turcz.）Baill. 的干燥成熟果实。习称"北五味子"。秋季果实成熟时采摘，晒干或蒸后晒干，除去果梗及杂质。药材外观以粒大、果皮紫红、肉厚、柔润者为佳。

【炮制方法】

1. 五味子 * 取原药材，除去杂质。用时捣碎。本品含五味子醇甲（$C_{24}H_{32}O_7$）不得少于 0.40%。

2. 醋五味子 * 取净五味子，用米醋拌匀，闷润至醋被吸尽后，置于笼屉等适宜的蒸制设备内，蒸至黑色时，取出，干燥。用时捣碎。本品含醇溶性浸出物不得少于 28.0%；含五味子醇甲（$C_{24}H_{32}O_7$）不得少于 0.40%。

每 100kg 净五味子，用米醋 20kg。

3. 酒五味子 * 取净五味子，用黄酒拌匀，润透，置于罐等适宜的蒸制设备内，密闭，炖至酒被吸尽，五味子呈紫黑色或黑褐色时，取出，干燥。用时捣碎（本品收载于《中国药典》成方制剂"苁蓉益肾颗粒"处方中）。

每 100kg 净五味子，用黄酒 20kg。

4. 蜜五味子 取净五味子，加入用适量开水稀释后的炼蜜，拌匀，润透，置于预热的炒制设备内，用文火炒至不粘手时，取出，晾凉。用时捣碎。

每 100kg 净五味子，用炼蜜 10kg。

【性状】 五味子呈不规则的球形或扁球形，表面红色、紫红色或暗红色，皱缩，显油润，有的表面呈黑红色或出现"白霜"，果肉柔软，种子肾形，有香气，味辛微苦。

醋五味子表面乌黑色，油润，稍有光泽，有醋香气。

酒五味子表面紫黑色或黑褐色，质柔润或微显油润，微具酒气。

蜜五味子色泽加深，略显光泽，味酸，兼有甘味。

【炮制作用】 五味子味酸、甘，性温。归肺、心、肾经。具有收敛固涩，益气生津，补肾宁心的功能。

五味子生品长于敛肺止咳，生津敛汗。多用于咳嗽，体虚多汗，口干作渴；亦能涩精止泻。用于肺经感寒，咳嗽不已，常与细辛、茯苓、干姜、甘草同用，能温肺散寒，敛肺止咳，如五味细辛汤。

醋五味子酸涩之性增强，长于涩精止泻。多用于遗精滑泄，久泻不止；亦可用于久咳肺气耗散者。常与肉豆蔻（煨）、补骨脂（盐水炒）、吴茱萸（甘草水制）配伍，能温补脾肾，固肠止泻，用于五更泄泻，腰酸肢冷，如四神丸。

酒五味子温补作用增强。多用于心肾虚损，梦遗滑精，心悸失眠。常与炒山药、菟丝子（酒浸一日，文武火煮烂，焙干）、白术（米泔水洗，炒）、杜仲（酒炒）、莲子肉等配伍，能补肾固精，用于脾肾虚损，症见不能收摄，梦遗滑精，困倦等，如苓术菟丝丸。

蜜五味子补益肺肾作用增强。常与党参、山萸肉、蛤蚧、胡桃肉、川贝母等同用，治肺肾两虚，症见久咳气喘、自汗、呼多吸少等，有益肺止咳，纳气平喘之功。

【炮制研究】 五味子主要含木脂素类如五味子醇甲、挥发油、有机酸、叶绿素、甾醇、维生素 C、维生素 E、树脂、鞣质等。

1. 工艺研究 以五味子醇甲及五味子乙素为指标，优选醋蒸五味子工艺为：生五味子 100kg，加入 20% 醋，拌润 1.5 小时，蒸 5 小时。

2. 成分研究 炒五味子、酒五味子、醋五味子中有强壮作用的木脂素类成分的煎出量较五味子生品高，说明古人认为五味子"入补药熟用"是有道理的。

醋五味子中有机酸的煎出量显著增加，这与醋制增强其收涩作用的传统说法是符合的。

3. 药理研究 五味子及其木脂素成分的药理作用可以归纳如下：抗氧化，保护肝、心脑血管功能；诱导肝药酶，增强解毒功能；促进蛋白质、糖原合成；克服肿瘤耐药性，增强对抗药癌的敏感性；对中枢神经系统有镇静作用。生五味子、醋五味子、酒五味子中，以醋五味子的抗脂质过氧化及提高免疫作用最强。

【贮藏】　置通风干燥处，防霉。

【备注】　五味子的炮炙古代有酒蒸、酒浸、酒蜜蒸、蜜浸蒸、蜜泔水制、盐水蒸、盐炙、火炮、焙、麸炒、米炒、炒炭等方法。近代有醋蒸、酒蒸、蜜炙、炒制、清蒸等方法。现行用醋蒸、酒蒸等方法。

南五味子

【处方用名】　南五味子，醋南五味子，酒南五味子，蜜南五味子。

【来源】　本品为木兰科植物华中五味子 *Schisandra sphenanthera* Rehd.et Wils. 的干燥成熟果实。秋季果实成熟时采摘，晒干或蒸后晒干，除去果梗及杂质。药材外观以果皮棕红、肉厚者为佳。

【炮制方法】

1. 南五味子 *　取原药材，除去杂质。用时捣碎。本品含五味子酯甲（$C_{30}H_{32}O_9$）不得少于0.20%。

2. 醋南五味子 *　取净南五味子，用米醋拌匀，闷润至醋被吸尽后，置于笼屉等适宜的蒸制设备内，蒸至乌黑色，油润，稍有光泽时，取出，干燥。用时捣碎。本品含五味子酯甲（$C_{30}H_{32}O_9$）不得少于0.20%。

每100kg净南五味子，用米醋20kg。

3. 酒南五味子 *　取净南五味子，用黄酒拌匀，润透，置适宜的蒸制设备内，蒸或炖至酒被吸尽，南五味子呈紫黑色或黑褐色时，取出，干燥。用时捣碎（本品收载于《中国药典》成方制剂"复方青黛丸"处方中）。

每100kg净南五味子，用黄酒20kg。

4. 蜜南五味子　取净南五味子，加入用适量开水稀释后的炼蜜，拌匀，润透，置于预热的炒制设备内，用文火炒至不粘手时，取出，晾凉。用时捣碎。

每100kg净南五味子，用炼蜜10kg。

【性状】　南五味子呈球形或扁球形，表面棕红色至暗棕色，干瘪，皱缩，果肉常紧贴于种子上。种子肾形，表面棕黄色，有光泽，种皮薄而脆。果肉气微，味微酸。

醋南五味子表面棕黑色，油润，稍有光泽，微有醋香气。

酒南五味子表面紫黑色或黑褐色，质柔润或微显油润，微具酒气。

蜜南五味子色泽加深，略显光泽，味酸，兼有甘味。

【炮制作用】　南五味子味酸、甘，性温。归肺、心、肾经。具有收敛固涩，益气生津，补肾宁心的功能。

南五味子炮制品作用与北五味子相同。

【贮藏】　置通风干燥处，防霉。

【备注】　南五味子传统上是木兰科植物五味子的一个种，其炮制方法、炮制作用与北五味子相同。

乌药

【处方用名】　乌药，醋乌药，土炒乌药。

【来源】　本品为樟科植物乌药 *Lindera aggregata*（Sims）Kosterm. 的干燥块根。全年均可采挖，除去细根，洗净，趁鲜切薄片，晒干，或直接干燥。药材外观以连珠状、质嫩、粉性大、横断面浅棕色者为佳。

【炮制方法】

1.乌药 [*] 取未切片者,除去细根,大小分开,浸透,切薄片,干燥。本品含醇溶性浸出物不得少于 12.0%;含乌药醚内酯($C_{15}H_{16}O_4$)不得少于 0.030%,含去甲异波尔定($C_{18}H_{19}NO_4$)不得少于 0.40%。

2.醋乌药 [*] 取净乌药片,用米醋拌匀,闷润至醋被吸尽后,置于适宜的蒸制设备内,蒸至醋液被药物吸干为度,取出,干燥(本品收载于《中国药典》成方制剂"调胃消滞丸"处方中,并有具体的炮制方法)。

每100kg净乌药片,用米醋20kg。

3.土炒乌药 将灶心土细粉置于锅内,用中火加热至轻松滑利状态时,投入净乌药片拌炒,至表面均匀挂土粉时,取出,筛去土粉,放凉。

每100kg净乌药片,用土粉25kg。

【性状】 乌药呈类圆形的薄片。外表皮黄棕色或黄褐色。切面黄白色或淡黄棕色,射线放射状,可见年轮环纹。质脆。气香,味微苦、辛,有清凉感。

醋乌药表面黄棕色或黄褐色,有醋香气。

土炒乌药表面呈土黄色,带有焦斑,有香气。

【炮制作用】 乌药味辛,性温。归肺、脾、肾、膀胱经。具有行气止痛,温肾散寒的功能。用于寒凝气滞,胸腹胀痛,气逆喘急,膀胱虚冷,遗尿尿频,疝气疼痛,经寒腹痛。

醋乌药行气止痛,温肾散寒的作用增强。与木香、香附、枳壳、郁金等同用,治疗寒邪气滞引起的胸闷腹胀或胃腹疼痛等症。

土炒乌药辛温之性降低,行气作用缓和,增加和中安胃的作用。用于治疗心腹痛,霍乱。

【贮藏】 置阴凉干燥处,防蛀。

【备注】 乌药的炮炙古代有黄精汁制、炒制、炒炭、煅炭、土炒、蒸、焙制、酒炙、醋制、盐炙、姜炙、蜜炙等方法。近代有土炒、醋蒸法。

四、黑豆汁蒸法

将待炮制品用定量黑豆汁拌匀,润透,用水蒸气蒸制的方法,称黑豆汁蒸法。

何首乌

【处方用名】 何首乌,首乌,生首乌,制何首乌,酒何首乌。

【来源】 本品为蓼科植物何首乌 *Polygonum multiflorum* Thunb. 的干燥块根。秋、冬二季叶枯萎时采挖,削去两端,洗净,个大的切成块,干燥。药材外观以个大、质坚实、断面显云锦花纹、粉性足者为佳。

【炮制方法】

1.何首乌 [*] 取原药材,除去杂质,洗净,稍浸,润透,切厚片或块,干燥。本品含结合蒽醌以大黄素($C_{15}H_{10}O_5$)和大黄素甲醚($C_{16}H_{12}O_5$)的总量计不得少于 0.05%,含 2,3,5,4'- 四羟基二苯乙烯 -2-*O*-*β*-D- 葡萄糖苷($C_{20}H_{22}O_9$)不得少于 1.0%。

2.制何首乌 [*]

(1)黑豆汁炖 [*]:取净何首乌片或块,用黑豆汁拌匀,润透,置于铜罐等非铁质蒸制设备内,密闭,炖至汁液被吸尽,何首乌内外均呈棕褐色时,取出,干燥。

每100kg净何首乌片或块,用黑豆10kg。

(2)黑豆汁蒸 [*]:取净何首乌片或块,用黑豆汁拌匀,润至汁液被吸尽,置笼屉等适宜的蒸制设备内,蒸至内外均呈棕褐色时,取出,干燥。

每100kg净何首乌片或块,用黑豆10kg。

(3)清蒸*:取净何首乌片或块,置于笼屉等适宜的蒸制设备内,蒸至内外均呈棕褐色时,取出,晒至半干,切厚片,干燥。

制首乌含游离蒽醌以大黄素($C_{15}H_{10}O_5$)和大黄素甲醚($C_{16}H_{12}O_5$)的总量计不得少于0.10%,含2,3,5,4'-四羟基二苯乙烯-2-O-$β$-D-葡萄糖苷($C_{20}H_{22}O_9$)不得少于0.70%。

3. 酒何首乌

(1)酒炖:取净何首乌片或块,用黄酒拌匀,闷润,连同剩余的黄酒一并置于铜罐等非铁质蒸制设备内,密闭,炖至酒被吸尽,何首乌内外均呈褐黑色时,取出,干燥。

(2)酒蒸:取净何首乌片或块,用黄酒拌匀,闷润至酒被吸尽,置笼屉等适宜的蒸制设备内,蒸至内外均呈褐黑色时,取出,干燥。

每100kg净何首乌片或块,用黄酒25kg。

【性状】　何首乌为不规则的厚片或小方块,外表皮红棕色或红褐色,皱缩不平,有浅沟,并有横长皮孔样突起及细根痕,切面浅黄棕色或浅红棕色,横切面有的皮部可见云锦花纹,中央木部较大,有的呈木心,气微,味微苦而甘涩。

制首乌为不规则皱缩的块片,表面黑褐色或棕褐色,凹凸不平,质坚硬,断面角质样,棕褐色或黑色,气微,味微甘而苦涩。

酒何首乌为不规则皱缩的块片,表面褐黑色,质坚硬,断面角质样,棕褐色或黑色,有酒香气。

【炮制作用】　何首乌味苦、甘、涩,性温。归肝、心、肾经。具有补肝肾,益精血,润肠通便,解毒消痈的功能。

何首乌生品味苦泄,性平兼发散,具有解毒,消痈,截疟,润肠通便的功能。用于疮痈,瘰疬,风疹瘙痒,久疟体虚,肠燥便秘。

制首乌味甘厚,性转温,增强了补肝肾,益精血,乌须发,强筋骨,化浊降脂的功能,同时消除了生首乌滑肠致泻的作用。用于血虚萎黄,眩晕耳鸣,须发早白,腰膝酸软,肢体麻木,崩漏带下,高脂血症。

酒何首乌助药势,味甘入阴,专补下焦,补气血,乌须发,坚阳道。并消除了生首乌滑肠致泻的作用。用于腰膝酸软、筋骨酸痛。

【炮制研究】　何首乌主要含卵磷脂、结合和游离蒽醌衍生物、二苯乙烯苷、脂肪、矿物质等。

1. 工艺研究　对何首乌传统的黑豆汁拌蒸法研究表明,常压下蒸制32小时为好。其制品的颜色乌黑发亮,外观质量最好,炮制后发霉情况相应减少。

2. 成分研究　何首乌蒸制后游离蒽醌含量增加,致泻作用减弱;卵磷脂、总糖及还原糖的含量增加,滋补作用增强。二苯乙烯苷含量随蒸制时间延长而降低。何首乌炮制后产生5-羟甲基糠醛。

3. 药理研究　卵磷脂为构成神经组织,特别是脑脊髓的主要成分,具有良好的滋补作用。且能升血糖、抗衰老,还有减轻动脉粥样硬化的作用。何首乌蒸制后致泻作用减弱;补益作用以及抗衰老,升血糖,减轻动脉硬化等作用更加突出。

何首乌生品若长时间服用可引起动物消瘦、倦怠、动作迟缓和死亡。其蒽醌类成分大黄酸、大黄素及大黄素甲醚-8-O-$β$-D-葡萄糖苷在高浓度($\geqslant$400μmol/L)时可能对肝组织产生一定的损害作用。而制首乌毒性很小。

【贮藏】　置干燥处,防蛀。

【备注】　何首乌的炮炙古代有黑豆蒸、黑豆酒煮、黑豆人乳制、黑豆牛膝人乳制、人乳蒸、米泔黑豆甘草同制、米泔水浸后九蒸九曝、单蒸、酒蒸、醋煮、生姜甘草制、牛膝制、羊肉制、牛乳制等方法。近代有黑豆汁蒸、黑豆汁炖、熟地汁蒸、黑豆生姜汁蒸、清蒸等方法。现行用黑豆汁蒸、黑豆汁炖、清蒸法。

五、豆腐蒸法

将待炮制品置于豆腐块中,用水蒸气蒸制的方法,称豆腐蒸法。

藤黄

【处方用名】 生藤黄,制藤黄。

【来源】 本品为藤黄科植物藤黄 Garcinia morella Desr. 分泌的胶质树脂。在开花之前,于离地面约 3m 处将茎干皮部作螺旋状割伤,伤口内插一竹筒,盛受流出的树脂,加热蒸干,劈开,用刀刮下,即得。药材外观以半透明、红黄色者为佳。

【炮制方法】

1. 生藤黄 取原药材,除去杂质,打成小块或研成细粉。

2. 制藤黄

(1)豆腐蒸:取大块豆腐置于盘内,中间挖一不透底的方形槽,槽内放入藤黄,再用豆腐盖严,置于笼屉内,蒸 3~4 小时,待藤黄完全熔化后,取出,放凉,藤黄凝固后,去豆腐,干燥。

(2)豆腐煮:按上法将藤黄置于豆腐槽内,上用豆腐盖严,将豆腐直接放于锅内,加水煮制,待藤黄熔化后,取出,放凉,除去豆腐,干燥。

每 100kg 净藤黄,用豆腐 400~500kg。

(3)荷叶煮:取荷叶加 10 倍量水煎煮 1 小时,捞去荷叶,加入净藤黄煮至烊化,并继续浓缩成稠膏状,取出,凉透,使其凝固,打碎。

每 100kg 净藤黄,用荷叶 50kg。

(4)山羊血煮:先将山羊血放于锅内煮沸,分割成小块,再将藤黄小块放入山羊血中,置铜锅内加水煮 5~6 小时,除去山羊血,取出,晾干,研成细粉。

每 100kg 净藤黄,用山羊血 50kg。

【性状】 藤黄为不规则碎块或细粉状,碎块表面红黄色或橙黄色,平滑,质脆易碎,气微,味辛辣。

豆腐制藤黄呈碎块状或细粉末状,深红黄色或深橙棕色,味辛。

荷叶制藤黄和山羊血制藤黄呈黄褐色,味辛。

【炮制作用】 藤黄味酸、涩,性寒;有大毒。归胃、大肠经。具有消瘀解毒,杀虫止痛的功能。

生藤黄有大毒,不能内服。外用于痈疽肿毒,顽癣。常与大黄、硫黄、雄黄等同研细末,菜油调涂患处,具有杀虫治癣的作用,如五黄散。

制藤黄毒性降低,可以内服。用于痈疽肿毒,顽癣,跌仆损伤。配伍天竺黄、雄黄、血竭等,具有消肿止痛、散瘀活血的作用,可用于跌打损伤、闪腰岔气,如三黄保蜡丸。

【炮制研究】 藤黄主要含藤黄酸、新藤黄酸、莫里林、莫里林酸、半乳糖、鼠李糖等。

1. 成分研究 藤黄酸、新藤黄酸为抗肿瘤的活性成分,制藤黄中的藤黄酸含量较生品均有不同程度下降,以豆腐制藤黄下降最多,清水蒸下降最少。

2. 炮制原理研究 藤黄酸有大毒,豆腐为一种碱性的凝固蛋白,能溶解部分有毒的酸性树脂,达到减毒之目的。

3. 药理研究 藤黄不同炮制品对 K_{562} 肿瘤细胞的生长均有较好的抑制作用,其中以高压蒸制品和荷叶制品的作用最好。对 SP2/0 骨髓瘤、艾氏腹水瘤的杀伤作用,以高压制品和荷叶制品作用最好。小鼠急性毒性实验,藤黄炮制后毒性均有不同程度的降低,以高压蒸制品较为明显。

【贮藏】 置通风干燥处。按毒剧药品管理。

【备注】　藤黄的炮炙古代有秋荷叶露泡制、山羊血煮、水蒸煮等方法。近代有豆腐蒸、豆腐煮、荷叶煮、山羊血煮等方法。现行用豆腐蒸和豆腐煮法。

第二节　煮　　法

将待炮制品加辅料或不加辅料置于锅内，加适量清水共煮的方法，称煮法。

煮法包括清水煮法和加辅料煮法。加辅料煮法所用辅料种类较多，如酒、醋、生姜、白矾、黑豆、金银花、豆腐、甘草、荷叶、山羊血等。本节主要介绍清水煮法、加辅料煮法中的豆腐煮法和甘草汁煮法。

（一）操作方法

1. 清水煮法

（1）净制：取待炮制品，除去杂质，大小分档。

（2）煮制：取分档的待炮制品，用水浸泡至透，置于适宜设备内，加水没过药面，先用武火煮沸后，再改用文火加热，煮至内无白心时，取出，切片，干燥。如乌头。或将干燥的净药材直接投入多量沸水中，煮沸一定时间，取出，闷润，切片，干燥。如黄芩。

（3）收贮：将符合成品质量标准的饮片，按药典规定方法收贮。

2. 甘草汁煮法

（1）净制：取待炮制品，除去杂质，大小分档。

（2）甘草汁的制备：取净甘草片，加入适量清水煎煮两次，第 1 次约 30 分钟，第 2 次约 20 分钟，合并两次煎液，浓缩至甘草量的 10 倍，即得。

（3）煮制：取分档的待炮制品，置于煮制设备内，加入定量甘草汁，先用武火煮沸后，再改用文火加热，煮至汤液被吸尽，取出，干燥。

除另有规定外，一般每 100kg 净药物，用甘草 6kg。

（4）收贮：将符合成品质量标准的饮片，按药典规定及时收贮。

3. 豆腐煮法

（1）净制：取待炮制品，除去杂质，大小分档。

（2）煮制：取豆腐置于适宜的煮制设备内，再将药物放置于豆腐中间，加水没过豆腐，煮至规定程度时，取出，放凉，除去豆腐。

除另有规定外，一般每 100kg 净药物，用豆腐 200kg。

（3）收贮：将符合成品质量标准的饮片，按药典规定方法收贮。

（二）成品质量

1. 清水煮品应内无白心（透心），口尝微有麻舌感。甘草汁煮品应颜色加深，味甜。豆腐煮品中，硫黄应呈黄褐色或黄绿色，臭气不明显；玛瑙应呈细粉末状，浅红色或橙红色或深红色，具光泽。

2. 成品含未煮透者不得超过 2%，药汁煮和豆腐煮品含药屑、杂质不得超过 2%，成品含水分不得超过 13%。

知识链接

传统"口尝微有麻舌感"的方法与技巧

具辛辣味的毒性药物，《中国药典》以及传统上均要求炮制后"口尝微有麻舌感"。口尝的方法是：①取样量 100～150mg（绿豆粒大）；②置于舌尖（舌前 1/3 处）咀嚼；③咀嚼时间为半分钟；④当时不麻，2～5 分钟后才出现麻舌感；⑤麻舌时间在 20～30 分钟后逐渐消失。

（三）注意事项

1. 药物要大小分档，分别煮制。

2. 注意掌握加水量　煮制时间长者用水宜多，时间短者用水宜少。加液体辅料煮时，加水量应保证药透汁尽。煮制中途需加水时，宜加沸水。

3. 注意掌握火力　一般先用武火煮至沸腾，再改用文火，保持微沸，使水分向药物组织内部渗透。

4. 应煮至汁液被吸尽。

（四）炮制目的

1. 降低或消除毒副作用　降低药物的毒性以煮法最为理想，传统有"水煮三沸，百毒俱消"之说。如川乌、草乌生品有毒，清水煮制后毒性显著降低；硫黄经豆腐煮、吴茱萸经甘草汁制后，均能降低毒性。

2. 缓和药性，增强药效　如远志等，甘草汁煮后能缓其燥性，增强安神益智作用。

3. 清洁药物，利于粉碎　如作过首饰的旧珍珠（花珠）和玛瑙等，豆腐煮后可去其油腻，令其洁净，且利于粉碎，便于服用。

一、清 水 煮 法

待炮制品与清水共煮的方法，称清水煮法。

清水煮法多适用于某些有毒或难于贮存的药物。如川乌、黄芩等。

川乌

【处方用名】　生川乌，制川乌。

【来源】　本品为毛茛科植物乌头 *Aconitum carmichaelii* Debx. 的干燥母根。6月下旬至8月上旬采挖，除去子根、须根及泥沙，晒干。药材外观以饱满、质坚实、断面色白、粉性足者为佳。

【炮制方法】

1. 生川乌 *　取原药材，拣净杂质，洗净灰屑，晒干。用时捣碎。本品含乌头碱（$C_{34}H_{47}NO_{11}$）、次乌头碱（$C_{33}H_{45}NO_{10}$）和新乌头碱（$C_{33}H_{45}NO_{11}$）的总量应为0.05%～0.17%。

2. 制川乌 *

（1）清水煮 *：取净川乌，大小分档，用水浸泡至内无干心，取出，加水煮沸4～6小时，至取大个及实心者切开内无白心，口尝微有麻舌感时，取出，晾至六成干，切片，干燥，筛去药屑。

（2）清蒸 *：取净川乌，大小分档，用水浸泡至内无干心，置笼屉等适宜的蒸制设备内，蒸6～8小时，至取大个及实心者切开内无白心，口尝微有麻舌感时，取出，晾至六成干，切片，干燥，筛去药屑。

制川乌含双酯型生物碱以乌头碱（$C_{34}H_{47}NO_{11}$）、次乌头碱（$C_{33}H_{45}NO_{10}$）及新乌头碱（$C_{33}H_{45}NO_{11}$）的总量计不得过0.040%。含苯甲酰乌头原碱（$C_{32}H_{45}NO_{10}$）、苯甲酰次乌头原碱（$C_{31}H_{43}NO_9$）及苯甲酰新乌头原碱（$C_{31}H_{43}NO_{10}$）的总量应为0.070%～0.15%。

【性状】　生川乌呈不规则的圆锥形，稍弯曲，顶端常有残茎，中部多向一侧膨大，表面棕褐色或灰棕色，皱缩，有小瘤状侧根及子根脱离后的痕迹，质坚实，断面类白色或浅灰黄色，形成层环纹呈多角形，气微，味辛辣麻舌。

制川乌为不规则或长三角形的片，表面黑褐色或黄褐色，有灰棕色形成层环纹，体轻，质脆，断面有光泽，气微，微有麻舌感。

【炮制作用】 川乌味辛、苦,性热;有大毒。归心、肝、肾、脾经。具有祛风除湿,温经止痛的功能。

生川乌有大毒,多外用,以温经止痛为主。用于风寒湿痹,关节疼痛,心腹冷痛,寒疝腹痛及麻醉止痛。单用川乌生用,捣散,醋调涂,敷之,须臾痛止。

制川乌毒性降低,可供内服。用于风寒湿痹,关节疼痛,心腹冷痛,寒疝腹痛及麻醉止痛。常与桂枝、生姜同用,能祛寒止痛,用于寒疝,腹中痛,手足逆冷,身体疼痛。

【炮制研究】 川乌的主要成分是生物碱,其中双酯型生物碱毒性最强,苯甲酰单酯型生物碱毒性较小,乌头原碱类毒性很弱或几乎无毒。其中,双酯型生物碱主要是乌头碱、中乌头碱和次乌头碱等二萜类生物碱。

1. 工艺研究

(1) 清水煮工艺:采用均匀设计法,优选出川乌的最佳炮制工艺为:浸泡 4～7 小时,每天翻动并换水,至内无干心,再水煮 5～8 小时,至内无白心即可。

(2) 加压蒸制工艺:①根据水解去毒的原理,采用正交试验优选了乌头最佳炮制工艺为:将乌头整个经清水润湿后,120℃加压蒸制 90 分钟较好;②有人以总生物碱和酯型生物碱含量为指标,比较川乌的不同炮制工艺,结果表明,以 147kPa(110～115℃)的压力蒸 40 分钟与《中国药典》法水煮 6 小时的含量接近,高压蒸 150 分钟与《中国药典》法常压蒸 8 小时含量基本一致;③有人通过测定川乌炮制品中苯甲酰新乌头原碱、苯甲酰乌头原碱、苯甲酰次乌头原碱、新乌头碱、次乌头碱和乌头碱 6 个乌头类生物碱的含量,确定川乌最适炮制方法为蒸制法,时间为 7 小时,此时单酯型生物碱总量达到最大。

2. 炮制原理研究

川乌中所含的乌头碱毒性极强,口服 0.2mg 就会使人中毒,3～4mg 就会致人死亡,因此炮制的主要目的是降低毒性。降毒原理为:乌头碱等双酯型生物碱,性质不稳定,在浸泡和煮制过程中,因遇水和加热易被水解或分解,生成毒性较小的单酯型生物碱如苯甲酰乌头原碱(又称乌头次碱,其毒性为乌头碱的 1/500～1/200)等,再进一步水解或分解生成毒性更小的醇胺型生物碱如乌头原碱(其毒性为乌头碱的 1/4 000～1/2 000)等。

【贮藏】 置通风干燥处,防蛀。按毒剧药品管理。

【备注】 川乌的炮炙古代有乌豆蒸、黑豆煮、黑豆同炒、酒浸、酒炒、酒煮、煨后酒煮、酒醋浸、醋煮、盐炒、盐酒浸、盐姜制、姜汁浸、蜜煮、米泔浸、童便制、童便浸后姜炒、童便及甘草汤煮、酒童便制、草果蒸、麻油煎、熬、灰火炮、烧灰、煅存性、煨制、微炒、米泔浸后麸炒、米炒、土制、蛤粉烫、牡蛎粉炒、面炒等方法。近代有清蒸、清水煮、黑豆甘草煮、生姜豆腐煮等方法。现行用清水煮和清蒸法。

草乌

【处方用名】 生草乌,制草乌。

【来源】 本品为毛茛科植物北乌头 *Aconitum kusnezoffii* Reichb. 的干燥块根。秋季茎叶枯萎时采挖,除去须根及泥沙,干燥。药材外观以个大质坚、断面色白、有粉性者为佳。

【炮制方法】

1. 生草乌* 取原药材,除去杂质,洗净,干燥。本品含乌头碱($C_{34}H_{47}NO_{11}$)、次乌头碱($C_{33}H_{45}NO_{10}$)及新乌头碱($C_{33}H_{45}NO_{11}$)的总量应为 0.10%～0.50%。

2. 制草乌* 取净草乌,大小分开,用水浸泡至内无干心,取出,加水煮至取大个切开内无白心、口尝微有麻舌感时,取出,晾至六成干后,切薄片,干燥,筛去药屑。

本品含双酯型生物碱以乌头碱($C_{34}H_{47}NO_{11}$)、次乌头碱($C_{33}H_{45}NO_{10}$)和新乌头碱($C_{33}H_{45}NO_{11}$)的总量计不得过 0.040%。含苯甲酰乌头原碱($C_{32}H_{45}NO_{10}$)、苯甲酰次乌头碱($C_{31}H_{43}NO_9$)及苯甲酰新乌头原碱($C_{31}H_{43}NO_{10}$)的总量应为 0.020%～0.070%。

【性状】 草乌呈不规则长圆锥形,略弯曲,顶端常有残茎和少数不定根残茎,有的顶端一侧有一枯萎的芽,一侧有一圆形不定根残茎,表面灰褐色或黑棕褐色,皱缩,有纵皱纹、点状须根和数个瘤突状侧根,质硬,断面灰白色或暗灰色,有裂隙,气微,味辛辣麻舌。

制草乌为不规则类圆形或近三角形薄片,片面黑褐色,有灰白多角形形成层环及点状维管束,并有空隙,周边皱缩或弯曲,质脆,气微,味微辛辣,稍有麻舌感。

【炮制作用】 草乌味辛、苦,性热;有大毒。归心、肝、肾、脾经。具有祛风除湿,温经止痛的功能。

生草乌有大毒,多外用,以祛寒止痛、消肿为主。用于喉痹,痈疽,疔疮,瘰疬,破伤风等。单用草乌头末,水调,鸡羽扫肿上,用于肿毒痈疽,未溃令内消,已溃令速愈,如草乌头散。与贝母、大花粉、南星等同用,用于一切痈肿毒,如草乌揭毒散。

制草乌毒性降低,可供内服,以祛风除湿、温经止痛力胜。用于风寒湿痹,关节疼痛,心腹冷痛,寒疝腹痛及麻醉止痛。常与川乌(炮)、炮天南星、地龙等同用,用于风寒湿痹,肢体疼痛,拘挛,如活络丹;若与当归、牛膝、川芎等同用,用于冷痹,身疼痛,及跌仆损伤,动筋折骨,诸般风疾,左瘫右痪,手足顽麻,如活血丹。

【炮制研究】 草乌的成分和炮制减毒机制与川乌类似。

研究表明,制草乌中毒性生物碱乌头碱的含量为生草乌的 1/20,而总生物碱含量未见明显变化。比较生草乌和制草乌(高压蒸、煮沸 4 小时)的乌头碱、中乌头碱、次乌头碱含量,结果以煮沸 4 小时制品的毒性生物碱下降最为显著。

【贮藏】 置通风干燥处,防蛀。按毒剧药品管理。

【备注】 草乌的炮炙古代有清水煮、黑豆煮、绿豆煮、豆腐煮、酒制、醋制、盐制、盐油炒、姜制、薄荷生姜汁浸、麻油浸炒、童便浸、米泔浸、醋炙后麸炒、盐水浸后麸炒、麸和巴豆同炒、粟米炒、面炒、米泔浸后炒焦、炒焦、炒炭、火炮、面裹煨等方法。近代有清蒸、清水煮、甘草黑豆煮、甘草银花煮、生姜甘草皂角煮、生姜煮等方法。现行用水浸泡后清水煮制。

二、豆腐煮法

将待炮制品与豆腐置锅内,加水共煮的方法,称豆腐煮法。

豆腐煮法多用于硫黄、藤黄或作过饰品的珍珠、玛瑙等药物。

硫 黄

【处方用名】 硫黄,制硫黄。

【来源】 本品为自然元素类矿物硫族自然硫,采挖后,加热熔化,除去杂质;或用含硫矿物经加工制得。药材外观以色黄、光亮、质松脆者为佳。

【炮制方法】

1. 硫黄* 取原药材,除去杂质,敲成碎块。本品含硫(S)不得少于 98.5%。

2. 制硫黄* 先在锅底平铺一层豆腐片,上放硫黄碎块,再用豆腐片盖严,加水没过豆腐,文火加热,煮至豆腐呈黑绿色时,取出,去豆腐,用水漂净,阴干。

每 100kg 净硫黄,用豆腐 200kg。

【性状】 硫黄呈不规则块状,黄色或略呈绿黄色,表面不平坦,呈脂肪光泽,常有多数小孔,用手握置于耳旁,可闻轻微的爆裂声,体轻,质松,易碎,断面呈针状结晶形,有特异的臭气,味淡。

制硫黄呈黄褐色或黄绿色,臭气不明显。

【炮制作用】 硫黄味酸,性温;有毒。归肾、大肠经。外用解毒杀虫疗疮;内服补火助阳通便。

　　硫黄生品有毒,多外用。用于疥癣,秃疮,阴疽恶疮。常与苦参、雄黄、白芷、蛇床子、花椒等同用,外敷,具有杀虫止痒作用,可用于疥疮、湿疹、干癣,如一扫光。

　　制硫黄毒性降低,可内服,能补火助阳通便。多用于阳痿足冷,虚喘冷哮,虚寒便秘。常与附子、肉桂、补骨脂等同用,用于肾阳衰弱、下元虚冷、肾不纳气、胸中痰壅、上气喘促者,如黑锡丹。

　　【炮制研究】　硫黄主要含硫(S)。尚含有钙、镁、铝、碲、硒、砷等元素。

　　1. 工艺研究　通过对硫黄炮制的辅料用量进行实验研究,结果表明,硫黄与豆腐以1:1.5～1:2的比例进行炮制,炮制品的含硫量可达98%以上,含砷量≤1μg/ml,符合药典有关砷盐限量的规定。

　　2. 成分研究　硫黄的有毒成分为三氧化二砷(As_2O_3),生品砷的含量比炮制品大8～15倍,炮制可降低硫黄中三氧化二砷的含量,并以豆腐制品最为显著。说明豆腐煮制确能降低硫黄的毒性。

　　【贮藏】　置干燥处,防火。

　　【备注】　硫黄的炮炙古代有豆腐制、硝石制、猪大肠制、寒水石制、药物煮、醋煮、炼、煅、烧灰、甘草水研、水飞、煨制、炒制等方法。近代有豆腐煮、豆煮、萝卜煮、猪肠煮等方法。现行用豆腐煮法。

珍珠

　　【处方用名】　珍珠,珍珠粉。

　　【来源】　本品为珍珠贝科马氏珍珠贝 Pteria martensii(Dunker)、蚌科动物三角帆蚌 Hyriopsis cumingii(Lea)或褶纹冠蚌 Cristaria plicata(Leach)等双壳类动物受刺激形成的珍珠。自动物体内取出,洗净,干燥。药材外观以纯净、质坚、有彩光者为佳。

　　【炮制方法】

　　1. 珍珠*　取原药材,除去杂质,洗净,晾干。

　　2. 珍珠粉*

　　(1)豆腐煮后粉碎:取花珠(作过首饰品的珍珠,习称"花珠"),洗净污垢(垢重者,先用碱水洗涤,再用清水漂去碱性),用纱布包好,扎紧,置于砂锅或铜锅内,下垫上盖豆腐片,加清水淹没豆腐寸许,煮至豆腐呈蜂窝状为止,取出,去豆腐,干燥。及时粉碎成细粉,或按水飞法研成极细粉。

　　每100kg净珍珠,用豆腐400kg。

　　(2)豆浆煮后水飞*:取净珍珠,先放入豆浆内(淹没为度)加热煮沸10分钟,捞出,用清水洗净珍珠,及时碾碎碾细,再置研磨容器内,加适量水共研成糊状,再加多量水,搅拌,倾出混悬液。残渣再按上法反复操作数次,直至不能再研为止。合并混悬液,静置使细粉完全沉淀,分取沉淀物,晒干或烘干,研散。大量生产可用球磨机研磨成极细粉。

　　【性状】　珍珠呈类球形、长圆形、卵圆形或棒状,表面类白色、浅粉红色、浅黄绿色或浅蓝色,半透明,光滑或微有凹凸,具特有的彩色光泽,质坚硬,破碎面显层纹,气微,味淡。

　　珍珠粉为类白色极细粉,细粉中无光点,舌舔之无渣感,手捻之无砂粒感,气微,味淡。

　　【炮制作用】　珍珠味甘、咸,性寒。归心、肝经。具有安神定惊,明目退翳,解毒生肌,润肤祛斑的功能。用于惊悸失眠,惊风癫痫,目赤翳障,疮疡不敛,皮肤色斑。

　　作过装饰品的珍珠,外有油腻、污垢,豆腐煮制后,令其洁净,便于粉碎、利于服用。

　　未作过首饰的珍珠,质地坚硬,不易成粉,且粉碎时易飞崩逸出,增大损耗。豆浆煮后,易于粉碎成粉末,再水飞成极细粉末,易被人体吸收。

　　【炮制研究】　珍珠的主要成分是碳酸钙。还有多种氨基酸、卟啉类化合物、壳角、蛋白质及无机元素锰、锶、铜、铁等。

　　1. 工艺研究

　　(1)球磨机制粉:取净珍珠,置于球磨机中滚磨2～3小时后,加5倍水搅匀,呈乳白色混悬液,倾出乳浊液,用200目筛过滤,余下粗品再滚磨,合并过筛的乳浊液进行减压抽滤,滤饼在80℃条件下烘干2小时,即得珍珠粉。

(2)超微粉碎制粉:采用超微粉碎技术进行超微粉碎,与传统的球磨机粉碎得到的珍珠粉粒径大小差异很大,超微粉碎比传统的球磨机粉碎效果要好。

2.成分研究 对珍珠5种炮制品中总氨基酸含量测定的结果为:豆浆煮水飞法＞豆腐煮水飞法＞牛乳煮水飞法＞水飞法＞炒爆研细法。说明,豆浆或豆腐煮水飞的珍珠总氨基酸含量较高,而炒爆研细法由于温度较高,部分氨基酸被破坏。

【贮藏】 密闭。

【备注】 珍珠古代研粉、水飞法、牡蛎煮、煅、豆腐制、人乳豆腐制、炒、焙制等方法。近代有水飞、豆腐煮水飞、煅等方法。现行用水飞法和豆腐煮水飞法。

玛瑙

【处方用名】 玛瑙,玛瑙粉。

【来源】 本品为氧化物类石英族矿物亚种玛瑙。主含二氧化硅(SiO_2)。全年均可采挖,采得后,除去杂石、泥沙。药材外观以平滑、具云雾状红色色彩、透明者为佳。

【炮制方法】

1.玛瑙 取原药材,除去杂质,洗净,干燥,研成细粉或水飞成极细粉。

2.玛瑙粉

(1)豆腐煮后水飞:取作过首饰品的玛瑙,洗净,与豆腐同置于锅内,加适量水煮至豆腐呈蜂窝状,取出药物,干燥。研粉或水飞成极细粉。

每100kg净玛瑙,用豆腐100kg。

(2)直接水飞:取净玛瑙,碾碎,再置于乳钵等容器内,加适量水共研成糊状,再加多量水,搅拌,倾出混悬液。残渣再按上法反复操作数次,直至不能再研为止。合并混悬液,静置使细粉完全沉淀,分取沉淀物,晒干或烘干,研散。

【性状】 玛瑙呈不规则块状,红色、橙红色至深红色,透明至半透明,具玻璃样光泽,体轻,质硬,可刻划玻璃并留下划痕,无臭,味淡。

玛瑙粉呈极细粉末状,浅红色或橙红色或深红色,具光泽,气微,味淡。

【炮制作用】 玛瑙味辛,性寒。归肝经。具有清热明目,拨云退翳的功能。用于目生翳障。

玛瑙粉多用于眼科,故应水飞至极细粉末才能应用,避免对眼膜的刺激。与豆腐同制,一般用于首饰玛瑙,以去其油垢,以达洁净。

【贮藏】 密闭。

【备注】 玛瑙既韧又硬,难以粉碎成极细粉。古代用火煅醋淬的制法。现代多用布数层包裹,用铁锤打碎,置研钵内研细或水飞。

三、甘草汁煮法

将待炮制品与甘草汁共煮的方法,称甘草汁煮法。

甘草汁煮法常用于远志、巴戟天等药物的炮制。

远志

【处方用名】 远志,远志肉,制远志,蜜远志。

【来源】　本品为远志科植物远志 *Polygala tenuifolia* Willd. 或卵叶远志 *Polygala sibirica* L. 的干燥根。春、秋二季采挖,除去须根及泥沙,晒干或抽取木心晒干。药材外观以条粗、肉厚、气味浓者为佳。

【炮制方法】

1. 远志*　取抽去木心的原药材,除去杂质,略洗,润透,切段,干燥。本品含醇溶性浸出物不得少于 30.0%;含远志㕞酮Ⅲ($C_{25}H_{28}O_{15}$)不得少于 0.15%,含 3,6'- 二芥子酰基蔗糖($C_{36}H_{46}O_{17}$)不得少于 0.50%,含细叶远志皂苷($C_{36}H_{56}O_{12}$)不得少于 2.0%。

2. 制远志*　取净远志段,加入适量的甘草汁,用文火加热,煮至汤液被吸尽,取出,干燥。本品含醇溶性浸出物不得少于 30.0%;含远志㕞酮Ⅲ($C_{25}H_{28}O_{15}$)不得少于 0.10%,含 3,6'- 二芥子酰基蔗糖($C_{36}H_{46}O_{17}$)不得少于 0.30%,含细叶远志皂苷($C_{36}O_{12}H_{56}$)不得少于 2.0%。

每 100kg 净远志,用甘草 6kg。

3. 蜜远志*　取炼蜜,加入适量开水稀释后,淋于净远志段中拌匀,闷润至蜜被吸尽后,置于预热的炒制设备内,用文火炒至深黄色,略带焦斑,不粘手时,取出,放凉,筛去药屑(本品收载于《中国药典》成方制剂"心脑康片"等多个组方中)。

每 100kg 净远志,用炼蜜 20kg。

【性状】　远志为圆柱形的段,外表皮灰黄色至灰棕色,有横皱纹,切面棕黄色,中空,气微,味苦微辛,嚼之有刺喉感。

制远志表面黄棕色,味微甜。

蜜远志显棕红色,稍带焦斑,有黏性,气焦香,味甜。

【炮制作用】　远志味苦、辛,性温。归心、肾、肺经。具有安神益智,交通心肾,祛痰,消肿的功能。

远志生品易于刺激咽喉,多外用,以消肿为主。用于痈疽疮毒,乳房肿痛。

制远志既缓和了苦燥之性,又消除了刺喉感,以安神益智为主。用于心肾不交引起的失眠多梦、健忘惊悸、神志恍惚、咳痰不爽。

蜜远志化痰止咳作用增强。用于寒痰咳逆,咳嗽痰多,咳吐不爽。

【炮制研究】　远志主要含远志㕞酮Ⅲ、3,6'- 二芥子酰基蔗糖、细叶远志皂苷等。

远志皮与其木心的化学成分种类相同,远志皮的祛痰作用、抗惊厥作用、溶血作用及急性毒性均强于远志木心。鉴于带心远志的毒性和溶血作用均小于远志皮,而且镇静作用强,祛痰作用亦不减弱,并且抽去木心费工费时,因此,远志去心没有必要。《中国药典》规定远志不去心应用。

【贮藏】　置通风干燥处。

【备注】　远志的炮炙古代有甘草汤浸、甘草汁蒸、甘草煮、甘草黑豆水煮后姜汁炒、猪胆汁煮后姜汁制、姜炙、姜汁腌、干姜汁蘸焙、灯心煮、酒浸、酒蒸、酒蒸炒、米泔浸、米泔煮、焙制、小麦炒、微炒、炒黄、炒炭等方法。近代有甘草汁煮、甘草汁浸、蜜制、麸炒、炒等方法。现行用甘草汁煮、蜜炙等方法。

巴戟天

【处方用名】　巴戟天,巴戟肉,制巴戟天,盐巴戟天,酒巴戟天。

【来源】　本品为茜草科植物巴戟天 *Morinda officinalis* How 的干燥根。全年均可采挖,洗净,除去须根,晒至六七成干,轻轻捶扁,晒干。药材外观以条粗、显连珠状、肉厚、紫黑色者为佳。

【炮制方法】

1. 巴戟天*　取原药材,除去杂质。本品水溶性浸出物不得少于 50.0%;含耐斯糖($C_{24}H_{42}O_{21}$)不得少于 2.0%(下述的巴戟肉、制巴戟天、盐巴戟天含量同)。

2. 巴戟肉* 取净巴戟天,置于笼屉等适宜的蒸制设备内,蒸透,趁热除去木心,切段,干燥,筛去药屑。

3. 制巴戟天* 取净巴戟天,与甘草汁同置于锅内,用文火煮透,甘草汁被吸尽时,取出,趁热抽去木心,切段,干燥,筛去药屑。

每100kg净巴戟天,用甘草6kg。

4. 盐巴戟天* 取净巴戟天,用盐水拌匀,待盐水被吸尽后,置于笼屉等适宜的蒸制设备内,蒸透,趁热除去木心,切段,干燥。本品含耐斯糖($C_{24}H_{42}O_{21}$)不得少于2.0%。

每100kg净巴戟天,用食盐2kg。

5. 酒巴戟天* 取净巴戟天,用定量黄酒拌匀,待酒被吸尽后,置于笼屉等适宜的蒸制设备内,蒸透,趁热除去木心,切段,干燥(本品收载于《中国药典》成方制剂"添精补肾膏"处方中)。

每100kg净巴戟天,用黄酒30kg。

【性状】 巴戟天呈扁圆柱形,略弯曲,表面灰黄色或暗灰色,具纵纹及横裂纹,有的皮部横向断离露出木部,断面皮部紫色或淡紫色,木部坚硬,黄棕色或黄白色,味甘而微涩。

巴戟肉为扁圆形短段或不规则小块,表面灰黄色或暗灰色,切面皮部厚,紫色或淡紫色,中空,气微,味甘微涩。

制巴戟天表面灰黄色或暗灰色,切面紫色或淡紫色,气微,味甘微涩。

盐巴戟天表面灰黄色或暗灰色,切面紫色或淡紫色,气微,味甘咸而微涩。

酒巴戟天表面灰黄色或暗灰色,切面紫色或淡紫色,气微,有酒香气。

【炮制作用】 巴戟天味甘、辛,性微温。归肾、肝经。具有补肾阳,强筋骨,祛风湿的功能。

巴戟天生品味辛而温,以补肝肾,祛风湿力强。适用于肾虚兼有风湿之证,多用于风冷腰痛,步行艰难,脚气水肿,肌肉萎缩无力。常与羌活、炮姜、牛膝等同用,用于风冷、腰胯疼痛、行步不得,如巴戟丸。

制巴戟天甘味浓,补益作用增强,常与杜仲、山药、干地黄、菟丝子等同用,具有补肾助阳、益气养血的作用,用于肾气虚损、腰脚疼痛、身重无力,如无比山药丸。

盐巴戟天功专入肾,温而不燥,增强了补肾助阳的作用,久服无伤阴之弊。多用于肾中元阳不足,阳痿早泄,腰膝酸软,宫冷不孕,小便频数。常与白术、炒杜仲、菟丝子等同用,用于妇人下部寒冷不孕,如温胞饮。与益智仁、菟丝子、桑螵蛸同用,具有补肾缩尿的作用,用于小便不禁。

酒巴戟天增强温肾助阳的作用。常与党参、制远志、淫羊藿、炙黄芪、酒肉苁蓉、熟地黄等同用,用于肾阳亏虚、精血不足所致的腰膝酸软、精神萎靡、畏寒怕冷、阳痿遗精。

【炮制研究】 巴戟天主要含蒽醌化合物、环烯醚萜苷、耐斯糖等低聚糖、有机酸、氨基酸类及微量元素等成分。

1. 工艺研究 巴戟天以总蒽醌、水晶兰苷含量为指标,优选的盐炙最佳工艺为:每100g巴戟天,加盐水50ml(含2g食盐),闷润90分钟,蒸15分钟,趁热去心,切段,80℃干燥2小时。

2. 成分研究 巴戟天传统用药要求"去心",研究结果表明,巴戟天根皮和木心所含化学成分存在很大差异。根皮中有毒元素铅较木心含量低,16种微量元素含量较木心为多,特别是与中医"肾"、心血管和造血功能密切的锌、锰、铁、铬等元素在根皮中含量较高,所以巴戟天去木心是合理的。

【贮藏】 置通风干燥处,防霉,防蛀。

【备注】 巴戟天的炮炙古代有酒洗、酒浸、酒炒、酒焙、酒蒸、酒煮、盐汤浸、盐水煮、油炒、甘草汤浸、甘草汤炒、甘草汁煮、枸杞汤浸、火炮、米炒、面炒、炒制等方法。近代及现行有清蒸、盐水蒸、甘草汁煮、酒蒸等方法。

吴茱萸

【处方用名】　吴茱萸，制吴茱萸，盐吴茱萸。

【来源】　本品为芸香科植物吴茱萸 *Euodia rutaecarpa*（Juss.）Benth.、石虎 *Euodia rutaecarpa*（Juss.）Benth. var. *officinalis*（Dode）Huang 或疏毛吴茱萸 *Euodia rutaecarpa*（Juss.）Benth. var. *bodinieri*（Dode）Huang 的干燥近成熟果实。8～11 月果实尚未开裂时，剪下果枝，晒干或低温干燥，除去枝、叶、果梗等杂质。药材外观以饱满坚实、香气浓烈者为佳。

【炮制方法】

1. 吴茱萸 *　取原药材，除去杂质及果柄、枝梗。本品含醇溶性浸出物不得少于 30.0%；含吴茱萸碱（$C_{19}H_{17}N_3O$）和吴茱萸次碱（$C_{18}H_{13}N_3O$）的总量不得少于 0.15%，含柠檬苦素（$C_{26}H_{30}O_8$）不得少于 0.20%。

2. 制吴茱萸 *　取净吴茱萸，用甘草汁拌匀，闷润吸尽后，用文火炒至微干，取出，晒干，筛去药屑。本品含醇溶性浸出物不得少于 30.0%；含吴茱萸碱（$C_{19}H_{17}N_3O$）和吴茱萸次碱（$C_{18}H_{13}N_3O$）的总量不得少于 0.15%，含柠檬苦素（$C_{26}H_{30}O_8$）不得少于 0.20%。

每 100kg 净吴茱萸，用甘草 6kg。

3. 盐吴茱萸 *　取净吴茱萸，加盐水拌匀，稍闷，置于热锅内，用文火炒至裂开，稍鼓起时，取出，放凉，筛去药屑（本品收载于《中国药典》成方制剂"泻痢消胶囊"处方中）。

每 100kg 净吴茱萸，用食盐 3kg。

【性状】　吴茱萸呈球形或五角状扁球形，表面暗黄绿色至褐色，粗糙，有多数点状突起或凹下的油点，顶端有五角状的裂隙，基部残留被有黄色茸毛的果梗，质硬而脆，气芳香浓郁，味辛辣而苦。

制吴茱萸表面棕褐色至暗褐色，略鼓起，香气浓郁，辛辣味稍弱。

盐吴茱萸表面焦黑色，香气浓郁，味较辛辣而微苦咸。

【炮制作用】　吴茱萸味辛、苦，性热；有小毒。归肝、脾、胃、肾经。具有散寒止痛，降逆止呕，助阳止泻的功能。

吴茱萸生品有小毒，多外用，长于祛寒燥湿。用于口疮，湿疹，牙痛，高血压。《食疗本草》用吴茱萸煎汤，加酒含漱，治风冷牙痛，有散寒止痛的作用。

各种方法炮制后的制吴茱萸均降低了毒性，常供内服。用于厥阴头痛，寒疝腹痛，寒湿脚气，经行腹痛，脘腹胁痛，呕吐吞酸，五更泄泻。其中，盐吴茱萸能增强入肾的作用，宜用于疝气疼痛。

【炮制研究】　吴茱萸含生物碱类成分，主要是吴茱萸碱、吴茱萸次碱等。尚含柠檬苦素、挥发油、有机酸类、黄酮类成分。

1. 工艺研究　采用正交设计法，以生物碱含量为指标，优选出制吴茱萸的最佳炮制工艺为：每 100kg 吴茱萸，用甘草 6kg，浸润 6 小时，于 230℃条件下炒制 10 分钟。

2. 成分研究　吴茱萸不同炮制规格均含生物碱（吴茱萸碱、吴茱萸次碱等）和辛弗林、柠檬苦素等。炒制品的总生物碱含量明显高于烘制品和晒制品。挥发油含量顺序为生品 > 醋制品 > 甘草制品 > 盐制品，盐制品挥发油含量仅是生品的一半。吴茱萸生品和甘草制品粗粉中两种生物碱（吴茱萸碱、吴茱萸次碱）的含量无明显差异，但水煎液中的含量甘草制品却远远高于生品。盐制品中吴茱萸碱与吴茱萸次碱含量均高于生品，盐制品镇痛作用也最强，说明古人多用盐吴茱萸治疗寒疝腹痛具有一定道理。

【贮藏】　置阴凉干燥处。

【备注】　吴茱萸的炮炙古代有蒸制、煮制、糯米煮、酒制、酒醋制、醋制、盐制、姜制、汤浸、水浸、沸水泡、黑豆制、补骨脂炒、黄连炒、牵牛子炒、火炮、焙制、煨制、熬制、炒黄、炒令熟、炒令焦、炒黑等方法。

近代有甘草汁制、甘草盐制、酒制、醋制、盐制、姜制、黄连制、炒制等方法。现行用甘草汁煮、盐炙、炒黄等方法。

第三节 燀 法

将待炮制品置于多量沸水中,浸煮短暂时间,取出,除去或分离种皮的方法,称燀法。

燀法多适用于需除去或分离种皮的种子类药物。

(一)操作方法

1. 净制 取待炮制品,除去杂质。

2. 燀制 先将多量清水置锅内,加热至沸,再将净药物(或连同盛药的带孔盛器一起)投入沸水中,翻动片刻(从水再沸腾起计时 5~10 分钟),烫至种皮由皱缩至膨胀,易于挤脱时,捞出,放入冷水中稍浸,凉后取出,搓开种皮与种仁,晒干,通过簸、筛,除去或分离种皮。

3. 收贮 将符合成品质量标准的饮片,按药典规定方法收贮。

(二)成品质量

1. 燀制品应呈乳白色或类白色,无种皮。

2. 成品含药屑、杂质不得超过 1%,含水分不得超过 13%。

(三)注意事项

1. 水量要大,一般为待炮制品量的 10 倍。若水量过少,投入药物后,水温迅速降低,酶不能很快被灭活,且药物在温水中时间太长,使苷被酶解或水解,影响药效。

2. 时间不宜过长。加热时间以 5~10 分钟为宜。以免有效成分随水流失。

3. 燀制后,应当天晒干或低温烘干。否则易变黄,影响成品质量。

(四)炮制目的

1. 除去或分离种皮 如苦杏仁、桃仁的种皮属非药用部位;白扁豆的种皮(扁豆衣)偏于祛暑化湿,扁豆仁偏于健脾化湿,需分开分别药用。

2. 保存有效成分 如苦杏仁燀制,能破坏苦杏仁酶,有利于保存苦杏仁苷。

苦杏仁

【处方用名】 苦杏仁,燀苦杏仁,炒苦杏仁,苦杏仁霜。

【来源】 本品为蔷薇科植物山杏 *Prunus armeniaca* L.var.*ansu* Maxim、西伯利亚杏 *Prunus sibirica* L.、东北杏 *Prunus mandshurica*(Maxim.)Koehne 或杏 *Prunus armeniaca* L. 的干燥成熟种子。夏季采收成熟果实,除去果肉及核壳,取出种子,晒干。药材外观以颗粒均匀、饱满、完整、味苦者为佳。

【炮制方法】

1. 苦杏仁* 取原药材,除去杂质。用时捣碎。本品含苦杏仁苷($C_{20}H_{27}NO_{11}$)不得少于 3.0%。

2. 燀苦杏仁* 取净苦杏仁,置于 10 倍于杏仁量的沸水中煮沸短时间(约 5 分钟),至种皮微膨胀时,捞出,用凉水稍浸,取出,搓开种皮与种仁,干燥后,筛或簸去种皮。用时捣碎。本品含苦杏仁苷($C_{20}H_{27}NO_{11}$)不得少于 2.4%。

3. 炒苦杏仁* 取燀苦杏仁,置于预热的炒制设备内,用文火炒至表面黄色时,取出,放凉。用时捣碎。本品含苦杏仁苷($C_{20}H_{27}NO_{11}$)不得少于 2.1%。

4. 苦杏仁霜 取燀苦杏仁,碾成泥状,用布(少量用数层吸油纸)包严,蒸热,压榨去油,如此反复操作,至药物不再黏结成饼为度,再碾细。

【性状】　苦杏仁呈扁心形,表面黄棕色至深棕色,一端尖,另一端钝圆,肥厚,左右不对称,尖端一侧有短线形种脐,圆端合点处向上具多数深棕色的脉纹,种皮薄,种仁乳白色,富油性,气微,味苦。

燀苦杏仁无种皮,表面乳白色或黄白色,有特异的香气,味苦。

炒苦杏仁表面黄色至棕黄色,微带焦斑,有香气,味苦。

苦杏仁霜呈黄白色粉末状,具有特殊气味。

【炮制作用】　苦杏仁味苦,性微温;有小毒。归肺、大肠经。具有降气止咳平喘,润肠通便的功能。

苦杏仁性微温质润,长于润肺止咳,润肠通便。多用于咳嗽气喘,胸满痰多,肠燥便秘。常与桑叶、菊花、连翘、甘草等同用,能疏风清热,宣肺止咳,用于风热犯肺、肺失肃降、气逆咳喘等,如桑菊饮。

燀苦杏仁可破坏酶,保存苷,去皮又利于有效成分的溶出,提高疗效。其作用与生苦杏仁相同。

炒苦杏仁性温,长于温散肺寒,并可去小毒。多用于肺寒咳嗽,久喘肺虚;亦用于肠燥便秘。配伍胡桃仁,具有补肺平喘作用,可用于久患肺喘、咳嗽不止、睡卧不宁,如杏仁煎。

苦杏仁霜除去了部分脂肪油,润燥作用显著减弱,无滑肠之虑,宣降肺气之力较强。多用于脾虚便溏的咳喘患者。可与人参、黄芪、款冬花、陈皮、炙百部等同用,能补脾益肺,止咳化痰。

【炮制研究】　苦杏仁主要含苦杏仁苷、脂肪油。尚含有氨基酸、蛋白质、挥发性成分等。

1. 工艺研究

(1)燀法:以用沸水、用水量10倍于苦杏仁量及煮沸5分钟为宜。既可以破坏酶,又可以保存大量的苦杏仁苷。

(2)微波法:用微波炉,温度80℃,加热4～5分钟,苦杏仁酶完全灭活,苦杏仁苷不受损失。

(3)蒸法:使用流通蒸汽将苦杏仁蒸至上气,再维持30分钟,能使苦杏仁酶完全被破坏,明显减少苦杏仁苷在炮制过程中的损失,有效地稳定苦杏仁中苦杏仁苷的含量。

(4)砂烫法:用河砂作为传热介质,利用其受热均匀、传热快、温度高的特点,能迅速、完全地破坏苦杏仁酶,且砂烫法较传统的燀法操作简便,容易掌握,适合于大批量生产。

2. 成分研究

实验研究表明,苦杏仁皮、肉中所含有效成分苦杏仁苷的量几乎一致,且种皮中微量元素含量比种仁高。说明苦杏仁炮制可不去皮,既可减少脱皮这一繁琐工序,节省大量药材,又可增强临床疗效。

3. 炮制原理研究

苦杏仁经加热炮制后,可以杀酶保苷,使苦杏仁苷在体内胃酸的作用下,缓慢水解,产生适量的氢氰酸,只起镇咳作用而不致引起中毒。

【贮藏】　置阴凉干燥处,防蛀。

【备注】　苦杏仁的炮炙古代有熬制、微炒、去皮尖炒、炒香、炒焦、炒令微黑、制炭、烧黑、火燎存性、焙、蒸制、煮制、酒浸、醋制、盐制、姜制、蜜制、油制、酥制、药汁制、米泔制、童便制、童便浸蜜炒、麸炒、蛤粉烫、牡蛎粉炒、面炒、面裹煨后去油、制霜等方法。近代有燀制、炒制、蒸法、制霜、制饼、麸炒、蜜制、甘草制等方法。现行用燀制、炒制、制霜等方法。

▌ 桃仁 ▌

【处方用名】　桃仁,燀桃仁,炒桃仁,桃仁霜。

【来源】　本品为蔷薇科植物桃 *Prunus persica*(L.)Batsch 或山桃 *Prunus davidiana*(Carr.)Franch. 的干燥成熟种子。果实成熟后采收,除去果肉及核壳,取出种子,晒干。药材外观以颗粒饱满、外皮色棕红、种仁色白富油性者为佳。

【炮制方法】

1. 桃仁[*] 取原药材,除去杂质。用时捣碎。本品含苦杏仁苷($C_{20}H_{27}NO_{11}$)不得少于 2.0%。

2. 燀桃仁[*] 取净桃仁或山桃仁,置于沸水中,烫至种皮微膨胀时,捞出,用凉水稍浸,取出,搓开种皮与种仁,干燥,筛或簸去种皮。用时捣碎。本品含苦杏仁苷($C_{20}H_{27}NO_{11}$)不得少于 1.50%。

3. 炒桃仁[*] 取燀桃仁或山桃仁,置于预热的炒制设备内,用文火炒至表面黄色时,取出,放凉。用时捣碎。本品含苦杏仁苷($C_{20}H_{27}NO_{11}$)不得少于 1.60%。

4. 桃仁霜[*] 取桃仁,研成泥状,用吸油纸包裹,压榨。间隔一日剥去纸,研散,如此反复多次,至油几尽、质地松散时,研成细粉。(本品收载于《中国药典》四部)

【性状】 桃仁呈扁长卵形,表面黄棕色至红棕色,密布颗粒状突起,一端尖,中间膨大,另一端钝圆稍偏斜,边缘较薄,尖端一侧有短线形种脐,圆端有颜色略深不甚明显的合点,自合点处散出多数纵向维管束,种皮薄,种仁乳白色,富油性。山桃仁呈类卵圆形,较小而肥厚,气微,味微苦。

燀桃仁无种皮,表面浅黄白色,气微香,味微苦。

炒桃仁表面黄色至棕黄色,略具焦斑,气微香,味微苦。

桃仁霜为黄白色粉末状,气微,具有特殊气味。

【炮制作用】 桃仁味苦、甘,性平。归心、肝、大肠经。具有活血祛瘀,润肠通便,止咳平喘的功能。

桃仁生品以活血祛瘀力强。用于经闭痛经,癥瘕痞块,肺痈肠痈,跌扑损伤,肠燥便秘,咳嗽气喘。

燀桃仁去皮利于有效成分的溶出,提高疗效。其作用与生桃仁基本一致。

炒桃仁偏于润燥和血。多用于肠燥便秘,心腹胀满等。可与当归、郁李仁、枳壳(麸炒)、生地黄、火麻仁、大黄等同用,能清热润燥,用于大肠燥热、津枯液少、大便秘结、脘腹胀满,如通幽润燥丸。

桃仁霜除去了部分脂肪油,润燥作用显著减弱,无滑肠之虑,活血祛瘀之力较强。用于癥瘕积聚,内痈等。

【贮藏】 置阴凉干燥处,防蛀。

【备注】 桃仁的炮炙古代有熬制、熬令黑烟出、微炒、去皮尖炒、制炭、麸炒、面炒、吴茱萸炒、干漆炒、烧存性、焙、酒制、盐炒、童便酒炒、白术乌豆制等方法。近代有燀制、炒制、炒焦、麸炒、蜜炙、制霜、甘草水煮等方法。现行用燀法和炒法。

白扁豆

【处方用名】 白扁豆,炒白扁豆,白扁豆仁,白扁豆衣。

【来源】 本品为豆科植物扁豆 *Dolichos lablab* L. 的干燥成熟种子。秋、冬季采收成熟的果实,晒干,取出种子,再晒干。药材外观以粒大、饱满、色白者为佳。

【炮制方法】

1. 白扁豆[*] 取原药材,除去杂质。用时捣碎。

2. 炒白扁豆[*] 取净白扁豆,置于预热的炒制设备内,用文火炒至微黄色,略带焦斑时,取出,放凉。用时捣碎。

3. 白扁豆仁[*] 取净白扁豆,置于 10 倍于白扁豆量的沸水中,煮沸短时间(约 10 分钟),至种皮微膨胀时,捞出,用凉水稍浸,取出,搓开种皮与种仁,干燥,簸取种仁(本品收载于《中国药典》成方制剂"小儿香橘丸"等多个组方中)。

4. 白扁豆衣　按上述白扁豆仁方法炮制,搓开种皮与种仁,干燥后,簸取种皮。

【性状】　白扁豆呈扁椭圆形或扁卵圆形,表面淡黄白色或淡黄色,平滑,略有光泽,质坚硬,种皮薄而脆,种仁黄白色,气微,味淡,嚼之有豆腥气。

炒白扁豆微黄色,略有焦斑,有香气。

白扁豆仁呈黄白色,气微,味淡,嚼之有豆腥气。

白扁豆衣呈不规则的片状或囊状,表面淡黄白色,平滑,微有光泽,一侧有隆起的白色眉状种阜。质轻易碎。

【炮制作用】　白扁豆味甘,性微温。归脾、胃经。具有健脾化湿,和中消暑的功能。

白扁豆生品清暑化湿力强。用于暑湿及消渴。

炒白扁豆偏于健脾止泻。用于脾虚泄泻,白带过多。

燀制可分离白扁豆仁和白扁豆衣。扁豆仁作用与白扁豆生品相似。

白扁豆衣气味俱弱,味甘,性平。具有化湿健脾功能。健脾作用较弱,偏于祛暑化湿。用于暑热所致的身热,头目昏眩。

【炮制研究】　白扁豆主要含蛋白质、脂肪、碳水化合物、细胞凝集素 A 和 B、磷脂等成分。

扁豆中含对人体红细胞的非特异性凝集素。凝集素 A 不溶于水,无抗胰蛋白酶活性,可抑制大鼠生长,甚至引起肝脏区域性坏死,加热后则毒性大减。凝集素 B 可溶于水,能抗胰蛋白酶活性,加压蒸汽消毒或煮沸 1 小时后,活力损失 86%～94%,因此扁豆加热炮制能去毒。

【贮藏】　置干燥处,防蛀。

【备注】　白扁豆的炮炙古代有微炒、炒黑、连皮炒、陈皮炒、炒熟去壳、火炮、焙、蒸制、煮制、姜制、醋制等方法。近代有燀制、炒黄等方法。

(袁万瑞)

❓ 复习思考题

1. 试述黄芩的软化处理方法,并说明若软化不当变绿的原因。
2. 试述熟地黄的制备方法。
3. 简述制何首乌的炮制工艺。
4. 试述川乌(草乌)清水煮制的降毒原理。
5. 简述豆腐制藤黄的方法。
6. 试述燀制苦杏仁的方法和操作注意。

第十二章 复制法

PPT 课件

知识导览及
重点难点

学习目标

1. 掌握半夏、天南星的炮制方法、成品性状和炮制作用。

2. 熟悉白附子、附子的炮制方法、成品性状、炮制作用。

3. 了解复制法的含义及现代研究。

4. 具有对毒性饮片炮制操作的能力,会制备姜半夏、清半夏、法半夏、制天南星、胆南星。

将待炮制品加入一种或数种辅料,按规定程序,反复炮制的方法,称复制法,亦称法制法。

复制法的特点是所用辅料种类较多、工序复杂。唐代有些药物就有了较完备的复制工艺,如《千金翼方》就载有造熟地黄、造干地黄法等。随着人们用药经验的不断积累,后来复制的药物品种和数量、辅料种类和用量、工艺程序以及炮制目的等都不尽相同。现代,复制法多用于具有辛辣味和刺激性、毒性大的中药的炮制,如半夏、天南星、附子、白附子等。为了确保生产安全和饮片质量,从事毒性中药材等有特殊要求的生产操作人员,应具有相关专业知识和技能,操作时要全过程进行有效监控。为防止污染和交叉污染,炮制加工应使用专用设施和设备,并与其他饮片生产区严格分开,生产的废弃物应经过处理并符合要求。

(一)操作方法

复制法的具体方法和辅料的选择应视待炮制品而定。一般是将待炮制品置于适宜洁净的设备内,加入一种或数种辅料,按规定的工艺程序,或浸、泡、漂,或蒸、煮,或数法并用,反复炮制,以达到规定的质量要求为度。

(二)成品质量

1. 复制品应口尝应微有或无麻舌感。

2. 成品若为煮品应煮透,含药屑、杂质不得超过 2%,含水分不得超过 13.0%。

(三)注意事项

1. 药物复制前,要大小分档,使浸漂或煮制的时间一致。

2. 浸漂时,每天应定时反复换水,并要勤检查,以防霉烂。

3. 加热处理时,火力要均匀,并要勤翻动,以免糊汤。

(四)炮制目的

1. 降低毒性 如半夏、天南星、附子、白附子等,用生姜、白矾、甘草、石灰等制后,均可降低毒性。

2. 增强疗效 如半夏、天南星、白附子等,用生姜、白矾制后,能增强燥湿化痰或祛风逐痰的功效。

半夏

【处方用名】 生半夏,清半夏,姜半夏,法半夏。

【来源】　本品为天南星科植物半夏 *Pinellia ternata*（Thunb.）Breit. 的干燥块茎。夏、秋二季采挖，洗净，除去外皮及须根，晒干。药材外观以个大、皮净、色白、质坚实、粉性足者为佳。

【炮制方法】

1. 生半夏*　取净药材，除去杂质，洗净，干燥。用时捣碎。本品含浸出物不得少于 7.5%；含总酸以琥珀酸（$C_4H_6O_4$）计不得少于 0.25%。

2. 清半夏*　取净半夏，大小分档，用 8% 的白矾溶液浸泡或煮至内无干心，口尝微有麻舌感时，取出，洗净，切厚片，干燥，除去药屑。本品含水溶性浸出物不得少于 7.0%；含白矾以含水硫酸铝钾［$KAl(SO_4)_2 \cdot 12H_2O$］计不得过 10.0%，含总酸以琥珀酸（$C_4H_6O_4$）计不得少于 0.30%。

每 100kg 净半夏，浸泡法用白矾 20kg，煮法用白矾 12.5kg。

3. 姜半夏*　取净半夏，大小分档，用水浸泡至内无干心时，取出；另取生姜切片煎汤，加白矾与半夏共煮透，取出，晾干或晾至半干，干燥；或切薄片，干燥，除去药屑。本品含水溶性浸出物不得少于 10.0%；含白矾以含水硫酸铝钾［$KAl(SO_4)_2 \cdot 12H_2O$］计不得超过 8.5%。

每 100kg 净半夏，用生姜 25kg、白矾 12.5kg。

4. 法半夏*　取净半夏，大小分档，用水浸泡至内无干心时，取出；另取甘草适量，加水煎煮 2 次，合并煎液，倒入用适量水制成的石灰液中，搅匀，加入上述已浸透的半夏，浸泡，每日搅拌 1～2 次，并保持浸液 pH 值 12 以上，至剖面黄色均匀，口尝微有麻舌感时，取出，洗净，阴干或烘干，即得。本品含水溶性浸出物不得少于 5.0%。

每 100kg 净半夏，用甘草 15kg、生石灰 10kg。

【性状】　半夏呈类球形，有的稍偏斜，表面白色或浅黄色，顶端有凹陷的茎痕，周围密布麻点状根痕，下面钝圆，较光滑，质坚实，断面白色，富粉性，气微，味辛辣、麻舌而刺喉。

清半夏为椭圆形、类圆形或不规则片，切面淡灰色至灰白色，质脆，易折断，断面略呈粉性或角质样，气微，味微涩、微有麻舌感。

姜半夏呈片状、不规则颗粒状或类球形。表面棕色至棕褐色。质硬脆，断面淡黄棕色，常具角质样光泽，气微香，味淡、微有麻舌感，嚼之略粘牙。

法半夏呈类球形或破碎成不规则颗粒状，表面淡黄白色、黄色或棕黄色。质较松脆或硬脆，断面黄色或淡黄色，气微，味淡略甘，微有麻舌感。

【炮制作用】　半夏味辛，性温；有毒。归脾、胃、肺经。具有燥湿化痰，降逆止呕，消痞散结的功能。用于湿痰寒痰，咳喘痰多，痰饮眩悸，风痰眩晕，痰厥头痛，呕吐反胃，胸脘痞闷，梅核气；生用外治痈肿痰核。

生半夏有毒，内服可导致失音，呕吐，水泻。多外用，以消肿止痛为主。用于痈肿痰核。

清半夏毒性降低，长于燥湿化痰。用于湿痰咳嗽，胃脘痞满，痰涎凝聚，咯吐不出。

姜半夏毒性降低，长于降逆止呕，温中化痰。用于痰饮呕吐，胃脘痞满。

法半夏毒性降低，长于燥湿化痰，常用于中成药。用于痰多咳喘，痰饮眩悸，风痰眩晕，痰厥头痛。

【炮制研究】　半夏主要含多种生物碱、氨基酸等成分，其毒性成分至今未能阐明。

1. 工艺研究　半夏热压新工艺：用 127～147kPa 高压蒸 2 小时，可消除麻辣味。半夏浸透后，115℃蒸制 10 分钟，口服无刺激感。取生半夏，120℃焙 2 小时，可除去催吐作用而不减少镇吐作用。

2. 药理研究　生半夏的毒性主要表现为对胃、肠、咽喉、口腔等黏膜的强烈刺激性，引起腹泻、呕吐、失音，特别对咽喉黏膜刺激强烈，所以古人有"戟人咽喉"之说。研究证实，半夏刺激性成分主要是由草酸钙和蛋白结合形成的针晶复合物，称为"毒针晶"，毒针晶极细长、两头尖锐、具倒刺。

半夏不同炮制品均能消除其刺激咽喉而导致失音的副作用，而且也保留了半夏的药理作用和临床疗效。药理作用表明,半夏不同炮制品刺激作用强弱为生半夏 > 姜浸半夏 > 姜矾半夏 > 矾半夏 > 姜汁煮半夏。

【贮藏】 置通风干燥处,防蛀。

【备注】 半夏的炮炙古代有汤洗、姜制、姜矾制、姜汁浸炒、姜竹沥制、姜青盐制、姜桑叶盐制、皂角白矾煮、甘草制、吴茱萸制、水煮、制曲、麸炒、制炭等多种方法。近代有姜半夏、清半夏、法半夏、仙半夏、京半夏、竹沥半夏。现代主要有姜半夏、清半夏、法半夏等炮炙法。

天 南 星

【处方用名】 生天南星,生南星,制天南星,制南星。

【来源】 本品为天南星科植物天南星 *Arisaema erubescens*(Wall.)Schott、异叶天南星 *Arisaema heterophyllum* Bl. 或东北天南星 *Arisaema amurense* Maxim. 的干燥块茎。秋、冬二季茎叶枯萎时采挖,除去须根及外皮,干燥。药材外观以体大、色白、粉性足者为佳。

【炮制方法】

1. 生天南星 * 取原药材,除去杂质,洗净,干燥。本品含醇溶性浸出物不得少于 9.0%;含总黄酮以芹菜素($C_{15}H_{10}O_5$)计不得少于 0.050%。

2. 制天南星 * 取净天南星,大小分档,放水中浸泡,每日换水 2~3 次,如水面起白沫时,换水后加白矾(每 100kg 天南星,加白矾 2kg),泡 1 日后,再进行换水,至切开口尝微有麻舌感时取出。另取生姜片、白矾置于锅内,加入适量水煮沸后,倒入天南星共煮至透心(无白心)时取出,除去姜片,晾至四至六成干,切薄片,干燥,筛去药屑。本品含白矾以含水硫酸铝钾[$KAl(SO_4)_2 \cdot 12H_2O$]计不得过 12.0%,含总黄酮以芹菜素($C_{15}H_{10}O_5$)计不得少于 0.050%。

每 100kg 净天南星,用生姜、白矾各 12.5kg。

【性状】 天南星呈扁球形,表面类白色或淡棕色,较光滑,顶端有凹陷的茎痕,周围有麻点状根痕,有的周边有小扁球状侧芽,质坚硬,断面白色,粉性,气微辛,味麻辣。

制天南星为黄色或淡黄棕色的类圆形或不规则的薄片,质脆易碎,断面角质状,气微,味涩微麻。

【炮制作用】 天南星味苦、辛,性温;有毒。归肺、肝、脾经。具有燥湿化痰,祛风止痉,散结消肿的功能。

生天南星辛温燥烈,有毒,多外用,长于散结消肿。用于治痈肿,蛇虫咬伤。

制天南星毒性降低,增强燥湿化痰作用。用于顽痰咳嗽,风痰眩晕,中风痰壅,口眼㖞斜,半身不遂,癫痫,惊风,破伤风。外用治痈肿,蛇虫咬伤。如青州白丸子、玉真散、五痫丸。

【炮制研究】 天南星主要含生物碱、三萜皂苷、安息香酸、海韭菜苷、D- 甘露醇及多种氨基酸,其毒性成分至今尚不清楚。

1. 工艺研究 热压新工艺:生品经 8% 白矾溶液加热加压 60 分钟,即可消除麻舌感,且大大提高水浸出物含量。

2. 成分研究 天南星中所含的掌叶半夏碱乙具有抗凝血作用,不同炮制工艺所得的制南星中掌叶半夏碱乙的含量均较生品降低,尤其以老方法制品下降最大,仅为生品含量的 1/9。另有报道,长期水漂虽然能除去麻辣味,但有效成分也随之流失。

3. 药理研究 生天南星的毒性与生半夏相似,主要表现为刺激性毒性,二者同属天南星科,均含有针晶复合物—毒针晶,具有强烈的刺激性。天南星经白矾、胆汁、白酒、生姜、甘草等炮制后,能降低毒性。

【贮藏】 置通风干燥处,防霉,防蛀。

【备注】 天南星的炮炙古代有姜制、白矾制、甘草制、蒸制、煮制、韭汁煮、酒制、蜜制、牛乳炒、薄荷制、朱砂制、白矾皂荚制、乳香制、川朴制、荆芥制、黑豆青盐制、牙皂制、羌活制、制曲、焙、火炮、烧熟、煨制、石灰炒、麸炒、炒黄、炒赤、制炭等方法。近代有姜矾煮、姜豆腐煮、甘草白矾煮、甘草生姜蒸、石灰生姜甘草煮等方法。现在用姜矾煮方法。

白附子

【处方用名】　生白附子，制白附子。

【来源】　本品为天南星科植物独角莲 *Typhonium giganteum* Engl. 的干燥块茎。秋季采挖，除去须根和外皮，晒干。药材外观以肥壮、色白、粉性足者为佳。

【炮制方法】

1. 生白附子*　取原药材，除去杂质，洗净，干燥。本品含醇溶性浸出物不得少于 7.0%。

2. 制白附子*　取净白附子，大小分档，用清水浸泡，每日换水 2～3 次，数日后如起黏沫，换水后加白矾（每 100kg 白附子，用白矾 2kg），泡 1 日后再换水，至口尝微有麻舌感为度，取出。另取白矾及生姜片加入适量水，煮沸后，倒入白附子共煮至无白心，捞出，除去生姜片，晾至六七成干，再闷润至内外柔软一致，切厚片，干燥，除去药屑。

每 100kg 净白附子，用生姜、白矾各 12.5kg。

【性状】　白附子呈椭圆或卵圆形，表面白色至黄白色，质坚硬，断面白色，粉性，气微，味淡，麻辣刺舌。

制白附子为类圆形或椭圆形厚片，周边淡棕色，片面黄色，角质，气微，味微涩，微有麻舌感。

【炮制作用】　白附子味微辛，性温；有毒。归胃、肝经。具有祛风痰，定惊搐，解毒散结，止痛的功能。

生白附子有毒，长于祛风痰，定惊搐，解毒止痛。用于中风痰壅，口眼㖞斜，语言謇涩，惊风癫痫，破伤风，痰厥头痛，偏正头痛，瘰疬痰核，毒蛇咬伤。生品一般多外用。

制白附子降低毒性，并可消除麻辣味，增强祛风痰作用。用于偏头痛，痰湿头痛，咳嗽痰多。

【炮制研究】　白附子主要含有挥发油、有机酸、氨基酸、脑苷等成分。

1. 工艺研究　热压新工艺：生白附子，加 6% 白矾溶液浸泡，115℃加压煎煮 30 分钟。

2. 药理研究　白附子中的毒性成分是具特殊晶型的毒针晶，与半夏、天南星相同。

【贮藏】　置通风干燥处，防蛀。

【备注】　白附子的炮炙古代有火炮、姜炙、姜汁蒸、米泔浸焙干、酒浸炒、酒煮炒、童便酒炒、醋炙、姜汁泡后甘草浸焙、面煨、纸裹煨等方法。近代有姜矾煮、石灰生姜浸、姜矾甘草蒸、生姜煮、白矾煮、生姜皂角制、甘草白矾制等方法。

附子

【处方用名】　附子，附片，黑顺片，白附片，淡附片，炮附片，熟附片。

【来源】　本品为毛茛科植物乌头 *Aconitum carmichaelii* Debx. 的子根加工品。6 月下旬至 8 月上旬采挖，除去母根、须根及泥沙，习称"泥附子"。加工成下列规格：

（1）盐附子：选个大、均匀的泥附子，洗净，浸入食用胆巴的水溶液中过夜，再加食盐，继续浸泡，每日取出晒晾，并逐渐延长晒晾时间，直至附子表面出现大量结晶盐粒（盐霜），质变硬为止。药材外观以个大、体重、色灰黑、表面起盐霜者为佳。

（2）黑顺片：取泥附子，按大小分别洗净，浸入食用胆巴的水溶液中数日，连同浸液煮至透心，捞出，水漂，纵切成厚约 0.5cm 的片，再用水浸漂，用调色液使附子染成浓茶色，取出，蒸至出现油面、光泽后，烘至半干，再晒干或继续烘干。药材外观以片大、厚薄均匀、切面油润有光泽者为佳。

（3）白附片：选个大均匀的泥附子，洗净，浸入食用胆巴的水溶液中数日，连同浸液煮至透心，捞出，剥去外皮，纵切成厚约 0.3cm 的片，用水浸漂，取出，蒸透，晒干。药材外观以片大、色白、油润、半透明者为佳。

【炮制方法】

1.附片* 产地制得的黑顺片、白附片直接入药。

2.淡附片* 取净盐附子，用清水浸漂，每日换水 2～3 次，至盐分漂尽，与甘草、黑豆加水共煮至透心，切开后口尝无麻舌感时，取出，除去甘草、黑豆，切薄片，干燥，筛去药屑。本品含双酯型生物碱以新乌头碱（$C_{33}H_{45}NO_{11}$）、次乌头碱（$C_{33}H_{45}NO_{10}$）及乌头碱（$C_{34}H_{47}NO_{11}$）的总量计不得过 0.010%。

每 100kg 净盐附子，用甘草 5kg、黑豆 10kg。

3.炮附片* 取净砂置于炒制设备内，用武火加热，待砂呈灵活滑利状态时，投入净附片，翻炒至鼓起并微变色，取出，筛去砂，放凉。本品含生物碱以乌头碱（$C_{34}H_{47}NO_{11}$）计不得少于 1.0%。

4.熟附片 取净盐附子，漂去咸味，置锅内，加水和豆腐同煮，至口嚼无麻感，除去豆腐，摊晾至外干内润，切薄片，晾干，筛去碎屑。或取净附子（或黑顺片），略浸，润透，置锅内，加水和豆腐同煮，至口尝无麻舌感时，除去豆腐，摊晾至外干内润，切薄片，晾干，筛去药屑。

每 100kg 净盐附子或附片、黑顺片，用豆腐 10kg。

【性状】 盐附子呈圆锥形，表面灰黑色，被盐霜，体重，横切面灰褐色，气微，味咸而麻，刺舌。黑顺片为不规则纵切厚片，上宽下窄，外皮黑褐色，切面暗黄色，油润具光泽，半透明状，质硬而脆，断面角质样，气微，味淡。白附片形如黑顺片，无外皮，黄白色，半透明。

淡附片为纵切的不规则薄片，外皮褐色，切面褐色，半透明，质硬，断面角质样，气微，味淡，口尝无麻舌感。

炮附片形如黑顺片，表面黄棕色，鼓起，质松脆，气微，味淡。

熟附片为不规则薄片，外皮者暗褐色至黑褐色，有细皱纹，切面淡黄棕色至淡褐色，半透明，角质状，质坚，气微，味淡。

【炮制作用】 附子味辛、甘，性大热；有毒。归心、肾、脾经。具有回阳救逆，补火助阳，散寒止痛的功能。

生附子有毒，多外用。

盐附子仅做性状检测，不作药用。产地加工成盐附子的目的是防止药物腐烂。

附片（黑顺片、白附片）毒性降低，便于内服，长于回阳救逆，散寒祛湿。用于亡阳虚脱，肢冷脉微，心阳不足，胸痹心痛，虚寒吐泻，脘腹冷痛，肾阳虚衰，阳痿，宫冷，阴寒水肿，阳虚外感，寒湿痹痛。

淡附片毒性降低，长于回阳救逆，散寒止痛。用于亡阳虚脱，肢冷脉微，阴寒水肿，阳虚外感，寒湿痹痛。

炮附片毒性大减，长于温肾暖脾，补命门之火。用于心腹冷痛，虚寒吐泻，冷积便秘，或久痢赤白。

熟附片毒性大减，回阳救逆，补火助阳，逐风寒湿邪。用于亡阳虚脱，肢冷脉微，阳痿，宫冷，心腹冷痛，虚寒吐泻，阴寒水肿，阳虚外感，寒湿痹痛。

【炮制研究】 附子的毒性成分为乌头碱等二萜双酯型生物碱，炮制可明显降低毒性，减毒机制与川乌类似。

1.成分研究 研究表明，各种炮制方法和工艺均能使附子中生物碱含量下降。但附子中总生物碱含量的多少不能准确反映其毒性大小，而双酯型生物碱的含量是决定其毒性大小的主要因素。附子生品和各炮制品的双酯型生物碱含量依次为：生附子 > 黑附片 > 淡附子 > 白附片 > 炮附子。

2．药理研究　熟附片对离体蛙心有明显的强心作用，尤其在心功能不全时更为显著，但浓度增高时，可出现严重的毒性反应。附子中的去甲乌药碱含量很低，但具有显著的强心作用，稀释至十亿分之一仍有活性。其他具有强心作用的成分有氯化棍掌碱、去甲猪毛菜碱等。

【贮藏】　置干燥处，防潮。

【备注】　附子的炮炙古代有水浸、蒸制、煮制、甘草制、黑豆制、赤小豆制、火炮、煨制、酒制、醋制、盐制、姜制、蜜制、酿制、黄连制、朱砂制、童便制、巴豆煮、防风制、猪脂制、麸炒、炒黄、炒黑、炒炭等方法。近代有砂烫、甘草黑豆煮、炮、甘草制、姜制、豆腐制、矾水煮、黑豆制等方法。现在用甘草黑豆制、砂烫、豆腐煮等方法。

（王云峰）

? 复习思考题

1．何为复制法？复制法的炮制目的有哪些？主要适用于哪些药材？
2．试述半夏的饮片规格及其炮制方法、炮制作用。
3．试述制天南星的炮制方法。

ER-12-3

扫一扫，测一测

第十三章　发酵发芽法

PPT 课件

知识导览及
重点难点

发酵法和发芽法均借助于霉菌或酶的作用，使药物通过发酵或发芽的过程，改变其原有性能，增强或产生新的功效，扩大用药品种，以适应临床用药的需要。

第一节　发　酵　法

待炮制品在一定温度和湿度条件下，由于霉菌和酶的催化分解作用，使其发泡、生衣的方法，称发酵法，亦称曲法。

曲又称糵、麹。历史上最早的曲，是为造酒之用的酒曲。后来人们在生活中发现酒曲有"消谷止痢"的作用，于是把酒曲作为药物治病。汉代以后，人们又发明了专供药用的药曲，并在中医药中应用开来。

（一）操作方法

1. 发酵的方法　药料不同，发酵的方法不完全相同。一般分两类：

（1）药料与面粉混合发酵：如六神曲、半夏曲、建神曲等。

（2）药料直接发酵：如淡豆豉、百药煎、红曲等。

2. 发酵的条件　发酵的过程是微生物新陈代谢的过程。因此，虽然操作方法不尽相同，但发酵时所需的条件是相同的。发酵时微生物生长繁殖应具备下述条件：

（1）菌种：发酵要求菌种纯，多数是利用空气中微生物自然发酵。若菌种不纯，会影响发酵的质量。

（2）营养物质：发酵过程需要充足的营养物质。如蛋白质、淀粉、脂肪、无机盐类等。

（3）温度：发酵要有适宜的温度，一般要求发酵室内温度以 30～37℃为宜。若温度过高，则菌种老化、死亡；温度过低，则发酵迟缓甚至不能发酵。

（4）湿度：一般发酵的相对湿度宜控制在 70%～80%。若湿度太大，则药料发黏，且易生虫霉烂，造成药物发暗；过分干燥，则药料易散不能成型，不易发酵。经验认为，以"握之成团，指尖可见水迹，放下轻击即碎"为宜。

（5）其他方面：药料 pH 以 4～7.6 为宜，在有充足的氧气或二氧化碳条件下进行。

（二）成品质量

1. 发酵品表面应布满黄白色霉衣，内部有斑点，气味芳香，无霉味和酸败味。

2. 成品含药屑、杂质不得超过 1%，含水分不得超过 13%。

（三）注意事项

1．原料在发酵前应进行杀菌、杀虫处理，以免杂菌影响发酵质量。

2．发酵过程必须一次完成，不得中断或中途停顿。

3．必须在适宜的温度和湿度条件下发酵。

4．发酵过程中，前期要注意保温，后期应适当通风，使发酵有适宜的温度和充足的氧气。

（四）炮制目的

1．制造新药，扩大中药品种 如六神曲、淡豆豉等。

2．改变药性 如天南星用胆汁制后，其性味由辛温变为苦凉，功能由温化寒痰转变为清热化痰。

3．增强疗效 如半夏经发酵制成曲后，能增强健脾温胃，燥湿化痰的功能。

六神曲

【处方用名】 六神曲，陈曲，焦神曲，炒神曲，麸炒神曲。

【来源】 本品为苦杏仁、赤小豆、鲜辣蓼、鲜青蒿、鲜苍耳草等药物加入面粉混合后，经发酵而成的曲剂。六神曲外观以色黄棕、具香气者为佳。

【炮制方法】

1．六神曲* 本品收载于《中国药典》四部，但未列发酵的方法。

原料：面粉100kg，苦杏仁、赤小豆各4kg，鲜青蒿、鲜苍耳草、鲜辣蓼各7kg。

制法：将苦杏仁和赤小豆碾成粉末（或将苦杏仁碾成泥状，赤小豆煮烂），与面粉混合均匀，再将鲜青蒿、鲜苍耳草、鲜辣蓼用适量水煎汤，将汤液陆续加入面粉中，揉搓成粗颗粒状，以手握成团、掷之即散为度，置于木制模型（约33cm×20cm×6.6cm）中压成扁平方块，再用粗纸或鲜苘麻叶包严，放置于木箱或席篓内，每块间要留有空隙，按品字形堆放，上面用鲜青蒿或厚棉被等物覆盖保温。一般室温在30～37℃，经4～6天即能发酵，待表面全部生出黄白色霉衣时，取出，除去纸或苘麻叶，切成2.5cm见方的小方块，干燥。

2．焦六神曲* 取净神曲块，置于预热的炒制设备内，用文火炒至焦黄色时，取出，放凉，筛去药屑（本品及炒焦方法收载于《中国药典》四部）。

3．炒六神曲* 取净神曲块，置于预热的炒制设备内，用文火炒至黄色时，取出，放凉，筛去药屑（本品收载于《中国药典》成方制剂"启脾口服液"等组方中）。

4．麸炒六神曲* 将麦麸均匀撒入温度适宜的热锅内，用中火加热，待起烟时，投入净神曲块，炒至深黄色时，取出，筛去焦麦麸，放凉（本品收载于《中国药典》成方制剂"和中理脾丸"等处方中）。

每100kg净神曲，用麦麸10kg。

【操作注意】 ①制备六神曲时，若赤小豆要煮烂，应煮至呈粥状；②鲜青蒿等药料煎汤约占原料量的25%～30%为宜，拌时不够可加清水；③用汤液拌和面粉不宜过软，否则发酵不好，且颜色乌黑。

【性状】 六神曲为立方形小块，表面灰黄色，粗糙，质脆易断，微有香气。

焦神曲表面焦黄色，内部微黄色，有焦香气。

炒神曲表面黄色，偶有焦斑，质坚脆，有香气。

麸炒神曲表面深黄色，偶有焦斑，质坚脆，有焦麸香气。

【炮制作用】 六神曲味甘、辛，性温。归脾、胃经。具有健脾和胃，消食调中的功能。

六神曲生品健脾开胃，并有发散作用。用于饮食停滞，食积中焦，如宽中降逆汤；用于治感冒食滞，常与山楂、紫苏、藿香同用。

焦神曲长于消食化积。用于食积泄泻。如治时暑暴泻及饮食所伤、胸膈痞闷的曲术丸。

炒神曲和麸炒神曲功能相似，长于醒脾和胃。用于食积不化，脘腹胀满，不思饮食，肠鸣泄泻。

【炮制研究】　六神曲主要含挥发油、淀粉酶、蛋白酶等。

1．工艺研究　六神曲的发酵工艺，以麦麸为营养源制备的六神曲，发酵周期短，成本低，消化酶含量高，且质量稳定。

2．成分研究　六神曲中淀粉酶的效价，经炒黄后保存了生品的60%，而炒焦后基本消失。对神曲中17种微量元素的分析结果表明，Zn、Mn、Fe等微量元素较高，而焦神曲所含微量元素较生品为高。

3．药理研究　六神曲麸炒品和炒焦品均能增加胃的分泌功能和胃肠推动功能。

【贮藏】　置通风干燥处，防蛀，防潮。

【备注】　六神曲的炮炙古代有焙制、微炒、炒黄、火炮、半夏共炒、煨制、枣肉制、酒制、煮制、制炭等方法。近代有麸炒、炒黄、炒焦、炒炭等方法。现行用麸炒、炒黄、炒焦法。

胆南星

【处方用名】　胆南星，九转胆星。

【来源】　本品为制天南星的细粉与牛、羊或猪胆汁经加工而成，或为生天南星细粉与牛、羊或猪胆汁经发酵加工而成。

【炮制方法】

1．胆南星*

（1）发酵法*：取生南星粉，加入净胆汁（或胆膏粉及适量清水）拌匀，放温暖处，发酵7～15天，再连续蒸或隔水炖9昼夜，每隔2小时搅拌1次，除去腥臭气，至呈黑色浸膏状，口尝无麻味为度，取出，晾干。再蒸软，趁热制成小块。

每100kg生天南星粉，用牛（或羊、猪）胆汁400kg（或胆膏粉40kg）。

（2）蒸法*：取制天南星粉，加入净胆汁（或胆膏粉及适量清水）拌匀，蒸60分钟至透，取出，放凉，制成小块，干燥。

每100kg制天南星细粉，用牛（或羊、猪）胆汁400kg（或胆膏粉40kg）。

2．九转胆星　取生天南星细粉，每500g加入新鲜牛胆汁750g，搅拌成黄稠糊状，于秋季置于缸中发酵，数日后逐渐产生大量的泡沫，以后泡沫消失，由稠糊状变为疏松的颗粒状时，封严，置背阴处，为保持温度，缸下部的2/3埋于地下，放置经年（此称"阴转胆星"）。第二年春季取出已阴转成半干的松块，每500g再加入鲜净牛胆汁约100g，搅拌均匀后，分别装于空牛胆皮囊中，用细麻绳扎紧，置阴凉通风处，放置经年（此称"阳转胆星"）。第三年春季将胆囊取下，用水洗净外部的尘土，仔细剥去囊皮，取内容物，碾成粗粉，每500g粗粉与牛胆汁600g搅拌混合后，再装囊、扎紧、放置经年（此称"二转胆星"）。每年春季如此法操作，添加的新胆汁每年递减100g。至第八年为七转胆星，剥取囊内物研成细粉，每500g细粉加黄酒250g，混合均匀，制成块状或压成片状，置笼屉内蒸约1小时，取出，切成小块或小片，为"九转胆星"，亦称"酒转胆星"。

【操作注意】　①蒸法制备胆南星时间短须用制南星粉，发酵法制备胆南星时间较长用生南星粉；②制九转胆星时，囊与胆星粘在一起，应仔细剥去囊皮。

【性状】　胆南星呈方块状或圆柱状，表面灰棕色或棕黑色，断面色稍浅，质硬，气微腥，味苦。

【炮制作用】　胆南星毒性降低，其燥烈之性缓和，药性由温转凉，以清化热痰、息风定惊力强。用于痰热咳喘，咳痰黄稠，中风痰迷，癫狂惊痫。如小黄丸、导痰丸、牛黄抱龙丸等。

九转胆星增加大量胆汁，取其开宣化痰之长，去其峻烈伤阴之弊，多入汤剂使用。善于豁痰除热，治惊风更有奇效。

【贮藏】 置通风干燥处,防霉,防蛀。

【备注】 胆南星炮炙古代至今,一直用胆汁蒸或发酵法制备。

淡豆豉

【处方用名】 淡豆豉,炒淡豆豉。

【来源】 本品为豆科植物黑大豆 *Glycine max*(L.)Merr. 的成熟种子的发酵加工品。淡豆豉外观以质柔软、气香、无糟粒者为佳。

【炮制方法】

1. 淡豆豉* 原料:黑大豆100kg,桑叶、青蒿各7～10kg。

制法:取桑叶、青蒿加水煎煮,滤过,将煎汁拌入净黑大豆中,俟汤液被吸尽后,蒸透,取出,稍凉,再置于发酵容器内,用煎过的桑叶、青蒿渣覆盖,闷使发酵至黄衣上遍时,取出,除去药渣,洗净。再置于容器内闷15～20天,至充分发酵、香气逸出时,取出,略蒸,干燥,筛去药屑。

2. 炒淡豆豉 取净淡豆豉,置于预热的炒制设备内,用文火炒至有香气逸出,微具焦斑时,取出,摊凉。

【性状】 淡豆豉呈椭圆形粒状,略扁,外表黑色,皱缩不平,质柔软,断面棕黑色,气香,味微甘。

炒淡豆豉色泽加深,表面微具焦斑,有香气。

【炮制作用】 淡豆豉味苦、辛,性凉。归肺、胃经。具有解表,除烦,宣发郁热的功能。用于感冒,寒热头痛,烦躁胸闷,虚烦不眠。如治温病初起,症见发热、头痛口渴、咳嗽咽痛的银翘散。

炒淡豆豉兼具止汗作用。

【贮藏】 置通风干燥处,防蛀。

【备注】 淡豆豉的炮炙古代有烧制、熬令黄、炒焦、九蒸九曝、酒渍、醋蒸、盐醋拌蒸、清蒸等方法。近代有炒法,现行一般都生用。淡豆豉的制备自明代就用黑豆与桑叶、青蒿发酵,并沿用至今。此外,上海市炮制规范用黑豆与麻黄、苏叶、藿香、佩兰等发酵而得,该品种味辛、性微温,与淡豆豉在制法与辅料添加上均有所不同,名为"香豆豉",使用时应注意。

半夏曲

【处方用名】 半夏曲,炒半夏曲。

【来源】 本品为制半夏、赤小豆、苦杏仁和鲜青蒿、鲜辣蓼、鲜苍耳草与面粉经加工发酵而成的曲剂。半夏曲外观以身干、色淡黄、块均不碎者为佳。

【炮制方法】

1. 半夏曲* 本品有清半夏与面粉等药料发酵制曲、法半夏与面粉等原料发酵制曲两种方法。

(1)清半夏制曲:本品收载于《中国药典》四部。

原料:清半夏160kg,白矾10kg,六神曲5kg,生姜汁20kg,面粉32kg。

制法:取清半夏、白矾、六神曲粉碎成细粉;生姜汁加适量水稀释(约5倍量的水),与面粉及上述细粉拌匀,制成软硬适宜的小块或颗粒,置于适宜容器中并覆盖薄膜,在温度30℃左右,湿度约80%的环境发酵,发酵至产生"黄衣"时,取出,干燥,即得(制法取自《中国卫生部药品标准中药成方制剂(第十册)》)。

(2)法半夏制曲:本品收载于《全国中药炮制规范》。

原料:法半夏100kg,面粉400kg,赤小豆、苦杏仁、鲜青蒿、鲜辣蓼、鲜苍耳草各30kg。

制法:取法半夏、赤小豆、苦杏仁共碾细粉,与面粉混合均匀,加入鲜青蒿、鲜辣蓼、鲜苍耳草之煎液,搅拌均匀,揉搓成粗颗粒状,以手握成团,掷之即散为度,置于木制模型中压成扁平方块,再用粗纸或鲜苘麻叶包严,放置于木箱或席篓内,每块间要留有空隙,按品字形堆放,上面用鲜青蒿或厚棉被等物覆盖保温。一般室温在 30～37℃,经 4～6 天即能发酵,待表面全部生出黄白色霉衣时,取出,除去纸或苘麻叶,切成小长方块,干燥。

2.炒半夏曲　将麦麸均匀撒入温度适宜的热锅内,用中火加热,待起烟时,投入净半夏曲块,迅速拌炒至表面呈深黄色时,取出,筛去麸皮,放凉,筛去药屑。

每 100kg 半夏曲,用麦麸 10kg。

【性状】　半夏曲为小立方块,表面淡黄色,质疏松,有细蜂窝眼,有香气,味甘微辛。

炒半夏曲表面深黄色,具焦麸香气。

【炮制作用】　半夏曲味甘、微辛,性温。归脾、胃经。半夏经发酵制成曲剂后,可增强其健脾温胃、燥湿化痰的功能。临床以化痰止咳、消食积为主,用于咳嗽痰多,胸脘痞满,饮食不消,苔腻呕恶。如用于治疗中脘气滞,胸膈烦满,痰涎不利,头目不清的三仙丸。

炒半夏曲具焦香气,增强健胃消食的作用。用于心下痞满,不思饮食,倦怠乏力,大便不畅等症。

【炮制研究】　半夏曲具有消食积的功效,现代学者认为这是与微生物发酵过程当中产生的各种消化酶有关。研究报道,半夏曲中含有酵素,除有祛湿化痰、降逆止呕作用外,还有健脾温胃的功效。

【贮藏】　置通风干燥处,防蛀,防潮。

【备注】　半夏曲的制备的炮炙古代有合生姜发酵、合白矾生姜发酵等方法。近代制半夏曲的处方各地不甚相同,制备方法亦有发酵与不发酵的区别。现行大部分地区用法半夏与面粉等原料发酵。半夏曲的炮炙古代有微炒法,现行用麸炒法。

建　神　曲

【处方用名】　建曲,建神曲,炒建神曲,麸炒建神曲,焦建神曲。

【来源】　本品为辣蓼、青蒿等 23 味药料的加工品。建神曲外观以色黄绿、表面有黄色霉衣、具清香气者为佳。

【炮制方法】

1.建神曲[*]　本品为辣蓼、苍耳草等 23 味药料的加工品(本品收载于《中国药典》四部,称建曲,但未列制曲方法)。

原料:藿香、陈皮、紫苏、香附、苍术各 6kg,青蒿、辣蓼、苍耳草各 6.5kg,苦杏仁、赤小豆各 4kg,炒麦芽、炒谷芽、炒山楂各 9kg,炒枳壳、槟榔、薄荷、厚朴、木香、白芷各 3kg,官桂、甘草各 1.5kg。面粉 10.5kg,生麸皮 21kg。

制法:各药共研细粉与生麸皮混匀,再将面粉制成稀糊,趁热与上述各药混合,揉合制成软材,压成块状,发酵,取出,干燥。

2.炒建神曲　取净建神曲碎块,置于预热的炒制设备内,用文火炒至表面呈深黄色,有香气逸出时,取出,放凉,筛去药屑。

3.焦建神曲　取净建神曲碎块,置于预热的炒制设备内,用中火炒至表面呈焦黄色,有焦香气逸出时,取出,放凉,筛去药屑。

4.麸炒建神曲　将麦麸均匀撒入预热的炒制设备内,用中火加热,待起烟时,投入净建神曲块,炒至黄棕色时,取出,筛去焦麦麸,放凉。

每 100kg 净建神曲,用麦麸 10kg。

【性状】　建神曲为扁长方形块,表面黄褐色,粗糙,有白霉,断面疏松,黄褐色。捣碎为不规则的碎块,土黄色、灰黄色或灰褐色,可见纤维未碎的残渣,气清香,味微苦。

炒建神曲表面呈深黄色或微黄棕色,具香气。

焦建神曲表面呈焦黄色,具焦香气。

麸炒建神曲表面呈黄棕色,具焦麸香气。

【炮制作用】　建神曲味辛、甘,性温。归脾、胃经。具有消食化积、发散风寒、健脾和胃的功能。用于感冒头痛、食宿积滞、胸腹胀满、脾虚泄泻。如用于解表清肺止咳的疏解清肺饮。

炒黄、炒焦、麸炒后均可增强其消食化积、健脾和胃的功能。用于伤食胸痞,腹痛吐泻,痢疾,感冒头痛,小儿伤饥失饱,常与健脾消食药同用。

【炮制研究】　对13个省市生产的建神曲消化酶含量进行检测,发现其均不同程度含有蛋白酶或淀粉酶,不含有脂肪酶。

【贮藏】　置阴凉干燥处,防潮,防蛀。

【备注】　建神曲始见于清代《本草纲目拾遗》,又名泉州神曲,范志曲。原方由108味药料(96味干品和12味鲜品)组成。近代药品标所载处方药味不甚相同,北京同仁堂的建神曲是藿香、青蒿等28味药料的加工品,《中国药典》四部收载的建曲为辣蓼、青蒿等23味药料的加工品。建神曲实为六神曲的加味方,功效与神曲相似而消食化积的作用增强,并能解表和中。为了避免与六神曲混淆,将其命名为建神曲或建曲。

百药煎

【处方用名】　百药煎。

【来源】　本品为五倍子、茶叶等经发酵制成的加工品。多在夏、秋二季加工。百药煎外观以表面白斑多、质坚硬、具芳香气者为佳。

【炮制方法】

百药煎＊　取茶叶,加水煎煮2～3次,滤过,合并滤液,浓缩至适量,放凉,与酒糟混合均匀;另取净五倍子,研成细粉,加水与上述混合物加水适量搅匀,制成软块,置适宜容器内发酵,待药块表面遍布白色"霉衣"时,取出,切成小方块,低温干燥(本品在《中国药典》四部、一部成方制剂"清音丸"处方中均有收载,但未列发酵方法)。

每100kg净五倍子,加茶叶(绿茶)6.2kg、酒糟25kg。

【性状】　百药煎呈小方块状,表面灰黄色或黑褐色,间有黄色斑点,布银白色菌丝,质坚硬,断面粗糙呈黄褐色,具芳香气,味酸、涩、微甘。

【炮制作用】　百药煎味酸、甘,性平。归肺、胃经。具有润肺化痰,止血止泻,解热生津的功能。主治久咳劳嗽,咽痛,口疮,牙疳,便血,血痢,泄泻,脱肛,暑热口渴。

【炮制研究】　百药煎主要含没食子酸和鞣质。

1. 成分研究　百药煎中没食子酸通常以水合物形式存在,鞣质由7～9个分子没食子酸和1分子葡萄糖缩合而成,具有抑菌、收敛的作用。

2. 炮制工艺研究　绿茶对五倍子中鞣质和没食子酸的含量有一定的影响。对百药煎中绿茶的加入方式研究发现,相比于五倍子、酒曲、茶叶直接发酵和五倍子、酒曲、绿茶煎煮液混合发酵,茶叶煎煮后的茶渣和茶汁一起加入五倍子酒曲中发酵,鞣质转化率最高,发酵效果最好。

【贮藏】　置阴凉干燥处,防潮,防蛀。

【备注】　宋代始用酿造法发酵制备百药煎,明《本草纲目》始加茶叶发酵。现代,京帮处方中加桔梗、甘草,茶叶用绿茶发酵,武汉文帮处方加乌梅、白矾,茶叶用红茶,省市炮制规范收载百药煎大多用五倍子、酒曲和茶叶发酵。

| 红曲 |

【处方用名】　红曲，红曲米，红曲炭。

【来源】　本品为曲霉科真菌紫色红曲霉 *Monascus parpureus* Went 的菌丝体及孢子，经人工培养，使菌丝在粳米内部生长，使整个米粒变为红色的制品。红曲外观以红透质酥、陈久者为佳。

【炮制方法】

1. 红曲*　本品收载于《中国药典》四部，但未列制备方法。药典一部单味制剂"血脂康片""血脂康胶囊"均是由红曲制成的。

（1）自然发酵法：选择红色土壤地，挖一深坑，在坑上下周围铺以篾席，将粳米或大米倒入其中，上压以重石，使其发酵，待米粒外皮紫红色，内心亦变为红色，取出，晒干。

（2）人工发酵法：将粳米或大米洗净，湿透，置于蒸笼中略蒸，稍熟，然后倒进竹笪上晾凉，撒上紫色红曲霉菌种，放置于30℃的室温中发酵，促使紫色红曲霉菌繁殖，10天后待米粒内外均长满菌丝，变为红色时，取出，晒干或烘干。

2. 红曲炭　取净红曲，置于预热的炒制设备内，用武火炒至外部焦黑色，内部老黄色时，喷淋少许清水，灭尽火星，取出，晾凉，干燥，筛去药屑。

【性状】　红曲呈不规则颗粒或团块，大小不一，表面暗红色或紫红色至浅红棕色，质酥脆，易碎，断面红色至粉红色，气微，味淡。

红曲炭外皮呈焦黑色，折断面深黄色，有焦香气，味微苦。

【炮制作用】　红曲味甘，性微温。归脾、大肠、肝经。具有活血祛瘀，健脾消食，化浊降脂的功能。用于经闭腹痛，产后瘀阻，跌打损伤，饮食积滞，赤白下痢，高脂血症。

红曲炭用于产后恶露不尽，瘀滞腹痛，食积饱胀，赤白下痢，跌打损伤。

【炮制研究】　红曲主要含洛伐他汀，麦角甾醇，豆甾醇。其中洛伐他汀是降血脂的主要活性成分。

研究表明，采用改良选育的紫色红黄曲霉菌株接种在粳米上固体发酵培养而成的红曲中，洛伐他汀含量约为普通商品红曲中的10～60倍。

【贮藏】　置阴凉干燥处，防潮，防蛀。

【备注】　红曲始见于宋代，明代对制曲方法阐述较详。其炮炙方法的炮炙古代有焙制、炒制法。近代有炒炭法，现行用生品。

第二节　发　芽　法

将净选后新鲜成熟的果实或种子，在一定的温度或湿度条件下，促使萌发幼芽的方法，称发芽法，亦称"蘖法"。

（一）操作方法

种子发芽，现代大生产用发芽设备发芽和干燥。下面介绍传统发芽操作步骤：

1. 选种　选取新鲜、粒大、饱满、色泽鲜艳的果实或种子。测发芽率达85%以上。

2. 晒种　将选好的种子在烈日下暴晒。以加速待发芽种子呼吸，促进种子的后熟，增种子的发芽率。且太阳紫外线能杀灭种子贮藏过程中产生的杂菌。

3. 浸种　将净选或晒后的果实或种子，用适量清水浸泡适当时间（春、秋浸泡4～6小时，冬季8小时，夏季4小时）。

4. 发芽　传统是将浸泡适度待发芽的种子，平摊于能透气漏水的容器中，或摊于铺有竹席、四边能排水的水泥地面上,上面用麻袋等湿物盖严,控制温度和湿度,温度一般保持在 18～25℃,每日喷淋清水 2～3 次,保持湿润使萌发幼芽。待种子刚露芽(习称"咬白"),每日要增加淋水的次数和淋水量,以供给充足的氧气和水分,待幼芽长出 0.5～1cm 左右时,停止发芽。

5. 干燥　将发芽的药物掰开,及时摊开,晒干或烘干后,收贮。

(二)成品质量

1. 发芽制品芽长一般应为 0.5～1cm,出芽率不得少于 85%。

2. 成品含药屑、杂质不得超过 1%,含水分不得超过 13%。

(三)注意事项

1. 应选新鲜、成熟饱满、发芽率在 85% 以上的果实和种子。

2. 发芽用水以井水最好,且宜冬暖夏凉。

3. 发芽的温度一般以 18～25℃为宜。

4. 适当避光并选择有充足氧气、通风良好的场地或容器内进行发芽。

5. 发芽时先长须根而后生芽,不能把须根误认为是芽。以芽长 0.5～1cm 为宜,发芽过长则影响药效。

6. 发芽过程中,要勤检查和淋水,以保持所需温度和湿度,防止发热霉烂。

7. 操作过程中避免带入油腻,以防烂芽。

(四)炮制目的

通过发芽,使其具有新的功效,扩大中药品种。

发芽常用的原料有麦、稻、大豆等,主要含有淀粉、蛋白质、脂肪。当种子或果实吸收水分后,呼吸作用加快,淀粉分解为糊精、葡萄糖及果糖,蛋白质分解成氨基酸,脂肪分解成甘油和脂肪酸,并产生多种消化酶、维生素等成分。由于这些变化可产生新的生理活性,使药物具有新的功效。

麦芽

【处方用名】　麦芽,炒麦芽,焦麦芽。

【来源】　本品为禾本科植物大麦 *Hordeum vulgare* L. 的成熟果实经发芽干燥的炮制加工品。药材外观以芽完整、色淡黄者为佳。

【炮制方法】

1. 麦芽*　取新鲜成熟饱满的净大麦,用清水浸泡至六七成透,捞出,置于能排水的容器内,上盖湿物,每日淋水 2～3 次,保持适宜的温度和湿度,待幼芽长至约 0.5cm 时,取出,晒干或低温干燥。本品出芽率不得少于 85%。

2. 炒麦芽*　取净麦芽,置于预热的炒制设备内,用文火炒至表面棕黄色,鼓起并有香气时,取出,放凉,筛去灰屑。

3. 焦麦芽*　取净麦芽,置于预热的炒制设备内,用中火炒至有爆裂声,表面焦褐色,鼓起,并有焦香气时,取出,放凉,筛去灰屑。

【性状】　麦芽呈梭形,表面淡黄色,基部胚根处生出幼芽及数条须根,幼芽呈长披针状条形,长约 0.5cm,质硬,断面白色,粉性,气微,味微甘。

炒麦芽表面棕黄色或深黄色,偶见焦斑,有香气,味微苦。

焦麦芽表面焦褐色,有焦斑,有焦香气,味微苦。

【炮制作用】　麦芽味甘,性平。归脾、胃经。具有行气消食,健脾开胃,回乳消胀的功能。

麦芽生品健脾和胃,疏肝行气。用于脾虚食少,乳汁郁积。可与谷芽、山楂、白术、陈皮等同用,治一般消化不良,对米、面积滞或果积有化积开胃作用,如小儿消食方。对食积化热者尤宜生用。

炒麦芽行气消食回乳。用于食积不消，妇女断乳。如用于妇女产后无儿食乳、乳房肿胀、坚硬疼痛难忍的回乳四物汤。

焦麦芽消食化滞。用于食积不消，脘腹胀痛。如用于治食积泄泻的三仙散。

【炮制研究】　麦芽主要含淀粉酶、转化糖酶、维生素 B、麦芽糖、葡萄糖等成分。

1. 成分研究　大麦中酶活性因发芽程度不同而有显著差异。长出芽叶者酶的活性为 1:7～1:10，而无芽叶者酶的活性仅为 1:3～1:5。而乳酸含量前者为 0.8%～1.0%，后者为 0.5%～0.75%，亦有差异。另外，随炒制程度升高，作为麦芽消导成分之一的乳酸，其含量相应增加。研究发现，生麦芽中麦黄酮和总黄酮的含量均增加，同时炒麦芽和焦麦芽中总黄酮的含量均高于生麦芽。

2. 质量研究　以淀粉酶为指标，对麦芽发芽工艺及质量标准进行研究，结果表明，不同长度麦芽的淀粉酶活性也各不相同。研究认为，最佳发芽长度应为麦粒本身长度的 0.7～0.85 倍，发芽要求均匀，发芽率在 95% 以上，长度 0.5～1cm 者应占 80% 以上，露头芽在 5% 以下，淀粉酶在 300 个糖化力单位以上者为佳。

3. 药理研究　有人认为，麦芽炒焦的作用机制是利用焦香和本身的淀粉促进胃液分泌。研究表明，硝酸根离子和氯离子是动物 α- 淀粉酶（包括唾液淀粉酶和胰淀粉酶）的激活剂。而近期实验表明，炒麦芽提取物中有大量硝酸钙和少量氯化钠，提取物对胰淀粉酶和唾液淀粉酶均有激活作用。麦芽经炒制和水煎处理后，此激活剂仍保留，从而激活消化道中 α- 淀粉酶，而起促进淀粉类食物消化的作用。

另据研究，麦芽的回乳作用关键不在于生品与炒品，而在于量的多少。小剂量（10～15g）消食开胃而催乳，大剂量（60g 左右）则耗气散血而回乳。

【贮藏】　置通风干燥处，防蛀。

【备注】　麦芽的炮炙古代有熬制、微炒、炒黄、炒焦、炒黑、巴豆炒、煨制、焙等方法。近代有炒黄、炒焦、麸炒、砂烫、蒸制等方法。现行用炒黄、炒焦法。

谷　芽

【处方用名】　谷芽，炒谷芽，焦谷芽。

【来源】　本品为禾本科植物粟 *Setaria italica* (L.) Beauv. 的成熟果实经发芽干燥的炮制加工品。药材外观以色黄、有幼芽、颗粒匀整者为佳。

【炮制方法】

1. 谷芽[*]　取成熟而饱满的净粟谷，用清水浸泡至六七成透，捞出，置于能排水的容器内，上盖湿物，每日淋水 1～2 次，保持湿润，待须根长至约 0.6cm 时，取出，晒干或低温干燥。本品出芽率不得少于 85%。

2. 炒谷芽[*]　取净谷芽，置于预热的炒制设备内，用文火炒至表面深黄色，并有香气逸出时，取出，放凉，筛去药屑。

3. 焦谷芽[*]　取净谷芽，置于预热的炒制设备内，用中火炒至表面焦褐色，并有焦香气逸出时，取出，放凉，筛去药屑。

【性状】　谷芽呈类圆球形，直径约为 2mm，顶端钝圆，基部略尖，外壳为革质的稃片，淡黄色，具点状皱纹，下端有初生的细须根，长 0.3～0.6cm，剥去稃片，内含淡黄色或黄白色颖果（小米）1 粒，气微，味微甘。

炒谷芽表面深黄色，偶见焦斑，具香气，味微苦。

焦谷芽表面焦褐色，有焦斑，有焦香气，味微苦。

【炮制作用】　谷芽味甘，性温。归脾、胃经。具有消食和中，健脾开胃的功能。

谷芽生品长于养胃消食。用于胃中气阴不足，食欲减退。如具有启脾开胃功效的谷神汤。

炒谷芽性偏温，以健脾消食力胜。用于不饥食少。

焦谷芽性温微涩，善化积滞，用于积滞不消。

【贮藏】　置通风干燥处，防蛀。

【备注】　谷芽的炮炙古代有燔制、微炒、炒令焦黑、焙等方法。近代有麸炒、炒黄、炒焦、炒炭等方法。现行用炒黄、炒焦法。

稻芽

【处方用名】　稻芽，炒稻芽，焦稻芽。

【来源】　本品为禾本科植物稻 *Oryza sativa* L. 的成熟果实经发芽干燥的炮制加工品。药材外观以色黄、有幼芽、颗粒匀整者为佳。

【炮制方法】

1. 稻芽*　取成熟饱满的净稻谷，用清水浸泡至六七成透，捞出，置于能排水的容器内，上盖湿物，每日淋水 1～2 次，保持湿润，待须根长至约 1cm 时，取出，干燥。本品出芽率不得少于 85%。

2. 炒稻芽*　取净稻芽，置于预热的炒制设备内，用文火炒至表面深黄色，并有香气逸出时，取出，晾凉，筛去药屑。

3. 焦稻芽*　取净稻芽，置于预热的炒制设备内，用中火炒至表面焦黄色，并有焦香气逸出时，取出，晾凉，筛去药屑。

【性状】　稻芽呈扁长椭圆形，两端略尖，长 7～9mm，直径约 3mm。外稃黄色，有白色细茸毛，具 5 脉，一端有 2 枚对称的白色条形浆片，长 2～3mm，于一个浆片内侧伸出弯曲的须根 1～3 条，长 0.5～1.2cm。质硬，断面白色，粉性，气微，味淡。

炒稻芽深黄色，偶见焦斑，具香气，味微苦。

焦稻芽焦黄色，有焦斑，有焦香气，味微苦。

【炮制作用】　稻芽味甘，性温。归脾、胃经。具有消食和中，健脾开胃的功能。用于食积不消，腹胀口臭，脾胃虚弱，不饥食少。

稻芽经炒黄、炒焦后，产生香气，开胃消食的作用增强。

炒稻芽偏于消食。用于不饥食少。如具有益气健脾，和胃运中功效，用于小儿脾胃虚弱，消化不良，腹满胀痛，面黄肌瘦的健儿素冲剂，方中含炒稻芽、党参、白芍、麦冬等药物。

焦稻芽善化积滞。用于积滞不消。

【贮藏】　置阴凉干燥处，防蛀。

【备注】　稻芽传统上与谷芽同用，现将二者分开分别药用。

大豆黄卷

【处方用名】　大豆黄卷，制大豆黄卷，炒大豆黄卷。

【来源】　本品为豆科植物大豆 *Glycine max* (L.) Merr. 的成熟种子经发芽干燥的炮制加工品。药材外观以粒饱满、显皱纹、带芽者为佳。

【炮制方法】

1. 大豆黄卷*　取成熟饱满的净大豆，用清水浸泡 6～8 小时，至表面膨胀，捞出，置于能排水的容器内，上盖湿物，每日淋水 2 次，保持湿润，待芽长至 0.5～1cm 时，取出，干燥。

2. 制大豆黄卷　取灯心草、淡竹叶置于锅内，加入适量清水煎煮 2 次（每次 30～60 分钟），过滤去渣，药汁与净大豆黄卷共置于锅内，用文火加热，煮至药汁被吸尽，取出干燥。

每100kg净大豆黄卷,用淡竹叶2kg,灯心草1kg。

3. 炒大豆黄卷 取净大豆黄卷,置于预热的炒制设备内,用文火炒至色稍深时,取出,放凉,筛去药屑。

【性状】 大豆黄卷呈肾形,表面黄色或黄棕色(原料黄大豆)或黑色(原料黑大豆),微皱缩,一侧有明显的脐点,一端有黄色弯曲的胚根,外皮质脆,多破裂或脱落,气微,味淡,嚼之有豆腥味。

制大豆黄卷质坚韧,豆腥气较轻而微清香。

炒大豆黄卷质坚韧,颜色加深,偶见焦斑,略有香气。

【炮制作用】 大豆黄卷味甘,性平。归脾、胃、肺经。具有解表祛暑,清热利湿的功能。

大豆黄卷生品性偏凉,善于通达宣利,长于清利湿热,清解表邪。用于暑湿感冒,湿温初起,发热汗少,胸闷脘痞,肢体酸重,小便不利。如治小儿撮口及发噤,以初生时豆芽,烂研,以乳汁调与小儿吃,或生研绞取汁,少许与服亦得。

制大豆黄卷宣发作用减弱,清热利湿作用增强。用于暑湿,湿温。如治暑湿、湿温的豆卷汤。

炒大豆黄卷清解表邪作用极弱,长于利湿舒筋,兼益脾胃。用于湿痹筋挛疼痛,水肿胀满。如治头风湿痹、筋挛膝痛、胃中积热、大便结涩的黄卷散。

【炮制研究】 大豆黄卷主要含氨基酸类、异黄酮类等成分。

研究表明,大豆及其制品具有广泛的生物活性,如具有弱雌激素活性、抗氧化活性、抗溶血活性和抗真菌活性,对人体的生理病理可产生广泛的影响,如用于防癌、防骨质疏松症、改善妇女更年期综合征症状、防治心血管疾病等,这些功效均与其所含的大豆异黄酮密切相关。

【贮藏】 置通风干燥处,防蛀。

【备注】 大豆黄卷的炮炙古代有炒、熬法、焙制、煮制、醋制等方法。近代有炒、灯心草与淡竹叶煮、麻黄汤制、清瘟解毒汤制等方法。现行用淡竹叶与灯心草煮、炒制等方法。

(马光宇)

? 复习思考题

1. 何为发酵法?发酵法所必需的条件是什么?

2. 试述六神曲的制备方法。

3. 试述淡豆豉的制备方法。

4. 以麦芽为例,叙述发芽法的工艺过程及成品质量。

ER-13-3

扫一扫,测一测

第十四章 制 霜 法

1. 掌握制霜方法、成品质量及注意事项。
2. 熟悉制霜目的。
3. 了解制霜法的含义。
4. 会运用去油制霜法制备巴豆霜、千金子霜、柏子仁霜,用渗析制霜法制备西瓜霜。

将待炮制品去油制成松散粉末,或渗透析出细小结晶,或用适宜方法制成细粉或粉渣的方法,统称制霜法。

制霜法一般包括去油制霜法、渗析制霜法、升华制霜法、副产品制霜法等。

第一节 去油制霜法

将净种仁碾成泥状,经微热,压榨除去部分脂肪油,制成松散粉末的方法,称去油制霜法。

(一)操作方法

1. 净制取仁 取原药材,除去外壳和种皮,取净种仁。

2. 压油制霜

(1)量多者:将净种仁碾成泥状,用布包好,蒸热,压榨去油,冷后再加热、再压,如此反复数次,至药物松散不再黏结成饼为度,研成松散粉末。

(2)量少者:将净种仁研或捣成泥状,用数层吸油纸包裹,经微热后压榨,待纸上有多量油分后,换吸油纸,微热后再压,反复换纸吸去油,至纸上不显或微显油分,药物松散成粉,不再黏结为度,研成松散粉末。

3. 收贮 将符合成品质量标准的饮片,按药典贮藏要求及时收贮。毒性中药则按照毒性药品管理办法。

(二)成品质量

制霜品应为松散的粉末状,呈白色、灰白色或淡黄色。巴豆霜和千金子霜的含油量应控制在18.0%~20.0%。

(三)注意事项

1. 药物应加热或置于热处,趁热压榨去油。

2. 纸上吸满油分后,要勤换吸油纸,缩短炮制时间。

3. 有毒药物去油制霜用过的布或纸要及时烧毁,使用的器具应清洗干净,以免误作他用,引起中毒。

(四)炮制目的

1. 降低毒性,缓和药性 如巴豆、千金子、木鳖子、大风子等有毒,作用猛烈,去油制霜后可降低毒性,缓和药性,保证临床用药安全有效。

2. 消除滑肠副作用 如柏子仁具有滑肠通便之功,体虚便溏患者不宜用,制成霜后,除去了大部分油分,可降低滑肠的副作用。

巴 豆

【处方用名】 生巴豆,巴豆霜。

【来源】 本品为大戟科植物巴豆 *Croton tiglium* L. 的干燥成熟果实。秋季果实成熟时采收,堆置2~3天,摊开,干燥。药材外观以颗粒饱满、种仁色黄白者为佳。

【炮制方法】

1. 生巴豆* 取巴豆果实,轻轻压碎或砸碎,除去果皮,得到带壳的巴豆种子,再压碎或砸碎,得纯净的种仁。或将带壳的种子用稠米汤或稠面汤拌匀,置于日光下暴晒或烘干后,去外壳,得净种仁。

2. 巴豆霜*

(1) 压榨去油法*:取净巴豆种仁,碾成泥状,用布包严,蒸热,用压榨器榨去油,如此反复数次,至药物松散成粉,不再黏结成饼为度,再研成松散粉末。量少者,将巴豆仁研成泥状后,用数层吸油纸包裹,经微热后,反复压榨换纸,达到成松散粉末的程度。

(2) 淀粉稀释法*:取净巴豆仁研细如泥状,照【含量测定】 项下的脂肪油测定法,先测定待炮制巴豆仁中脂肪油含量,再加入定量淀粉使脂肪油含量符合规定,混匀,过筛,即得。

巴豆霜含脂肪油应为18.0%~20.0%。

【操作注意】 生巴豆有大毒,为防止中毒,操作时应戴手套及口罩防护,工作结束时,要用冷水洗涤裸露部位,用过的布和纸应烧毁,以免误用。若局部出现红斑、红肿或有灼热感、瘙痒等皮炎症状时,可用绿豆、防风、甘草煎汤内服。

【性状】 生巴豆种子呈略扁的椭圆形,表面棕色或灰棕色,有隆起的种脊,外种皮薄而脆,内种皮呈白色薄膜,种仁黄白色,富油性,气微,味辛辣。

巴豆霜为粒度均匀、松散的淡黄色粉末,显油性,味辛辣。

【炮制作用】 巴豆味辛,性热;有大毒。归胃、大肠经。外用具有蚀疮的功能。用于恶疮疥癣,疣痣。

生巴豆有大毒,仅供外用。多用于疥癣,恶疮,疣痣,还可预防白喉。

巴豆霜泻下作用缓和,毒性降低,保证用药安全。具有峻下冷积,逐水退肿,豁痰利咽的功能。用于寒积便秘,乳食停滞,腹水臌胀,二便不通,喉风,喉痹。外用蚀疮,用于痈肿脓成不溃,疥癣恶疮,疣痣。

【炮制研究】 巴豆含脂肪油(巴豆油)34%~57%,含蛋白质约为18%。蛋白质中含巴豆毒素Ⅰ、Ⅱ两种毒性球蛋白。

1. 工艺研究 传统压油制霜法含油量不易控制,稀释法制霜则未经加热处理,所含的毒性球蛋白(巴豆毒素)未被破坏,毒性较大。稀释法制霜前采用炒黄法或蒸法处理巴豆仁,或在稀释前110℃烘烤2小时的工艺,可克服上述弊端。

2. 药理研究 巴豆泻下的有效成分是巴豆油,能刺激肠道蠕动而致泻,0.01~0.15g的巴豆油即可导致泻下,大剂量可引起剧烈泻下,甚至导致死亡。有报道,巴豆毒蛋白在110℃加热可以被破坏。

3. 炮制原理 制备巴豆霜加热处理的目的:一是灭活巴豆毒蛋白,二是易于油的压出。压油制霜能降低巴豆油的含量,从而降低毒性,缓和泻下作用。可见降低毒性的关键是控制巴豆油的含量和灭活毒蛋白。

【贮藏】 置阴凉干燥处。按毒剧药管理。

【备注】　巴豆的炮炙古代有熬制、煨制、烧制、火炼存性、油制、沉香制、雄黄制、加辅料炒、炒制等方法。近代有制霜、炒焦、炒炭等方法。现行主要是制霜法。

▌ 千金子 ▐

【处方用名】　千金子，千金子霜。

【来源】　本品为大戟科植物续随子 *Euphorbia lathyris* L. 的干燥成熟种子。夏、秋二季果实成熟时采收，除去杂质，干燥。药材外观以粒饱满、种仁色白、油性足者为佳。

【炮制方法】

1. 千金子*　取原药材，除去杂质，筛去泥沙，洗净，捞出，干燥。用时打碎。

2. 千金子霜*　取净千金子，搓去种皮，碾成泥状，用布包严，蒸热，压榨去油，如此反复操作，至药物松散不再黏结成饼，碾细备用。量少者，研碎后用数层吸油纸包裹，加热，反复压榨换纸，至纸上不显油痕，研成松散粉末。本品含脂肪油应为 18.0%～20.0%。

【性状】　千金子呈椭圆形或倒卵形，表面灰棕色或灰褐色，具不规则网状皱纹，网孔凹陷处灰黑色，形成细斑点，种皮薄而脆，内表面灰白色，有光泽，种仁白色或黄白色，富油性，气微，味辛。

千金子霜为均匀、疏松的淡黄色粉末，微显油性，味辛辣。

【炮制作用】　千金子味辛，性温；有毒。归肝、肾、大肠经。具有泻下逐水，破血消癥的功能；外用疗癣蚀疣。

生千金子逐水消肿，破血消癥，但毒性较大，作用峻烈，多入丸、散剂。用于二便不通，水肿，痰饮，积滞胀满，血瘀经闭；外治顽癣，赘疣，如续随子丸。

千金子霜能缓和泻下作用，降低毒性，多入丸、散剂。用于二便不通，水肿，痰饮，积滞胀满，血瘀经闭；外治顽癣，赘疣。

【炮制研究】　千金子含脂肪油为 40%～50%。脂肪油对胃肠有刺激，可产生峻泻作用。

1. 工艺研究　经对不同方法制备的千金子霜进行含油量测定，结果表明以干热法和蒸法制备千金子霜较好，含油量较冷霜低。

2. 成分研究　千金子霜用不同炮制方法制备，对毒性成分脂肪油的成分影响较小，而不同炮制方法对脂肪油的含量均显著降低，其降低顺序为蒸霜＞热霜＞冷霜＞酒制品＞炒品。

3. 炮制原理研究　千金子中脂肪油对胃肠有刺激，可产生峻泻作用，其含量与毒性成正比。制霜法可除去大部分脂肪油，缓其峻烈之性，无论是加热还是不加热处理，都可以达到减毒的目的，保证用药安全。

【贮藏】　置阴凉干燥处，防蛀。

【备注】　千金子的炮炙古代有去皮炒、酒浸、去油取霜等方法。近代有制霜、微炒等方法。现行主要有制霜法。

▌ 柏子仁 ▐

【处方用名】　柏子仁，柏子仁霜，炒柏子仁。

【来源】　本品为柏科植物侧柏 *Platycladus orientalis*（L.）Franco 的干燥成熟种仁。秋、冬二季采收成熟种子，晒干，除去种皮，收集种仁。药材外观以饱满、色黄白者为佳。

【炮制方法】

1. 柏子仁*　取原药材，除去杂质及残留的种皮，筛去灰屑。

2. 柏子仁霜*　取净柏子仁，碾成泥状，用布（少量可用数层吸油纸）包严，蒸热，压榨去油，如此反复操作，至药物不再黏结成饼为度，再研成松散粉末。

3. 炒柏子仁 取净柏子仁，置于预热的炒制设备内，用文火炒至油黄色，有香气逸出时，取出，放凉，筛去药屑。

【性状】 柏子仁呈长卵形或长椭圆形，表面黄白色或淡黄棕色，顶端略尖，有深褐色小点，基部钝圆，质软，富油性，气微香，味淡。

柏子仁霜为淡黄色松散粉末，微显油性，气微香。

炒柏子仁表面油黄色，偶见焦斑，有香气。

【炮制作用】 柏子仁味甘，性平。归心、肾、大肠经。具有养心安神，润肠通便，止汗的功能。

柏子仁生品润肠力胜。用于虚烦失眠，心悸怔忡，肠燥便秘，阴虚盗汗。但生品有致恶心呕吐的异味，如柏子仁丸、柏子养心丸等。

柏子仁霜可消除呕吐和润肠致泻的副作用。用于心神不宁，阴血不足，虚烦失眠而又大便溏泄者，如五仁丸。

炒柏子仁有焦香气，可降低副作用，并使药性缓和，致泻作用减弱。常用于心烦失眠，心悸怔忡，阴虚盗汗。

【炮制研究】 柏子仁含脂肪油约为14%。尚含少量挥发油和皂苷等成分。

传统制霜法较繁琐，费时，生产量少。改进工艺为：取净柏子仁，以高速粉碎机研为泥团状，然后在大瓷盘内铺数层吸油纸，将药物铺平，再盖上吸油纸数层，以瓷盘层层相叠，上压木板或砖块，置于电热干燥箱内加温，恒温65℃，12小时，凉后取出，去油纸，研细粉即得。

【贮藏】 置阴凉干燥处，防热，防蛀。

【备注】 柏子仁的炮炙古代有酒与黄精制、蒸制、酒制、酒浸焙炒、去油、熬、炒等方法。近代以来主要用炒黄、制霜法。

木 鳖 子

【处方用名】 木鳖子，木鳖子霜。

【来源】 本品为葫芦科植物木鳖 *Momordica cochinchinensis*（Lour.）Spreng. 的干燥成熟种子。冬季采收成熟果实，剖开，晒至半干，除去果肉，取出种子，干燥。药材外观以籽粒饱满、外壳无破裂，种仁黄白色为佳。

【炮制方法】

1. 木鳖子仁* 取原药材，除去杂质，去壳取仁。用时捣碎。

2. 木鳖子霜* 取净木鳖子仁，炒热，碾末，用数层吸油纸包裹，压榨去油，反复数次，至吸油纸上不再出现油迹，药物由黄白色变为白色或灰白色时，再研成松散粉末。本品含丝石竹皂苷元3-O-β-*D* 葡萄糖醛酸甲酯（$C_{37}H_{56}O_{10}$）不得少于 0.40%。

【性状】 木鳖子呈扁平圆板状，中间稍隆起或微凹陷，表面灰棕色或黑褐色，有网状花纹，外种皮质硬而脆，内种皮灰绿色，绒毛样，种仁黄白色，富油性，有特殊的油腻气，味苦。

木鳖子霜为白色或灰白色的松散粉末，味苦。

【炮制作用】 木鳖子味苦、微甘，性凉；有毒。归肝、脾、胃经。具有散结消肿，攻毒疗疮的功能。

木鳖子生品有毒，仅供外用。用于疮疡肿毒，跌打损伤，乳痈，痔瘘，干癣，秃疮等。

木鳖子霜除去了大部分油质，降低了毒性，可入丸、散剂内服，其功用与木鳖子同。多用于筋骨疼痛，脚气水肿，瘰疬等。

【贮藏】 置干燥处。

【备注】 木鳖子的炮炙古代有制霜、去壳麸炒、土炒、炒黄、炒焦、制炭、烧存性、焙制、酒浸、油制等方法。近代以来有制霜、炒焦、砂烫、煨制等方法。

大风子

【处方用名】　大风子,大风子霜。

【来源】　本品为大风子科植物大风子 *Hydnocarpus anthelmintica* Pierre 的干燥成熟种子。夏季果实成熟时采收,除去果皮,取出种子,洗净,干燥。药材外观以个大、种仁饱满、色白、油性足者为佳。

【炮制方法】

1. 大风子仁 *　取原药材,除去杂质,除去种皮,取净仁(本品收载于《中国药典》四部,但未列净制方法)。

2. 大风子霜　取净大风子仁,碾成泥状,用布(少量可用数层吸油纸)包严,蒸热,压榨去油,如此反复操作,至药物不再黏结成饼为度,再研成松散粉末。

【性状】　大风子呈不规则的卵圆形,或多面形,稍有钝棱,表面灰棕色或灰褐色,有细纹,较小的一端有明显的沟纹,种皮坚硬而厚,内表面光滑,浅黄色或黄棕色,种皮与种仁分离,种仁两瓣,灰白色,有油性,外被一层红棕色或暗紫色薄膜,气微,味淡。

大风子霜为乳白色松散粉末,气微,味淡。

【炮制作用】　大风子味辛,性热;有毒。归肝、脾、肾经。具有祛风燥湿,攻毒杀虫的功能。

生大风子毒性较强,作用峻烈,多外用。可治疗疥癣,麻风,杨梅毒疮等。

大风子霜毒性降低,多制成丸、散剂内服,用途与生大风子相同。

【贮藏】　置阴凉干燥处。

【备注】　大风子的炮炙古代有制油、去油制霜、烧存性等方法。近代以来主要用制霜法。

第二节　渗析制霜法

药物与物料经加工析出细小结晶的方法,称渗析制霜法。

目的是制造新药,扩大中药品种,增强疗效。如西瓜霜。

西瓜霜

【处方用名】　西瓜霜。

【来源】　本品为葫芦科植物西瓜 *Citrullus lanatus* (Thunb.) Matsumu.et Nakai 的成熟新鲜果实与皮硝经加工制成。药材外观以色白、粉霜状者为佳。

【炮制方法】

西瓜霜 *　本品收载于《中国药典》一部,但未列制霜方法。

(1)西瓜析霜:取新鲜西瓜,沿蒂头切一厚片作顶盖,挖出部分瓜瓤,将皮硝填入瓜内,盖上顶盖,用竹签插牢,用碗或碟托住,悬挂于阴凉通风处,待西瓜表面析出白霜时,随时刮下,直至无白霜析出为止,晾干。

(2)瓦罐析霜:取新鲜西瓜切碎,放入不带釉的瓦罐内,一层西瓜一层皮硝,至罐容积的 4/5,将口封严,悬挂于阴凉通风处,数日后瓦罐外面析出白色结晶物,随析随收集,至无结晶析出为止。

上述两种制霜方法,均为每 100kg 西瓜,用皮硝 15kg。制得的西瓜霜含硫酸钠(Na_2SO_4)不得少于 90.0%。

【操作注意】　宜在秋季气候凉爽干燥季节制备,夏季湿度大时难以得到结晶;应随时刷下析出的结晶,否则会影响霜的析出;刷下的结晶应密封贮藏。

【性状】 西瓜霜为类白色至黄白色结晶性粉末,气微,味咸。

【炮制作用】 西瓜霜味咸,性寒。归心、胃、大肠经。具有清热泻火,消肿止痛的功能。

西瓜能清热解暑,芒硝能清热泻火,制成西瓜霜后,两者起到协同作用,增强清热泻火、消肿止痛之功,并使药物更纯净。用于咽喉肿痛,喉痹,口疮。

【炮制研究】 西瓜霜主要成分为 $Na_2SO_4 \cdot 10H_2O$。

传统西瓜霜制法简单,受到季节的限制。改进工艺为:取天然硝酸钾、硫酸钠,加热水溶解,滤过,滤液加萝卜 20%(W/W),煮沸 30 分钟,滤过,滤液加西瓜 40%(W/W),煮沸,滤过,滤液加活性炭 1%(W/W)煮沸,以布氏滤器加滑石粉助滤,滤液经垂熔滤器过滤至澄明,减压蒸发浓缩,放冷析晶,结晶经风化后,按处方规定量加入冰片,套研均匀,过 100~110 目筛,即得。此法质量稳定,生产周期短,不受季节、气候、环境的限制,产量提高数十倍,适宜工业化生产。实验表明芒硝的最佳结晶温度为 0~4℃。

【贮藏】 密封,置干燥处。

【备注】 西瓜霜的制备古代至今都是用西瓜与皮硝制霜法。

第三节 升华制霜法

药物经过高温加工处理,升华成结晶或细粉的方法,称升华制霜法。
目的是使药物更纯净,保证毒剧药物用量准确。如砒霜。

砒 霜

【处方用名】 信石,砒石,砒霜。

【来源】 本品为氧化物类矿物砷华 Arsenolitum 或由硫化物类矿物毒砂 Arsenopyritum 或雄黄 Realgar 经加工升华制成。全年均可采挖,采得后,除净杂质。商品有红信石、白信石两种。前者以块状、色红润、有晶莹直纹、无渣滓者为佳;后者以块状、色白、有晶莹直纹、无渣滓者为佳。

【炮制方法】

1. 信石 取原药材,除去杂质,碾细。

2. 砒霜 取信石细粉,置于煅锅内,上置一口径较小的锅,两锅接合处先用湿草纸再用盐泥封固,上压重物,盖锅底上贴一白纸条或放几粒大米,用文武火加热,煅至白纸或大米成焦黄色时,离火,待凉后,收集盖锅上的结晶。

【性状】 信石呈不规则碎块状,断面具灰、黄、白、红、肉红等颜色,白色和肉红色部分为透明,灰色则不透明,具玻璃样或绢丝样光泽,质脆,轻打可碎。

砒霜为白色结晶或粉末。

【炮制作用】 信石味酸、辛,性大热;有大毒。归脾、肺、胃、大肠经。具有祛痰,截疟,杀虫,蚀腐肉的功能。

信石内服用于寒痰哮喘,疟疾,休息痢;外治瘰疬,癣疮,溃疡腐肉不脱。

制霜后药性更纯,毒性更大。内服可祛痰截疟平喘,外用具有蚀疮祛腐杀虫的功能。用于寒痰哮喘,久疟,久痢,瘰疬,癣疮,溃疡。

【炮制研究】 砒石以砷华(As_2O_3)为主,常混有云母、石英等矿物。天然样品尚含 Ag、Pb、Co、Ni、Sb 等成分;人工制品的混入成分取决于原料矿物。红砒(粉红色者)尚含少量硫化砷,药用以红砒为主。白砒(白色者)为较纯的氧化砷,少见。制霜后产品更纯,毒性更大。

【贮藏】　置干燥处。专人专柜保管。

【备注】　信石的炮炙古代有紫背天葵和石龙芮煅、萝卜制、萝卜灯心制、酒制、醋制、醋与甘草制、白矾制、酸浆水制、豆腐制、红枣制、煅制、硝石制、锡制、铅制、煨制等方法。近代以来主要用升华制霜。

白粉霜

【处方用名】　轻粉，白粉霜。

【来源】　本品为轻粉再升华的精制品，主含氯化亚汞（Hg_2Cl_2）。

【炮制方法】

1. 轻粉*　将胆矾（主含 $CuSO_4 \cdot 5H_2O$）与食盐置瓷盆内，加少量水混合后，加入水银搅拌成糊状，再加红土拌成软泥状，捏成馒头团状，置于铺有沙土的平底锅内，上盖陶碗或瓷盆，再用盐泥封固，以防泄气，加热，经 10 小时后，启开，可见碗或瓷盆内出现多数多角形片状雪花样结晶，用鸡翎扫下，拣去杂质，即得轻粉。本品含氯化亚汞（Hg_2Cl_2）不得少于 99.0%。

一般胆矾、食盐、水、水银的比例以 3.5：3：3：6.25 为宜。

2. 白粉霜　取轻粉，置于煅药锅内，封严，加热煅烧使其再次升华，离火，待凉后，收集盖锅上的细粉。或将轻粉研细，过 100 目筛。

【性状】　轻粉为白色有光泽的鳞片状或雪花状结晶，或结晶性粉末，体轻，手捻易碎成白色粉末；遇光颜色缓缓变暗。气微，几乎无味。

白粉霜为白色极细粉末，气微，几乎无味。

【炮制作用】　轻粉味辛，性寒；有毒。归大肠、小肠经。外用具有杀虫，攻毒，敛疮的功能；内服具有祛痰消积，逐水通便的功能。

轻粉外治用于疥疮，顽癣，臁疮，梅毒，疮疡，湿疹；内服用于痰涎积滞，水肿臌胀，二便不利。

白粉霜为极细粉，外用时减少对创面的刺激性。

【贮藏】　遮光密闭保存。按《医疗用毒性药品管理办法》管理。

第四节　副产品制霜法

药物经过多次长时间煎熬后所剩的粉渣另作药用，或收集产品加工时的副产物作药用的方法，称副产品制霜法。

目的是缓和药性，综合利用，扩大药源。如鹿角霜、柿霜、百草霜等。

鹿角霜

【处方用名】　鹿角霜。

【来源】　本品为鹿科动物马鹿 *Cervus elaphus* Linnaeus 或梅花鹿 *Cervus nippon* Temminck 已骨化的角或锯茸后翌年春季脱落的角基，去胶质的角块。春、秋二季生产，将骨化角熬去胶质，取出角块，干燥。药材外观以色白、体轻、质酥者为佳。

【炮制方法】

鹿角霜*　取净鹿角熬去胶质（制备鹿角胶）后剩下的鹿角骨块，除去杂质，捣碎或研碎。

【性状】　鹿角霜呈长圆柱形或不规则的块状，大小不一，表面灰白色，显粉性，常见纵棱，偶见灰色或灰棕色斑点，体轻，质酥，断面外层较致密，白色或灰白色，内层有蜂窝状小孔，灰褐色或灰黄色，有吸湿性，气微，味淡，嚼之有粘牙感。

【炮制作用】　鹿角霜味咸、涩,性温。归肝、肾经。具有温肾助阳,收敛止血的功能。用于脾肾阳虚,白带过多,遗尿尿频,崩漏下血,疮疡不敛,如参茸固本丸、加味地黄丸、鹿茸散、白蔹丸。

【贮藏】　置干燥处。

【备注】　鹿角霜的炮炙古代有熬制取末、炒制取末、水煮、牛乳炼、炼霜熬膏、制霜炒制、煎胶捣成霜等方法。

柿霜

【处方用名】　柿霜。

【来源】　本品为柿科植物柿 *Diospyros kaki* Thunb. 的成熟果实,在加工"柿饼"时渗出果实表面的糖霜,或经加热溶化后加工成的饼状柿霜,晾干。药材外观以身干、色白或灰白色、块匀不碎、味甜而有清凉感者为佳。

【炮制方法】

柿霜*　秋季摘下成熟的柿子,削去外皮,日晒夜露,约经 1 个月后放置于席圈内,再经 1 个月左右,在柿饼表面渗出一层白色粉霜,刷下后,即为柿霜。将柿霜放置于锅内加热熔化,至饴糖状时,倒入特制的模具中,待冷后取出,干燥,即为柿霜饼(本品在《中国药典》四部、一部成方制剂"四方胃片"处方中均有收载,但未列炮制方法)。

【性状】　柿霜为白色粉末状。柿霜饼呈圆饼状,扁平,一面平坦,略具沟纹,一面光滑,中部较厚,周边渐薄,边缘光滑,黄白色至棕黄色,质较硬而脆,易潮解或碎裂,气微,味甜具清凉感。

【炮制作用】　柿霜味甘,性凉。归心、肺经。具有清热生津,润肺化痰的功能。用于清上焦肺热,咽干喉痛,口舌生疮,吐血,咯血,干咳痰少,肺痨咳嗽,消渴。柿霜饼便于贮存,作用与柿霜相同。

【贮藏】　置干燥处,防潮。

【备注】　柿霜明代至今主要有柿霜、柿霜饼两种规格。

百草霜

【处方用名】　百草霜。

【来源】　本品为柴草燃烧后附着于锅底或烟囱内的烟灰。全国各地均产。随时刮取。药材外观以身干、乌黑色、质轻而腻、无杂质者为佳。

【炮制方法】

百草霜*　将柴草(柴禾)燃烧后附着于锅底、灶突或烟囱内的烟灰,轻轻刮下,用细筛筛去杂质,即得(本品及制霜方法收载于《中国药典》四部,一部成方制剂"仲景胃灵丸"是 8 味药物粉碎后用百草霜包衣的水泛丸)。

【操作注意】　取中间层烟灰药用,表层和底层着锅者弃去不用;锅心和锅口边以及非柴草燃烧的烟灰,也不可作药用。

【性状】　百草霜为粒度均匀、细腻的黑褐色或黑色粉末,捻捏易沾染,质轻,易飞扬,入水则飘浮分散,无沉淀,气微,味微苦。

【炮制作用】　百草霜味辛,性温。归心、肺经。具有收敛止血,消积的功效。用于吐血,衄血,便血,血崩,白带,食积,泻痢,咽喉口舌诸疮。

【贮藏】　置干燥处。

【备注】　百草霜自唐代以来就有微炒、油炒等方法。现行主要研细后用。

(邱　佳)

? 复习思考题

1. 何为去油制霜法？试述其操作方法。
2. 制备巴豆霜为什么要加热处理？应注意哪些问题？
3. 试述西瓜霜的制备方法和炮制作用。

第十五章 其他制法

PPT 课件

学习目标

1. 掌握其他制法的操作技术；代表性中药的炮制方法、成品性状、炮制作用。
2. 熟悉各法的炮制目的。
3. 了解各法的含义，某些药物的炮制研究或炮制原理。
4. 能熟练进行煨肉豆蔻、提净朴硝、水飞朱砂的操作。

中药炮制除前面各章叙述的方法外，某些药物还采用烘、焙、煨、提净、水飞、干馏及拌衣等炮制方法。由于各自作为一章介绍显得内容较少，因而本教材把这些方法统列为一章，称作"其他制法"予以介绍。

知识导览及
重点难点

第一节 烘 焙 法

将待炮制品用文火间接或直接加热，使之充分干燥的方法，称烘焙法。

烘焙法多适用于新鲜或潮湿的动物类、植物类药材和饮片。

（一）操作方法

烘焙法包括烘法和焙法两类操作方法。

1. 烘法

（1）净制：取新鲜的原药材，除去杂质。

（2）烘制：取待炮制品，放在近火处或置于干燥设备内，间接加热，使其所含水分徐徐蒸发，充分干燥，除去碎屑。

（3）收贮：将干燥后的饮片，按药典规定贮藏。

2. 焙法

（1）净制：取新鲜的原药材，除去杂质。

（2）焙制：取待炮制品，放在瓦片上或置于铁锅等金属容器内，用微火或文火直接加热，并不断翻动，使其较短时间内色泽加深，质变酥脆，充分干燥，除去碎屑。

（3）收贮：将干燥后的饮片，按药典规定贮藏。

（二）成品质量

新鲜或湿药材应充分干燥，动物类药物应质地酥脆，易于粉碎。

（三）注意事项

1. 烘焙时温度不可过高。一般烘法用文火，焙法多用微火，少数用文火。
2. 要勤加翻动，以利于干燥，并防止焦糊。
3. 须凉透后再收贮，否则会出现结露现象或霉变。

（四）炮制目的

1. 利于干燥 某些新鲜或湿药材，经烘焙后，较短时间即可达到干燥的目的。

x

321

2. 利于粉碎　某些动物类药物, 质变酥脆, 利于粉碎和服用。

虻虫

【处方用名】　虻虫, 焙虻虫, 米炒虻虫, 炒虻虫。

【来源】　本品为虻科昆虫复带虻 *Tabanus bivittatus* Matsumura 的雌虫体。夏、秋二季捕捉后, 用线穿起, 晒干或阴干。药材外观以个大、完整者为佳。

【炮制方法】

1. 虻虫 *　取原药材, 除去足翅及杂质(本品收载于《中国药典》四部, 但未列净制方法)。

2. 焙虻虫　取净虻虫, 置于热锅内, 用微火焙至黄褐色或棕黑色, 质地酥脆时, 取出, 放凉。

3. 炒虻虫　取净虻虫, 置于预热的炒制设备内, 用文火炒至色泽加深时, 取出, 放凉。

4. 米炒虻虫　取净虻虫与米放置于锅内, 用中火加热, 拌炒至米呈深黄色时, 取出, 筛去米粒, 摊开放凉。

每 100kg 净虻虫, 用米 20kg。

【性状】　虻虫呈椭圆形, 头部黑棕色而有光泽, 有凸出的两眼及长形的吸吻, 背部黑棕色、有光泽, 腹部黄褐色, 有横纹节, 体轻质脆、易破碎, 有腥臭气, 味苦咸。

焙虻虫形如虻虫, 黄褐色或棕黑色, 无足翅, 质地酥脆, 微有腥臭气味。

炒虻虫色泽加深, 微有腥臭气味。

米炒虻虫色泽加深, 略具米香气。

【炮制作用】　虻虫味苦, 性凉; 有毒。归肝经。具有逐瘀破积, 通经的功能。

虻虫生品有小毒, 腥臭味较强, 破血力猛, 并有致泻的副作用, 不宜生用。

焙后使之干燥, 利于粉碎, 并可降低毒性和腥臭气味, 便于服用。用于癥瘕积聚, 蓄血, 血瘀经闭, 跌打损伤。

炒黄和米炒均可降低毒性和腥臭气味, 便于粉碎和服用。功用同焙虻虫。

【贮藏】　置通风干燥处, 防蛀。

【备注】　虻虫的炮炙古代有熬、去足翅、炒令微黄、去翅足及制炭、米炒、麸炒、炙、去足翅焙等方法。近代有焙、米炒、炒黄法。现行用焙、米炒、炒黄法。

蜈蚣

【处方用名】　蜈蚣, 焙蜈蚣。

【来源】　本品为蜈蚣科动物少棘巨蜈蚣 *Scolopendra subspinipes mutilans* L.Koch 的干燥体。春、夏二季捕捉, 用竹片插入头尾, 绷直, 干燥。药材外观以条大、完整、腹干瘪者为佳。

【炮制方法】

1. 蜈蚣　取原药材, 除去竹片, 用时折断或捣碎。

2. 焙蜈蚣 *　取净蜈蚣, 洗净, 微火焙黄, 剪段。

3. 酒蜈蚣　取净蜈蚣, 喷适量白酒, 置锅内微炒焙干, 取出, 筛去灰屑, 即得。

每 100kg 净蜈蚣, 用白酒 20kg。

【性状】　蜈蚣为扁平长条形, 全体共 22 个环节, 头部暗红色或红褐色, 略有光泽, 背部棕绿色或墨绿色, 有光泽, 腹部棕黄色或淡黄色, 皱缩, 质脆, 断面有裂隙, 气微腥, 具有特殊刺鼻的臭气, 味辛而微咸。

焙蜈蚣形如蜈蚣, 微挂火色, 质脆, 有焦腥气。

酒蜈蚣微挂火色,微有酒香气。

【炮制作用】 蜈蚣味辛,性温,有毒。归肝经。具有息风镇痉,通络止痛,攻毒散结的功能。

生蜈蚣有毒,长于搜风定搐。用于肝风内动,痉挛抽搐,小儿惊风,中风口㖞,半身不遂,破伤风,风湿顽痹,偏正头痛。外用多用于疮疡,瘰疬,蛇虫咬伤。

焙蜈蚣和酒蜈蚣毒性降低,矫味矫臭,并使之干燥,便于粉碎。多入丸、散内服或外敷,功用同生品。

【炮制研究】 蜈蚣毒性成分为组胺样物质及溶血蛋白质,具有溶血作用。

传统认为头、足的毒性大,用时有去头、足的习惯。研究证明,蜈蚣头、足和体所含成分基本一致,躯干与头、足所含的微量元素相同,唯躯干含量微高,去头足可提高微量元素含量,但头足占整体药量不大,因此,《中国药典》已不做去头足要求,而规定以蜈蚣全体入药。

成分研究表明,蜈蚣含有两种类似蜂毒的有毒成分,具有溶血作用,能引起过敏性休克,少量能兴奋心肌,大量能使心脏停搏,抑制呼吸中枢。经焙后,可以破坏其毒性成分,降低毒性。

【贮藏】 置干燥处,防霉,防蛀。

【备注】 蜈蚣古代尚有制炭、木粉制、炙制、酒焙、酒浸、姜制、薄荷制、葱制、羊酥制黄色、炒制、醋制、鱼鳔制、煅制、去头足炙、荷叶制、火炮存性等方法。近代有焙、炒黄、酒炙等方法。现行用焙法。

第二节 煨 法

将待炮制品用面皮或湿纸包裹,埋在有余烬的热火灰中或置于加热的滑石粉中慢慢令熟;或将待炮制品用吸油纸均匀地层层间隔分放,隔纸加热,以除去部分油质;或与麦麸皮同置于炒制设备内,文火炒至规定程度的方法,统称为煨法。

(一)操作方法

1.裹煨

(1)面裹煨:将待炮制品外部包裹面皮,有两种包裹方法:①取面粉加入适量水,做成面块,压成薄片,将待炮制品逐个包裹;②是将待炮制品表面用水湿润,如水泛丸法包裹面粉3~4层。面皮包好后,晒至半干,置于已加热的滑石粉或砂中,文火加热,适当翻动,至面皮呈焦黄色时,取出,筛去辅料,放凉,剥去面皮,或趁软切片。

(2)纸裹煨:将待炮制品外部包裹显草纸,有两种包裹方法:①将草纸剪裁成宽长条,用水湿润后,将待炮制品用三层湿草纸包卷,包严捏实;②用草纸浆将待炮制品包于纸浆内,握实。纸包裹好后,晒至半干,埋入无烟热火灰中(传统方法),或置于已炒热的滑石粉中(现代方法),文火加热,适当翻动,至纸呈焦黑色时,取出,去纸,放凉,或趁软切片。

2.烘煨 亦称隔纸煨,是将待炮制品置于铁丝匾中,一层吸油纸,一层药物,均匀地间隔平铺数层,压紧,使待炮制品与吸油纸紧密接触,置炉火旁或烘干室内,烘煨至药物中所含的挥发油渗于纸上,取出,放凉。

3.麸煨 将待炮制品与麦麸一同置于锅内,文火加热,缓缓翻动,至麦麸呈焦黄色时,取出,筛去麦麸。

4.滑石粉煨 将滑石粉置于锅内,文火加热至灵活状态时,投入待炮制品,翻埋至药物呈深棕色并有香气逸出时,取出,筛去滑石粉,放凉。

（二）成品质量

1. 煨制品应油分减少，色泽加深，有香气。
2. 成品含未煨透者及糊片不得超过 5%，含药屑、杂质不得超过 3%。

（三）注意事项

1. 面裹煨时，待炮制品表面最好挂一层滑石粉衣，再包裹面皮，以利于煨熟药物后剥去面皮。
2. 煨法操作应温度低，时间长，以利于油的溢出。

（四）炮制目的

1. 除去部分油脂，增强涩肠止泻的作用　如肉豆蔻、诃子、葛根、木香、清木香等。

2. 降低毒副作用，缓和药性　如肉豆蔻经煨制后，挥发油中的有毒成分肉豆蔻醚含量降低，且能减少刺激性。

肉豆蔻

【处方用名】　肉豆蔻，麸煨肉豆蔻，煨肉豆蔻。

【来源】　本品为肉豆蔻科植物肉豆蔻 *Myristica fragrans* Houtt. 的干燥种仁。每年 4～6 月和 11～12 月各采集一次，早晨摘取成熟果实，剖开果皮，剥去假种皮，再敲脱壳状的种皮，取出种仁，用石灰乳浸一天后，焙干。药材外观以个大、体重、坚实、油足、香气浓者为佳。

【炮制方法】

1. 肉豆蔻*　取原药材，除去杂质，洗净，干燥。本品含挥发油不得少于 6.0%（ml/g）；含去氢二异丁香酚（$C_{20}H_{22}O_4$）不得少于 0.10%。

2. 煨肉豆蔻*

（1）麸煨*：取净肉豆蔻，加入麸皮，麸煨温度 150～160℃，约 15 分钟，至麸皮呈焦黄色，肉豆蔻呈棕褐色，表面有裂隙时取出，筛去麸皮，放凉。用时捣碎。

每 100kg 净肉豆蔻，用麦麸 40kg。

（2）面裹煨：取面粉加适量水，做成团块，压成薄片，将肉豆蔻逐个包裹；或用清水将肉豆蔻表面润湿后，如水泛丸法包裹面粉 3～4 层，稍晾，投入已炒热的滑石粉或砂子中，适当翻动，至面皮呈焦黄色时取出，筛去滑石粉或砂子，晾凉，剥去面皮。用时捣碎。或趁热剥去面皮，及时切片，放凉。

每 100kg 净肉豆蔻，用面粉 50kg。滑石粉或砂的用量，以能完全掩埋药物并稍有剩余即可。

（3）纸裹煨：用湿草纸或纸浆将肉豆蔻逐个包裹，捏实，晾至半干，投入已炒热的滑石粉中，用文火加热，适当翻动，至草纸焦黑色，并有浓郁的辛香气逸出时，筛去滑石粉，放凉，去纸。用时捣碎。

每 100kg 净肉豆蔻，用滑石粉 50kg。

（4）滑石粉煨：将滑石粉放置于锅内，文火加热至灵活状态，投入净肉豆蔻，翻埋至肉豆蔻呈深棕色并有香气逸出时，取出，筛去滑石粉，放凉。用时捣碎。

每100kg净肉豆蔻,用滑石粉50kg。

【性状】　肉豆蔻呈卵圆形或椭圆形,表面灰黄色或灰棕色,有的外被白粉(石灰粉末),全体有浅色纵行沟纹及不规则网状沟纹,种脐位于宽端,呈浅色圆形突起,合点呈暗凹陷,种脊呈纵沟状,连接两端,质坚,断面显棕黄色相杂的大理石花纹,富油性,气香浓烈,味辛。

麸煨肉豆蔻表面棕褐色,有裂隙。气香,味辛。

裹煨和滑石粉煨肉豆蔻表面棕黄色或深棕色,显油润。香气浓郁,味辛辣。

【炮制作用】　肉豆蔻味辛,性温。归脾、胃、大肠经。具有温中行气,涩肠止泻的功能。

肉豆蔻生品辛温气香,长于暖胃消食,下气止呕。用于脾胃虚寒,不思饮食。但肉豆蔻生品含有大量油质,有滑肠之弊,并有较强的刺激性,一般多用煨制品。

麸煨、裹煨和滑石粉煨肉豆蔻均可除去部分油质,免于滑肠,减少刺激性,增强了固肠止泻的功能。用于脾胃虚寒,久泄不止,脘腹胀痛,食少呕吐。

【炮制研究】　肉豆蔻含有脂肪油25%～40%,挥发油8%～15%。脂肪油中主要含肉豆蔻酸甘油酯,挥发油中主要含肉豆蔻醚、丁香酚、黄樟醚及多种萜类化合物等。

1. 工艺研究

(1)煨制:研究认为,在温度适宜的条件下,加热时间越长肉豆蔻醚降低越多,麸煨以150～160℃,15分钟为宜;面裹煨以170～190℃,20分钟为宜;滑石粉煨以140～160℃,15分钟为宜。

(2)烘制:烤箱煨制肉豆蔻温度、时间易掌握,与传统煨法比较,脂肪油含量、挥发油物理常数及化学组分均无显著差异。方法是取滑石粉(每10kg肉豆蔻用滑石粉5kg)平铺于深方盘中,140℃加热30分钟,取出,将肉豆蔻埋入滑石粉中,再置于烤箱中140℃加热2小时(每隔20分钟搅拌一次),取出,筛去滑石粉,粉碎过20目筛。

2. 成分研究　肉豆蔻炮制后挥发油发生了质和量的变化,其含量明显降低,比生品降低约20%,产生13个新成分,消失4个成分,毒性成分肉豆蔻醚、黄樟醚含量降低,肉豆蔻醚含量是面煨＜麸煨＜滑石粉煨＜生品。同时止泻成分甲基丁香酚、甲基异丁香酚明显增加,从而揭示其炮制具有减毒和增效双重意义。

3. 药理研究　肉豆蔻醚具有明显的抗炎、镇痛和抗癌作用,但具毒性,有致幻作用,服用过量可致中毒。肉豆蔻的炮制品均有明显的止泻作用,作用强度以面裹煨和麸煨效果较好。具止泻作用的物质主要是挥发油。

【贮藏】　置阴凉干燥处,防蛀。

【备注】　除上述方法外,肉豆蔻传统方法尚有火炮、炒制、烧制、醋制、制霜,近代有蒸制、蛤粉制、土制等方法。

诃子

【处方用名】　诃子,诃子肉,炒诃子肉,煨诃子。

【来源】　本品为使君子科植物诃子 *Terminalia chebula* Retz. 或绒毛诃子 *Terminalia chebula* Retz. var. *tomentella* kurt. 的干燥成熟果实。秋、冬二季果实成熟时采收,除去杂质,晒干。药材外观以粒大、质坚实、肉厚、外皮黄棕色、微皱、有光泽者为佳。

【炮制方法】

1. 诃子*　除去杂质,洗净,干燥。用时打碎。

2. 诃子肉*　取净诃子,稍浸,闷润,去核,干燥。

3. 炒诃子肉　取净诃子肉,置于预热的炒制设备内,用文火炒至深黄色时,取出,放凉。

4. 煨诃子

(1)面裹煨:取净诃子,用水湿润,如水泛丸法包裹面粉3～4层,晒至半干,置于已加热的滑石粉或砂中,文火加热,翻埋至面皮焦黄色时,取出,筛去砂子,剥去面皮,轧开去核取肉。

　　每100kg净诃子,用面粉50kg。滑石粉或砂的用量,以能将药物全部掩埋并剩余部分为宜。

　　(2)麸煨:取净诃子,与麦麸同置于热锅内,用文火加热,缓缓翻煨至麦麸呈焦黄色,诃子呈深棕色时,取出,筛去麦麸,轧开去核取肉。

　　每100kg净诃子,用麦麸30kg。

　　【性状】　诃子呈长圆形或卵圆形,表面黄棕色或暗棕色,略具光泽,有不规则的皱纹及纵棱线,基部有圆形果梗痕,质坚实,气微,味酸涩而后甜。

　　诃子肉为不规则片块状,外表深褐色或黄褐色,略具光泽,可见纵棱及皱纹,内表面粗糙,颗粒性,稍有酸气,味酸涩而后甜。

　　炒诃子肉表面深黄褐色,有焦斑,微有焦香气。

　　煨诃子表面深棕色,微有焦香气。

　　【炮制作用】　诃子味苦、酸、涩,性平。归大肠经。具有涩肠止泻,敛肺止咳,降火利咽的功能。

　　诃子生品(诃子、诃子肉)性略偏凉,长于敛肺利咽。用于肺虚喘咳,久嗽不止,咽痛音哑。

　　炒诃子缓和酸涩之性,具有涩肠止泻,温散寒气的作用。用于消食化积及虚寒久泻,久痢,腹痛。

　　煨诃子涩敛之性增强,增强了涩肠止泻的功效。用于久泻久痢,便血脱肛。

　　【炮制研究】　诃子含鞣质30%~40%,其中主要为诃子酸、诃黎勒酸、没食子酸等。鞣质是诃子收敛止泻的有效成分。

　　1. 工艺研究　诃子中鞣质含量,诃子肉生品约含26%,带核诃子生品约含17%,诃子核约含4%,含量差异显著。因此,诃子入药前去核十分必要。

　　2. 成分研究　比较诃子不同炮制品的鞣质含量,结果表明,诃子的清炒品、麸煨品、面煨品之间鞣质含量并无明显差异,各炮制品的成分均未有变化。但不同炮制温度对诃子鞣质含量有影响,提出砂烫带核诃子,砂温保持在160℃左右为宜;煨制时,滑石粉温度保持在240~260℃可提高鞣质含量。

　　【贮藏】　置干燥处。

　　【备注】　诃子的炮炙古代有去核煨、面裹煨、湿纸煨、蒸制、酒浸蒸、醋浸、姜制、炮、烧灰、煅制、熬制、麸炒等方法。近代有面裹煨、麸煨、麸炒、蜜麸炒、土炒、砂烫、炒黄、炒焦、炒炭、蒸制等方法。现行用煨制、炒黄法。

木香

　　【处方用名】　木香,煨木香,麸炒木香。

　　【来源】　本品为菊科植物木香 *Aucklandia lappa* Decne. 的干燥根。秋、冬二季采挖,除去泥沙及须根,切段,大的再纵剖成瓣,干燥后撞去粗皮。药材外观以质坚实、香气浓、油性足者为佳。

　　【炮制方法】

　　1. 木香*　取原药材,除去杂质,洗净,稍泡,闷透,切厚片,干燥。本品含木香烃内酯($C_{15}H_{20}O_2$)和去氢木香内酯($C_{15}H_{18}O_2$)的总量不得少于1.5%。

　　2. 煨木香*

　　(1)烘煨*:取未干燥的净木香片,置于铁丝匾中,用一层草纸,一层木香片,间隔平铺数层,压紧,使木香与草纸紧密接触,置炉火旁或烘干室内,烘煨至木香中所含的挥发油渗于纸上,取出,放凉。取未干燥的净木香片,置于铁丝匾中,用一层草纸,一层木香片,间隔平铺数层,压紧,使木香与草纸紧密接触,置炉火旁或烘干室内,烘煨至木香中所含的挥发油渗于纸上,取出,放凉。

（2）麸煨：取木香除去杂质，洗净，润透，切厚片，干燥。取木香片与麦麸，同置于炒制设备内，用文火加热，缓缓翻动，至木香呈深棕色、麦麸呈焦黄色时，取出，筛去麦麸，放凉。

每100kg木香，用麸皮50kg。

3. 麸炒木香　将蜜炙麦麸均匀撒入温度适宜的热锅内，用中火加热，待起烟时，投入净木香片，炒至表面黄褐色时，取出，筛去麸皮，放凉。

每100kg净木香，用蜜炙麸皮15kg。

【性状】　木香为类圆形或不规则的厚片，外表皮黄棕色至灰褐色，有纵皱纹，切面棕黄色至棕褐色，中部有明显菊花心状的放射纹理，形成层环棕色，褐色油点（油室）散在分布，气香特异，味微苦。

烘煨木香棕黄色，气微香，味微苦。

麸煨木香深棕色，有香气。

麸炒木香表面黄褐色，微具焦斑。

【炮制作用】　木香味辛、苦，性温。归脾、胃、大肠、三焦、胆经。具有行气止痛，健脾消食的功能。

木香生品长于行气止痛，健脾消食。用于胸胁、脘腹胀痛，泻痢后重，食积不消，不思饮食。

烘煨、麸煨、麸炒木香均能除去部分油分，长于实肠止泻。用于泄泻腹痛。

【炮制研究】　木香主要含挥发油。木香烃内酯和去氢木香内酯是木香的主要活性成分。

1. 成分研究　木香生品与不同炮制品挥发油的内在成分基本无变化，但木香经炮制后，其挥发油含量均有不同程度的减少。煨木香挥发油损失约20%。

采用HPLC法对木香生品及其不同炮制品进行测定，结果表明，木香烃内酯的含量依次为：生品＞麸煨品＝清炒品＞麸炒品＞纸煨品＞面煨品；去氢木香内酯的含量依次为：麸煨＞清炒＞纸煨＞麸炒＞面煨＞生品。

2. 药理研究　经离体肠管实验表明，煨木香水煎液有显著抑制肠蠕动的作用，且煨木香的挥发油乳剂对肠蠕动抑制作用也较生品显著增强，同时煨制前后其挥发油的组分已发生变化。因此，一般认为煨木香的炮制原理是通过改变挥发油的性质，从而增强对肠蠕动的抑制作用，临床用于固肠止泻。

【贮藏】　置干燥处，防潮。

【备注】　木香古代炮炙有面裹煨、纸裹煨、蒸制、黄连制、酒制、酒磨汁、姜汁磨、茶水炒、吴茱萸制、锉炒、火炮、焙、炙微赤、炒令黄、烘煨、麸煨、麸炒等方法。现行用烘煨法。

川木香

【处方用名】　川木香，煨川木香。

【来源】　本品为菊科植物川木香 *Vladimiria souliei*（Franch.）Ling 或灰毛川木香 *Vladimiria souliei*（Franch.）Ling var.*cinerea* Ling 的干燥根。秋季采挖，除去须根、泥沙及根头上的胶状物（称"油头"），干燥。药材外观以条粗壮结实、体重、油多气香、裂沟少者为佳。

【炮制方法】

1. 川木香*　取原药材，除去杂质及"油头"（根头偶有的黑色发黏的胶状物），洗净，润透，切厚片，干燥。

2. 煨川木香*　取净川木香片，置于铁丝匾中，用一层草纸，一层川木香片，间隔平铺数层，压紧，置炉火旁或烘干室内，烘煨至川木香中所含的挥发油渗于纸上，取出，放凉。

【性状】　川木香呈类圆形厚片，片面黄白色或黄色，有深黄色稀疏油点及裂隙，有的中心呈枯朽状，木部显菊花心状放射纹理，周边有一明显的环纹，周边外皮黄褐色或棕褐色，具有纵皱纹,外皮脱落处可见丝瓜络状细筋脉,体较轻,质硬脆,气微香,味苦,嚼之粘牙。

煨川木香片面黄色或深黄色,气味减弱,味苦。

【炮制作用】 川木香味辛、苦,性温。归脾、胃、大肠、胆经。具有行气止痛的功能。

川木香生品长于行气止痛。用于胸胁、脘腹胀痛,肠鸣腹泻,里急后重。

煨川木香除去了部分油分,长于实肠止泻。用于泄泻腹痛。

【贮藏】 置阴凉干燥处。

【备注】 川木香的炮炙古代有面煨、湿纸煨、醋浸焙、黄连同炒、吴茱萸同炒、糯米炒、微炒等方法。近代有烘煨、湿纸裹煨、面裹煨等方法。现行用烘煨法。

葛根

【处方用名】 葛根,野葛,煨葛根,麸炒葛根。

【来源】 本品为豆科植物野葛 *Pueraria lobata*(Willd.)Ohwi 的干燥根。秋、冬二季采挖,趁鲜切成厚片或小块;干燥。药材外观以质坚实、色白、粉性足、纤维少者为佳。

【炮制方法】

1. 葛根* 取原药材,除去杂质,洗净,润透,切厚片或小块,晒干。本品含葛根素($C_{21}H_{20}O_9$)不得少于 2.4%。

2. 煨葛根* 本品收载于《中国药典》成方制剂"儿宝颗粒"处方中。

(1)纸裹煨:取葛根小块,用 3 层湿草纸包裹,晒至半干,投入已炒热的滑石粉中,用文火加热,适当翻动,至草纸呈焦黑色,葛根呈微黄色时,取出,去纸,放凉。

(2)麸煨:取少量麦麸撒入热锅内,用中火加热,待起烟后,加入葛根片,上面再撒麦麸,煨至下层麦麸呈焦黄色时,随即用铁铲将葛根与麦麸不断翻动,至葛根片呈焦黄色时,取出,筛去麦麸,放凉。

每 100kg 净葛根片或块,用麦麸 30kg。

3. 麸炒葛根 将蜜炙麦麸均匀撒入温度适宜的热锅内,用中火加热,待起烟时,投入净葛根片,炒至表面深黄色,微具焦斑时,取出,筛去麸皮,摊凉。

每 100kg 净葛根片或块,用蜜炙麸皮 10kg。

【性状】 葛根为纵切的长方形厚片或小方块,外皮淡棕色至棕色,有纵皱纹,粗糙。切面黄白色至淡黄棕色,有的纹理明显。质韧,纤维性强。气微,味微甜。

煨葛根形表面焦黄色或微浅,气微香。

麸炒葛根表面黄色,微具焦斑,略有焦香气。

【炮制作用】 葛根味甘、辛,性凉。野葛归脾、胃、肺经;粉葛归脾、胃经。具有解肌退热,生津止渴,透疹,升阳止泻,通经活络,解酒毒的功能。

葛根生品长于解肌退热,生津止渴,透疹,通经活络,解酒毒。用于外感发热头痛,项背强痛,口渴,消渴,麻疹不透,热痢,泄泻,眩晕头痛,中风偏瘫,胸痹心痛,酒毒伤中。

煨葛根和麸炒葛根均能使发散作用减弱,止泻功能增强。多用于湿热泻痢,脾虚泄泻。

【炮制研究】 葛根主要含有异黄酮类以及少量的黄酮类物质。其中,黄豆苷原、黄豆苷、葛根素为主要活性成分,尤以葛根素含量最高。含有高级淀粉、丰富的人体必需氨基酸和矿物元素等营养成分。

1. 工艺研究 煨制葛根采用烘法的最佳工艺为:每 10g 葛根,用 4g 麦麸(加 1.6ml 水湿润),165℃烘 40 分钟。其成品外观质量与传统麦麸煨法无差异,且烘制品中葛根素含量最高,煨制品(炒制)次之,生品最低。

2. 成分研究 研究表明,麸煨制的葛根,其水煎液中有效成分总黄酮及葛根素的含量均高于生品。有研究表明,葛根炮制品中总黄酮和葛根素含量有差异,总黄酮含量顺序是醋制 > 米汤煨 > 滑石粉煨 > 麦麸煨 > 湿纸煨 > 炒制 > 生品;葛根素含量顺序是醋炙品 > 炒黄品 > 麸煨品 > 米汤煨品 > 生品 > 炒炭品。

【贮藏】　置通风干燥处。

【备注】　葛根的炮炙古代有煨制、焙制、蒸制、干煮、醋制、去心微炙、炙黄、炒制、炒黑等方法。近代有麸煨、纸裹煨、滑石粉煨、米汤煨、炒黄等方法。现行用湿纸裹煨、麸煨等方法。

生姜

【处方用名】　生姜,姜皮,煨姜。

【来源】　本品为姜科植物姜 *Zingiber officinale Rosc.* 的新鲜根茎。秋、冬二季采挖,除去须根和泥沙。药材外观以块大、粗壮、气味浓者为佳。

【炮制方法】

1. 生姜*　取原药材,除去杂质,洗净。用时切厚片。

2. 姜皮*　取鲜姜,洗净,刮取其皮,晒干。

3. 煨姜　取净生姜块,用湿草纸包裹,晒至半干,投入热火灰或加热的滑石粉中,用文火加热,适当翻动,至草纸呈焦黑色,生姜熟透,取出,去纸,放凉,用时捣碎或切厚片。

【性状】　生姜呈不规则的厚片,可见指状分枝。表皮黄褐色或灰棕色,切面浅黄色,内皮层环纹明显,维管束散在。质脆,气香特异,味辛辣。

姜皮呈半卷曲碎片,表面灰白色或灰棕色。气香,辛辣味微弱。

煨姜呈不规则厚片或碎块,表面呈黄褐色,具焦斑,切面暗黄色,略有焦气。

【炮制作用】　生姜味辛,性微温。归肺、脾、胃经。具有解表散寒,温中止呕,化痰止咳,解鱼蟹毒功能。用于风寒感冒,胃寒呕吐,寒痰咳嗽,鱼蟹中毒。

姜皮味辛,性凉。归脾、肺经。行水消肿,用于水肿胀满。

煨姜功效偏温肠胃之寒,和中止吐泻。用于呕吐,肠鸣,腹痛,腹泻。

【贮藏】　生姜置阴凉潮湿处,或埋入湿砂内,防冻。姜皮和煨姜置干燥处。

【备注】　生姜古代炮炙有炒制、面煨、巴豆煨、盐煨、盐制、油制、药汁制、醋制、泔水制、火炮、童便制、蜜制等方法。现代主要用生品。

第三节　提　净　法

某些矿物药,特别是一些可溶性无机盐类药物,经过溶解,过滤,重结晶处理,使之进一步纯净的方法,称提净法。

（一）操作方法

根据药物的不同性质,常用的提净法有以下两种方法:

1. 降温结晶（冷结晶）　将药物与辅料加水共煮后,滤去杂质,将滤液置阴凉处,使之冷却重新结晶。如芒硝。

2. 蒸发结晶（热结晶）　将药物先适当粉碎,加入适量水加热溶化后,滤去杂质,将滤液置于搪瓷盆中,加入定量米醋,再将容器敞口隔水加热,使液面析出结晶物,随析随捞取,至析尽为止;或将原药材与醋共煮后,滤去杂质,将滤液加热蒸发至一定体积后再使之自然干燥。如硇砂。

（二）成品质量

提净品中芒硝应为无色透明或类白色半透明的结晶体,含硫酸钠（Na_2SO_4）不得少于99.0%;

硇砂应为灰白色或微带黄色或紫红色的结晶性粉末。

（三）注意事项

1. 降温结晶时,宜在秋末冬初进行,以利于结晶的析出。

2. 蒸发结晶时,不应使用金属器皿,以防被腐蚀。采用隔水加热时,析出的结晶应随析随捞取,否则会影响结晶的析出。

（四）炮制目的

1. 使药物纯净 如朴硝不纯,不宜内服,经提净后,可提高其纯净度。

2. 缓和药性,提高疗效 如朴硝经萝卜提净后,不仅可提高其纯净度,而且萝卜甘温,能缓其咸寒之性,并借萝卜的消导降气之功,增强其润燥软坚,消导下气通便作用。

3. 降低毒性 如硇砂生品有毒,忌内服,经米醋提净后,能降低毒性,可供内服。

芒硝

【处方用名】 芒硝。

【来源】 本品为硫酸盐类矿物芒硝族芒硝,经加工精制而成的结晶体。主含含水硫酸钠($Na_2SO_4 \cdot 10H_2O$)。药材外观以无色、透明、呈结晶块者为佳。

【炮制方法】

1. 朴硝 取芒硝的天然产品,加热溶解,滤过,除去泥沙及其他不溶性杂质,将滤液静置,析出结晶粗品,即得。

2. 芒硝* 取定量鲜萝卜,洗净,切成片,置于加热容器内,加入适量水煮透,捞出萝卜,再投入适量朴硝共煮,至全部溶化,取出,滤过或澄清以后取上清液,放冷,待结晶大部分析出后,取出,置于避风处适当干燥,即得。其结晶母液经浓缩后可继续析出结晶,直至不再析出结晶为止。本品含硫酸钠(Na_2SO_4)不得少于99.0%,含重金属、砷盐均不得过百万分之十。

每100kg朴硝,用萝卜20kg。

【性状】 朴硝为芒硝的粗制品。

芒硝为棱柱状、长方形或不规则块状及粒状,无色透明或类白色半透明,质脆,易碎,断面呈玻璃样光泽,气微,味咸。

【炮制作用】 芒硝味咸、苦,性寒。归胃、大肠经。具有泻下通便,润燥软坚,清火消肿的功能。

朴硝,杂质较多,不宜内服,以消积散痈见长。外用于乳痈,痔疮肿痛。

芒硝,提高了纯净度,可供内服,经与萝卜制后,可缓和咸寒之性,并取萝卜消导降气之功,增强其润燥软坚,消导,下气通便作用。用于实热积滞,腹满胀痛,大便燥结,肠痈肿痛;外治乳痈,痔疮肿痛。

【炮制研究】 芒硝主要含有含水硫酸钠($Na_2SO_4 \cdot 10H_2O$)。

1. 工艺研究

（1）根据Na_2SO_4溶解度曲线,得出理论上提净芒硝最佳工艺为:取朴硝100kg,加水208ml,34℃水浴恒温,饱和溶液减压抽滤,母液0℃结晶,即得芒硝。

（2）用正交试验法优选提净芒硝的最佳工艺为:每100kg朴硝,用萝卜10kg,水250kg,煎煮10分钟后过滤,滤液于2~4℃结晶。

2. 成分研究 朴硝经过炮制后钠元素含量变化不明显,钙、镁含量显著下降。芒硝经萝卜提净后,萝卜中的锌、锰、钛等元素进入芒硝,成为提净后芒硝的组成成分,同时萝卜也吸附了铜、铅、铬等离子,从而降低了对人体健康不利的成分的含量,故朴硝提净后有一定的解毒作用。

【贮藏】 密闭,在30℃以下保存,防风化。

【备注】 朴硝的炮炙古代有萝卜制、豆腐制、甘草制、制玄明粉、火炮、炼、熬、烧、蒸制、煮制、暖水淋、炒制等方法。近代以来主要用萝卜提净法。

玄明粉

【处方用名】 玄明粉,风化硝。

【来源】 本品为芒硝经风化干燥制得。主含硫酸钠(Na_2SO_4)。药材外观以粉细、色白、干燥者为佳。

【炮制方法】

玄明粉 * 取重结晶之芒硝,打碎,用草纸包裹,悬挂于阴凉通风处;或取芒硝置于平底盆内,露放通风处,令其风化,失去结晶水,成白色质轻粉末,过筛,即得。本品含硫酸钠(Na_2SO_4)不得少于99.0%。

【性状】 玄明粉为白色粉末,气微,味咸。有引湿性。

【炮制作用】 玄明粉味咸、苦,性寒。归胃、大肠经。具有泻下通便,润燥软坚,清火消肿的功能。

玄明粉为芒硝经风化制得,质地纯净,其性缓和而不泄利,用于实热积滞,大便燥结,腹满胀痛;外治咽喉肿痛,口舌生疮,牙龈肿痛,目赤,痈肿,丹毒。

【炮制研究】 玄明粉主要含无水硫酸钠(Na_2SO_4)。

研究表明,芒硝风化的温度一般不超过30℃,否则容易液化。晶体硫酸钠脱水制备玄明粉以30℃烘干为好。

芒硝自然风化需时较长,常因风化不完全而残留部分结晶水。欲求快速风化,可将芒硝置搪瓷器皿中,放水浴锅上加热,结晶体溶化,水分逐渐蒸发,即可得到白色粉末状玄明粉。该法优点是较自然风化时间短。

【贮藏】 密封,防潮。

【备注】 玄明粉制法明代才出现,传统尚有炼制、药汁制、萝卜制、黄连制等。近代主要用风化法制备。

硝石

【处方用名】 硝石,火硝,制硝石。

【来源】 本品为硝酸盐类矿物硝石经加工而成的结晶体,主含硝酸钾(KNO_3)。取含硝石的土块,砸碎后置容器内,用水调匀,经多次过滤,取澄清的滤液,加热蒸去水分,冷却后,收集析出的结晶,即为硝石。药材外观以无色、透明、无杂质者为佳。

【炮制方法】

1. 硝石 取硝石,除去杂质,研成细粉。

2. 制硝石 * 取定量鲜萝卜,洗净切片,置容器内加适量水煮透,再投入硝石共煮,至全部溶解,取出,滤去杂质及萝卜片,滤液置阴凉处冷却,待结晶大部分析出,捞出,晾干,研细(本品收载于《中国药典》成方制剂"红灵散""紫雪散"等处方中)。

每100kg硝石,用萝卜20kg。

【性状】 硝石为不规则的柱状晶体或晶状粉末,白色或类白色,较透明,质脆,碎断面具玻璃样光泽,气微,味苦。

制硝石为结晶性粉末,白色,具玻璃样光泽,气微,味苦。

【炮制作用】 硝石味苦、微咸,性温,有毒。归脾、肺经。具有润燥软坚,通五淋的功能。

硝石杂质较多,破积软坚,利水通淋。用于五脏积热,胃胀便秘,小便不利,水肿,泻痢,痈疽疮毒。

制硝石提高了纯净度,可入丸散内服,外用点眼或吹喉。

【贮藏】 置阴凉干燥处,防潮,防火。

【备注】 硝石的炮炙古代有炒制、酒制、甘草水制、厚朴水制、炼制、烧制、煅制、熬制等方法。近代用提净法。

硇砂

【处方用名】 硇砂,醋硇砂。

【来源】 本品为氯化物类矿物卤砂或紫色石盐矿石。前者称白硇砂,主含氯化铵(NH_4Cl);后者称紫硇砂,主含氯化钠($NaCl$)。全年可采,挖出后除去杂质即得。白硇砂外观以块整、色白、不含杂质者为佳;紫硇砂外观以质坚、色紫、断面明亮、有臭气、味咸者为佳。

【炮制方法】

1. 硇砂[*] 取原药材,除去杂质,砸成小块(本品收载于《中国药典》四部,但未列净制方法)。

2. 醋硇砂 取净硇砂块,置于沸水中溶化,过滤后倒入搪瓷盆中,加入定量米醋,将搪瓷盆放置于锅内,隔水加热蒸发,当液面出现结晶时随时捞起,至无结晶析出为止,干燥。或将上法滤过获得的清液置于非铁质容器中,加入定量米醋,加热蒸发至近干时,再自然干燥,取出。

每100kg硇砂,用醋50kg。

【性状】 硇砂多呈立方形或不定形,有棱角,凹凸不平,表面暗红色或紫红色,质较重,断面平滑光亮,具玻璃样光泽,臭气浓,味咸。

醋硇砂为紫红色的结晶性粉末,味咸苦,刺舌。

【炮制作用】 硇砂味咸、苦、辛,性温;有毒。归肝、脾、胃经。具有消积软坚,破瘀散结的功能。

生硇砂具有腐蚀性,只限外用。用于息肉,疣赘,瘰疬,痈肿,恶疮。

醋硇砂质地纯净,毒性降低,同时借助醋散瘀之性,增强软坚化瘀、消癥瘕积块之功。用于癥瘕痃癖,噎膈反胃,外治目翳。现多用于治疗各种恶性肿瘤。

【炮制研究】 硇砂主含氯化铵,尚含Fe^{3+}、Ca^{2+}、Mg^{2+}、SO_4^{2-}等离子。

1. 工艺研究 研究表明,直火醋制品中硫和多硫化物含量最低。从除毒效果看,以直火醋制炮制法为好;从临床考虑,炮制应有度,以析出结晶法为好。

2. 成分研究 紫硇砂毒性主要来自硫化物和多硫化物。多硫化物在胃中溶解,有强烈的腐蚀作用。硫化物和多硫化物在胃酸作用下,会产生硫化氢,硫化氢在消化道或呼吸道能很快被吸收。当游离的硫化氢在血液中来不及氧化时,就会引起全身中毒反应。

3. 药理研究 紫硇砂生对品小鼠S180肉瘤抑制效果较好,其次是醋制品和水制品。

【贮藏】 置阴凉干燥处,防潮。

【备注】 硇砂的炮炙古代有取霜、醋熬成霜、童便制、煨制、炒制、枫树皮制、豆腐煎等方法。现行用醋提净法。

第四节 水 飞 法

某些不溶于水的矿物、贝壳类药物,经反复研磨成细粉后,再利用粗细粉末在水中悬浮性不同的特性进行分离,制备成极细腻粉末的方法,称水飞法。

（一）操作方法

将药物适当破碎，置于乳钵中或其他适宜设备内，加入适量清水润湿，研磨成糊状，再加入大量水搅拌，静置片刻，待粗粉下沉后，立即倾取混悬液，下沉的粗粒再行研磨，如此反复操作，至研细为止。最后将不能混悬的杂质弃去，将倾出的混悬液合并静置，待完全沉淀后，倾去上部的清水，滤去底部细粉浆液中的水分，干燥后，将沉淀物研散研细，即得极细粉末。

（二）成品质量

成品应呈朱红色、橙黄色、白色或类白色的极细粉末。朱砂粉含硫化汞（HgS）不得少于98.0%。雄黄粉含砷量以二硫化二砷（As_2S_2）计不得少于90.0%。

（三）注意事项

1. 研磨时加水量宜少，以防溢出或不宜研磨。

2. 搅拌混悬时加水量宜大，以除去有毒物质或杂质。

3. 有毒药物干燥时温度不宜过高，以晾干或低温烘干为宜。

4. 朱砂和雄黄研磨时要忌铁器，并要注意温度。

（四）炮制目的

1. **使药物洁净** 水飞能除去药物中的可溶性杂质和不能悬浮的杂质，使药物更加纯净。

2. **使药物更加细腻** 药物经水飞能制得极细粉末，便于内服和外用，提高其生物利用度。

3. **除去毒性物质** 药物中的某些水溶性有毒成分，如砷盐、汞盐等，可随水被弃去；某些不溶于水的有毒成分，如游离汞等，因不能悬浮而随残渣被弃去。

4. **防止研磨时粉尘飞扬** 药物用湿法研磨，能防止干法研磨时的粉尘飞扬，以减少药物的损失、避免污染环境、减轻某些刺激性较强甚至有毒的药物对人体的侵害。

朱砂

【处方用名】 朱砂，朱砂粉，飞朱砂。

【来源】 本品为硫化物类矿物辰砂族辰砂 Cinnabar，主含硫化汞（HgS）。采挖后，选取纯净者，用磁铁吸净含铁的杂质，再用水淘去杂石和泥沙。药材外观以色鲜红、有光泽、体重、无杂质者为佳。

【炮制方法】

1. **朱砂*** 取原药材，除去铁屑、杂石和泥沙杂质。

2. **朱砂粉***

（1）水飞法*：取朱砂粗粉，用磁铁吸去铁屑，置于乳钵内，加入适量清水研磨成糊状，至手捻细腻无声时，加多量清水搅拌，使成红色混悬液，稍停，即倾出上层混悬液。下沉的粗粉如上法继续研磨，如此反复数次，直至不能再研为止。除去杂质，合并混悬液，静置后分取沉淀，晾干或40℃以下干燥，再研散。

（2）球磨机研磨法：取朱砂粗粉，用磁铁吸去铁屑，置球磨机中研磨后，再加多量清水搅拌，倾出上层混悬液，静置后分取沉淀，晾干或40℃以下干燥，过200目筛。

朱砂粉含硫化汞（HgS）不得少于98.0%。

【性状】 朱砂为粒状或块状集合体，呈颗粒状或块片状，鲜红色或暗红色，条痕红色至褐红色，具光泽，体重，质脆，片状易破碎，粉末状者有闪烁的光泽，气微，味淡。

朱砂粉为朱红色极细粉末，体轻，以手指撮之无粒状物，对光检视无亮银星，以磁铁吸之无铁末，气味，味淡。

【炮制作用】 朱砂味甘，性微寒；有毒。归心经。具有清心镇惊，安神，明目，解毒的功能。

朱砂粉纯净，极细，便于制剂及服用。用于心悸易惊，失眠多梦，癫痫发狂，小儿惊风，视物昏花,口疮,喉痹,疮疡肿痛。

【炮制研究】 朱砂的主要成分为硫化汞(HgS),尚含有微量的杂质。杂质主要是毒性成分游离汞和可溶性汞盐,后者毒性极大,为朱砂的主要毒性成分。

1. 工艺研究 研究认为制备朱砂粉采用两步球磨、水漂法为好。即先将朱砂在球磨机中磨成90~100目的细粉,再加水磨成140目的细粉,然后用2倍水漂15次以上,低温烘干。该法制得的朱砂外观好,炮制品的物理结构、颗粒直径以及汞、游离汞和杂质的含量都较理想。

辰砂的制备:用朱砂矿提出水银,将硫黄粉放置于铁锅中加热熔化后,加水银混匀,整平表面,待冷却后扣上瓷盆,在其上扣上铁锅,两锅接合处先用湿草纸后用盐泥密封,文火加热5~7小时,待冷却后可得辰砂。

2. 成分研究 比较水飞法、湿法研磨、粉碎机粉碎、粉碎水漂3次、粉碎沸水漂3次,5种朱砂炮制品中以水飞法炮制后的朱砂中游离汞和可溶性汞盐含量最低,粉碎机粉碎的含量最高。而大生产中采用的干研法(球磨法),其游离汞含量高于国家饮用水标准300多万倍。水飞时洗涤的次数越多,可溶性汞盐的含量越少,同时水飞还可降低铅和铁等金属的含量,而对HgS含量基本无影响,可见研磨水飞法是较理想的炮制方法。

此外还发现,晒干品中游离汞的含量较60℃烘干者高出约1倍。因此,水飞后,朱砂粉应晾干的传统炮制要求是有科学道理的。《中国药典》要求晾干或40℃以下干燥。

【贮藏】 置干燥处。

【备注】 朱砂的炮炙古代有水飞、与蛇黄同研水飞、酒蒸后研、蒸制、椒红煮后水飞、甘草等煮后研、荞麦灰煮后研、荔枝壳水煮研、蜜煮后研、蜜木瓜蒸后研、黄芪当归煮、麻黄水煮、黄松节酒煮、醋浸、荞麦煮、甘草煮、炮熟研、炼、煅、火煅醋淬、炭火炙至紫色、炭火炒、置猪心内湿纸包煨等方法。近代有干研后水飞、湿研后水飞、甘草汤洗后研末。现行用湿研后水飞法。

雄黄

【处方用名】 雄黄,雄黄粉,飞雄黄。

【来源】 本品为硫化物类矿物雄黄族雄黄 Realgar。主含二硫化二砷(As_2S_2)。采挖后,除去杂质。或由低品位矿石浮选生产的精矿粉。药材外观以色黄、光亮、质松脆者为佳。

【炮制方法】

1. 雄黄[*] 取原药材,除去杂质。

2. 雄黄粉[*] 取净雄黄,置于乳钵内,加入适量清水研细,然后加多量清水搅拌,倾取混悬液。下沉的粗粉再如上法反复操作多次,直至不能再研为止。弃去杂质,合并混悬液,静置后倾去上面的清水,取沉淀,晾干,研细。本品含砷量以二硫化二砷(As_2S_2)计不得少于90.0%。

【性状】 雄黄为块状或粒状的集合体,呈不规则块状,深红色或橙红色,条痕淡橘红色,晶面有金刚石样光泽,质脆,易碎,断面具树脂样光泽,微有特异的臭气,味淡。精矿粉为粉末状或粉末集合体,质松脆,手捏即成粉,橙黄色,无光泽。

雄黄粉为极细腻的粉末,橙黄色,无光泽,微有特异的臭气,味淡。

【炮制作用】 雄黄味辛,性温;有毒。归肝、大肠经。具有解毒杀虫,燥湿祛痰,截疟的功能。

水飞后可使药物纯净,极细,毒性降低,便于制剂。用于痈肿疔疮,蛇虫咬伤,虫积腹痛,惊痫,疟疾。

【炮制研究】 雄黄主含二硫化二砷(As_2S_2),毒性很小,但雄黄中夹杂有剧毒化合物砒霜(As_2O_3),临床用药需炮制以降低或除去。

1. 工艺研究 由于As_2S_2既不溶于水,也不溶于稀酸,而As_2O_3可溶于水,与稀酸作用生成$AsCl_3$,因此,水飞法能降低雄黄中As_2O_3含量,除去的As_2O_3量与水飞时的用水量有规律性关系,用水量越多,除得越净,当用水量为药物量的 300 倍时,除去的效果较好;或将雄黄 3 次酸洗,5 次水洗 As_2O_3 可基本被除净。也有报道,用 10% 醋飞、酸牛奶飞及 3%NaOH 碱洗法,均可除去 As_2O_3。上述方法都不影响 As_2S_2 的含量。

干法研磨不能代替水飞法。雄黄在空气中受热,当温度上升到 180℃ 以上,至 220~250℃ 时,As_2S_2 能大量转化生成 As_2O_3,证明前人"雄黄见火毒如砒"之说是有道理的。因此,雄黄不能在有氧情况下加热炮制,且水飞后宜低温干燥或晾干。

通过化学成分研究表明,雄黄炮制品的二硫化二砷含量排序为水飞品 > 水洗品 > 干研品;氧元素含量排序呈现干研品 > 水洗品 > 水飞品的趋势;雄黄采用水飞法的除杂减毒效果及品质均优于其他炮制品。

2. 药理研究 精制雄黄能明显提高小鼠细胞免疫功能,而天然雄黄无作用,天然雄黄混悬液灌胃小鼠的 LD_{50} 为 3.21g/kg,精制雄黄的 LD_{50} 为 25g/kg 剂量,表明雄黄精制后毒性明显降低。

【贮藏】 置干燥处。

【备注】 雄黄的炮炙古代有水飞、炼、研、醋煮、醋浸、醋研、蜜煎、油煎、蒸、炒等方法。近代有水飞、蒜头制、醋制等方法。现行用水飞法。

雌黄

【处方用名】 雌黄,雌黄粉,飞雌黄。

【来源】 本品为硫化物类雌黄族矿物雌黄矿石,主要三硫化二砷(As_2S_3)。采挖后,除去杂质,或在雄黄矿中选取金黄色矿石。药材外观以块大、透明、质脆、黄色鲜明、有树脂样光泽者为佳。

【炮制方法】

1. 雌黄[*] 取原药材,除去杂质(本品来源收载于《中国药典》四部)。

2. 雌黄粉[*] 取净雌黄,研成细粉,过 80~100 目筛。或取净雌黄,置于乳钵内,加入适量清水研细,然后加多量清水搅拌,倾取混悬液。下沉的粗粉再如上法反复操作多次,直至不能再研为止。弃去杂质,合并混悬液,静置后倾去上面的清水,取沉淀,晾干,研细(本品收载于《中国药典》成方制剂"庆余辟瘟丹"处方中)。

【性状】 雌黄为不规则的小块或粒状,金黄色中杂有青灰色,略显层状,砸开后层状更为明显,可层层剥离,有树脂样光泽,质重,较坚硬,有蒜样臭气,味淡。

雌黄粉为极细腻的粉末,金黄色,有树脂样光泽,手触易染指,有蒜样臭气,味淡。

【炮制作用】 雌黄味辛,性平;有毒。归肝、大肠经。具有燥湿,杀虫,解毒,疗疮的功能。

水飞后可使药物纯净细腻,多入成药制剂。用于疥癣,恶疮,带状疱疹,蛇虫咬伤,癫痫,寒痰咳喘,虫积腹痛。

【贮藏】 密闭,置通风干燥处。

【备注】 雌黄的炮炙古代有水飞、炼制、药制、炒制、醋制、煅制等方法。近代主要用研粉和水飞法。

滑石

【处方用名】 滑石,滑石粉。

【来源】 本品为硅酸盐类矿物滑石族滑石 Talc。主含含水硅酸镁 $[Mg_3(Si_4O_{10})(OH)_2]$。全年可采,采挖后除去泥沙及杂石。药材外观以色白、滑润者为佳。

【炮制方法】

1. 滑石[*] 取原药材,除去杂石,洗净,干燥,砸成碎块。

2. 滑石粉* 　取净滑石,砸碎,粉碎成细粉。或取滑石粗粉,加水少量,碾磨至细,再加入适量清水搅拌,倾出上层混悬液,下沉部分再按上法反复操作数次,合并混悬液,静置沉淀,倾去上清液,将沉淀物晒干,研细粉。本品含重金属不得过百万分之四十,含砷盐不得过百万分之二。

【性状】　滑石多为块状集合体。呈不规则的块状,白色、黄白色或淡蓝灰色,有蜡样光泽,体较重,质软,细腻,手摸有滑润感,无吸湿性,置水中不崩散,气微,味淡。

滑石粉为白色或类白色、微细、无砂性的粉末,手摸有滑腻感,气微,味淡。

【炮制作用】　滑石味甘、淡,性寒。归膀胱、肺、胃经。具有利尿通淋,清热解暑的功能;外用祛湿敛疮。

滑石粉纯净、极细,便于内服及外用。用于热淋,石淋,尿热涩痛,暑湿烦渴,湿热水泻;外治湿疹、湿疮、痱子。

【炮制研究】　滑石主含水合硅酸镁,有吸附和收敛作用,能保护肠管,止泻而不引起鼓肠。滑石撒布创面能形成被膜,有保护创面,吸收分泌物,促进结痂的作用。

研究表明,粉碎滑石和水飞滑石的化学成分含量差别极小。考虑到水飞法费时又费力,不宜大量加工,因此制备滑石粉时,可用粉碎法,而建议弃用水飞法。

【贮藏】　滑石置干燥处。滑石粉密闭。

【备注】　滑石的炮炙古代有水飞、捶碎、细研、炼、火煅、烧、煮、炒等方法。近代以来主要用水飞法或粉碎成细粉末。

第五节　干　馏　法

将待炮制品置于适宜容器内,以火烤灼,使其产生汁液的方法,称干馏法。

（一）操作方法

1. 坛口向下法　将待炮制品装入坛内,坛口向下,架起,坛的四周用锯末、劈柴、米糠围严,点火燃烧,坛的下部放一接受容器,收集加热后产生的液状物。如鲜竹沥等。

2. 坛口向上法　将待炮制品轧成颗粒,装入砂质制药壶中,坛口向上,盖好,用黏土泥密封壶盖及壶口周围,另在壶嘴上接一冷凝器及接收瓶(连结处亦需密封),将壶置于砂浴中或炉火上加热,在干馏器上部收集冷凝的液状物。如黑豆馏油等。

3. 炒熬法　将待炮制品研碎后放置于锅内,用文武火加热炒熬,至油出尽为止,收集锅内油状物。如蛋黄油等。

（二）成品质量

成品应为不同色泽的浓稠液体。其中,鲜竹沥应呈淡黄色或红棕色;蛋黄油具青黄色荧光;黑豆馏油呈黑色、具光泽。

（三）注意事项

1. 干馏法温度一般较高,多在 120～450℃进行,但由于原料不同,各干馏物裂解温度也不一样,如蛋黄油在 280℃左右,竹沥油在 350～400℃左右,豆类的干馏物一般在 400～450℃制成。

2. 精制黑豆馏油时,馏出的液体应弃去,留用瓶内的黑色液体。

3. 制备蛋黄油时,应将蛋黄破碎,以防止爆溅。

（四）炮制目的

制备新药,扩大中药品种,以适应临床需要。

药料由于高热处理,产生了质的变化,形成了新的化合物。如鲜竹干馏所得的化合物以不含氮的酸性、酚性物质为主要成分；含蛋白质类的动、植物药（鸡蛋黄、大豆、黑豆）干馏所得的化合物则以含氮碱性物质为主。它们均有抗过敏、抗真菌的作用。另外，还从含蛋白的动植物干馏油中分离出了镇痉成分。

鲜竹沥

【处方用名】 竹沥，鲜竹沥，竹沥油。

【来源】 本品为禾本科植物净竹 *Phyllostachys nuda* McClure 及同属数种植物鲜秆中的液体。鲜竹沥以色泽透明者为佳。

【炮制方法】

鲜竹沥* 制备方法有两种（本品收载于《中国药典》四部，但未列方法）。

（1）取鲜嫩竹茎，截成 0.3～0.5m 的小段，劈开洗净，装入坛内，装满后坛口向下，架起，坛的底面及周围用锯末和劈柴围严，用火燃烧，坛口下面放置一罐，竹片受热后即有汁液流出，滴注罐内，至无汁液流出为止，所得汁液即为鲜竹沥。

（2）取干净、粗壮的鲜竹，锯成含两个节间的长段，节居中间，竖直劈成两瓣，水平架起，每瓣凹槽口朝上，用文火在竹子下面加热灼烧，将两端流出的液体接于容器中，过滤，除去杂质，即得鲜竹沥。

【性状】 竹沥为淡黄色或红棕色的浓稠液体，具竹香气，味苦微甜。

【炮制作用】 竹沥味甘、苦，性寒。归心、肺、胃经。具有清热化痰，镇惊利窍的功能。用于肺热咳嗽痰多，气喘胸闷，中风舌强，痰涎壅盛，小儿痰热惊风。

【炮制研究】 竹沥的水溶性成分主要为天门冬氨酸等 13 种氨基酸；醚溶性提取液含愈创木酚、甲酚、苯酚、乙酸、苯甲酸、水杨酸等。

1. 工艺研究 竹材在干馏时，120℃左右开始，350～400℃热分解最盛，450℃以上逐渐减少，若以焦油和水为制作目的，以保持 400℃的温度最好。烧制鲜竹沥的时间一年之中以秋、冬季为好，其制取量、相对密度、泡沫、色泽等性状指标都比春、夏季好；秋、冬两季相比，冬季比秋季好；在一天 24 小时内，以 18 时至次日 9 时的时间段内烧制为好。

2. 药理研究 竹沥具有祛痰镇咳作用并能促进小鼠小肠推进作用。竹沥中的氨基酸成分具有镇咳作用。抑菌试验表明，竹沥具有广谱的抗菌活性。

【贮藏】 瓶装，置阴凉处。

【备注】 竹沥的制备的炮炙古代有明火炙竹制沥法、新竹烧取法、竹段装瓶或坛倒悬炭火围逼制沥法。现行用新竹烧取法和竹段装坛内倒悬制沥法。

蛋黄油

【处方用名】 蛋黄油、卵黄油。

【来源】 本品为雉科动物家鸡 *Gallus gallus domesticus* Brisson 的蛋，煮熟后剥取蛋黄，经炼制出来的油脂。

【炮制方法】

蛋黄油 将鸡蛋煮熟，取蛋黄研碎，放置于锅、饭勺等适宜容器内，先用文火加热，炒至水分除尽后，改用武火加热，熬至蛋黄油出尽为止，滤尽蛋黄油，装瓶备用。

【操作注意】 ①蛋黄要研碎后再熬，否则易爆溅；②先用文火使水分蒸发，后武火（280℃）加热，熬出油为度。

【性状】 蛋黄油为棕褐色浓稠的油状液体，具青黄色荧光，气微腥。

【炮制作用】　蛋黄油味甘,性平。归心、肾经。具有消肿止痛,收敛生肌的功能。用于烧伤,各种皮肤疾病如湿疹、皮炎、皮癣、脚癣等,以及皮肤皲裂、冻疮、胃溃疡、宫颈糜烂、疮疡难愈等。

【炮制研究】　研究表明,从蛋黄油碱性部分中分离得到纳尔哈尔满、哈尔满、3-烷基吡啶及烷基苯并咪唑等,具有抗真菌活性。药理研究表明,蛋黄油具有抗过敏、抗真菌的作用。

【贮藏】　瓶装,置阴凉处。

【备注】　蛋黄油的炮炙古代有蛋黄熬令黑、蛋黄炒令油出的方法。现行仍沿用蛋黄熬令油出的方法。

黑豆馏油

【处方用名】　黑豆馏油。

【来源】　本品为豆科植物黑大豆 *Glycine max* (L.) Merr. 的黑色种子经干馏制得。

【炮制方法】

黑豆馏油　取净黑大豆,轧成颗粒,装入砂质制药壶中,装量为壶容积的 2/3,盖好,用黏土泥密封壶盖及壶口周围,另在壶嘴上接一冷凝器及接收瓶(连结处亦需密封),将壶置于炉火上进行干馏,得到黑色黏稠状液体,即为粗制黑豆馏油。

若进一步精制,则将粗制品放在分液漏斗内,静置 20～30 分钟使分层,上层是馏油,下层为水和水溶性混合物,弃去下层液。取上层黑豆馏油置于蒸馏瓶内,水浴加热蒸馏,温度保持在80～100℃,约经 30 分钟,蒸馏出来的淡黄色透明液,为干馏油中的挥发性物质,临床验证无效;而留在蒸馏瓶中的残液,呈黑色具有光泽的浓稠液体,即黑豆馏油。

【性状】　黑豆馏油为黑色、具光泽的浓稠液体,气焦臭。

【炮制作用】　黑豆经干馏后,产生了新的功效。黑豆馏油具有抗炎止痒,清热利湿,收敛的功能。用于干癣,湿疹,神经性皮炎等。

【炮制研究】　有研究从大豆饼干馏所得油层中,碱性部分得吡啶、α-吡考啉、喹啉、喹那啶、苯胺等,酸性部分得苯酚、多种煤酚、丁酸、戊酸、甲酸、乙酸等。在脱脂大豆 400～450℃ 干馏物碱性部分中分离得纳尔哈尔满、哈尔满、菲啶及苯并喹啉等。研究表明,大豆干馏物具有抗过敏、抗真菌、消炎、止痒、止痛及促进伤口愈合等作用。

【贮藏】　瓶装,置阴凉处。

【备注】　黑豆馏油清代有装罐口向下的干馏法。现行用装砂壶中于上部壶嘴取油法。

第六节　拌　衣　法

待炮制品与定量辅料拌制,使辅料均匀粘附于药物表面,从而起到协同治疗作用的方法,称拌衣法。

(一) 操作方法

先用适量水将待拌制的药物表面湿润,再沥去多余的水,稍晾,趁湿加入定量朱砂或青黛细粉,搅拌或翻动,使拌和均匀,晾干。如茯神、茯苓、灯心草等(朱砂、青黛拌灯心草的方法,详见本教材第十章　第三节)。

朱砂拌,一般每 100kg 净药物,用朱砂粉 2kg(拌灯心草用 6.25kg)。

青黛拌,一般每 100kg 净药物,用青黛粉 2kg。

(二) 成品质量

朱砂拌制的饮片表面均匀挂一层朱砂细粉,呈朱红色。

青黛拌制的饮片表面均匀挂一层青黛细粉,呈深蓝色。

（三）注意事项

1．干燥饮片不易粘附辅料细粉，要用少许清水完全湿润后再拌制。

2．灯心草体轻质软，在盆内不易拌制，可置于坛子或敞口瓶内，用盖盖住，晃动坛子或瓶，直至拌和均匀，晾干。

3．朱砂不溶于水，因此朱砂拌制的饮片，宜入丸散剂，不宜入煎剂。

（四）炮制目的

1．增强宁心安神作用 朱砂与药物产生协同作用，增强宁心安神的作用。如茯苓、麦冬、灯心草等。

2．增加清热凉肝作用 青黛专入肝经，具有清热解毒，凉血消斑，泻火定惊的功能；灯心草主入心经，具有清心火的功能。青黛拌灯心草既清心火又清肝火，具有清热凉肝作用，用于治疗小儿惊痫。

茯苓

【处方用名】 茯苓，朱茯苓。

【来源】 本品为多孔菌科真菌茯苓 *Poria cocos*（Schw.）Wolf 的干燥菌核。多于 7～9 月采挖，挖出后除去泥沙，堆置"发汗"后，摊开晾至表面干燥，再"发汗"，反复数次至现皱纹、内部水分大部散失后，阴干，称为"茯苓个"；或将鲜茯苓按不同部位切制，阴干，分别称为"茯苓块"和"茯苓片"。药材以体重坚实、外皮色棕褐、无裂隙、断面色白细腻、嚼之黏性强者为佳。

【炮制方法】

1．茯苓* 取茯苓个，浸泡，洗净，润后稍蒸，及时削去外皮，切成块或厚片，晒干。本品含醇溶性浸出物不得少于 2.5%。

2．朱茯苓 取净茯苓片或块，用清水喷淋，待全部湿润后，少量多次撒入朱砂细粉，随撒随拌，至茯苓表面均匀粘附朱砂粉，晾干。

每 100kg 净茯苓片或块，用朱砂细粉 2kg。

【性状】 茯苓为不规则的类圆形薄片或立方块，切面白色或类白色，体重，质坚实，富粉性，气微，味淡，嚼之粘牙。

朱茯苓形如茯苓，表面朱红色或橙红色。

【炮制作用】 茯苓味甘、淡，性平。归心、肺、脾、肾经。具有利水渗湿，健脾，宁心的功能。用于水肿尿少，痰饮眩悸，脾虚食少，便溏泄泻，心神不安，惊悸失眠。

朱茯苓经朱砂拌后，二者产生协同作用，增强宁心安神的作用。用于心神不安，惊悸失眠。

【贮藏】 置干燥处，防潮。

【备注】 茯苓的炮炙古代有煮制、炒制、药汁制、乳制、蒸制、焙制、酒制、煨制、米泔制、姜制、土炒等方法。近代以来有朱砂拌制，多用生品。

麦冬

【处方用名】 麦冬，朱麦冬，土炒麦冬。

【来源】 本品为百合科植物麦冬 *Ophiopogon japonicus*（L.f.）Ker-Gawl. 的干燥块根。夏季采挖，洗净，反复暴晒、堆置，至七八成干，除去须根，干燥。药材外观以个大、黄白色者为佳。

【炮制方法】

1．麦冬* 取麦冬，除去杂质，洗净，润透，轧扁，干燥。本品含麦冬总皂苷以鲁斯可皂苷元（$C_{27}H_{42}O_4$）计不得少于 0.12%。

2. 朱麦冬　取净麦冬块片,喷淋清水少许,全部渍湿后,分层加入朱砂细粉,拌和至麦冬表面均匀粘附朱砂粉,取出,晾干。

每100kg净麦冬,用朱砂细粉2kg。

3. 土炒麦冬　将灶心土细粉放置于锅内,用中火加热至轻松滑利状态时,投入净麦冬片拌炒,至表面均匀挂土粉时,取出,筛去土粉,放凉。

每100kg净麦冬,用灶心土细粉20kg。

【性状】　麦冬呈纺锤形或为轧扁的纺锤形块片,表面淡黄色或灰黄色,有细纵纹,质柔韧,断面黄白色,半透明,中柱细小,气微香,味甘、微苦。

朱麦冬表面被朱砂细分,呈红色。

土麦冬表面呈土黄色,粘有土粉,具土香气。

【炮制作用】　麦冬味甘、微苦,性微寒。归心、肺、胃经。具有养阴生津,润肺清心的功能。用于肺燥干咳,阴虚痨嗽,喉痹咽痛,津伤口渴,内热消渴,心烦失眠,肠燥便秘。

朱麦冬增强清心,除烦,安神作用。多用于心烦不眠。

土麦冬增强补脾止泻作用。用于脾虚泄泻。

【贮藏】　置阴凉干燥处,防潮。

【备注】　麦冬的炮炙古代有醋炙、炒制、药汁制、蒸制、土制、盐制、童便制、酒制、火炮、姜制、油制、大茴香制、桑椹制、乳制、糠制、蜜制、烘制等方法。近代以来有土炒、炒黄、朱砂制、米制、蜜制、朱砂拌制等,但多生用。

(何平平)

？　复习思考题

1. 简述麸煨与麸炒的主要区别。
2. 说出面裹煨肉豆蔻的操作方法。
3. 试述药物提净的方法。
4. 为什么说朱砂粉用水飞法制备是较理想的炮制方法?

实 训 指 导

实训是中药炮制技术课程教学的重要环节，是工学结合的重要途径。通过实训，能使学生加深对中药炮制基本理论和基本知识的理解，学会中药炮制传统操作技术，熟悉饮片生产设备工作原理或标准操作规程，提高创新思维和创业能力，养成严谨的科学态度、求实的工作作风和良好的职业道德，成为德、智、体、美、劳全面发展的高素质技术技能人才。

本实训指导是以《高等职业教育专科中药学专业教学标准》（2021年修订）为指导，以中药学专业人才培养方案和中药炮制技术教学大纲为依据，以传统炮制方法和现代饮片生产工艺为主线，以典型中药饮片为载体，校企共同编写而成的。目的是在传承发展的基础上，不断提高岗位技能，实现岗课融合。考虑到各校的校内外炮制实训条件不一，建议传统炮制操作以校内实训为主，生产性实训以校外顶岗实训为主，或在毕业实习环节中通过顶岗实习来完成。

本实训指导包括实训和实验两部分内容。实训的目的是使学生继承传统炮制技术、熟悉现代生产工艺，内容包括实训基地参观见习、净选加工、饮片切制、清炒法、加辅料炒法、炙法、煅法、蒸煮焯法、复制法、发酵发芽法、制霜法、其他制法等十二个实训项目。现代实验是为了提高药品质量意识，培养学生的科研创新能力，内容包括槟榔泡法与砂润法软化工艺的比较、槐花炒炭前后成分的变化及药理实验、马钱子炮制前后士的宁及马钱子碱的含量测定、延胡索炮制前后生物碱的含量测定和镇痛试验、大黄炮制前后蒽醌类成分的含量比较、正交试验法优选酒炙黄芩的炮制工艺等六个实验项目。各校可根据实际情况选做，也可以学生自主设计或师生间共同设计实验，提高学生利用综合知识与技能来分析问题和解决问题的能力，为学生的可持续发展奠定基础。

实训一　参观见习

【实训目的】

1. 通过体验传统和现代炮制职场环境与工艺，增进学生对本课程的理解和认识。

2. 通过基本技能的练习、实训，培养学生的基本操作能力。

3. 通过企业文化熏陶，培养学生对专业的情感。

【实训内容】

1. 参观校内或校外实训基地。

2. 基本技能训练。

3. 与企业员工进行交流、学习。

【实训方法】

（一）参观见习

学生到饮片生产企业的各部门巡回见习。学校和企业教师通过课程思政，让学生明确中药炮制传承、创新发展的意义和重要性。学生通过参观学习，了解饮片GMP工业的管理、饮片厂的设计、各生产车间和仓库的职能、生产车间的安全操作规程等相关知识。使学生体验饮片生产企业的职场环境与氛围，熟悉学习中药炮制的任务、职能和中药炮制的工艺程序，了解中药饮片GMP生产监督管理，增进学生对本课程的理解和认识。

（二）实训

1. 企业实训 企业师傅根据当天具体的工作任务，首先给学生讲授相关理论知识，再示范基本操作，若条件许可，学生可以每4～5人作为一学习团队进行练习，教师巡回指导。让学生体验和参与到真实的工作过程中，初步明确中药炮制标准操作规程，锻炼学生的基本操作能力，培养学生对专业的情感，激发学生的学习兴趣。

2. 实训室实训 专业教师带领学生在学校的模拟GMP车间讲解现代化炮制设备的构造、原理和使用方法；在传统实训室，讲解炒药锅的构造以及手工炒药器具、簸箕、药筛、罗等的使用技巧；老师示范基本操作，然后学生进行分组进行操作技能训练，教师巡回指导。锻炼学生的基本操作能力，为本课程后续知识与技能的学习奠定基础。

3. 沟通交流 师生间相互交流、学习，培养学生沟通交流等社会能力。

【实训提示】

1. 遵守实训室、企业的安全操作规程。
2. 勤于思考，刻苦训练，一丝不苟。
3. 尊敬师长，虚心好学，热爱中药事业。

【思考题】

1. 通过参观见习，你有哪些体会和收获？对今后的工作有何设想？
2. 简述实训中接触的各项技能操作的要领。

实训二 净选加工

【实训目的】

1. 具有对药材进行熟练净选加工的能力。
2. 熟悉簸箕、药筛等的操作技能。
3. 会使用机械净制药材和饮片。

【实训内容】

1. 清除杂质 山茱萸、牵牛子、菊花、昆布。

2. 分离或清除非药用部位 草果、金樱子、枇杷叶、麻黄、莲子。

【实训工具与设备】药筛、罗、簸箕、笊篱、瓷盆、小刀、锤子、铜丝刷；振荡式筛药机、风筛机等。

【实训方法】

（一）清除杂质

1. 山茱萸 将山茱萸置于药匾或拣选工作台上，用手将其所含的果柄、带核的果实、霉败品等挑拣出来。所含杂质不得超过3%。

2. 牵牛子 量少者，用簸箕或用传统的五号竹筛（孔眼内径约为3mm）将牵牛子中的干瘪种子和灰屑筛簸去；量大者，用筛药机筛去。所含杂质不得超过3%。

3. 菊花 用挑选法将菊花中霉败的花朵和果柄除去。若挤压成团，要用一号竹筛将成团的花朵筛出，再喷淋清水少许，待湿润后，分开完整的花朵，及时干燥。所含杂质不得超过2%。

4. 昆布 将除去杂质及硬柄的昆布，用清水泡至膨胀后，再用多量清水搓洗，并每天定时换水以漂洗干净,漂至口尝无咸味时,取出,晾至半干,切成宽丝片,干燥,除去药屑。所含杂质不得超过2%。

(二)分离或清除非药用部位

1.草果 取净草果,用中火加热,炒至果皮鼓起,呈焦黄色,用手容易捏破时,取出,搓碎,筛除片较大的果皮后,再用簸箕簸去隔膜及碎屑,即得净草果仁。所含杂质不得超过3%。

2.金樱子 取金樱子果实,除去杂质,洗净润软,用刀纵切成两瓣,挖去内壁附着的淡黄色绒毛和小瘦果(核),干燥后即得金樱子肉。所含杂质不得超过3%。

3.枇杷叶 取原药材,除去杂质,用清水洗净,捞出,润软,刷净绒毛后,趁软切成宽丝片,干燥,除去药屑。所含杂质不得超过2%。

4.麻黄 用挑选法将麻黄茎与根分离,分别药用。所含杂质不得超过2%。

5.莲子 将莲子洗净,略浸,润软后,用刀纵向剖开,镊取种子中的绿色幼叶及胚根,干燥后即为莲子心;种子中的2枚黄白色肥厚的子叶,干燥后即为莲子肉。所含杂质不得超过3%。

(三)企业实训

周六或节假日到饮片加工厂、药厂等生产企业顶岗实训。熟悉筛药机的工作原理和操作规程。

【注意事项】

1.净选加工后的饮片应符合规定的药用净度标准。

2.去毛操作时要注意劳动保护。

3.加工斑蝥时,要严防中毒,并执行《关于医疗用毒药、限制性剧药管理规定》。

4.去毛、去心等操作中若需润制,要注意用水量,以防"伤水"。

5.企业顶岗实训时,应遵守企业的"安全生产操作规程",工作过程中应严格执行"机械设备标准操作规程"。

【思考题】

1.试述净选加工药物的操作要点、质量标准及炮制作用。

2.分别说出实训中各种药物的炮制方法。

实训三 饮 片 切 制

【实训目的】

1.掌握药材的软化方法、程度。

2.熟悉手工切制、机器切制和饮片干燥的方法。

3.了解饮片切制的目的。

【实训内容】 切制药材:益母草、丹参、槟榔、黄芩。

【实训工具与设备】 盆、竹匾、麻袋、缸、蒸煮设备、电炉、润药池、手工切药设备;切药机、干燥机等。

【实训方法】

(一)软化

1.常水软化

(1)益母草:将拣净杂质,抖去叶子的益母草,整齐地平铺在水泥地面上,喷淋清水,使全部渍湿,上盖湿麻袋滋润软化,润至用折断法检查茎枝柔韧,较粗的茎枝还能断裂时,即可切制。未润透或水分过大者不得超过5%。

(2)丹参:将除去残茎及杂质的丹参,放洗药池内洗涤干净,捞出,上盖湿麻袋滋润软化。如一次不能润软，要喷淋清水复润一次。润至用手握法检查无坚硬感时，即可切制。水分过大或未润透者不得超过 5%。

（3）槟榔：将分档后的槟榔，置于清水中浸泡（春冬 5～6 天，夏秋 3～4 天），至六七成透，捞出，置于缸内，上盖湿物，闷润 3～4 天，每天淋水 1～2 次，润至用刀劈法检视内无干心时，取出。未泡透者不得超过 5%，伤水者不得超过 3%。

2.蒸法软化

黄芩：取净黄芩分开大小条，置于沸水锅中煮制 10 分钟，不断上下翻动，煮至用手折之略弯曲，立即捞出，趁热置于容器内闷润 8～12 小时，使内外湿度一致。未蒸透者不得超过 3%。

（二）切制

1.手工切制

（1）把活：用左手捏起长条形的"把货"药材，捋顺放置刀床上，用右手压住，待堆至一大把后，左手拿压板压住、掐紧，并推送至刀口，右手握刀下压，即被切制成饮片。

规格要求：益母草横切成长 10mm 小段，丹参横切成 4mm 厚片，黄芩横切成 1～2mm 的薄片。

（2）个活：将软化好的槟榔用蟹爪钳夹住，放在刀床上，左手拿压板压住，并推送至刀口，右手握刀下压，即被切制成饮片。

规格要求：槟榔切成 1～2mm 的薄片。

2.机器切制

（1）益母草、丹参、黄芩的切制：将润至适中的药材放于机器台面后，启动剁刀式切药机，将药槽内的药材捋顺、压紧，防止塞刀或切出败片。压紧的药材经无声链条（传送带）被送至刀床切口，药材在刀片的上下往复运动中，被横切成饮片。片的厚薄由偏心调节部分进行调节。

规格要求：同手工切制。

（2）槟榔的切制：将润至适中的槟榔装入旋转式切药机的固定器内，铺平，压紧，使推进速度一致，保证切片均匀。装好后，启动机器，在推进器的推动下，把药材推送至刀床切口，进行切片。

规格要求：同手工切制。

（三）干燥

1.自然干燥　将切制的饮片，摊于竹匾或其他干燥设备内阴干或晒干，并定时翻动，使其充分干燥。

2.人工干燥　将饮片用干燥箱或干燥机进行干燥。槟榔、益母草饮片的干燥温度应控制在 60℃以下，其他药材的干燥温度应控制在 80℃以下，并定时翻动至全部干燥时，取出，放凉。

质量标准：干燥后的饮片不得变色，含水量应控制在 7%～13%。

【注意事项】

1. 药材软化时吸水量要适当，软化"太过"或"不及"均影响饮片质量并增加切制困难。

2. 手工切制要注意掌握压板向前移动速度，以使切制的饮片厚度一致。

3. 机器切制要注意随时检查机器，按章操作，杜绝事故。

4. 自然干燥应保持环境清洁，人工干燥应注意干燥的温度。槟榔、黄芩饮片干燥时不宜暴晒，丹参应当天干燥，以免饮片由砖红色变为暗紫色。

【思考题】

1. 饮片切制的目的有哪些？

2. 药材软化程度的检查方法有哪些？

3. 机械切制时应注意什么问题？

4. 实训中，你切制的饮片质量规格是否符合要求，若不符合，原因何在？

实训四 清 炒 法

【实训目的】

1．掌握炒黄、炒焦和炒炭的基本方法和质量标准。

2．掌握3种炒法的不同火候，炒后药性的变化及炒炭"存性"的含义。

3．会使用滚筒式炒药机。

4．了解清炒法的炮制目的。

【实训内容】

1．炒黄 芥子、酸枣仁、王不留行、牵牛子、莱菔子。

2．炒焦 山楂、麦芽、槟榔、栀子。

3．炒炭 地榆、干姜、蒲黄、槐花、荆芥。

【实训工具与设备】 炒药锅、铁铲、瓷盆、筛子、温度计、天平、竹匾；滚筒式炒药机等。

【实训方法】

（一）炒黄

1．操作方法 取待炮制品置于预热的炒制设备内，用文火加热（王不留行用中火），炒至适中的程度时，立即取出，放凉，除净药屑。

2．成品性状

（1）炒芥子：呈微黄色至深黄色（炒白芥子）或深黄色至棕褐色（炒黄芥子），偶有焦斑，有香辣气。

（2）炒酸枣仁：鼓起，呈紫红色，微有焦斑，有裂纹，略有焦香气。

（3）炒王不留行：种皮爆裂，80%以上爆成类球形白花，质松脆，有香气。

（4）炒牵牛子：色泽加深，鼓起，有裂隙，微具香气。

（5）炒莱菔子：鼓起，色泽加深，质酥脆，气微香，味淡微苦辛。

（二）炒焦

1．操作方法 取待炮制品置于预热的炒制设备内，用中火加热，炒至药物表面呈焦黄色或焦褐色，带有焦斑，并透出焦香气味时，迅即出锅，放凉，除净药屑。焦山楂等焦化程度较重者，出锅前还要喷淋少许清水降温，以防焦化面继续扩大。

2．成品性状

（1）焦山楂：表面焦褐色，内部黄褐色，有焦香气，酸味减弱。

（2）焦麦芽：微鼓起，少部分爆花，表面焦褐色或焦黄色，有焦斑，有焦香气，味微苦。

（3）焦槟榔：表面焦黄色，质脆，易碎，气微，味涩微苦。

（4）焦栀子：表面焦褐色或焦黑色，果皮内表面棕色，种子表面黄棕色或棕褐色，气微，味微酸而苦。

（三）炒炭

1．操作方法 取待炮制品置于预热的炒制设备内，地榆、干姜用武火加热，蒲黄、槐花、荆芥用中火加热，不断翻炒至规定程度，喷洒清水少许，灭尽火星，略炒干，取出，摊晾。

2．成品性状

（1）地榆炭：表面焦黑色，内部棕褐色，味微苦涩。

（2）姜炭：表面焦黑色，内部棕褐色，体轻，质松脆，味微苦、微辣。

（3）蒲黄炭：棕褐色或黑褐色，具焦香气，味微苦涩。

（4）槐花炭：表面焦黑色，手捻粉末呈褐色，保留原药外形。

（5）荆芥炭：表面焦黑色，内部焦黄色，略具焦香气，味苦而辛。

【注意事项】

1. 药物炒前要净选和大小分档。

2. 酸枣仁炒黄时火力不宜过大,且炒的时间也不宜过久,否则油枯失效。蒲黄如已结块,炒时应搓散团块。

3. 炒时要勤翻动,避免生熟不匀的现象。但王不留行翻炒不宜过快,否则影响其爆花率及爆花程度。

4. 炒炭时若出现火星要及时喷洒适量清水,以免燃烧,失去存性。

5. 出锅后,要及时摊开晾凉,待散尽余热和湿气,检查无复燃可能后,再收贮。

6. 机械炒制,应按操作规程进行场地、机械设备的清洁与消毒,并填写相关生产记录。

【思考题】

1. 试述所炒药物的操作要点、成品性状及炮制作用。

2. 你在药物炒炭过程中,是如何控制"存性"的?举例说明。

3. 实训中,你炒制的药物质量规格如何?如出现"太过"或"不及",原因何在?

实训五　加辅料炒法

【实训目的】

1. 掌握加辅料炒的方法、所用固体辅料的处理方法和用量。

2. 学会实训药物炮制时的操作要点、质量标准及操作注意。

3. 了解加辅料炒法的炮制目的。

【实训内容】

1. 麸炒　白术、枳壳、苍术、僵蚕、薏苡仁。

2. 米炒　斑蝥、党参。

3. 土炒　山药、白术。

4. 砂烫　马钱子、骨碎补、鳖甲。

5. 蛤粉烫　阿胶。

6. 滑石粉烫　水蛭、刺猬皮。

【实训工具与设备】　炉子、铁锅、铁铲、炊帚、铁丝筛、瓷盆、温度计等。

【实训方法】

(一)麸炒

1. 操作方法　将麦麸均匀撒入温度适宜的热锅内,中火加热,待起烟时,投入分档的待炮制品,快速翻动并适当控制火力,炒至适中的程度时,迅速取出,筛去麦麸,放凉。

每100kg净药物,用麸皮10～15kg。

2. 成品性状

(1)炒白术:表面黄棕色或黄褐色,偶见焦斑,有焦香气。

(2)麸炒枳壳:色泽加深,偶见焦斑,具焦麸香气。

(3)麸炒苍术:表面呈深黄色,有香气。

(4)麸炒僵蚕:表面呈淡黄色至黄色,腥气较微弱。

(5)麸炒薏苡仁:微鼓起,表面呈微黄色,具香气。

(二)米炒

1. 操作方法

(1)贴米法:将渍湿的米撒入热锅内,使其均匀平贴于锅底,用中火加热至米冒烟时,投入待炮制品,轻轻翻动米上的斑蝥,炒至米呈黄棕色,少数焦褐色或焦黑色时,取出,去米,放凉。

每100kg净药物,用米20kg。

(2)拌米法:将米撒入温度适宜的热锅内,用中火加热至米冒烟时,投入净斑蝥或党参,拌炒至米呈黄棕色时,取出,去米,放凉。

每100kg净药物,用米20kg。

2.成品性状

(1)米炒斑蝥:微挂火色,有油亮光泽,臭气轻微。

(2)米炒党参:表面呈深黄色,偶有焦斑,有特殊香气,味微甜。

(三)土炒

1.操作方法　取灶心土细粉,置于锅内,用中火加热,待土粉色泽较深,呈灵活状态时,立即投入待炮制品,炒至药物表面均匀挂一层土粉,并透出香气时,取出,筛去土粉,放凉。

为每100kg净药物,用灶心土20～30kg。

2.成品性状

(1)土炒山药:表面均匀挂一层土粉,呈土黄色,无焦黑斑和焦苦味,具土香气。

(2)土炒白术:表面均匀挂一层土粉,呈土黄色,有土香气。

(四)砂烫

1.操作方法　将净砂(或油砂)置于锅内,用武火加热,待砂呈轻松、较滑利状态时,投入待炮制品,不断用砂掩埋、翻炒,至质地酥脆或鼓起,达到成品质量标准时,取出,筛去砂,放凉。鳖甲还需趁热投入醋中略浸(淬),取出,干燥。

砂的用量,以能完全掩埋所加药物为宜。醋淬时米醋的用量,为每100kg净药物,鳖甲用20kg。

2.成品性状

(1)砂烫马钱子:两面均膨胀鼓起,边缘较厚,表面棕褐色或深棕色,砸开内面棕褐色或深棕色,有时有小泡,微有香气,味极苦。

(2)烫骨碎补:体膨大鼓起,表面棕褐色或焦黄色,切面棕褐色,质轻、酥松,气微,味淡微涩。

(3)醋鳖甲:淡黄色至深黄色,质酥脆,略有醋气。

(五)蛤粉烫

1.操作方法　将研细过筛后的蛤粉置于热锅内,用中火加热,至蛤粉滑利易翻动时,投入待炮制品,不断翻埋烫炒至膨胀鼓起,内部疏松时,取出,筛去蛤粉,放凉。

每100kg净药物,用蛤粉30～50kg。

2.成品性状　阿胶珠呈类圆球形,表面棕黄色或灰白色,附有白色粉末,内无"溏心",质酥易碎,断面中空或多孔状,淡黄色至棕色,气微,味微甜。

(六)滑石粉烫

1.操作方法　将滑石粉置于锅内,用中火加热,至翻动呈灵活状态时,投入待炮制品,翻炒至鼓起,酥脆,色泽加深时,取出,筛去滑石粉,放凉。

每100kg净药物,用滑石粉40～50kg。

2.成品性状

(1)烫水蛭:黄棕色,微鼓起,质松脆,易碎,有腥气。

(2)烫刺猬皮:焦黄色,表面鼓起,质地发泡,刺卷曲,皮部边缘向内卷曲,微有腥臭味。

【注意事项】

1.药物炒前要净选,大小分档。

2.麸炒时,火力可稍大,撒入麸皮要均匀,操作要力求迅速。

3.米炒时,火力不宜过大,温度过高会使药材烫焦,影响质量。

4. 土炒时，温度要适宜。温度过低，药物表面挂不上土粉，颜色也不易改变；温度过高，药物则焦化。

5. 砂烫时，不同药物所需温度不同，烫炒前可先用少量药物试烫，温度适宜后，再大批量烫炒。

6. 阿胶颗粒以边长 6～10mm 左右的立方块为宜。过大，内部会有"溏心"；过小，易被烫焦，二者均影响质量。

7. 烫炒过有毒药物的辅料，不能再用于烫炒其他药物。

【思考题】

1. 试述所炒药物的操作要点、成品性状和炮制作用。

2. 砂烫与土炒有什么区别？

3. 实训中，你炒制的药物程度如何？如出现"太过"或"不及"，原因何在？

实训六　炙　　法

【实训目的】

1. 掌握各种炙法的操作方法、注意事项、成品质量。

2. 熟悉姜汁、食盐水、炼蜜的制备方法和各炙法中辅料的一般用量。

3. 了解各种炙法的炮制目的。

【实训内容】

1. 酒炙　当归、白芍、大黄、川芎、黄连。

2. 醋炙　乳香、五灵脂、香附、柴胡、延胡索、三棱。

3. 盐炙　杜仲、黄柏、泽泻、小茴香、补骨脂、车前子、知母。

4. 姜炙　厚朴、竹茹。

5. 蜜炙　甘草、黄芪、枇杷叶、麻黄、百合。

6. 油炙　淫羊藿。

【实训工具与设备】　炉子、铁铲、铁锅、铝锅、瓷盘、量筒、纱布、称量器具等。

【实训方法】

（一）酒炙

1. 操作方法　取待炮制品，与定量的黄酒拌匀，置于具盖的容器中，加盖闷润，待酒被药物吸尽后，置于预热的炒制设备内，用文火炒干，取出，晾凉，除去药屑。

每 100kg 净药物，用黄酒 10kg。

2. 成品性状

（1）酒当归：表面深黄色或浅棕黄色，略有焦斑，香气浓郁，并略有酒香气。

（2）酒白芍：表面微黄色或淡黄棕色，偶见焦斑，微有酒香气。

（3）酒大黄：表面呈深棕色或棕褐色，偶有焦斑，折断面呈浅棕色，略有酒香气。

（4）酒川芎：色泽加深，偶有焦斑，质坚脆，略有酒气。

（5）酒黄连：色泽加深，略有酒香气，味极苦。

（二）醋炙

1. 操作方法

（1）醋炙乳香、五灵脂：取待炮制品，置于预热的炒制设备内，用文火炒至表面熔化发亮（树脂类）或炒至表面颜色改变，有腥气逸出（动物粪便类）时，均匀喷洒定量的米醋，用文火炒至微干，取出，摊开晾干。

每100kg净药物,乳香用米醋5kg;五灵脂用米醋10kg。

(2)醋炙香附、柴胡、延胡索、三棱:取待炮制品与定量米醋拌匀,置于具盖的容器中,加盖闷润,待醋被药物吸尽后,置于预热的炒制设备内,用文火炒至一定程度,取出,晾凉。

每100kg净药物,用米醋20kg。

2．成品性状

(1)醋乳香:表面深黄色,显油亮光泽,略透明,微有醋气。

(2)醋五灵脂:表面灰褐色或焦褐色,稍有光泽,断面黄褐色或棕褐色,质较松,略有醋气。

(3)醋香附:外表黑褐色,切面浅棕色或深棕色,微有焦斑,微有醋香气。

(4)醋柴胡:表面淡黄棕色,微有醋香气,味微苦。

(5)醋延胡索:表面及切面黄褐色,质较硬,味苦,微具醋香气。

(6)醋三棱:表面黄色或灰棕色,偶见焦黄斑,微有醋香气。

（三）盐炙

1．操作方法

(1)食盐水溶液的制备:将食盐加适量清水[食盐:水 =1:(4～5)]溶解,过滤,即得。每100kg净药物,用食盐2kg。

(2)盐炙杜仲、黄柏、泽泻、小茴香、补骨脂:待炮制品与定量的食盐水拌匀,闷润,待盐水被药物吸尽后,置于预热的炒制设备内,用文火(杜仲用中火)炒至适中的程度,晾凉。

(3)盐炙车前子、知母:取待炮制品,置于预热的炒制设备内,用文火炒至一定程度,均匀喷洒适量的盐水,文火炒干,取出,晾凉。

2．成品性状

(1)盐杜仲:表面黑褐色,内表面褐色,折断时胶丝弹性较差,味微咸。

(2)盐黄柏:表面深黄色,偶有焦斑,味极苦,微咸。

(3)盐泽泻:表面淡黄棕色或黄褐色,偶见焦斑,味微咸。

(4)盐小茴香:表面微黄色,微鼓起,偶有焦斑,香气浓,略有咸味。

(5)盐补骨脂:表面黑色或黑褐色,微鼓起,气微香,味微咸。

(6)盐车前子:表面黑褐色,气微香,味微咸。

(7)盐知母:表面黄色,偶见焦斑,气微,味微咸,嚼之有黏性。

（四）姜炙

1．操作方法

(1)姜汁的制备:按第九章姜炙法中姜汁的制备方法制备。要求所得姜汁与生姜的比例为1:1。每100kg净药物,用生姜10kg。若无生姜,可用干姜煎汁,用量约为生姜的1/3。

(2)姜炙厚朴:取待炮制品与定量姜汁拌匀,闷润,待姜汁被吸尽后,置于预热的炒制设备内,用文火炒至一定程度,取出,晾凉。

(3)姜竹茹:取净竹茹揉成3g重的小团,压平,再将姜汁均匀淋洒于竹茹团上,稍闷润,置热锅内,用文火加热,如烙饼法烙至两面呈微黄色,有黄色焦斑时,取出,晾干。

2．成品性状

(1)姜厚朴丝:表面灰褐色,偶见焦斑,略有姜辣气。

(2)姜竹茹:黄色,有少许焦斑,微有姜的气味。

（五）蜜炙

1．操作方法

(1)蜂蜜的炼制:将蜂蜜置于铝锅内,加热至徐徐沸腾后,改用文火,保持微沸,并除去泡沫及上浮蜡质,然后用细罗或纱布滤去死蜂、杂质,再倾入锅内,加热至116～118℃,满锅起鱼眼泡,手捻之有黏性,两指间尚无长白丝出现时,迅速出锅。

（2）蜜炙甘草、黄芪、枇杷叶、麻黄：先取一定量的炼蜜，加适量开水稀释，与净制或切制后的药物拌匀，闷润，待蜜被药物吸尽后，置于预热的炒制设备内，用文火炒至颜色加深、不粘手时，取出，摊开晾凉，及时收贮。

每100kg净药物，甘草、黄芪、款冬花用炼蜜25kg；麻黄用炼蜜20kg。

（3）蜜炙百合：取待炮制品，置于预热的炒制设备内，用文火炒至色泽加深时，再加入定量炼蜜，迅速翻动，使蜜与药物拌匀，炒至不粘手时，取出，摊晾，凉后及时收贮。

每100kg净药物，用炼蜜5kg。

2. 成品性状

（1）炙甘草：表面老黄色，微有光泽，质稍黏，具焦香气，味甜。

（2）炙黄芪：外表皮浅棕黄或棕褐色，略有光泽，切面皮部黄白色，木质部淡黄色，具蜜香气，味甜，略带黏性，嚼之微有豆腥味。

（3）蜜枇杷叶：表面棕黄色或红棕色，微有光泽，略带黏性，具蜜香气，味微甜。

（4）蜜麻黄：表面深黄色，微有光泽，略具黏性，有蜜香气，味微甜。

（5）蜜百合：表面黄色或深黄色，偶有焦斑，略带黏性，味甜。

（六）油炙

1. 操作方法　先将羊脂油置于锅内，用文火加热，至全部熔化时，倒入净淫羊藿丝，炒至微黄色，油脂被吸尽时，取出，放凉。

每100kg净淫羊藿，用羊脂油（炼油）20kg。

2. 成品性状　炙淫羊藿表面浅黄色，显油亮光泽，微有羊脂油气。

【注意事项】

1. 药物拌制前要净选、分档。

2. 采用先拌辅料后炒药法时，要闷润至辅料完全被药物吸尽后，方可进行炒制。酒炙、醋炙药物闷润时，容器要加盖密闭，以防酒、醋迅速挥发。

3. 若液体辅料用量较少，不能与药物拌匀时，可先加适量饮用水稀释后，再与药物拌润。

4. 先炒药后加辅料法时，要注意喷洒辅料的时机和用量。

5. 炒炙时，火力不可过大，翻炒宜勤，出锅后要摊晾。

【思考题】

1. 试述所炙药物的操作要点、成品性状及炮制作用。

2. 试述所用液体辅料的处理方法、一般常用量及炮制药物时的作用。

3. 先炒药后加辅料炒的代表性药物有哪些？这些药物为什么不能用先拌辅料后炒药的方法？

4. 比较炙法与加辅料炒法在方法、加热火力和时间以及成品质量方面的异同点。

5. 实训中，你炒炙的药物程度如何？如果出现"太过"或"不及"，原因何在？

实训七　煅　　法

【实训目的】

1. 掌握3种煅制方法的操作要点及火候、注意事项和质量标准。

2. 了解煅法的炮制目的。

【实训内容】

1. 明煅法　白矾、石膏、赤石脂、石决明、牡蛎。

2. 煅淬法　自然铜、磁石、炉甘石。

3. 扣锅煅法　棕榈、血余炭。

【实训工具与设备】　马福炉、坩埚、火钳、煅锅、盐泥、烧杯、量筒、瓷蒸发皿、搪瓷盘、台秤；米醋等。

【实训方法】

（一）明煅法

1.操作方法

（1）煅白矾：取待炮制品，打碎，置于铁锅等适宜的容器内，用武火加热，不得搅拌，煅至水分完全蒸发，无气体放出，膨胀松泡呈白色蜂窝状固体时，取出，放凉。

（2）煅石膏、赤石脂：取待炮制品，敲成小块，置于适宜的耐火设备内，用武火加热，煅至红透，取出，放凉。

（3）煅石决明、牡蛎：取待炮制品，置于无烟炉火上或适宜的耐火设备内，用武火煅至质地酥脆时，取出放凉，碾碎。

2.成品性状

（1）枯矾：呈不透明、白色、蜂窝状或海绵状的固体块状物或细粉，无结晶样物质，体轻质松，手捻易碎，味酸、涩。

（2）煅石膏：为白色的粉末或酥松块状物，表面透出微红色的光泽，不透明，体较轻，质软，易碎，捏之成粉，气微，味淡。

（3）煅赤石脂：为土红色细颗粒或细粉，质酥松。

（4）煅石决明：呈不规则的碎块或粗粉，灰白色，无光泽，质酥脆，断面呈层状。

（5）煅牡蛎：为不规则的碎块或粗粉，灰白色，质酥脆，断面层状。

（二）煅淬法

1.操作方法

（1）煅自然铜、磁石：将药物直接放于无烟炉火中，或适宜的耐火设备内煅烧至红透，立即投入规定量的米醋中浸淬，如此反复煅、淬数次，直至质地酥松为度。

每100kg净药物，用米醋30kg。

（2）煅炉甘石：取净炉甘石碎粒，置于适宜设备内，用武火加热，煅至红透，取出后立即放入水中浸淬，搅拌，倾出混悬液，未透者沥干后再煅烧，如此反复煅淬2~3次。合并混悬液，静置，倾去上层清水，干燥，碾细。

2.成品性状

（1）煅自然铜：为不规则的碎粒，呈黑褐色，无金属光泽，质地酥松，易打碎，有醋气。

（2）煅磁石：为不规则的碎块或颗粒，表面黑色质硬而酥，无磁性，有醋香气。

（3）煅炉甘石：呈白色、淡黄色或粉红色的粉末，体轻，质松软而细腻光滑。

（三）扣锅煅法

1.操作方法　取净棕榈或净头发（头发应先用碱水，再用清水洗去污垢，干燥），置于铁锅内，上扣一较小的无耳铁锅，两锅结合处用盐泥封固，上压重物，在上锅脐处贴一块白纸条或放几粒大米，先用文火加热，后用武火煅至白纸或大米呈焦黄色时，停火，待凉后，取出。

2.成品性状

（1）棕榈炭：表面黑褐色至黑色，有光泽，有纵直条纹，触之有黑色炭粉，内部焦黄色，纤维性，略具焦香气，味苦涩。

（2）血余炭：为不规则块状，乌黑光亮，有多数细孔，呈蜂窝状，体轻，质脆，研之有清脆声，用火烧之有焦发气，味苦。

【注意事项】

1.药物煅制前应砸成小块，以缩短煅制时间，减少煅淬次数。

2.煅明矾时，装量宜少，且要一次煅透，中途不得停火，切忌搅拌。

3. 煅淬药物火力要强,并要趁热淬之,淬至辅料被吸尽。

4. 煅制自然铜过程中,会产生硫的升华物或有毒的二氧化硫气体,应在通风处操作。

5. 扣锅煅法药物不宜压得过紧,装量一般以不超过锅容积的 2/3 为宜。但煅血余炭时,以不超过锅容积的 1/3 为宜。煅时如盐泥开裂漏气应及时封堵。煅透后务必放冷后再开启。

【思考题】

1. 试述煅制药物的操作要点、成品性状及炮制作用。

2. 三种煅法各有何特点?分别适用于哪类药材?

3. 为什么煅白矾时装量要少,且应一次煅透,不得搅拌?

4. 实训中,你煅制的药物程度如何?你是如何保证药物"煅存性"的?

实训八　蒸煮焯法

【实训目的】

1. 掌握蒸法、煮法、焯法的方法、质量要求。

2. 了解蒸法、煮法、焯法的炮制目的,辅料的性质和作用。

【实训内容】

1. 蒸法

(1) 清蒸:黄芩。

(2) 酒蒸:地黄、大黄、山茱萸、黄精。

(3) 醋蒸:五味子。

(4) 黑豆汁蒸:何首乌。

(5) 豆腐蒸:藤黄。

2. 煮法

(1) 清水煮:川乌(或草乌)。

(2) 甘草汁煮:远志、巴戟天。

(3) 豆腐煮:硫黄。

3. 焯法　苦杏仁、白扁豆。

【实训器材及药品】　铁锅(或小铜锅)、笼屉、蒸罐、搪瓷盘、筛子、纱布、烧杯、量筒、漏斗;黄酒、米醋、黑豆、豆腐、甘草、清水等。

【实训方法】

(一)蒸法

1. 操作方法

(1) 清蒸黄芩:取原药材,除去残茎、杂质,置于蒸制设备内蒸半小时,取出,切薄片,干燥。

(2) 酒蒸地黄、大黄、山茱萸、黄精、女贞子、肉苁蓉:取待炮制品,加黄酒拌匀,置于罐内或适宜设备内,密闭,隔水加热或用蒸汽加热,先用武火加热至"圆汽"后再用文火,至酒被吸尽,药物内外均呈黑色(或黑润)时,取出,干燥。

每 100kg 净药物,地黄、大黄用黄酒 30～50kg;山茱萸、黄精、女贞子、肉苁蓉用黄酒 20kg。

(3) 醋蒸五味子:取净五味子,用米醋拌匀,置于蒸制设备内,加热蒸至表面黑色时,取出,干燥。

每 100kg 净五味子,用米醋 20kg。

(4) 黑豆汁蒸何首乌:①黑豆汁的制备:取黑豆 10kg,加水适量,煮约 4 小时,熬汁 15kg,豆渣再加水煮约 3 小时,熬汁约 10kg,合并得黑豆汁约 25kg;②蒸何首乌:取生首乌片或块,用黑豆汁拌匀,润湿,置于非铁质蒸制设备内,密闭,炖至汁液被吸尽;或用黑豆汁拌匀后蒸至内外均呈棕褐色时,取出,干燥。

每100kg净何首乌片或块,用黑豆10kg。

(5)豆腐蒸藤黄:取大块豆腐置于盘内,中间挖一不透底的方形槽,槽内放入藤黄,再用豆腐盖严,置于笼屉内,蒸4～5个小时,至藤黄完全熔化后,取出,放凉,待藤黄凝固,除去豆腐,干燥。

每100kg净藤黄,用豆腐300kg。

2．成品性状

(1)黄芩:外表皮黄棕色至棕褐色,切面黄棕色或黄绿色,气微,味苦。

(2)熟地黄:为不规则的块片或碎块,表面乌黑色,有光泽,黏性大,质柔软而带韧性,不易折断,断面乌黑色,有光泽,气微,味甜。

(3)熟大黄:内外均呈黑褐色,略有清香气。

(4)酒山萸肉:表面紫黑色或黑色,质滋润柔软,微有酒香气。

(5)酒黄精:表面棕褐色至黑色,有光泽,中心棕色至浅褐色,质地柔软,味甜,微有酒香气。

(6)醋五味子:表面乌黑色(北五味子)或棕黑色(南五味子),油润,稍有光泽,有醋香气。

(7)制首乌:为不规则皱缩的块片,表面黑褐色或棕褐色,凹凸不平,质坚硬,断面角质样,棕褐色或黑色,气微,味微甘而苦涩。

(8)制藤黄:呈碎块状或细粉末状,深红黄色或深橙棕色,味辛。

（二）煮法

1．操作方法

(1)清水煮川乌:取净川乌,大小分档,用水浸泡至透(切开内无干心),取出,加水煮沸4～6小时,煮至取大个及实心者切开内无白心,口尝微有麻舌感时,取出,晾至六成干,切厚片,干燥。

(2)豆腐煮硫黄:先在锅底平铺一层豆腐片,上放硫黄碎块,再用豆腐片盖严,加水满过豆腐,文火加热,煮至豆腐显黑绿色时,取出,除去豆腐,用水漂净,晾干或阴干。

每100kg净硫黄,用豆腐200kg。

(3)甘草汁煮远志、巴戟天:①甘草汁的制备:取净甘草片,加适量清水煎煮两次,第一次约30分钟,第二次约20分钟,滤过,合并两次煎液,浓缩至甘草量的10倍,即得;②甘草汁煮:取待炮制品,加入适量的甘草汁,用文火加热,煮至汤液被吸尽,取出,干燥。

每100kg净药物,用甘草6kg。

2．成品性状

(1)制川乌:为不规则或长三角形的片,表面黑褐色或黄褐色,有灰棕色形成层环纹,体轻,质脆,断面有光泽,气微,微有麻舌感。

(2)制硫黄:呈黄褐色或黄绿色,臭气不明显。

(3)制远志:表面黄棕色,味微甜。

(4)制巴戟天:表面灰黄色或暗灰色,切面紫色或淡紫色,气微,味甘微涩。

（三）焯法

1．操作方法　焯苦杏仁、桃仁:取净苦杏仁,置于10倍量的沸水中略煮,至外皮微膨胀时,捞出,用凉水稍浸,取出,搓开种皮与种仁,干燥,筛或簸去种皮。

2．成品性状

(1)焯苦杏仁:无种皮,表面乳白色,气微,味苦。

(2)焯白扁豆:无种皮,黄白色。

【注意事项】

1.药物蒸、煮前要大小分档。

2．须用液体辅料拌蒸的药物应待辅料被吸尽后再蒸制。蒸制完毕后，若有剩余的辅料，应拌入药物后再进行干燥。

3．严格控制火力。在蒸罐内炖时，一般先用武火，"圆汽"后改用文火。但在笼屉内酒蒸时，要先用文火，防止酒快速挥发，达不到酒蒸的目的。

4．要控制蒸制时间。需长时间蒸制的药物应不断添加开水，以免水煮干，要有专人值班，以保安全。

5．燀苦杏仁时要注意用水量、水温和燀制的时间。

【思考题】

1．蒸制药物应注意什么问题？

2．黄芩软化有哪几种方法？为什么不能用冷水软化？

3．燀苦杏仁的注意事项有哪些？

实训九　复　制　法

【实训目的】

1．掌握半夏、天南星的炮制方法及质量标准。

2．学会药物复制后"微有麻舌感"的检查方法。

3．明确复制法的炮制目的。

【实训内容】

1．半夏各饮片规格的制备，制天南星的制备。

2．半夏炮制前后刺激性比较。

【实训器材及药品】

1．复制　瓷盘、瓷盆、筛子、刀、量筒、烧杯、电炉、玻璃棒、生姜、白矾、石灰、甘草等。

2．刺激性实验　烧杯、量杯、乳钵、滴管、兔盒、洗瓶、200目筛、家兔、生理盐水等。

【实训方法】

（一）复制法

1．操作方法

（1）半夏的炮制方法

清半夏：取净半夏，大小分开，用8%白矾溶液浸泡，至内无干心，口尝微有麻舌感时，取出，洗净，切厚片，干燥，筛去药屑。

每100kg净半夏，用白矾20kg。

姜半夏：取净半夏，大小分开，用水泡至内无干心时，另取生姜切片煎汤，加白矾与半夏共煮透，取出，晾至半干，切薄片，干燥，筛去药屑。

每100kg净半夏，用生姜25kg，白矾12.5kg。

法半夏：取净半夏，大小分开，用水浸泡至内无干心，去水，加入甘草石灰液（取甘草加适量水煎2次，合并煎液，倒入适量水制成的石灰液中）浸泡，每日搅拌1～2次，并保持pH 12以上，至口尝微有麻舌感、切面黄色均匀为度，取出，洗净，阴干或烘干。

每100kg净半夏，用甘草15kg，生石灰10kg。

（2）制南星的方法：取净天南星，按大小分别用水浸泡，每日换水2～3次，如起白沫时，换水后加白矾（每100kg天南星，加白矾2kg），泡1日后，再进行换水。至切开口尝微有麻舌感时取出。另将生姜片、白矾置于锅内加适量水煮沸后，倒入浸漂过的天南星共煮至内无干心时取出，除去姜片，晾到四至六成干，切薄片，干燥，筛去药屑。

每 100kg 净天南星,用生姜、白矾各 12.5kg。

2．成品性状

（1）清半夏:为椭圆形、类圆形或不规则片,切面淡灰色至灰白色,质脆,易折断,断面略呈角质样,气微,味微涩、微有麻舌感。

（2）姜半夏:为片状、不规则颗粒状或类球形,表面棕色至棕褐色,常见角质样光泽,气微香,味淡,微有麻舌感,嚼之略粘牙。

（3）法半夏:呈类球形或破碎成不规则颗粒状,表面淡黄白色、黄色或棕黄色,质轻松脆或硬脆,断面黄色或淡黄色,气微,味淡略甘,微有麻舌感。

（4）制天南星:为黄白色或淡棕色薄片,质脆易碎,味涩微麻。

（二）刺激性试验

1．口尝法　取清半夏剖开,从中心部位挖出少许(绿豆粒大),放于舌前 1/3 处,咀嚼 0.5 分钟,记录何时出现麻舌感,何时消失。再以同样方法比较生半夏的麻舌感。

半夏炮制后应口尝微有麻舌感,其经验判断方法是:取药材 100～150mg,放于舌前 1/3 处,在口内咀嚼 0.5 分钟,若 2～5 分钟后出现麻舌感,持续 20～30 分钟逐渐消失,即为程度适中。

2．动物实验　取生半夏和清半夏粉末(200 目)各 2g,分别用生理盐水研磨,使成 20% 混悬液。选取体重 2～4kg 家兔(要求双眼无红肿,无溃疡者),将其固定后,提起上、下眼皮,使之成三角形,左右两眼分别滴入生半夏混悬液和清半夏混悬液各 0.2ml,轻轻合闭上、下眼睑,注意不要使药液溢出,使药液与整个眼结膜充分接触,4 分钟后,立即用 40ml 生理盐水冲洗,1 小时后比较眼结膜的变化情况,根据下列划分标准进行记录,并判定刺激性大小:

"–"上下眼睑与实训前一样,无明显变化。

"+"仅于上眼睑或下眼睑或上下眼睑出现小水疱。

"++"同上,但水疱较大,更为明显。

"+++"上下眼睑结膜有明显水肿,眼睑轻度外翻。

【注意事项】

1．药物复制前,要大小分档,使浸漂或煮制的时间一致。

2．浸漂时,每天应定时反复换水,并要勤检查,以防霉烂。

3．如要加热处理,火力要均匀,并要勤翻动,以免糊汤。

4．药理实验时,药液在滴入两眼前要充分混匀,眼结膜中的药粉用生理盐水冲洗时,各组所用生理盐水应尽量一致,以便于比较结果。

【思考题】

1．半夏、天南星的炮制品各有哪些?说出炮制时所用的辅料及用量,以及各炮制品的作用特点。

2．"口尝微有麻舌感"的试验结果如何?

3．家兔眼刺激试验结果能说明什么问题?

实训十　发酵发芽法

【实训目的】

1．掌握发酵、发芽的程度及质量标准,辅料的处理及药物制作方法。

2．熟悉发酵、发芽法所必需的条件,以及影响成品质量的因素。

3．了解发酵、发芽的炮制目的。

【实训内容】

1. 发酵法　六神曲、淡豆豉。

2. 发芽法　麦芽、大豆黄卷。

【实训工具与设备】　电炉、铁锅、铁铲、筛子、竹匾、瓷盆、瓷盘、刀、模具等。

【实训方法】

(一)六神曲的制备

1. 操作方法

(1)处方:面粉40g,麦麸60g,杏仁4g,赤小豆4g,鲜青蒿、鲜苍耳草、鲜辣蓼各7g(干者用1/3)。

(2)制法:将杏仁和赤小豆碾成粉末(或将杏仁碾成泥状,赤小豆煮烂),与面粉、麦麸混匀,再将鲜青蒿等用适量水煎汤(占原料量25%～30%),将汤液陆续加入面粉中,揉搓成粗颗粒状,以手握能成团,掷之即散为度。然后于木制模型中,压成扁平方块(33cm×20cm×6.6cm),再用粗纸或鲜苘麻叶包严,放置木箱或席篓内,每块间要留有空隙,按品字形堆放,上面用鲜青蒿或厚棉被等物覆盖。一般室温在30～37℃,相对湿度在70%～80%,经4～6天即能发酵,待表面全部生出黄白色霉衣时,取出,除去纸或苘麻叶,切成小方块,干燥。

2. 成品性状　六神曲为灰黄色的块,表面粗糙,内部生有斑点,质地较硬,气味芳香,无霉气。

(二)淡豆豉的制备

1. 操作方法　取黑大豆洗净。另取桑叶、青蒿加水煎煮,滤过,将煎汁拌入净大豆中,待汤液被吸尽后,蒸透,取出,稍凉,再置于发酵容器内,用煎过汁的桑叶、青蒿渣覆盖,在温度25～28℃,相对湿度80%的条件下,闷使发酵至黄衣上遍时,取出,除去药渣,洗净,置于容器内,保持温度50～60℃,再闷15～20天,至充分发酵、有香气逸出时,取出,略蒸,干燥。

每100kg净黑大豆,用桑叶、青蒿各7～10kg。

2. 成品性状　淡豆豉呈灰褐色,有黄衣,气香,味甘淡。

(三)麦芽的制备

1. 操作方法　取新鲜成熟饱满的净大麦,用清水浸泡至六七成透,捞出,置于能排水的容器内,上盖湿物,每日淋水2～3次,保持适宜的温、湿度,经5～7天,待幼芽长至约0.5cm时,取出,晒干或低温干燥。

2. 成品性状　麦芽呈黄白色,有芽和须根,内含粉质,芽长0.5cm左右。其发芽率应在85%以上。

(四)大豆黄卷的制备

1. 操作方法　取成熟饱满的净大豆,用清水浸泡至表面起皱,捞出,置于能排水的容器内,上盖湿布,每日淋水2～3次,保持湿润,待芽长至0.5～1cm时,取出,干燥。

2. 成品性状　大豆黄卷为带芽的黄豆或黑豆,芽黄色,卷曲。其发芽率应在85%以上。

【注意事项】

1. 发酵、发芽过程中均要保证一定温度和湿度,发酵法宜在夏季进行。

2. 要勤检查,防止发酵过度或芽长得过长。

3. 麦芽、大豆黄卷等芽长至规定要求时,要及时干燥。

【思考题】

1. 试述发酵、发芽法的操作要点和成品质量标准。

2. 发酵、发芽最适宜的条件是什么?

实训十一 制 霜 法

【实训目的】

1. 掌握制备巴豆霜、西瓜霜的操作方法、质量标准及注意事项。

2. 熟悉巴豆制霜时加热的目的及巴豆霜的炮制原理。

3. 了解巴豆霜中巴豆油含量与巴豆霜质量的关系。

【实训内容】

1. 制霜 巴豆霜、西瓜霜。

2. 脂肪油的测定 巴豆制霜前后巴豆油的含量测定。

【实训器材及药品】

1. 制霜 铁碾船或乳钵、药筛、草纸、压榨器、蒸锅、电炉、瓦罐、毛刷等。

2. 巴豆油含量测定 索氏提取器、烧瓶、称量瓶、水浴锅、天平、滤纸、乳钵、蒸发皿、量筒；乙醚、无水硫酸钠等。

【实训方法】

(一) 巴豆霜的制备

1. 操作方法

(1) 传统制霜法：取净巴豆仁，碾成泥状，用布包严，蒸热，用压榨器榨去油，如此反复数次，至药物松散成粉，不再黏结成饼为度，再研成松散粉末。量少者，可将巴豆仁碾成泥状后，用数层吸油纸包裹，经微热后，反复压榨换纸，达到上述要求为度。

成品性状：巴豆霜为粒度均匀、松散的淡黄色粉末，显油性，味辛辣。其含油量应为18%～20%。

(2)《中国药典》制霜法：采用淀粉稀释法。

测定巴豆仁的含油量：取净巴豆仁碾碎，取约 5g，精密称定，装入滤纸筒内，上下均塞脱脂棉，置于干燥的索氏提取器中，由提取管上装入无水乙醚 120ml，连接冷凝装置，于 50℃左右恒温水浴中提取 2.5～3 小时，至提取完全，回收乙醚，然后将烧瓶中的提取液倒入预先洗净、于 100℃干燥且精密称重的蒸发皿中，并用少量无水乙醚洗净烧瓶，一并加入蒸发皿中，在水浴上徐徐蒸发，挥尽乙醚，然后置于烘箱中，100℃干燥 1 小时取出，移入干燥器中冷却 30 分钟，精密称定，计算巴豆油的百分含量。

计算公式为：

$$巴豆油含量(\%) = \frac{巴豆油重量}{样品重量} \times 100\%$$

检查巴豆油是否提取完全：从提取管中吸取 10 滴乙醚提取液于表面皿上，置于水浴锅上挥尽乙醚，然后加入 4～5 粒无水 Na_2SO_4，置于电炉上加热，若无丙烯醛气味；或将乙醚提取液滴于白色滤纸上，使乙醚挥尽，若无油迹，则为提取完全。

制备巴豆霜：取已知含油量的净巴豆仁，称重，碾成泥状，加入定量淀粉稀释，混合均匀，过80～100 目筛，即得巴豆霜。加入淀粉的量用下列公式计算：

$$加入淀粉量(g) = \frac{W[V-(18\%～20\%)]}{(18\%～20\%)}$$

式中，W：巴豆仁的重量(g)；

V：测得的巴豆油含量(%)。

2. 成品性状 巴豆霜为粒度均匀、松散的淡黄色粉末，显油性，味辛辣。其含油量应为18%～20%。

（二）西瓜霜的制备

1. 操作方法

（1）西瓜析霜：取新鲜西瓜，沿蒂头切一厚片作顶盖，挖出部分瓜瓤，将皮硝填入瓜内，盖上顶盖，用竹签插牢，用碗或碟托住，悬挂于阴凉通风处，待西瓜表面析出白霜时，随时刮下，直至无白霜析出为止，晾干。

（2）瓦罐析霜：取新鲜西瓜切碎，放入不带釉的瓦罐内，一层西瓜一层皮硝，至罐容积的 4/5，将口封严，悬挂于阴凉通风处，数日后瓦罐外面析出白色结晶物，随析随收集，直至无结晶析出为止。

每 100kg 西瓜，用皮硝 15kg。

2. 成品性状 西瓜霜为类白色至黄白色结晶性粉末，气微，味咸。

【注意事项】

1. 制备巴豆霜要注意劳动保护，应戴口罩、手套，所用器具应及时洗刷干净。

2. 制备西瓜霜应选在秋季凉爽有风时进行，霜应随析出随扫下。

3. 挥发乙醚时，水浴温度以 40℃为宜，且必须将乙醚完全挥尽后，才能于烘箱内干燥。

【思考题】

1. 巴豆制霜的方法有几种？其优缺点是什么？如何改进？

2. 巴豆霜的质量应从哪些方面进行控制？

3. 实际操作发现，2 种方法制备西瓜霜哪种方法更好？

实训十二　其他制法

【实训目的】

1. 熟悉煨法、提净法、水飞法、干馏法的操作方法、成品质量、注意事项。

2. 了解各法的炮制目的。

【实训内容】

1. 煨法 面裹煨肉豆蔻、麦麸煨肉豆蔻、烘煨木香。

2. 提净法 芒硝。

3. 水飞法 朱砂。

4. 干馏法 蛋黄油。

【实训工具与设备】 电炉、铁铲、铁筛、固定木夹、切刀、砧板、乳钵、磁铁、瓷盆、蒸发皿、吸油纸、纱布等。

【实训方法】

（一）煨法

1. 操作方法

（1）煨肉豆蔻：①麸煨：将麦麸和肉豆蔻同置于锅内，用文火加热并适当翻动，至麦麸呈焦黄色，肉豆蔻呈棕褐色，表面有裂隙时，取出，筛去麦麸，放凉；②面裹煨：取面粉加水适量混合均匀成适宜的团块，再压成薄片，将肉豆蔻逐个包裹；或将肉豆蔻表面用水湿润，如水泛丸法包裹面粉，再湿润再包裹至 3~4 层，晾至半干。投入已加热至滑利状态的滑石粉中，适当翻动，至面皮呈焦黄色时，取出，筛去滑石粉，剥去面皮。

每 100kg 净肉豆蔻，用麦麸 40kg 或面粉 50kg。

（2）烘煨木香：取未干燥的木香片平铺于吸油纸上，一层木香一层纸，如此间隔平铺数层，上下用平坦木板夹住，以绳捆扎结实，使木香与纸贴紧，放于温度较高的地方，使油渗于纸上，重复操作至纸上无油迹时,取出木香,放凉。

2.成品性状

(1)煨肉豆蔻:表面呈棕褐色,断面大理石样花纹不明显,稍显油性,气香,味辛。

(2)煨木香:颜色加深,香气明显减弱,含油量降低。

(二)提净芒硝

1.操作方法　取定量鲜萝卜,洗净,切成片,置于加热容器内,加适量水煮透(约10分钟),捞出萝卜,再投入适量朴硝共煮,至全部溶化,取出,用纱布过滤或澄清以后取上清液,放冷,待结晶大部分析出后,取出,置于避风处适当干燥,即得。其结晶母液经浓缩后可继续析出结晶,直至不再析出结晶为止。

每100kg朴硝,用萝卜20kg。

2.成品性状　芒硝为棱柱状、长方形或不规则块状及粒状,无色透明或类白色半透明,质脆,易碎,断面呈玻璃样光泽,气微,味咸。

(三)水飞朱砂

1.操作方法　取粗朱砂粉,用磁铁吸尽铁屑,置于乳钵内,加适量清水,研磨成糊状,至手捻细腻无声时,加多量清水,使成红色混悬液,稍停,即倾出上层混悬液。下沉的粗粉依上法继续研磨,如此反复数次,直至不能再研为止,除去杂质,合并混悬液,静置后分取沉淀,晾干或40℃以下干燥,再研散即可。

2.成品性状　朱砂粉为朱红色极细粉末,体轻,以手指撮之无粒状物,对光检视无亮银星,以磁铁吸之,无铁末,气味,味淡。

(四)制备蛋黄油

1.操作方法　将鸡蛋洗净煮熟,取黄,压碎,置于蒸发皿内,文火加热,并不断翻炒,待水分蒸发后再用武火继续翻炒,至蛋黄呈焦黑色,有油馏出,及时倾出即得。

2.成品性状　蛋黄油呈棕黑色油状液体,具青黄色荧光。

(五)朱砂拌茯苓

1.操作方法　取净茯苓片或块,用清水喷淋,待全部湿润后,少量多次撒入朱砂细粉,随撒随拌,至茯苓表面均匀粘附朱砂粉,晾干。

每100kg净茯苓片或块,用朱砂细粉2~3kg。

2.成品性状　朱茯苓形如茯苓,表面朱红色或橙红色。

【注意事项】

1.煨制时火力不宜过大,以使油质徐徐被辅料吸收。

2.提净芒硝时加水量不宜过多,以达到药物全部溶解即可,否则不易结晶。

3.朱砂研磨时忌用铁器,研磨过程中,水量宜少,搅拌混悬时用水量宜大;干燥时温度不宜过高,以晾干或40℃以下烘十为宜。

4.制蛋黄油时,鸡蛋要新鲜,熬油时应控制好火力,所得蛋黄油要及时装瓶贮藏。

5.朱砂拌茯苓,要求药物表面均匀粘附朱砂细粉。

【思考题】

1.煨法的炮制目的是什么?操作时应注意些什么?

2.皮硝为什么要精制?收得率与哪些因素有关?

3.朱砂粉的制备为什么要用水飞法?此法有什么优缺点?

4.干馏法的炮制目的是什么?蛋黄油在临床上有什么用途?

5.朱砂拌茯苓,可以入煎剂吗?

实训十三　槟榔泡法与砂润法软化工艺的比较

【实验目的】　以槟榔碱为指标成分，对两种软化方法进行比较。

【实验内容】　生槟榔、槟榔饮片中槟榔碱的含量测定。

【实验器材及药品】　高效液相色谱仪；分析天平、锥形瓶、分液漏斗、漏斗、烧杯、滴定管、水浴锅、蒸发皿、量瓶；滑石粉、乙醚、氨试液、无水硫酸钠、硫酸滴定液、甲基红指示剂、氢氧化钠滴定液、蒸馏水、乙腈、磷酸、氢溴酸槟榔碱对照品。

【实验方法】

（一）供试品的制备

1. 槟榔生品　取净槟榔，低温干燥，粉碎，过二号筛。

2. 槟榔片₁　为泡法软化的槟榔片。按《中国药典》2020年版的方法炮制：除去杂质，浸泡，润透，切薄片，低温干燥，粉碎，过二号筛。

3. 槟榔片₂　为砂润法软化的槟榔片。取一个下部漏空的容器，装入中等粗粒的河砂，用水饱和后（至漏水口有水滴出为度），将净槟榔埋入湿砂内，每天淋水一次，润透，切薄片，低温干燥，粉碎（过二号筛）。

（二）槟榔碱的含量测定

下列两种方法，可任选其中一种进行测定。

1. 高效液相色谱法（通则 0512）　《中国药典》2020 年版运用的测定方法。

色谱条件与系统适用性试验：以强阳离子交换键合硅胶为填充剂（SCX- 强阳离子交换树脂柱）；以乙腈 - 磷酸溶液（2→1 000，浓氨试液调节 PH 值至 3.8）（55∶45）为流动相；检测波长为 215nm。理论板数按槟榔碱峰计算应不低于 3 000。

对照品溶液的制备：取氢溴酸槟榔碱对照品适量，精密称定，加流动相制成每 1ml 含 0.1mg 的溶液，即得（槟榔碱重量＝氢溴酸槟榔碱重量 /1.521 4）。

供试品溶液的制备：取各供试品粉末（过五号筛）约 0.3g，精密称定，置具塞锥形瓶中，加乙醚 50ml，再加碳酸盐缓冲液（取碳酸钠 1.91g 和碳酸氢钠 0.56g，加水使溶解成 100ml，即得）3ml，放置 30 分钟，时时振摇；加热回流 30 分钟，分取乙醚液，加入盛有磷酸溶液（5→1 000）1ml 的蒸发皿中；残渣加乙醚加热回流提取 2 次（30ml、20ml），每次 15 分钟，合并乙醚液置同一蒸发皿中，挥去乙醚，残渣加 50% 乙腈溶液溶解，转移至 25ml 量瓶中，加 50% 乙腈至刻度，摇匀，滤过，取续滤液，即得。

测定法：分别精密吸取对照品溶液与供试品溶液各 10μl，注入液相色谱仪，测定，即得。

2. 酸碱滴定法　传统测定槟榔碱的方法。

取各供试品粗粉 8g，精密称定，置于具塞锥形瓶中，加乙醚 80ml，振摇后加氨试液 4ml，振摇 10 分钟，加无水硫酸钠 10g，振摇 5 分钟。静置俟沉淀，分取乙醚液，置于分液漏斗中，残渣用乙醚洗涤 3 次，每次 10ml，合并醚液，加滑石粉 0.5g，振摇 3 分钟，加水 2.5ml，振摇 3 分钟。静置，至上层醚液澄清时，分取醚液，水层用少量乙醚洗涤，合并醚液，低温蒸发至约 20ml。移置于分液漏斗中，精密加入硫酸滴定液（0.01mol/L）20ml，振摇提取，静置俟分层，分取醚层，醚层用水振摇洗涤 3 次，每次 5ml，合并洗液与酸液，滤过，滤器用水洗涤，合并洗液与酸液。加甲基红指示液数滴，用氢氧化钠滴液（0.02mol/L）滴定。每 1ml 硫酸滴定液（0.01mol/L）相当于 3.104mg 的槟榔碱（$C_8H_{13}NO_2$）。

（三）结果分析与结论

根据实验结果，经统计学处理，比较两种软化方法的优劣。

【注意事项】

1. 萃取时出现乳化层不易分层时，可用玻棒搅拌使其分层。

2. 滴定时要注意观察，由红色变为黄色时，即为滴定终点。

【思考题】

通过本实训，说出药材软化时"少泡多润"的重要性。

实训十四　槐花炒炭后成分的变化及药理实验

【实验目的】　测定槐花炒炭前后芦丁及鞣质的含量变化，为炮制原理研究提供科学依据。

【实验仪器与材料】

（1）槐花炒炭：炒药锅、药铲、炊帚、铁丝筛、盆、温度计、喷壶。

（2）鞣质的含量测定：分析天平、温度计、10ml 吸液管、500ml 烧杯、乳钵、漏斗、垂熔玻璃漏斗、500ml 容量瓶、500ml 量筒、10ml 量筒、贮液棕色瓶、25ml 酸式滴定管、10ml 刻度吸管、抽滤瓶；高锰酸钾、靛胭脂、浓硫酸、氯化钠、硫酸钡、明胶。

（3）芦丁含量测定：高效液相色谱仪；超声提取仪、分析天平、10ml 容量瓶、100ml 量筒、10ml 吸液管、25ml 容量瓶、具塞锥形瓶；冰醋酸、甲醇、芦丁对照品。

（4）出血凝血时间：烧杯、电炉、纱布、漏斗、滤纸、秒表、针、玻璃毛细管、生理盐水，小鼠等。

【实验方法】

（一）供试品的制备

1. 槐花生品　取净槐花，经鉴定为豆科植物槐 *Sophora japonica* L. 的干燥花蕾（槐米）。粉碎，过 20 目筛。

2. 槐花炭　取净槐花，置于温度适宜的炒药锅内，用中火炒至表面焦褐色时，喷淋清水少许，灭尽火星，取出，摊晾。粉碎，过 20 目筛。

（二）芦丁含量测定

照高效液相色谱法（通则 0512）测定。

色谱条件与系统适用性试验：以十八烷基硅烷键合硅胶为填充剂；以甲醇 -1% 冰醋酸溶液（32：68）为流动相；检测波长为 257nm。理论板数按芦丁峰计算应不低于 2 000。

对照品溶液的制备：取芦丁对照品适量，精密称定，加甲醇制成每 1ml 含 0.1mg 的溶液，即得。

供试品溶液的制备：取槐花粗粉（槐花约 0.2g，槐米约 0.1g），精密称定，置具塞锥形瓶中，精密加入甲醇 50ml，称定重量，超声处理（功率 250W，频率 25kHz）30 分钟，放冷，再称定重量，用甲醇补足减失的重量，摇匀，滤过。精密量取续滤液 2ml，置 10ml 量瓶中，加甲醇至刻度，摇匀，即得。

测定法：分别精密吸取对照品溶液与供试品溶液各 10μl，注入液相色谱仪，测定，即得。

（三）鞣质的含量测定

供试品的含量测定：分别取槐花生品及炒炭品的粗粉约 10g，精密称定，加蒸馏水 300ml，小火煮沸 30 分钟，过滤。药渣再加水 100ml 复提 2 次，提尽鞣质，合并滤液，定容于 500ml 容量瓶中，静置过夜。次日滤去析出之沉淀物。精密吸取滤液 10ml 于 1 000ml 三角烧瓶中，加 500ml 蒸馏水，5ml 0.6% 靛胭脂，20ml 硫酸，用 0.02mol/L 高锰酸钾溶液滴定至出现黄绿色，消耗高锰酸钾的毫升数为"A"。

空白溶液测定：精密吸取上述提取液 100ml，加入 30ml 新鲜配制的 2.5% 明胶液，用氯化钠饱和，加 10ml 10% 稀硫酸及 10g 硫酸钡，振摇数分钟，以干滤纸过滤。吸取滤液 10ml，同上法用 0.02mol/L 高锰酸钾溶液滴定，消耗的高锰酸钾毫升数为"B"。

槐花中鞣质含量计算：以鞣酸为标准，每毫升 0.1mol/L 高锰酸钾溶液，相当于 0.004 157g 鞣酸。计算公式为：

$$鞣质的含量（\%）=\frac{(A-B)\times 0.004\,157\times T\times 100}{W}\times\frac{M_1}{M_2}\times 100\%$$

式中，A：高锰酸钾的用量（ml）；

B：空白中高锰酸钾的用量（ml）；

T：稀释度；

W：取样量（g）；

M_1：滴定用高锰酸钾的毫摩尔数；

M_2：0.1mol/L 高锰酸钾的毫摩尔数。

（四）出血及凝血时间测定

供试品溶液的制备：称取生药和炭药各 100g，分别置于 1 000ml 烧杯中，加水 400ml 煎煮 1 小时，用纱布过滤，残渣加水 200ml，再煎煮 30 分钟，纱布过滤，合并滤液浓缩至 100ml。

出血时间测定：取体重 18～22g 小鼠 30 只，随机分成 3 组，称重、标号。按 0.8ml/20g 剂量，分别将生药水煎液和炭药水煎液给两组小鼠灌胃。半小时后，剪去小鼠尾部 3mm，每隔 30 秒，用滤纸轻轻吸去血滴，但不能挤压尾部，直至血流自然停止，用秒表记录出血时间。另以生理盐水组作对照，对所得结果进行统计学处理。

凝血时间测定：用毛细血管法测定。①取 1.5～2.0kg 的家兔，将兔左耳缘静脉用针刺破一处，待血液自行流出后，用内径为 1mm 的玻璃毛细管吸取血液，血液流出时开始记录时间，每隔 30 秒轻轻折断毛细管一段，再于右耳缘静脉取血，测定凝血时间，进行自身比较；②取小鼠按上法分组，灌胃，30 分钟后，用毛细管（φ1mm）于鼠眼球静脉取血，至管内血柱达 5cm 后取出，当血液进入毛细管时开始计时，每 30 秒轻轻折断毛细管一段，若有血丝出现即为凝血，测得凝血时间。另以生理盐水为对照组，对所得结果进行统计学处理。

（五）结果分析与结论

比较槐花炒炭前后芦丁及鞣质的含量变化，通过成分测定及药理实验，得出槐花炒炭的意义。

【注意事项】

1. 槐花炒炭锅温不能超过 250℃，槐花温度不能超过 210℃，出炭率不能低于 82%。

2. 加明胶和酸性氯化钠溶液后，必须振摇。

3. 测定出血时间时，应将小鼠固定，并尽量使之保持安静。

4. 测定凝血时间时，要轻折毛细管。

【思考题】

1. 含量测定的原理是什么？如何除去测定中的干扰物？

2. 槐花炒炭前后鞣质的含量有何变化？

3. 说出"炒炭存性"的重要性。

实训十五　马钱子炮制前后士的宁及马钱子碱的含量测定

【实验目的】

1. 通过马钱子砂烫前后士的宁、马钱子碱的含量测定，来控制马钱子的炮制程度。

2. 进一步了解马钱子砂烫的炮制原理。

【实验内容】

1. 设计马钱子的砂烫炮制工艺。

2. 测定马钱子生品与砂烫品中士的宁、马钱子的含量。

【实验器材及药品】 高效液相色谱仪、紫外 - 可见分光光度计、薄层扫描仪；具塞三角瓶、移液管、滴管、漏斗、分液漏斗、量筒、玻璃棒、分析天平、容量瓶、滤纸、微量注射器、硅胶 GF$_{254}$ 板；三氯甲烷、氨水、硫酸、正己烷、乙酸乙酯、甲醇、二乙胺、士的宁对照品、马钱子碱对照品等。

【实验方法】

（一）供试品的制备

1. 生马钱子粉 取净生马钱子，干燥，粉碎，过 20 目筛。

2. 制马钱子粉 取净砂置于锅内，用武火加热，待砂呈轻松滑利状态时，投入净马钱子，翻炒至鼓起，外表呈棕褐色或深棕色，内部红褐色时，用笊篱捞出，筛去砂，放凉，除去绒毛。干燥，粉碎，过 20 目筛。

（二）士的宁及马钱子碱的含量测定

以下三种方法，任选一种进行测定。

1. 高效液相色谱法（通则 0512） 用于测定士的宁及马钱子碱的含量。

色谱条件与系统适用性试验：以十八烷基硅烷键合硅胶为填充剂；以乙腈 0.01mol/L 庚烷磺酸钠与 0.02mol/L 磷酸二氢钾等量混合溶液（用 10% 磷酸调节 pH 值 2.8）（21∶79）为流动相；检测波长为 260nm。理论板数按士的宁峰计算应不低于 5 000。

对照品溶液的制备：取士的宁对照品 6mg、马钱子碱对照品 5mg，精密称定，分别置 10ml 量瓶中，加三氯甲烷适量使溶解并稀释至刻度，摇匀。分别精密量取 2ml，置同一 10ml 量瓶中，用甲醇稀释至刻度，摇匀，即得（每 1ml 含士的宁 0.12mg、马钱子碱 0.1mg）。

供试品溶液的制备：分别取各样品粉末（过三号筛）约 0.6g，精密称定，置具塞锥形瓶中，加氢氧化钠试液 3ml，混匀，放置 30 分钟，精密加入三氯甲烷 20ml，密塞，称定重量，置水浴中回流提取 2 小时，放冷，再称定重量，用三氯甲烷补足减失的重量，摇匀，分取三氯甲烷液，用铺有少量无水硫酸钠的滤纸滤过，弃去初滤液，精密量取续滤液 3ml，置 10ml 量瓶中，加甲醇至刻度，摇匀，即得。

测定法：分别精密吸取对照品溶液与供试品溶液各 10μl，注入液相色谱仪，测定，即得。

2. 紫外 - 可见分光光度法（通则 0401） 用于测定士的宁的含量。

取生、制马钱子粉各约 0.4g，精密称定，置于 100ml 具塞锥形瓶中，精密加入三氯甲烷 20ml 与浓氨溶液 0.3ml，密塞，称定重量，冷浸 24 小时，称重，用三氯甲烷补足提取过程中损失的重量，充分振摇，滤过，精密量取滤液 10ml，置于分液漏斗中，以硫酸液（0.5mol/L，取硫酸 30ml，缓缓注入适量蒸馏水中，冷却至室温并稀释至 1 000ml，摇匀，即得。）萃取 4 次，萃取液合并后，用预先湿润的滤纸滤入 50ml 量瓶中，并以硫酸液（0.5mol/L）适量洗涤滤器，洗液并入量瓶中，再加硫酸液（0.5mol/L）至刻度，摇匀，精密量取 10ml，置于 50ml 容量瓶中，加硫酸液（0.5mol/L）稀释至刻度，摇匀，照紫外 - 可见分光光度法，在 262nm 及 300nm 波长处测定吸收度，计算士的宁的含量。

计算公式为：

$$士的宁含量（\%）=\frac{5\times(0.321a-0.467b)}{W}\times100\%$$

式中，a：吸收度（262nm 处）；

b：吸收度（300nm 处）；

W：供试品的重量（g）。

3. 薄层扫描法（通则 0502） 用于测定士的宁的含量。

供试液的制备：精密称取马钱子粉末 2g，置于 150ml 碘量瓶中，加入 10% 氨水 3ml 湿润，室温放置 1.5 小时，加入 80ml 三氯甲烷浸泡 3 天，其间振摇 3 次，每次 10 分钟，过滤，滤渣用三氯甲烷洗涤 3 次，每次 10ml，合并滤液，减压回收三氯甲烷浓缩，用 1ml 左右吸管转移至 5ml 容量瓶中，再加三氯甲烷 3 次，每次 1ml，洗涤瓶壁，合并三氯甲烷液，加三氯甲烷至刻度。

标准曲线的绘制：精密称取士的宁 9mg，置于 2ml 容量瓶中，用三氯甲烷溶解并定容至刻度。用微量注射器精密吸取士的宁（1μl、2μl、3μl、4μl、5μl）分别在薄层板上点样，用展开剂正己烷 - 乙酸乙酯 - 甲醇 - 二乙胺（8：6：0.3：1.5）展开，展距 15cm，取出挥干溶剂，用双波长扫描仪反射锯齿扫描测定，测定波长 260nm，参比波长 360nm，SX＝3。根据标准品浓度及峰面积值进行线性回归，求出工作曲线和回归方程。

含量测定：精密吸取供试品溶液 9μl，在硅胶 GF$_{254}$ 薄层板上点样，展开后经薄层扫描，测得供试品与对照品的峰面积，由工作曲线、回归方程计算各炮制品中士的宁含量。

（三）结果分析与结论

比较马钱子炮制前后士的宁和马钱子碱的含量，优选砂烫马钱子最佳炮制工艺。

【注意事项】

1. 提取是否完全，可用改良碘化铋钾试液、硅钨酸试液、碘 - 碘化钾试液检查。

2. 马钱子有大毒，实训时要注意安全，严禁带走。

【思考题】 通过分析实训结果，说明砂烫马钱子的降毒原理。

实训十六　延胡索炮制前后生物碱的含量测定和镇痛试验

【实验目的】 通过对延胡索炮制前后生物碱含量的测定及镇痛试验，明确延胡索的炮制意义。

【实验内容】

1. 延胡索生品及醋煮法煎液中总生物碱含量测定。

2. 延胡索生品及炮制品煎液的镇痛试验。

【实验器材及药品】 高效液相色谱仪；碱式滴定管、容量瓶、刻度吸管、分液漏斗、回收装置、圆底烧瓶、碘瓶、烧杯、电炉；注射器、秒表、计数器；0.1% 磷酸溶液、三乙胺、浓氨试液、甲醇、三氯甲烷、硫酸、氨水、无水硫酸钠、氢氧化钠、甲基红、溴甲酚绿、试纸、醋酸、延胡索乙素对照品等。

【实验方法】

（一）供试品的制备

1. 延胡索生品 取净延胡索，打碎成颗粒状，干燥。

2. 醋延胡索 取净延胡索，加定量米醋（每 100kg 净延胡索，用醋 20kg）与适量水（平药面），用文火加热，煮至透心，水干时取出，捣碎成颗粒状，干燥。

（二）延胡索乙素的含量测定

色谱条件与系统适用性试验：以十八烷基硅烷键合硅胶为填充剂；以甲醇 -0.1% 磷酸溶液（三乙胺调节 pH 值至 6.0）（55：45）为流动相；检测波长为 280nm，理论板数按延胡索乙素峰计算应不低于 3 000。

对照品溶液的制备：取延胡索乙素对照品适量，精密称定，加甲醇制成每 1ml 含 46μg 的溶液，即得。

供试品溶液的制备：分别取供试品粉末（过三号筛）约 0.5g，精密称定，置平底烧瓶中，精密加入浓氨试液 - 甲醇（1：20）混合溶液 50ml，称定重量，冷浸 1 小时后加热回流 1 小时，放冷，再称定重量，用浓氨试液 - 甲醇（1：20）混合溶液补足减失的重量，摇匀，滤过。精密量取续滤液 25ml，蒸干，残渣加甲醇溶解，转移至 5ml 量瓶中，并稀释至刻度，摇匀，滤过，取续滤液，即得。

测定法：分别精密吸取对照品溶液与供试品溶液各 10μl，注入液相色谱仪，测定，即得。

（三）总生物碱的含量测定

供试品溶液的制备：精密称取延胡索、醋延胡索各 10g，分别置于 500ml 烧杯中，加水（200ml、100ml）煎煮 2 次，每次微沸 20 分钟，用脱脂棉过滤，加氨水调至 pH 10 以上，移入 250ml 分液漏斗中，用三氯甲烷萃取至无生物碱反应，合并萃取液，加 20ml 蒸馏水洗涤，再用 5ml 三氯甲烷洗涤水层，合并三氯甲烷。加无水硫酸钠 3g 脱水后，回收三氯甲烷至小体积，转入 10ml 容量瓶中，加三氯甲烷至刻度，备用。

含量测定：精密吸取上述供试品溶液 5ml，置于 100ml 锥形瓶中，水浴挥去三氯甲烷，加三氯甲烷 2ml 溶解残渣，加 0.01mol/L 硫酸 20ml，水浴挥去三氯甲烷，加甲基红 - 溴甲酚绿指示剂 2 滴，用 0.02mol/L 氢氧化钠液滴定，终点由红色变为绿色（或以电位测定法指示终点，等当点为 pH 5.1）。

总生物碱含量以延胡索乙素计，每 1ml（0.01mol/L）硫酸溶液相当于 7.108 4mg 延胡索乙素。

（四）镇痛试验——化学刺激法

供试品溶液的制备：取延胡索生品及醋制品各 25g，水煎煮 2 次（400ml、250ml），微沸 25 分钟，过滤，浓缩至 100ml 备用。

试验方法：取小鼠 30 只，体重 18～22g（雄性），随机分为 3 组，对照组给予等体积生理盐水，给药组分别灌以上述供试品液每只 0.6ml。40 分钟后，对两组每只小鼠腹腔注射 0.7% 醋酸溶液 0.1ml/10g，观察并记录 15 分钟内产生扭体反应的动物数或每组扭体反应的次数，比较两组的镇痛效果。

（五）结果分析与结论

比较延胡索炮制前后生物碱含量变化及镇痛试验结果，得出醋制延胡索炮制的意义。

【注意事项】

1. 水煎液因含淀粉而不易过滤，需用少量棉花过滤。

2. 萃取时出现乳化不易分层时，可用玻璃棒搅拌使其分层。

【思考题】

1. 通过实训结果，归纳出醋炙延胡索的炮制原理。

2. 延胡索总生物碱的含量测定有哪几种方法？

实训十七　大黄炮制前后蒽醌类成分的含量比较

【实验目的】　通过大黄不同炮制品的成分含量比较，探讨大黄炮制的意义。

【实验内容】　比较生大黄、熟大黄中游离蒽醌、结合性蒽醌、总蒽醌的含量，以掌握炮制对大黄所含成分的影响。

【实验器材及药品】　高效液相色谱仪、紫外 - 可见分光光度计；分析天平、电炉、水浴锅、索氏提取器、磨口三角烧瓶、三角烧瓶、分液漏斗、刻度吸管、量瓶、冷凝管、标准筛；三氯甲烷、混合碱溶液（5% 氢氧化钠 -2% 氢氧化铵混合液）、混合酸溶液（10ml 冰醋酸加 2ml 25% 盐酸）、芦荟大黄素对照品、大黄酸对照品、大黄素对照品、大黄酚对照品、大黄素甲醚对照品、1,8- 二羟基蒽醌标准品。

【实验方法】

（一）供试品的制备

1. 生大黄　取净大黄片，干燥，碾粉，过 40 目筛。

2. 熟大黄　取净大黄块，以酒炖法炖至大黄内外均呈黑色时，取出，干燥，碾粉，过 40 目筛。

（二）含量测定

《中国药典》2020 年版采用高效液相色谱法测定，也可用紫外 - 可见分光光度法测定。

1. 高效液相色谱法

（1）总蒽醌的含量测定：照高效液相色谱法（通则0512）测定。

色谱条件与系统适用性试验：以十八烷基硅烷键合硅胶为填充剂；以甲醇 0.1% 磷酸溶液（85:15）为流动相；检测波长为 254nm。理论板数按大黄素峰计算应不低于 3 000。

对照品溶液的制备：精密称取芦荟大黄素对照品、大黄酸对照品、大黄素对照品、大黄酚对照品、大黄素甲醚对照品适量，加甲醇分别制成每 1ml 含芦荟大黄素、大黄酸、大黄素、大黄酚各 80μg，大黄素甲醚 40μg 的溶液；分别精密量取上述对照品溶液各 2ml，混匀，即得（每 1ml 中含芦荟大黄素、大黄酸、大黄素、大黄酚各 16μg，含大黄素甲醚 8μg）。

供试品溶液的制备：分别取供试品粉末（过四号筛）约 0.15g，精密称定，置具塞锥形瓶中，精密加入甲醇 25ml，称定重量，加热回流 1 小时，放冷，再称定重量，用甲醇 10ml，超声处理 2 分钟，再加三氯甲烷 10ml，加热回流 1 小时，放冷，置分液漏斗中，用少量三氯甲烷洗涤容器，并入分液漏斗中，分取三氯甲烷层，酸液再用三氯甲烷提取 3 次，每次 10ml，合并三氯甲烷液，减压回收溶剂至干，残渣加甲醇使溶解，转移至 10ml 量瓶中，加甲醇至刻度，摇匀，滤过，取续滤液，即得。

测定法：分别精密吸取对照品溶液与供试品溶液各 10μl，注入液相色谱仪，测定，即得。

（2）游离蒽醌的含量测定：照高效液相色谱法（通则0512）测定。

色谱条件与系统适用性试验：同上述总蒽醌项下。

对照品溶液的制备：同上述总蒽醌项下。

供试品溶液的制备：分别取供试品粉末（过四号筛）约 0.5g，精密称定，置具塞锥形瓶中，精密加入甲醇 25ml，称定重量，加热回流 1 小时，放冷，再称定重量，用甲醇补足减失的重量，摇匀，滤过，取续滤液，即得。

测定法：分别精密吸取对照品溶液与供试品溶液各 10μl，注入液相色谱仪，测定，即得。

2. 紫外-可见分光光度法（通则0401）

（1）标准曲线的绘制：精密称取 1,8-二羟基蒽醌 25mg，置于 250ml 量瓶中，三氯甲烷溶解并稀释至刻度。精密量取标准溶液 0.50ml、1.00ml、2.00ml、3.00ml、4.00ml、5.00ml，分别置于 25ml 量瓶中，水浴上蒸去三氯甲烷，用混合碱溶液定容至刻度，摇匀，30 分钟后在 525nm 处测定吸光度，以混合碱液为空白对照，绘出吸光度（A）-浓度（C）曲线，并计算该曲线的回归方程。

（2）游离蒽醌的含量测定：精密称取各供试品 100mg，分别置于索氏提取器中，以 50ml 三氯甲烷回流提取至无色，三氯甲烷提取液移入分液漏斗中，冷却至室温，以混合碱溶液萃取至无色，合并碱液，用少量三氯甲烷洗涤，弃去三氯甲烷，用混合碱液调至一定体积（250ml），若不澄清，可用垂熔漏斗过滤，溶液于沸水浴中加热 4 分钟，用冷水冷却至室温（注意应补足原来体积），30 分钟后在 525nm 处测定吸光度（以混合碱溶液为空白），由标准曲线所得浓度计算含量。

（3）结合蒽醌的含量测定：精密称取各供试品 100mg，分别加 20ml 混合酸溶液于 100ml 三角烧瓶中，回流水解 1 小时，冷后加入 30ml 三氯甲烷，继续回流 20 分钟，三氯甲烷提取液以滤纸过滤于分液漏斗中，药渣用 10ml 三氯甲烷洗涤 3 次，洗液通过原滤纸过滤于分液漏斗中，用少量水洗涤三氯甲烷，三氯甲烷液用混合碱溶液同上法萃取测定，测得含量为游离蒽醌和结合蒽醌总量，从中减去游离蒽醌量，即得结合蒽醌含量。

计算公式为：

$$蒽醌类成分的含量（\%）=\frac{C \times T}{W} \times 100\%$$

式中，C：蒽醌的浓度（mg/ml）；

T：供试品的稀释度（即稀释倍数 × 原体积）；

W：供试品的干燥重量（mg）。

（三）结果分析与结论

比较大黄不同炮制品的成分含量,得出大黄炮制的意义。

【注意事项】

1. 标准品与供试品的发色时间应相同。

2. 萃取与比色操作应在无阳光直射的情况下进行,碱萃取液应避光保存。

3. 与供试品接触的仪器应干燥。

【思考题】　通过大黄炮制前后蒽醌类成分的变化,说明熟大黄泻下作用降低的原因。

实训十八　正交试验法优选酒炙黄芩的炮制工艺

【实验目的】

1. 掌握液体辅料的炮制方法、目的意义。

2. 掌握酒炙黄芩的基本操作方法和质量标准。

3. 了解工艺优化的方法。

【实验内容】　以黄芩苷获得率的综合评分为指标,采用正交试验考察黄酒质量比例、炒制温度、炒制时间对炮制工艺的影响。

【实验器材与药品】　高效液相色谱仪;电磁炉、锅铲、大号搪瓷盘、中号搪瓷盘(具盖)、小号搪瓷盘(具盖)、铜冲、天平、温度计、烧杯、量杯、表面皿、玻棒;甲醇,磷酸,重蒸水,黄芩、黄酒、黄芩苷标准品。

【实验方法】

（一）供试品的制备

1. 黄芩生品　取黄芩,经鉴定为唇形科植物黄芩 *Scutellaria baicalensis* Georgi 的干燥根。净制、干燥,粉碎,过 40 目筛。

2. 酒炙黄芩　将净黄芩片与定量黄酒(每 100kg 净黄芩片,用黄酒 10kg)拌匀,闷润 30 分钟,待酒被吸尽,置炒制设备内,用文火炒至规定程度,取出,晾凉,干燥,粉碎过 40 目筛。

（二）正交试验设计

酒炙黄芩炮制质量的影响包括酒的种类、酒中乙醇含量、加酒量、炒制温度、炒制时间等,尤以后 3 种因素最为显著,故选择 L9(3⁴) 正交表设计方案,确定以黄酒占炮制药材量的质量分数(A)、炒制温度(B)、炒制时间(C)为考察对象,以黄芩苷为含量指标,优选出黄芩软化工艺及技术参数。

（三）黄芩苷的含量测定

照《中国药典》2020 版高效液相色谱法(通则 0512)测定。

色谱条件与系统适用性试验:以十八烷基硅烷键合硅胶为填充剂;以甲醇 - 水 - 磷酸(47∶53∶0.2)为流动相;检测波长为 280nm。理论板数按黄芩苷峰计算应不低于 2 500。

对照品溶液的制备:取在 60℃减压干燥 4 小时的黄芩苷对照品适量,精密称定,加甲醇制成每 1ml 含 60μg 的溶液,即得。

供试品溶液的制备:取正交试验设计的酒炙黄芩各供试品,粉碎过 40 目筛,分别取约 0.3g,精密称定,加 70% 乙醇 40ml,加热回流 3 小时,放冷,滤过,滤液置 100ml 量瓶中,用少量 70% 乙醇分次洗涤容器和残渣,洗液滤入同一量瓶中,加 70% 乙醇至刻度,摇匀。精密量取 1ml,置 10ml 量瓶中,加甲醇至刻度,摇匀,即得。

测定法:分别精密吸取对照品溶液与供试品溶液各 10μl,注入液相色谱仪,测定,即得。

精密度试验:取同一黄芩苷对照品溶液(0.004mg/ml)5 份,照高效液相色谱法测定,求 RSD 值。

重现性试验：本实验试样于 4℃冰箱放置 0、6、12、24、48 小时，照高效液相色谱法测定 RSD 值，说明试样于 4℃冰箱放置 48 小时内，测定方法对含量测定结果无影响。

加样回收试验：精取各供试品，加入适量对照品，按上述供试品溶液的制备供试液，照高效液相色谱法测定。计算器加样回收率和 RSD 值。

（四）结果分析与结论

以黄芩苷获得率的综合评分为指标，用正交试验优选酒黄芩最佳炮制工艺。

【注意事项】

1. 黄芩药材应大小分档。

2. 实验操作时，供试品及对照品应平行进行，否则影响实验结果。

【思考题】

1. 如何合理评价黄芩饮片质量？

2. 如何确定最佳炮制工艺？

（王议忆　王云峰　佘　丹）

主要参考书目

[1] 国家药典委员会. 中华人民共和国药典（2020年版一部、四部）[S]. 北京：中国医药科技出版社，2020.

[2] 国家药典委员会. 国家中药饮片炮制规范 [S]. 北京：国家药品监督管理局，2023.

[3] 卫生部药政管理局. 全国中药炮制规范 [S]. 北京：人民卫生出版社，1988.

[4] 国家中医药管理局. 中药饮片质量通则 [S]. 北京：国家中医药管理局，1994.

[5] 国家药品监督管理局执业药师资格认证中心. 中药学专业知识 [M]. 北京：中国医药科技出版社，2020.

[6] 王孝涛. 历代中药炮制法汇典 [M]. 南昌：江西科学技术出版社，1989.

[7] 南京中医药大学. 中药大辞典 [M]. 2版. 上海：上海科学技术出版社，2006.

[8] 胡熙明. 中华本草 [M]. 上海：上海科学技术出版社，1998.

[9] 郭晓庄. 有毒中草药大词典 [M]. 天津：天津科学技术翻译出版公司，1992.

[10] 原思通. 医用中药饮片学 [M]. 北京：人民卫生出版社，2001.

[11] 张炳鑫. 中药饮片切制工艺学 [M]. 北京：中国医药科技出版社，1998.

[12] 叶定江，张世臣，吴晗. 中药炮制学 [M]. 北京：人民卫生出版社，1999.

[13] 冯秀锟. 中药炮制技术CAI多媒体课件 [M]. 北京：中国中医药出版社，2004.

[14] 叶定江. 中药临床生用与制用 [M]. 南昌：江西科学技术出版社，1991.

[15] 吴皓，胡昌江. 中药炮制学 [M]. 北京：人民卫生出版社，2012.

[16] 龚千峰. 中药炮制学 [M]. 10版. 北京：中国中医药出版社，2016.

[17] 陆兔林，金传山. 中药炮制学 [M]. 2版. 北京：中国中医药出版社，2018.

药 名 索 引

（以笔画为序）

复习思考题答案要点

模拟试卷

《中药炮制技术》教学大纲